21 世纪高等院校教材

供五年制临床、预防、口腔、护理等医学专业用

医学有机化学
（第二版）

张普庆　主编

科 学 出 版 社

北 京

内 容 简 介

　　本书是全国高等学校教学研究中心"21世纪中国高等学校农林/医药类专业数理化基础课程的创新与实践"课题研究成果之一。

　　全书共十五章,前十一章系统介绍各类基本有机化合物的结构、命名和主要化学性质,同时讲述有机化学的基础知识和基本理论;后四章分别介绍与医学、生命科学关系密切的生物分子,糖类、脂类、氨基酸、肽、蛋白质及核酸的化学结构和主要的物理、化学性质。每章均附有一篇小资料,内容涉及有机化学的进展,有机化学与医学、药学、生命科学、环境科学的联系等,内容丰富,可读性强,有利于开阔读者视野,激发学习兴趣,培养创新意识。

　　本书可作为高等院校医学类各专业本科生教材,也可供生命科学及医学检验等专业的师生使用或参考。

图书在版编目(CIP)数据

医学有机化学/张普庆主编. —2 版. —北京:科学出版社,2009

21 世纪高等院校教材

ISBN 978-7-03-023438-4

Ⅰ. 医… Ⅱ. 张… Ⅲ. 医用化学:有机化学-高等学校-教材 Ⅳ. R313

中国版本图书馆 CIP 数据核字(2008)第 182982 号

　责任编辑:赵晓霞　杨向萍　陈雅娴　魏晓焱 / 责任校对:张　琪
　　责任印制:赵　博 / 封面设计:耕者设计工作室

斜 学 出 版 社 出版

北京东黄城根北街 16 号

邮政编码:100717

http://www.sciencep.com

三河市骏杰印刷有限公司印刷

科学出版社发行　各地新华书店经销

*

2006 年 2 月第 一 版	开本:720×1000 1/16
2009 年 3 月第 二 版	印张:22 3/4
2017 年 12 月第十次印刷	字数:430 000

定价:45.00 元

(如有印装质量问题,我社负责调换)

《医学有机化学》(第二版)
编 委 会

第二版前言

自本书第一版于 2006 年出版以来,经过了数所医学院校的教学实践,收到了预期的教学效果。第一版精练的教材内容,生动鲜活、内容丰富的"小资料",受到了同行师生、读者的普遍欢迎和肯定。为了进一步满足教学需要,我们总结、归纳了第一版在使用过程中部分师生反馈的意见和建议,结合学科的发展,参考当前国内外新出版的有机化学教材和相关学科的文献资料,对第一版进行了修订。通过八所院校,十多位教学经验丰富的教师的辛勤工作,本书终于和读者见面了。

此次修订与编写仍然将教材定位在普通医学院校、五年制医学类各专业本科生,强化其针对性和适用性。在坚持教材内容的科学性、先进性、系统性的前提下,力争做到内容精练,注重基础,突出重点,分散难点,便于讲授,利于自学。尽量使学生在较少的学时内,能掌握有机化学的基础理论、基本知识、基本技能,着重培养学生的自学能力、创新意识,并注重人文素质的培养。

在第一版的基础上,我们对教材内容主要做了以下调整:

将第一版中的第二章链烃、第三章环烃、第九章立体异构、第十一章芳香杂环化合物等内容进行了重新编排。把烷烃和脂环烃列为第二章,烯烃和炔烃整合为第三章。原立体异构一章中的构象异构一节并入第二章,顺反异构并入第三章,旋光异构则单独编写,成为第四章。芳香烃和芳香杂环化合物合并为第五章芳香化合物。

针对书中的内容,我们进行了精心选材、调整、修改,对练习题也进行了补充、修改,附在每章后的阅读材料绝大部分进行了更新,全书最后增加了主题词汉英对照。

本书的编写、出版得到潍坊医学院教务处领导的关心和大力支持,各参编院校和科学出版社给予了全力支持和无私帮助,使本书得以顺利完成,在此一并表示衷心感谢。

由于编者学识、水平有限,书中难免有不当之处,诚请读者不吝批评指正。

张普庆

2008 年 12 月于潍坊医学院

第一版前言

本书是全国高等学校教学研究中心组织实施的教学研究课题"21 世纪中国高等学校农林/医药类专业数理化基础课程的创新与实践"(项目编号：BIA010092-E03)研究成果之一。

根据课题立项会议精神,重点大学、一般大学要有自己相应的课程体系与特色,应存在不同层次的精品课程序列。目前,我国高等医学教育课程主要开设在一般大学。因此本书定位在一般院校,普通五年制医学类各专业,有较强的针对性和适用性。在坚持教材科学性、先进性、系统性的前提下,力争做到内容精练,注重基础,突出重点,分散难点,便于讲授,利于自学。具体特点体现在以下几方面：

1. 根据目前各校理论课学时普遍压缩的现实情况,精选教材内容,删除了与中学化学、基础化学、生物化学重复的内容。波谱及其在结构分析中的应用亦未列入,建议设选修课,供学有余力或有兴趣的学生选修。

2. 电子效应、反应机理是有机化学的重要基础理论,也是教学的重点、难点。针对医学生结构化学基础薄弱的现实情况,力避单纯罗列抽象概念,注意采用深入浅出、通俗易懂的叙述方法,给出清晰明确的概念,简明易懂的实例,重在应用,在反复应用中加深理解。对此部分内容的处理,本教材有独到之处。

3. 立体异构亦作为教材的重点、难点,为突出立体异构的重要性、系统性,在教材中单列一章,在课堂讲授时,先后顺序可灵活掌握。

4. 每章后附有一篇"小资料",是本教材的又一特色。所选内容从本章所学知识展开,有些是综述本章某一知识点在医学上的应用,使学生了解不同学科之间的联系、交叉,有些文章介绍某一重大科学发现的研究历程,或当前科学研究的前沿发展动向,目的在于开阔学生视野,激发学习兴趣,培养创新人才。

5. 为适应现代教学手段的需要,同时编写制作教师用多媒体电子课件*。

纵观教材整体内容,教师讲授、学生必修的内容少而精,但全书蕴涵的内容丰富,信息量大,所列参考文献多,有利于培养学生的创新意识和自主获取知识的能力,有利于培养适应 21 世纪科技迅速发展的高素质人才。

---

* 如有需要,请直接与本书主编联系：hx@wfmc.edu.cn。

　　在本书编写过程中，潍坊医学院的各级领导极为关心、重视，并予以大力支持，各参编院校也给予了无私协助，使本书得以顺利完成，在此一并表示衷心感谢。

　　由于编者学识、水平有限，教材中难免有不当之处，诚请同行专家、师生不吝批评指正。

张普庆
2005 年 12 月

目　　录

第二版前言

第一版前言

第一章　绪论 ……………………………………………………………… (1)

 第一节　有机化合物与有机化学 …………………………………… (1)

  一、有机化学的产生与发展 …………………………………………… (1)

  二、有机化学与医学的关系 …………………………………………… (3)

 第二节　有机化合物的结构特点 …………………………………… (3)

  一、碳原子的结构与共价键 …………………………………………… (3)

  二、碳原子的轨道杂化 ………………………………………………… (5)

  三、有机化合物的同分异构现象 ……………………………………… (8)

 第三节　有机化学反应的类型 ……………………………………… (8)

  一、共价键均裂与自由基型反应 ……………………………………… (8)

  二、共价键的异裂与离子型反应 ……………………………………… (9)

 第四节　有机化合物的分类 ………………………………………… (10)

  一、根据碳骨架分类 …………………………………………………… (10)

  二、根据官能团分类 …………………………………………………… (10)

 第五节　研究有机化合物的一般方法 ……………………………… (11)

  一、分离提纯 …………………………………………………………… (11)

  二、元素定性、定量分析 ……………………………………………… (12)

  三、确定实验式和分子式 ……………………………………………… (12)

  四、结构式的测定 ……………………………………………………… (12)

 【小资料】　化学——打开生命奥秘之门的钥匙 ………………………… (13)

 参考文献 …………………………………………………………………… (15)

 习题 ………………………………………………………………………… (16)

第二章　烷烃和脂环烃 …………………………………………………… (17)

 第一节　烷烃 ………………………………………………………… (17)

  一、烷烃的结构 ………………………………………………………… (17)

  二、烷烃的同系列和通式 ……………………………………………… (18)

  三、烷烃的同分异构现象 ……………………………………………… (19)

  四、烷烃的命名 ………………………………………………………… (20)

五、烷烃的物理性质 ……………………………………………… (22)

六、烷烃的化学性质 ……………………………………………… (22)

第二节　脂环烃 ………………………………………………… (24)

一、脂环烃的分类和命名 ………………………………………… (24)

二、环烷烃的结构 ………………………………………………… (26)

三、环烷烃的化学性质 …………………………………………… (27)

第三节　构象异构 ……………………………………………… (28)

一、烷烃的构象 …………………………………………………… (28)

二、脂环烃的构象 ………………………………………………… (31)

【小资料】浅谈自由基 ………………………………………… (34)

参考文献 ………………………………………………………… (37)

习题 ……………………………………………………………… (37)

第三章　烯烃和炔烃 …………………………………………… (39)

第一节　烯烃 …………………………………………………… (39)

一、烯烃的结构和命名 …………………………………………… (39)

二、烯烃的同分异构 ……………………………………………… (40)

三、烯烃的物理性质 ……………………………………………… (41)

四、电子效应 ……………………………………………………… (41)

五、烯烃的化学性质 ……………………………………………… (44)

六、烯烃的加成反应机理 ………………………………………… (47)

七、二烯烃 ………………………………………………………… (47)

第二节　顺反异构 ……………………………………………… (49)

一、产生顺反异构的条件 ………………………………………… (49)

二、顺反异构体的命名 …………………………………………… (50)

第三节　炔烃 …………………………………………………… (52)

一、乙炔的结构 …………………………………………………… (53)

二、炔烃的命名 …………………………………………………… (53)

三、炔烃的物理性质 ……………………………………………… (53)

四、炔烃的化学性质 ……………………………………………… (53)

【小资料】番茄红素的保健作用 ……………………………… (55)

参考文献 ………………………………………………………… (58)

习题 ……………………………………………………………… (58)

第四章　旋光异构 ……………………………………………… (60)

第一节　物质的旋光性 ………………………………………… (60)

一、偏振光与旋光性物质 ………………………………………… (60)

　　二、旋光度的测定与比旋光度 ························ (60)
　第二节　旋光活性与分子结构的关系 ················· (61)
　　一、分子的手性与旋光性 ····························· (61)
　　二、分子中常见对称因素 ····························· (63)
　　三、分子中的手性因素 ······························· (64)
　第三节　含一个手性碳原子化合物的旋光异构 ······· (64)
　　一、对映体和外消旋体 ······························· (64)
　　二、费歇尔投影式 ··································· (65)
　　三、旋光异构体构型的命名 ························· (66)
　第四节　含两个手性碳原子化合物的旋光异构 ······· (68)
　　一、含两个不同手性碳原子化合物的旋光异构 ····· (68)
　　二、含两个相同手性碳原子化合物的旋光异构 ····· (68)
　第五节　不含手性碳化合物的旋光异构 ············· (69)
　　一、丙二烯型化合物 ································· (69)
　　二、联苯型化合物 ··································· (69)
　【小资料】手性药物 ··································· (70)
　习题 ··· (72)
第五章　芳香化合物 ···································· (74)
　第一节　单环芳香烃 ································· (75)
　　一、苯衍生物的异构和命名 ························· (75)
　　二、苯的结构 ······································· (76)
　　三、芳香烃的物理性质 ····························· (77)
　　四、单环芳香烃的化学性质 ························· (78)
　第二节　稠环芳香烃 ································· (85)
　　一、萘 ··· (85)
　　二、蒽和菲 ··· (87)
　　三、稠环芳香烃与致癌烃 ··························· (88)
　第三节　非苯芳香烃 ································· (88)
　　一、休克尔规则 ····································· (88)
　　二、环丙烯正离子 ··································· (89)
　　三、环戊二烯负离子 ································· (89)
　　四、环辛四烯二负离子 ····························· (89)
　　五、轮烯 ··· (90)
　第四节　芳香杂环化合物 ··························· (90)
　　一、芳香杂环化合物的分类和命名 ················· (91)

二、五元杂环化合物 ·· (92)

三、六元杂环化合物 ·· (95)

【小资料】 现代有机化学大师——伍德沃德 ···················· (97)

参考文献 ··· (99)

习题 ··· (99)

第六章　卤代烃 ··· (102)

第一节　卤代烃的分类和命名 ································· (102)

一、卤代烃的分类 ·· (102)

二、卤代烃的命名 ·· (102)

第二节　卤代烃的物理性质 ···································· (103)

第三节　卤代烃的化学性质 ···································· (104)

一、取代反应(substitution reaction) ·························· (104)

二、消除反应（elimination reaction） ························ (109)

三、与金属的作用 ·· (111)

第四节　不同类型卤代烯烃的活泼性 ······················· (112)

一、烯丙型卤代烃 ·· (112)

二、乙烯型卤代烃 ·· (113)

三、孤立型卤代烃 ·· (113)

【小资料】 二噁英与食品安全 ································· (114)

参考文献 ··· (116)

习题 ··· (116)

第七章　醇、酚和醚 ··· (119)

第一节　醇 ·· (119)

一、醇的分类和命名 ··· (119)

二、醇的结构 ·· (121)

三、醇的物理性质 ·· (121)

四、醇的化学性质 ·· (123)

第二节　酚 ·· (128)

一、酚的分类和命名 ··· (128)

二、酚的结构 ·· (129)

三、酚的物理性质 ·· (129)

四、酚的化学性质 ·· (131)

第三节　醚 ·· (134)

一、醚的分类与命名 ··· (134)

二、醚的物理性质 ·· (135)

　　三、醚的化学性质 ………………………………………………………………… (136)

　第四节　硫醇与硫醚 ………………………………………………………………… (137)

　　一、硫醇、硫醚的结构 ……………………………………………………………… (137)

　　二、硫醇、硫醚的物理性质 ………………………………………………………… (138)

　　三、硫醇、硫醚的化学性质 ………………………………………………………… (138)

　【小资料】　白藜芦醇 …………………………………………………………………… (139)

　参考文献 ……………………………………………………………………………… (141)

　习题 …………………………………………………………………………………… (142)

第八章　醛、酮和醌 ……………………………………………………………………… (145)

　第一节　醛和酮 ……………………………………………………………………… (145)

　　一、醛、酮的结构和分类 …………………………………………………………… (145)

　　二、醛、酮的命名 …………………………………………………………………… (146)

　　三、醛、酮的制备 …………………………………………………………………… (146)

　　四、醛、酮的物理性质 ……………………………………………………………… (147)

　　五、醛、酮的化学性质 ……………………………………………………………… (148)

　第二节　醌 …………………………………………………………………………… (158)

　　一、醌的结构、分类与命名 ………………………………………………………… (158)

　　二、醌的物理性质 …………………………………………………………………… (159)

　　三、醌的化学性质 …………………………………………………………………… (159)

　【小资料】　视黄醛与视觉 ……………………………………………………………… (160)

　参考文献 ……………………………………………………………………………… (162)

　习题 …………………………………………………………………………………… (162)

第九章　羧酸及其衍生物 ………………………………………………………………… (164)

　第一节　羧酸 ………………………………………………………………………… (164)

　　一、羧酸的分类和命名 ……………………………………………………………… (164)

　　二、羧酸的制备 ……………………………………………………………………… (167)

　　三、羧酸的物理性质 ………………………………………………………………… (167)

　　四、羧酸的化学性质 ………………………………………………………………… (168)

　　五、羧酸的代表化合物 ……………………………………………………………… (175)

　第二节　羧酸衍生物 ………………………………………………………………… (177)

　　一、羧酸衍生物的命名 ……………………………………………………………… (177)

　　二、羧酸衍生物的物理性质 ………………………………………………………… (178)

　　三、羧酸衍生物的化学性质 ………………………………………………………… (179)

　　四、羧酸衍生物的代表化合物 ……………………………………………………… (182)

　【小资料】　抗高血压药——血管紧张素转化酶抑制剂 ……………………………… (184)

参考文献………………………………………………………………(186)

习题………………………………………………………………………(187)

第十章　羟基酸和酮酸………………………………………………(190)

第一节　羟基酸…………………………………………………………(190)

一、羟基酸的结构和分类………………………………………………(190)

二、羟基酸的命名………………………………………………………(191)

三、羟基酸的物理性质…………………………………………………(191)

四、羟基酸的化学性质…………………………………………………(191)

五、羟基酸的代表化合物………………………………………………(195)

第二节　酮酸……………………………………………………………(196)

一、酮酸的结构、分类和命名……………………………………………(196)

二、酮酸的化学性质……………………………………………………(197)

三、酮式-烯醇式互变异构现象…………………………………………(198)

四、酮酸的代表化合物…………………………………………………(200)

【小资料】　水杨酸、乙酰水杨酸和乳酸的应用简介…………………(201)

参考文献…………………………………………………………………(203)

习题………………………………………………………………………(204)

第十一章　含氮有机化合物…………………………………………(207)

第一节　胺………………………………………………………………(207)

一、胺的分类和命名……………………………………………………(207)

二、胺的制备……………………………………………………………(209)

三、胺的结构……………………………………………………………(210)

四、胺的物理性质………………………………………………………(211)

五、胺的化学性质………………………………………………………(211)

第二节　重氮化合物和偶氮化合物……………………………………(216)

一、重氮化反应…………………………………………………………(217)

二、重氮盐的化学性质…………………………………………………(217)

第三节　酰胺……………………………………………………………(219)

一、酰胺的结构、分类和命名……………………………………………(219)

二、酰胺的物理性质……………………………………………………(219)

三、酰胺的化学性质……………………………………………………(220)

四、磺胺类药物…………………………………………………………(221)

第四节　生物碱…………………………………………………………(221)

一、生物碱的概念………………………………………………………(221)

二、生物碱的一般性质…………………………………………………(222)

三、常见重要生物碱的结构特点 ···························(222)

【小资料】 苯丙胺类药物 ······························(223)

习题 ··(225)

第十二章　糖类 ···(228)

第一节　单糖 ···(228)

一、单糖的开链结构和构型 ···························(229)

二、葡萄糖的环状结构和变旋光现象 ··················(230)

三、葡萄糖环状结构的哈沃斯式和构象 ···············(231)

四、果糖、核糖的结构 ·······························(233)

五、单糖的物理性质 ·································(234)

六、单糖的化学性质 ·································(235)

第二节　双糖 ···(241)

一、还原性双糖 ·······································(241)

二、非还原性双糖 ·····································(243)

第三节　多糖 ···(244)

一、淀粉 ···(244)

二、纤维素 ···(247)

三、糖原 ···(248)

四、黏多糖 ···(248)

【小资料】 糖类物质与人体健康 ······················(250)

参考文献 ··(251)

习题 ··(251)

第十三章　脂类 ···(254)

第一节　油脂 ···(254)

一、油脂的结构、组成和命名 ·························(254)

二、脂类中的脂肪酸 ·································(255)

三、油脂的物理性质 ·································(257)

四、油脂的化学性质 ·································(258)

第二节　磷脂和糖脂 ·······································(260)

一、磷脂 ···(260)

二、糖脂 ···(264)

三、磷脂与细胞膜 ·····································(264)

第三节　甾族化合物 ·······································(265)

一、甾族化合物的基本结构和命名 ····················(265)

二、甾醇 ……………………………………………………………… (267)

三、胆甾酸 ………………………………………………………… (268)

四、甾体激素 ……………………………………………………… (269)

【小资料】 中国甾体激素药物奠基人——黄鸣龙 …………… (271)

参考文献 ……………………………………………………………… (273)

习题 …………………………………………………………………… (273)

第十四章 氨基酸、肽和蛋白质 …………………………………… (276)

第一节 氨基酸 ……………………………………………………… (276)

一、氨基酸的结构 ………………………………………………… (276)

二、氨基酸的分类和命名 ………………………………………… (278)

三、氨基酸的物理性质 …………………………………………… (278)

四、氨基酸的化学性质 …………………………………………… (279)

第二节 肽 …………………………………………………………… (280)

一、肽的结构和命名 ……………………………………………… (280)

二、多肽中氨基酸顺序的测定 …………………………………… (281)

三、多肽的合成 …………………………………………………… (283)

第三节 蛋白质 ……………………………………………………… (285)

一、蛋白质的元素组成和分类 …………………………………… (285)

二、蛋白质的结构 ………………………………………………… (286)

三、蛋白质的性质 ………………………………………………… (289)

【小资料】 "降血压"肽 ………………………………………… (291)

参考文献 ……………………………………………………………… (293)

习题 …………………………………………………………………… (294)

第十五章 核酸 ……………………………………………………… (295)

第一节 核酸的分类和化学组成 …………………………………… (295)

一、核酸的分类 …………………………………………………… (295)

二、核酸的化学组成 ……………………………………………… (296)

第二节 核酸的结构 ………………………………………………… (298)

一、核苷和核苷酸 ………………………………………………… (298)

二、核酸的一级结构 ……………………………………………… (300)

三、DNA 的双螺旋结构 …………………………………………… (302)

四、RNA 的二级结构 ……………………………………………… (304)

第三节 核酸的性质 ………………………………………………… (305)

一、核酸的物理性质 ……………………………………………… (305)

二、核酸的变性与复性 ···（306）

三、核酸的电泳 ···（308）

四、核酸的水解 ···（308）

【小资料】 生命科学的里程碑——DNA 双螺旋结构的确定 ···········（308）

参考文献 ··（312）

习题 ··（312）

习题参考答案 ···（314）

主题词汉英对照 ··（338）

第一章 绪 论

第一节 有机化合物与有机化学

一、有机化学的产生与发展

有机化学是一门重要的自然科学,它与我们生活的方方面面都有着密切的关系。从地球上有了人类开始,人类就本能地与各种有机化合物打交道,因为我们在生活中一刻也离不开有机化合物。早在有文字记载的历史以前,我们的先人已经会酿酒、制醋,并逐步发展到使用染料、中草药及香料等有机化合物。当然,那时一般使用的还不是纯净的有机化合物,而仅限于从动物、植物体中提取制备得到的混合物。18世纪欧洲工业革命之后,科学技术的进步,社会发展的需要,使得分离提纯有机化合物的技术迅速发展。例如,1769年分离提纯了酒石酸,1776年分离提纯了乙二酸,1780年分离提纯了乳酸等。但在相当长的历史时期内,人们认为只有具有"生命力"的动物、植物体才能制造有机化合物。直到19世纪初,许多著名的科学家仍然认为,有机化合物只能在活细胞中,在固有的"生命力"的作用下由活细胞产生,人工的化学合成对此是无能为力的。有机化合物的性质明显不同于当时已知的许多矿物质,于是化学家开始把物质分为两大类。把从矿物质中获得的分为一类,从有生命的动物、植物体中获得的物质分为另一类。1807年,瑞典化学家柏则里(Berzelius)首次把从动物、植物体中获得的化合物命名为"有机化合物",意为"有生机之物"。

1828年,德国化学家韦勒(Wöhler)在研究氰酸盐的过程中,意外得到了有机化合物尿素。

$$AgOCN + NH_4Cl \longrightarrow NH_4OCN + AgCl$$

$$NH_4OCN \xrightarrow{\triangle} H_2N-\overset{\displaystyle O}{\overset{\displaystyle \|}{C}}-NH_2$$

这是世界上第一次在实验室的玻璃器皿中从无机物制得有机物,是化学史上一项革命性的重大发现。韦勒的发现否定了关于"生命力"的假说,解放了化学家的思想。不久,越来越多的有机化合物被人工合成出来。1831年,从氰酸成功制备了甲酸;1844年,用无机元素合成出了乙酸;1854年,人工合成了油脂类的物质;1861年,合成了糖类物质。

1965年,我国化学家在世界上首次成功合成了具有生物活性的蛋白质——牛胰岛素;1981 年,我国科学家又合成了酵母丙氨酸转移核糖核酸,均达到了当时的世界先进水平。今天,化学家在实验室里可以合成多种结构极为复杂的有机化合物,而不依赖任何的"有生机的动物、植物体",尽管如此,"有机化合物"的名称还是被沿用至今。

随着科学技术的发展,人们对有机化合物的认识也逐步深化,从而促进了有机化学学科的产生与发展,有机化学真正成为一门科学是在 19 世纪中叶。1830 年,德国化学家李比希(Liebig)研制出了燃烧仪,燃烧仪的出现使有机物中的碳、氢分析成为一种精确的定量分析技术,可以准确地算出有机物中碳和氢的含量,这对后来有机化学的发展起到了十分重要的作用。通过对大量有机化合物的分析,人们发现有机化合物均含有碳元素,除了碳元素外,绝大多数有机物还含有氢元素,此外,有些有机化合物还分别含有氧、硫、氮等元素。于是,1848 年葛美林(Gmelin)首先提出,碳是有机化合物的基本元素,把"碳化合物称为有机化合物","有机化学定义为碳化合物的化学"。

随着对有机化合物研究的深入,有机化学结构理论也逐步建立起来。1857 年,德国化学家凯库勒(Kekulé)提出了碳是四价的学说。1858 年,英国化学家库帕(Couper)也提出"有机化合物分子中碳原子都是四价的,而且碳原子之间可以互相结合成碳链"。1864 年,德国化学家肖莱马(Schorlemmer)在此基础上发展了这个观点,认为碳的四个价键除与碳原子之间相连外,其余与氢结合,于是形成了各种各样的碳氢化合物。通常把仅含有碳、氢两种元素的化合物称为烃,其他有机化合物都是由别的元素取代烃中的氢衍生出来的,因此,又把有机化学定义为研究烃及其衍生物的化学。

1861 年,俄国化学家布特列洛夫(Butlerov)提出了较系统的有机化学结构理论。他指出分子中各原子以一定化学力按照一定次序结合,称为分子结构;一种有机化合物具有一定的结构,其结构决定了它的性质,而该化合物的结构又可从其性质推导出来;分子中各原子之间相互影响。1865 年,凯库勒提出了苯的构造式。1874 年,荷兰化学家范特霍夫(van't Hoff)和法国化学家勒贝尔(Le Bel)建立了分子的立体概念,阐明了旋光异构和顺反异构现象。至此,经典的有机结构理论基本上建立起来了。

20 世纪初,在物理学一系列新发现的推动下,特别是将量子力学的原理和方法引入化学,建立了量子化学,阐明了化学键的微观本质,建立了诱导效应、共轭效应、立体效应的理论。20 世纪 60 年代,对共轭体系总结出了分子轨道对称守恒原理,使有机化学理论发展到了重要阶段。

今天,有机化学已成为一门具有系统理论基础、应用广泛的重要科学。现在人们对有机化合物和有机化学的定义一般是:有机化合物(organic compound)是含碳的化合物,或有机化合物是碳氢化合物及其衍生物;有机化学(organic chemistry)是

吉构。因此,碳在形成化合物时,一般不是以离子键与其他原子结合,
其他原子共用电子对形成共价键的形式存在。事实正是如此,在有机
碳原子总是表现为四价,以共价键彼此结合或与其他原子结合,形成
勿分子。

享电子对的方式成键,这种化学键称为共价键(covalent bond)。绝大多
合物分子中的原子与原子之间都是以共价键结合的。
有机化合物分子中的原子之间主要以共价键结合,那么就有必要了解共
念。

价键的形成和分类

价健理论认为,两个含有自旋方向相反的单电子的原子相互接近时,其原
以相互重叠,使电子云密集于两原子核之间,同时受到两个原子核吸引
子核互相吸引),体系能量下降,即形成了共价键。原子轨道重叠程度越
越低,共价键就越稳定。
化合物中常见的共价键可分为 σ 键和 π 键两种类型。σ 键是由两个成键
沿键轴"头碰头"重叠形成的,成键电子云密集在两原子核之间,在键轴周
布。π 键是由两个成键原子的 p 轨道"肩并肩"(平行)重叠形成的,成键
布在键轴的上方和下方,形成 π 键的原子轨道重叠的程度相对较小,受原
力也较小,因此 π 键一般不如 σ 键稳定。

响共价键性质的因素

共价键性质的因素有共价键的键长、键角、键能以及共价键的极性和极

共价键的键长(bond length)。两个成键原子核间的平均距离称为该共价
键长与原子半径有关,半径大,键长长;同一周期元素原子的键长与电
电负性大,键长短。键长单位一般用 pm 表示($1pm = 10^{-12}$ m,也可用
l,$1nm = 10^{-9}$m)。
共价键的键角(bond angle)。共价键的键角是指同一个原子上的两个共
的夹角。键角的大小与成键原子特别是成键的中心原子的电子结构有
子中的其他原子的影响。键长和键角的数据决定分子的立体结构。
共价键的键能(bond energy)。共价键的键能是指形成共价键时释放出的
裂共价键时需要吸收的能量。一般把断裂 1mol 双原子分子的共价键所
的解离能称为它的键能。但多原子分子的键能与键的解离能不同,如甲
别断裂其四个 C—H 键的解离能是不同的。

研究有机化合物的组成、结构、性质及其制备与应

事实上，有机化合物与无机化合物之间并没有
物，如一氧化碳、二氧化碳、碳酸盐、氢氰酸及其盐
很大的不同，而与无机化合物相似，所以一般把它

二、有机化学与医学的关系

有机化合物和人们的衣、食、住、行、医疗、健
力地促进了人类的物质文明和社会的进步，是现
力之一。

医学工作者研究和服务的对象是人本身，其
提高人们的健康水平和生活质量。而人体是由
些物质除了水分和无机盐以外，绝大多数是有机
是一系列相互协调、彼此制约的化学变化的综合
切生命现象归根结底是有机化学的问题。正如诺
伯格(Kornberg)所指出的："人类的形态和行为……
反应决定的"、"生命的许多方面都可以用化学
化学"。

自20世纪中叶以来，生命科学已成为自然科学
分子水平上研究和认识生命运动的本质，是当今科
有机化学手段来探索和模拟生命过程中的分子识
机化学提供了一个"大显身手"的广阔领域。有机化
柱，它的发展进步必然影响到生命科学和医学科学

第二节 有机化合物的结

一、碳原子的结构与共价键

原子结构理论认为，当原子的最外电子层达到
个电子(第一周期元素为两个电子)时，比较稳定，这
称为八隅体电子结构。因此，非惰性气体元素的原子
或失去电子，或者与其他原子共享电子的方式，达到
是化合物原子间形成化学键的本质。

有机化合物是含碳的化合物，因此，有机化合物
结构密切相关。

碳在元素周期表中位于第二周期Ⅳ主族，最外
去四个电子生成四价正离子，也不容易同时得到四

隅体电子
而是以与
化合物中
有机化合
以共
数有机化
既然
价键的概

1. 共
现代
子轨道可
(与两个原
大，能量
有机
原子轨道
围对称分
电子云分
子核的引

2. 影
影响
化性。
(1)
键的键长
负性有关
nm 作单
(2)
价键之间
关，也受
(3)
能量或断
需要吸收
烷分子分

$$解离能(kJ \cdot mol^{-1})$$

$$CH_3—H \longrightarrow \dot{C}H_3 + H· \qquad 435.4$$

$$·CH_2—H \longrightarrow ·\dot{C}H_2 + H· \qquad 443.8$$

$$·\dot{C}H—H \longrightarrow ·\dot{C}—H + H· \qquad 443.8$$

$$·\dot{C}—H \longrightarrow ·\dot{C}· + H· \qquad 339.1$$

甲烷 C—H 键的键能取其平均值为 415.5kJ·mol^{-1}。键能的大小反映了化学键结合的牢固程度,影响键的化学活性。

(4) 共价键的极性。两个不相同的原子其电负性一般不相同。形成共价键时,成键电子云相对两个成键原子分布是不均匀的,电负性较大的原子周围电子云密度较大,因而带有少量负电荷(用 δ$^-$ 表示);而电负性较小的原子周围电子云密度较小,带有部分正电荷(用 δ$^+$ 表示),这样的共价键称为极性共价键。例如,C—Cl 键为极性共价键,因为 Cl 的电负性大于 C,所以 Cl 端带有少量负电荷,C 端带有少量正电荷,一般表示为

$$\overset{\delta^+}{C}—\overset{\delta^-}{Cl}$$

多原子分子的极性取决于各个键的极性及其空间分布。例如,CCl$_4$ 分子中四个 C—Cl 键为极性共价键,但因为四个键的空间分布为正四面体形对称分布,所以 CCl$_4$ 分子没有极性。

(5) 共价键的极化性。在外电场的影响下,共价键的极性会发生变化,这种现象称为键的极化性(polarizability)。在相同的电场中,不同共价键的极化性大小不同,称为极化度不同。共价键的极化度大小取决于成键两原子的价电子的活动性大小,如下列共价键的极化度顺序为

$$C—I > C—Br > C—Cl > C—F$$

这是因为氟的原子半径小,电负性大,原子核对价电子的吸引力较强,受外电场的影响相对较小;而碘的原子半径较大,电负性较小,原子核对核外电子的吸引力较弱,所以价电子易受外电场的影响,极化程度较大。

共价键的极化性是在外电场的影响下产生的,消除外电场的影响后,共价键就会恢复到原来的状态。

共价键的极性和极化性与其性质密切相关,它不仅影响分子的极性、化合物的熔点、沸点、溶解度等物理性质,还影响化学反应的活性、化学反应的类型,甚至影响相邻化学键的性质。

二、碳原子的轨道杂化

已知碳原子的核外电子排布为 1s^{2}2s^{2}2p^2,以此看来,碳在形成化合物时,似乎

易形成二价化合物,若形成四价化合物,其四个共价键应该是不相同的,但事实并非如此。在有机化合物中,碳总是表现为四价,若碳原子是四个单键,其任意两个单键之间的键角是均等的。例如,甲烷分子中的四个 C—H 键,键长、键角完全相同,分子呈正四面体形状。为解释这一现象,美国化学家鲍林(Pauling)在 1931 年提出了杂化轨道理论(hybrid orbital theory)。

杂化轨道理论认为,在有机化合物分子中,碳原子轨道有三种杂化状态,即 sp^3、sp^2 和 sp 杂化轨道。

1. 碳原子的 sp^3 杂化

碳原子在基态时的电子排布为 $1s^2 2s^2 2p^2$,在形成共价键时,一个 2s 电子接受一定能量后,可以跳到空的 $2p_z$ 轨道中成为激发态,然后一个 2s 轨道和三个 2p 轨道重新组合杂化,形成四个形状、能量完全相同的 sp^3 杂化轨道。

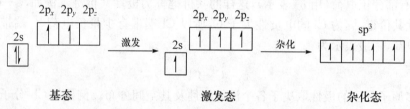

基态　　　　　　　　　激发态　　　　　　　　杂化态

每个 sp^3 杂化轨道含有 1/4 的 s 轨道成分和 3/4 的 p 轨道成分,杂化轨道的形状既不同于 s 轨道的球形,也不同于 p 轨道的哑铃形,而是一头大、一头小的"葫芦形"。四个 sp^3 杂化轨道的空间分布为正四面体形,每个杂化轨道的大头分别指向正四面体的四个顶点,任意两个杂化轨道之间的夹角均为 109°28′(图 1-1)。

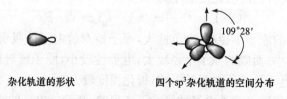

杂化轨道的形状　　　　　　　　四个 sp^3 杂化轨道的空间分布

图 1-1　碳原子的 sp^3 杂化轨道示意图

在有机化合物分子中,凡是用单键与另外四个原子相连的碳原子,都是 sp^3 杂化。例如,烷烃分子中的所有碳原子都是 sp^3 杂化。

2. 碳原子的 sp^2 杂化

碳原子在形成共价键时,激发态的一个 2s 轨道和两个 2p 轨道重新组合杂化,形成三个形状、能量均相同的 sp^2 杂化轨道,还剩余一个 p 轨道未参加杂化。

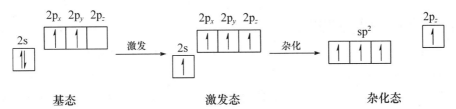

基态 激发态 杂化态

每个 sp² 杂化轨道均有 1/3 的 s 轨道成分和 2/3 的 p 轨道成分,杂化轨道的形状也是"葫芦形"。三个 sp² 杂化轨道的空间分布为平面三角形,任意两个 sp² 杂化轨道之间的夹角为 120°,剩下的一个未杂化的 2p 轨道垂直于三个杂化轨道所在的平面(图 1-2)。

图 1-2 碳原子的 sp² 杂化示意图   图 1-3 碳原子的 sp 杂化示意图

在有机化合物中,凡以双键与其他原子相连,或只与另外三个原子相连的碳原子一般为 sp² 杂化。例如,烯烃分子中的双键碳原子(C=C),碳正离子中的碳原子(H_3C^+),自由基($H_3C \cdot$)中的碳原子都是 sp² 杂化。

3. 碳原子的 sp 杂化

碳原子在形成共价键时,激发态的一个 2s 轨道和一个 2p 轨道重新组合杂化,形成两个形状、能量相同的 sp 杂化轨道,另有两个未杂化的 2p 轨道。

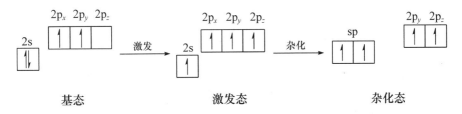

基态 激发态 杂化态

每个 sp 杂化轨道中含有 $\frac{1}{2}$ s 轨道成分和 $\frac{1}{2}$ p 轨道成分,sp 杂化轨道的形状也是"葫芦形"。两个 sp 杂化轨道的空间分布呈直线形,即两个杂化轨道间的夹角为 180°,剩下未杂化的两个 2p 轨道与杂化轨道在三维空间互呈 90°夹角(图 1-3)。

在有机化合物中,叁键碳原子一般为 sp 杂化。例如,炔烃分子中的叁键碳原子(C≡C)为 sp 杂化。另外,同时用两个双键与其他原子相连的碳原子(=C=)也是 sp 杂化。

三、有机化合物的同分异构现象

　　种类繁多的有机化合物以碳为主要组成元素,绝不是偶然现象。因为碳在有机化合物中总为四价,一个碳原子可与另外四个原子结合。碳原子之间可以单键、双键、叁键结合;而且碳原子之间有极强的结合能力,碳原子与碳原子的相互连接几乎是无限的;碳原子之间可相互连接成多种形状,可形成链状、环状、多种支链……连接方式可以说是无穷无尽。因此,碳原子是建造有机化合物分子的极好的"建筑材料",是构成千变万化、形状各异、数量庞大的有机化合物分子的基本骨架。有报道称,目前已知有机化合物的种类已超过 2000 万种,而且每年仍有数万种新的有机化合物被发现或从实验室合成出来。

　　碳原子的这种特性,造成了有机化合物中一个既普遍存在,又极为重要的现象——同分异构现象(isomerism)。所谓同分异构,是具有同一个分子式,但有不同的结构,因而具有不同性质,属于不同化合物的现象。

　　有机化合物中的同分异构现象,可分为构造异构(constitution isomerism)和立体异构(stereo isomerism)两大类。构造异构是由于分子中的原子或基团相互连接的顺序不同造成的同分异构现象,习惯上也称为结构异构。立体异构是由于分子中的原子或基团在空间的排布不同造成的同分异构现象,立体异构又可分为构型异构(configuration isomerism)和构象异构(conformation isomerism)两类。两者的区别是,化合物的构型只有通过共价键的断裂才能改变;而化合物的空间构象的改变,仅通过分子中化学键的转动即可实现。

　　化合物的性质与其结构密切相关,因此同分异构现象,特别是立体异构是有机化学研究的重要内容之一。

第三节　有机化学反应的类型

　　我们已经知道,有机化合物分子中原子间主要以共价键连接,有机化学反应从本质上讲,就是反应物分子中旧的共价键断裂,产物分子中新的共价键形成。

　　共价键的断裂方式有两种,一种称为共价键的均裂,另一种称为共价键的异裂。根据共价键的断裂方式不同,有机反应可分为两大类型。

一、共价键均裂与自由基型反应

　　共价键断裂时,共用电子对平均分给两个成键原子,两个成键原子各保留一个电子,共价键的这种断裂方式称为均裂(homolysis)。共价键均裂一般在较高的温度或光照条件下发生。

$$R-\overset{\overset{\displaystyle H}{|}}{\underset{\underset{\displaystyle H}{|}}{C}}:A \xrightarrow{\text{能量}} R-\overset{\overset{\displaystyle H}{|}}{\underset{\underset{\displaystyle H}{|}}{C}}\cdot + A\cdot$$

自由基   自由基

由共价键均裂产生的带有单电子的原子或基团称为自由基或游离基(free radical)。自由基均很活泼,一般只能作为反应的中间体瞬间存在,生成后马上进入下一步反应。

自由基为中间体的有机反应称为自由基型反应,根据反应物和产物的不同,又可进一步分为自由基取代反应和自由基加成反应等。

自由基型反应不仅是有机化学反应中的一个重要类型,在生物体内自由基也参与许多生理、病理过程。

二、共价键的异裂与离子型反应

共价键断裂后,共用电子对为两个成键原子中的一个原子所有,这种断裂方式称为共价键的异裂(heterolysis)。共价键的异裂往往被酸、碱或极性试剂所催化,一般在极性溶剂中进行。

$$R-\overset{\overset{\displaystyle H}{|}}{\underset{\underset{\displaystyle H}{|}}{C}}:A \xrightarrow{\text{催化剂}} R-\overset{\overset{\displaystyle H}{|}}{\underset{\underset{\displaystyle H}{|}}{C}}^{+} + :A^{-} \qquad R-\overset{\overset{\displaystyle H}{|}}{\underset{\underset{\displaystyle H}{|}}{C}}:A \xrightarrow{\text{催化剂}} R-\overset{\overset{\displaystyle H}{|}}{\underset{\underset{\displaystyle H}{|}}{C}}^{-} + A^{+}$$

碳正离子   碳负离子

有机化合物分子中的共价键异裂可生成碳正离子(carbonium ion)或碳负离子(carbanion),产生的离子一般也是作为反应的中间体瞬间存在,生成后马上进入下一步反应。由共价键异裂,产生离子中间体参与的反应类型,称为离子型反应。

碳正离子是路易斯(Lewis)酸,是能接受电子对的物质。在离子型反应中,称路易斯酸是亲电(子)试剂,由亲电试剂进攻而发生的离子型反应称为亲电反应,又可进一步分为亲电取代反应和亲电加成反应。常见的路易斯酸除碳正离子外,还有某些正离子,如 H^+、Cl^+、Br^+,或含有空轨道原子的分子,如 BF_3、$AlCl_3$ 等。

碳负离子属路易斯碱,是提供电子对的物质,因而是亲正电的,在离子型反应中,称路易斯碱是亲核(亲正电)试剂。由亲核试剂进攻发生的离子型反应称为亲核反应,具体又可分为亲核取代反应和亲核加成反应。

常见的路易斯碱除碳负离子外,还有 I^-、OH^-、CN^-、H_2O、NH_3、ROH、烯烃和芳烃等,它们或是负离子,或是含有未共用电子对的分子,或是分子中具有富电子的 π 键,它们在有机反应中一般是亲核试剂。

第四节　有机化合物的分类

　　有机化合物数量庞大,类型复杂,为便于学习、研究,必须进行科学的分类。目前常用的有两种分类方法。

一、根据碳骨架分类

1. 链状化合物

　　分子中碳原子彼此相连成链状基本骨架,称为链状化合物。碳链可长可短,也可有支链,也可含有碳碳双键或叁键。

　　早期人们在对有机化合物的研究中发现,脂肪中的脂肪酸一般都含有较长的碳链,因而把链状有机化合物又称为脂肪族化合物,例如

$$CH_3(CH_2)_4CH_3 \quad CH_3(CH_2)_7CH=CH(CH_2)_7COOH \quad CH_3CH_2—O—CH_2CH_3$$
　　　　正己烷　　　　　　　　　9-十八碳烯酸　　　　　　　　　　　乙醚

2. 碳环化合物

　　分子中具有碳原子相互连接形成的环状结构,称为碳环化合物。根据碳环的结构和性质不同又可分成两类。

　　(1) 脂环族化合物。分子中虽含有碳环结构,但性质与链状(脂肪族)化合物类似,例如

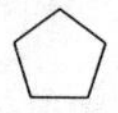

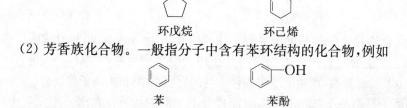

　　　　　　　　　　环戊烷 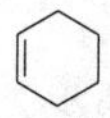　　　　　　环己烯

　　(2) 芳香族化合物。一般指分子中含有苯环结构的化合物,例如

　　　　　　　　　　　　苯　　　　　　苯酚

3. 杂环化合物

　　分子中含有碳原子和非碳原子组成的环状结构,称为杂环化合物(heterocyclic compound)。环上的非碳原子称为杂原子,常见的杂原子有氮、氧、硫等,例如

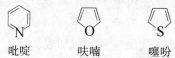

　　　　　　　　　吡啶　　　　　　呋喃　　　　　　噻吩

二、根据官能团分类

　　有机化合物的性质与其组成和结构有关,但主要取决于某些特定的原子或基团。

能代表一类化合物的基本性质的原子或基团称为官能团(functional group)或功能基。含有相同官能团的化合物有基本相同的化学性质,因此可以根据官能团对有机化合物进行分类。有机化合物的常见官能团及化合物类别见表1-1。

表1-1 有机化合物中常见官能团及化合物类别

官能团结构	名 称	英文词尾	化合物类别	化合物举例
—C=C—	双键	-ene	烯烃	$CH_2=CH_2$
—C≡C—	叁键	-yne	炔烃	$CH≡CH$
—X	卤原子		卤代物	$CH_3—X$
—OH	羟基	-ol	醇或酚	CH_3OH C_6H_5OH
—C—O—C—	醚键	ether	醚	CH_3OCH_3
—C=O	羰基	-al or -one	醛或酮	CH_3CHO CH_3COCH_3
—COOH	羧基	-oic acid	羧酸	CH_3COOH
—C—O—C— (O)	酯键	-oate	酯	CH_3COOCH_3
—C—X (O)	酰卤基	-yl halide	酰卤	CH_3COCl
—C—O—C— (O O)	酸酐键	ic anhydride	酸酐	$(CH_3CO)_2O$
—NH₂	氨基	-amine	胺	$CH_3CH_2NH_2$
—NO₂	硝基		硝基化合物	$C_6H_5NO_2$
—SH	巯基	-mercaptan	硫醇	CH_3CH_2SH
—SO₃H	磺酸基	-sulfonic acid	磺酸	$C_6H_5SO_3H$

第五节 研究有机化合物的一般方法

有机化合物种类繁多,结构复杂,若要准确测定一个未知化合物的结构往往要做大量的工作,一般需要经过以下步骤。

一、分离提纯

无论从天然产物中分离,还是由人工合成,最初得到的物质一般是含有多种杂质的混合物,很多情况下,希望得到的化合物的含量是微乎其微的。因此,首先要进行分离、提纯。根据化合物的性质不同,通常采用的方法有萃取、蒸馏、重结晶、升华以及色谱(层析)法等。经分离提纯得到的物质,还要采用不同的方法检查其纯度,通常先测定其物理常数,如测定熔点、沸点等,再用色谱等方法进行验证。特别是各种色谱技术,包括纸色谱、柱色谱、薄层色谱、气相色谱、高效液相色谱(HPLC)等,具有分离效率高,分析速度快,样品用量少等优点,尤其是 HPLC 已成为分离、提纯、鉴定化合物最常用的技术手段之一。

二、元素定性、定量分析

通过分离提纯,得到纯净的化合物之后,要进一步测定该化合物的元素组成情况,即定性分析,然后测定各个元素的百分含量,即定量分析。只有准确知道化合物的元素组成及含量,才能进一步确定该化合物的分子式。

三、确定实验式和分子式

实验式是最简单的化学式,它表示组成化合物分子的元素种类,和各元素间原子的最小个数比。实验式的计算方法是,将各元素的质量分数除以相应元素的相对原子质量,得出各元素原子的数值比例,然后将这些数值分别除以其中最小的一个数值,得到各元素原子的整数比,即可得到实验式。例如,经测定某化合物含有 C、H、N、O 四种元素,其质量分数分别为 49.3%、9.6%、19.0%、22.1%,计算得到各元素原子的数值比为 4.1∶9.6∶1.36∶1.38,四种元素原子的最小数目比为 3∶7∶1∶1,由此可确定该化合物的实验式为 C_3H_7NO。

实验式可代表分子中的元素组成成分及各元素原子个数的比例,不一定代表各元素原子的真实数目,即实验式不一定是分子式,它们是倍数关系。测出化合物的相对分子质量后即可求出其分子式。例如,若测得上述化合物的相对分子质量为 146,而 C_3H_7NO 的相对分子质量为 73,因此该化合物的分子式为 $C_6H_{14}N_2O_2$。

测定化合物的相对分子质量,过去常用沸点升高法、凝固点降低法等经典的物理化学方法,现在一般用质谱法测定,应用高分辨质谱仪只需几毫克样品,就可精确测得化合物的相对分子质量和分子式。

四、结构式的测定

由于有机化合物普遍存在同分异构现象,一个分子式往往可代表多种不同结构的化合物,因而测定化合物的结构是完全必要的。

过去测定有机化合物的结构主要依靠化学方法,费时、费力而且准确度低,有时一个化合物要用数年甚至数十年时间才能测定出其结构。随着科学技术的迅速发展,各种先进的仪器、设备已被应用于测定化合物的结构。现在常用的仪器有红外光谱(IR)仪、紫外光谱(UV)仪、核磁共振谱(NMR)仪和质谱(MS)仪等,为分子结构的测定提供了强有力的手段。红外光谱法可以确定化合物分子中存在什么官能团;紫外光谱法可以揭示分子中有无共轭体系存在;核磁共振谱法可以提供分子中氢原子与碳原子及其他原子的结合方式。用这些仪器测定有机化合物的结构,样品用量少,速度快,准确率高,是目前测定有机化合物结构的最主要的方法。

【小资料】

化学——打开生命奥秘之门的钥匙

一、化学与生命科学

在我们的地球上,生活着各种各样的生物体。有从微小的种子成长为参天大树的植物;有在显微镜下才能看见的微生物;也有硕大无比的犀牛、河马、大象;更有高度智慧的人类,从嗷嗷待哺的婴儿成长为天真烂漫的少年,从风华正茂的青年到成熟睿智的中年,直至生命结束。生命奥秘的本质是什么? 人类能否战胜疾病、延缓衰老? 这是人类多少年来锲而不舍、孜孜追求的目标。现代科技的发展帮助人们从不同方向朝这一目标前进,在这波澜壮阔的进程中,化学已成为打开生命奥秘之门的一把重要的钥匙。

化学是在分子水平上研究物质世界的科学。因为生物体是由物质构成的,生命运动的基础是生物体内形形色色的化学反应。然而,由于生物体的特殊性和复杂性,直到 20 世纪 50 年代,在生物学和化学都有了相当发展时,化学的理论和方法才开始全面引入生物学的研究,从而发展成为一门用化学研究生命活动的交叉科学——生物化学,使人类对生命活动的研究从个体水平逐渐深入到细胞、亚细胞乃至分子水平,从静止的观察与描述发展到动态的定量分析,从生命现象的探索上升到生命本质的阐述。用化学研究生命,产生了生物化学学科,当这一研究推进到分子水平时,又诞生了给生物学带来重大变革的前沿学科——分子生物学。

20 世纪 80 年代末开始,有机化学家把研究重心向生物功能方向转移,重视分子的生物功能,预示着有机化学与生命科学的融合又进入一个新的阶段。科学家已自觉地用化学的语言来描述生命现象和生命过程,这时又出现了一个新的学科,称为化学生物学(chemical biology)。化学生物学就是用化学的理论和方法研究生命现象、生命过程中的化学基础,用已知的化合物干预生命过程,主动探索、调控疾病发生和发展的途径以及机理。

化学使生命科学成为能够在分子的层次上进行精确定量的科学,使生命科学发展到用生物体内的化学反应去阐述生命的过程和现象。用化学的方法和手段去打开生命奥秘之门,已成为生命科学家的共识。近年来,世界许多著名大学纷纷成立了化学生物学系(Department of Chemistry and Chemical Biology)。一大批著名化学家和细胞生物学家合作,在化学原理的指导下,用小分子天然有机化合物作探针,探知活细胞中的生化过程,并且用人工合成的化合物改变某些生理过程,以证明生命的过程就是生物体中的一连串化学事件。

二、化学是生命科学的基础

20 世纪生命科学的进展包含了无数化学家基础研究的成果。1953 年,沃森(Watson)和克里克(Crick)在 DNA 晶体 X 射线衍射图像的基础上提出了双螺旋结构的分子模型,为今天分子生物学奠定了基础。在这一模型中碱基之间形成氢键相互配对的原则,决定了各种生物的遗传本质和 DNA 复制的化学基础。目前每一个分子生物学的实验室都可以利用 DNA 自动合成仪合成所需要的寡聚核苷酸。DNA 合成成为一项常规技术,基因重组在此基础上成为人类改造物种、改变遗传过程的一个崭新的技术。以基因重组技术为代表的一批新成果,标志着生命科学研究进入了一个崭新的时代。人们不但可以从分子水平了解生命现象的本质,而且可以从更新的高度去揭示生命的奥秘。1990 年,美国政府决定启动人类基因组计划(Human Genome Project),我国作为唯一的发展中国家参与其中,这一计划可能是 20 世纪在生物学领域内最大胆、最富有想像力的研究工作,生命过程的大量化学问题也将成为化学家关心的焦点。在美国化学会召开的" 21 世纪化学的挑战"研讨会上,加州理工大学的 Dervan 认为"人类基因组计划的完成将向化学家提出 8 万个有兴趣的问题"。化学家相信,如果人类有 3.5 万个基因相互作用控制了生命过程,那么一定会发现至少 3.5 万个可控制这些基因的化学小分子,也会带来至少 3.5 万个诸如这些小分子如何调节基因的化学问题。化学融合到生物学的研究领域为生命科学带来了快速的发展。

三、化学是生命科学各学科的共同语言

化学在生命科学中的作用越来越受到重视,因为化学家为生命科学的发展所做的贡献是多方面的。实际上,化学对于生命科学最大的、最根本性的贡献是它为生命科学提供了一种能够精确描述及说明生命过程和现象的语言,这就是"化学语言"。生物学家、诺贝尔生理或医学奖获得者科恩伯格这样描述化学与生命科学的关系:"如果用化学语言来表达,大多数生命现象都可以合理地解释。……化学语言能够说明我们是从哪里来的,我们是什么,以及我们将要到哪里去。"化学家雷贝克(Rebeck)说:"这是一种自然的语言。……原子是字母,分子是词,分子的组合构成句子,成套的分子组合构成段,表达信息的段构成章,章又构成书。这本书在讲一个'故事'。而生命过程则是由许多奇妙的化学'故事'构成的。"今天,"在生物学和医学中进行的每一件事都有它的化学基础"的思想已被越来越多的生物学家所接受。

目前,生命科学基础研究中最活跃的前沿主要包括分子生物学、细胞生物学、神经生物学、生态学,并由这些活跃的前沿引伸出如基因组学、蛋白质组学、结构基因组、克隆、脑与认知、生物多样性等重要领域。尽管这些学科之间存在着很大差异,但化学正在成为生命科学各学科的共同语言已成为不争的事实。

四、有机化合物是生命活动的分子基础

生物物质主要是有机化合物中的蛋白质、核酸、多糖和脂类。生命活动主要是这些生物大分子变化与运动的结果,因此不难理解这些生物大分子是生命活动的分子基础。分子生物学不仅研究生物大分子的化学组成、分子结构和它们的功能,还特别要阐明生物功能与化学结构的相互关系。例如,肌纤维中蛋白质的结构如何与肌肉收缩功能相关联,二者怎样相互作用而导致肌肉的收缩;蛋白质和脂质怎样被组织在细胞膜之中,组织方式与细胞膜的渗透功能及其他特性有何关系等。

蛋白质结构与功能研究是后基因组科学中的重要组成部分,包括膜蛋白在内的蛋白质组学

研究是继基因组研究之后生命科学的另一个高潮。随着生物物理学技术的迅速发展,在蛋白质功能和结构方面积累了大量成果。然而许多蛋白质在生物体内的功能清楚,但结构不清楚,或结构清楚,在生物体内的生理功能不清楚。对这些蛋白质完整的理解必将带来蛋白质科学乃至生命科学全领域的巨大突破。而其中的膜蛋白研究直接涉及生物组织器官功能和生物信息系统。例如,由于生命对于水和多种离子的依赖,决定了解读水通道和离子通道膜蛋白分子功能机制的重要性。水通道在任何生物体内都有表达,它参与调节细胞容积和细胞内渗透压,同时在体液平衡中发挥重要功能,如尿液在肾脏中生成的过程。离子通道膜蛋白是细胞产生并传递电信号的分子基础,在包括神经信息网络的生物体信息系统中起到关键作用。因此离子通道的功能状态关系到人体所有器官的健康,包括脑、心脏、肌肉……

生物学研究显示,糖已不仅仅是生物体的结构材料或能量储备形式,在细胞的表面,以寡糖缀合物形式存在的糖正是接受外来信号,进行分子识别的重要物质。我们大家都熟悉的四种血型,其差别仅在于红细胞表面糖脂质体糖链的组成略有不同而已。

多糖的生理功能又联系到很多重要的生命过程。亨德森(Hendrickson)得到了 HIV-1 病毒进攻 T 细胞的 gp120 蛋白的晶体结构,发现蛋白的表面被糖分子覆盖,蛋白与 T 细胞表面的 CD4 受体结合,结合部分的蛋白含有可变的结构,因此不易被免疫系统识别,同时由于糖的覆盖也使得免疫系统无法接近蛋白,这些都造成了制造抗艾滋病疫苗的困难。其他一些重要的生理过程如炎症反应、受体的识别、免疫反应等,都要求对多糖分子的结构了解和合成相应的目标分子,并研究其生物活性。

脂类是生物体内形形色色脂溶性分子的总称,除作为细胞膜的组分和能量的储备之外,更重要的是作为各类信息传递的分子。人们对这些分子的生物功能大多还不清楚,尤其对许多生物机体中临时合成的、超微量的、不稳定的脂类分子还知之甚少,而对它们与生物大分子之间的相互作用则更是化学家面临的新课题。英国《自然》(Nature)杂志报道了一个有趣的发现,雌象在发情时会通过尿液放出 7Z-十二烯醇乙酸酯作为一种准备交配的信号。而这一化合物也至少被 100 种以上的蝴蝶、飞蛾类昆虫作为性引诱剂。为什么昆虫与哺乳动物竟然使用同一种性信息分子,它们如何在雌性体内合成以及又如何被雄性所接受和识别,这些问题都还远没有探索清楚。

化学家将有可能合成出各种对功能基因起调节作用的有机小分子或生物大分子的类似物、模拟物,这不仅会创造出新的药物,也将进一步揭示人体复杂调控机制的奥秘。

科技界已把认识世界中最困难的也是涉及全人类的最重大的课题——解读生命奥秘、认识人类自己,推到科研前沿,化学家在这一课题中将会发挥重要作用。

参 考 文 献

陈联万,李姗姗,汲娟娟. 2003. 生命科学研究的又一个里程碑——记 2003 年度诺贝尔化学奖. 生物化学与生物物理进展,3(6):833~837

江世亮. 1994. 用化学语言描述生命现象——中科院院士戴立信教授谈有机化学与生命科学的结合. 世界科学,9:38~40

王谷岩. 1991. 用化学研究生命. 大自然,2:39~40

吴毓林,陈耀全. 1997. 化学——生命科学的基本语言. 科学(上海),49(1):20~24

张礼和. 2004. 从生物有机化学到化学生物学. 化学进展,(2):313~318

习　题

1. 什么是有机化合物? 概述有机化合物的结构特点。

2. 共价键的极性和极化性有什么区别?

3. C—X 键的极性大小次序是 C—F>C—Cl>C—Br>C—I,而 C—X 键的极化性大小次序是 C—I>C—Br>C—Cl>C—F,为什么?

4. 将下列共价键按极性大小排列。

　C—F　　C—N　　C—I　　C—Br　　C—O

　(各元素电负性:C 为 2.6,F 为 4.0,N 为 3.0,I 为 2.6,Br 为 2.9,O 为 3.5)

5. 标出下列化合物中各碳原子的杂化轨道类型。

　(1) CH_3—CH_2—O—CH_3　　　　　(2) CH_3—CH=CH_2

　(3) CH_3—C≡CH　　　　　　　　(4) CH_3—CH_2—CH_2^+

6. 根据共价键的断裂方式不同,说明有机化学反应是如何分类的。

7. 写出下列分子式的可能结构式,并指出所含的官能团。

　(1) $C_2H_4O_2$　(2) C_2H_7N　(3) C_2H_4O　(4) C_4H_9Cl

(潍坊医学院　张普庆)

第二章 烷烃和脂环烃

分子中仅由碳和氢两种元素组成的碳氢化合物称为烃(hydrocarbon)。烃可看作其他各类有机化合物的母体。根据分子中碳原子之间的连接方式不同,可将烃分类如下:

$$
烃
\begin{cases}
链烃
\begin{cases}
饱和烃:烷烃 \\
不饱和烃
\begin{cases}
烯烃 \\
炔烃
\end{cases}
\end{cases} \\
环烃
\begin{cases}
脂环烃 \\
芳香烃
\end{cases}
\end{cases}
$$

第一节 烷 烃

一、烷烃的结构

烷烃(alkane)分子中所有碳原子连接氢原子的数目达到了饱和,因此烷烃又称为饱和烃(saturated hydrocarbon)。

烷烃分子中的碳原子均为 sp^3 杂化,四个 sp^3 杂化轨道为正四面体形空间分布。甲烷分子中碳原子的四个 sp^3 杂化轨道分别与一个氢原子的 1s 轨道沿键轴方向重叠,形成 C—H σ键,任意两个 C—H 键之间的夹角均为 $109°28'$,整个甲烷分子呈正四面体形(图 2-1)。

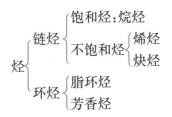

sp³-s C—H σ键   sp³-sp³ C—C σ键   甲烷结构示意图

图 2-1 烷烃结构示意图

多个碳原子的烷烃分子中,碳原子间各以一个 sp^3 杂化轨道"头碰头"重叠形成 C—C σ键,碳原子的剩余化合价与氢原子形成 C—H σ键,碳链的稳定结构呈锯齿形(图 2-2)。

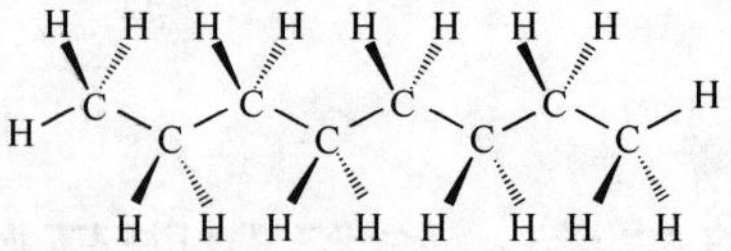

图 2-2　直链烷烃碳链结构示意图

二、烷烃的同系列和通式

根据分子中碳原子数目不同，将烷烃分子依次排列起来就会发现，任意两个相邻的烷烃分子在组成上均相差一个 CH_2，这样依次排列的一系列化合物称为同系列（homologous series），同系列中各化合物之间互称同系物（homologs）（表 2-1）。同系列是有机化合物中普遍存在的现象。一般情况下，同系物的化学性质基本相似，其物理性质随碳原子数目增加而呈现规律性变化。因此，只要深入研究每个同系列中的少数化合物，就可以推测其同系物的性质，但同系列中的第一个化合物往往与其同系物有较大差异。

表 2-1　部分烷烃的物理常数

烷　烃		结构式	熔点/℃	沸点/℃	密度/(g · cm⁻³)
甲烷	methane	CH_4	−182.6	−161.6	0.424(−160℃)
乙烷	ethane	CH_3CH_3	−183	−88.5	0.546(88℃)
丙烷	propane	$CH_3CH_2CH_3$	−187.1	−42.1	0.582(42℃)
丁烷	butane	$CH_3(CH_2)_2CH_3$	−138	−0.5	0.597(0℃)
戊烷	pentane	$CH_3(CH_2)_3CH_3$	−129.7	36.1	0.626(20℃)
己烷	hexane	$CH_3(CH_2)_4CH_3$	−95	68.8	0.659(20℃)
庚烷	heptane	$CH_3(CH_2)_5CH_3$	−90.5	98.4	0.684(20℃)
辛烷	octane	$CH_3(CH_2)_6CH_3$	−56.8	125.7	0.703(20℃)
壬烷	nonane	$CH_3(CH_2)_7CH_3$	−53.7	150.7	0.718(20℃)
癸烷	decane	$CH_3(CH_2)_8CH_3$	−29.7	174.1	0.730(20℃)
十五烷	pentadecane	$CH_3(CH_2)_{13}CH_3$	10	270.5	0.769(20℃)
二十烷	eicosane	$CH_3(CH_2)_{18}CH_3$	36.4	343	0.789(20℃)
异丁烷	isobutane	$(CH_3)_2CHCH_3$	−159	−12	0.603(0℃)
异戊烷	isopentane	$(CH_3)_2CHCH_2CH_3$	−160	28	0.620(20℃)
新戊烷	neopentane	$(CH_3)_4C$	−17	9.5	0.614(20℃)

从以上烷烃同系列可看出，如果分子中碳原子数为 n，则氢原子数为 $2n+2$，所以烷烃可用通式 C_nH_{2n+2} 表示。

三、烷烃的同分异构现象

含有多个碳原子的烷烃分子会出现分子式相同,但结构式不同的现象,即同分异构(isomerism)现象。例如,分子式为 C_4H_{10} 的烷烃,有两个不同的结构式:

$$CH_3—CH_2—CH_2—CH_3 \qquad CH_3—CH—CH_3$$
$$| $$
$$CH_3$$

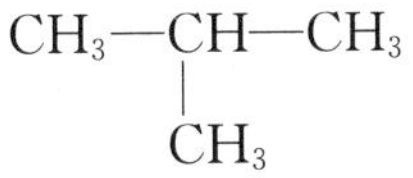

	正丁烷	异丁烷
熔点/℃	−138	−159.4
沸点/℃	−0.5	−11.7

分子式为 C_5H_{12} 的烷烃,有三种不同的结构:

$$CH_3CH_2CH_2CH_2CH_3 \qquad CH_3—CH—CH_2—CH_3 \qquad CH_3—\overset{CH_3}{\underset{CH_3}{C}}—CH_3$$

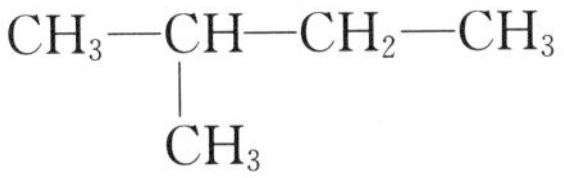

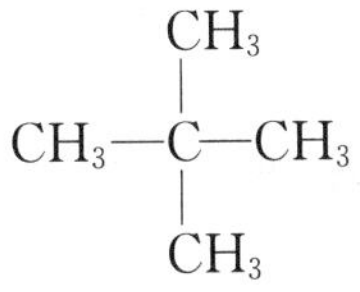

	正戊烷	异戊烷	新戊烷
熔点/℃	−129.7	−159.4	−16.6
沸点/℃	36.1	27.9	9.5

具有相同的分子式,而有不同结构式的化合物互称同分异构体(isomer)。随着分子中碳原子数目的增加,烷烃的同分异构体数目迅速增加(表2-2)。

表 2-2 烷烃碳原子数与其同分异构体数的关系

碳原子数	异构体数	碳原子数	异构体数
4	2	9	35
5	3	10	75
6	5	15	4347
7	9	20	366 319
8	18	40	62 491 178 805 831

由于分子中原子的连接顺序或方式不同而引起的同分异构属同分异构中的构造异构(constitutional isomerism),但人们习惯上仍称结构异构(structure isomerism)。上述烷烃是由于碳链结构不同而产生的异构现象,称为碳链异构(carbon chain isomer),碳链异构是构造异构中的一种。

烷烃分子中所有碳原子均为饱和碳原子,根据每个碳原子的四个化合价结合的碳原子和氢原子数目不同,碳原子可分为四种类型。在分子中只与另外一个碳相连的碳原子为伯碳原子,也称一级碳原子(primary carbon),用1°表示;与另外两个碳直接相连的碳原子为仲碳原子,称为二级碳原子(secondary carbon),用2°表示;与三个其他碳原子直接相连的为叔碳原子,称三级碳原子(tertiary carbon),用 3°表示;直接与四个其他碳原子相连的称为季碳原子,称四级碳原子,用 4°表示, 例如

$$
\underset{1°}{CH_3}-\underset{2°}{CH_2}-\underset{3°}{\underset{\underset{1°}{CH_3}}{CH}}-\underset{2°}{CH_2}-\underset{\underset{\underset{1°}{CH_3}}{\overset{\overset{1°}{CH_3}}{C}}}\underset{}{\overset{4°}{}}\underset{1°}{CH_3}
$$

与伯、仲、叔碳原子直接相连的氢原子,分别称为伯氢(1°H)、仲氢(2°H)、叔氢 (3°H)。不同类型氢原子的反应活性一般有较大差异。

四、烷烃的命名

烷烃常用的命名法有普通命名法(common nomenclature)和系统命名法(systematic nomenclature)。

1. 普通命名法

普通命名法仅适用于结构较简单的烷烃,命名的基本原则如下:

(1) 根据分子中碳原子数称为"某烷"。1~10 个碳原子的烷烃分别用甲、乙、 丙、丁、戊、己、庚、辛、壬、癸表示碳原子个数,10 个以上碳原子的烷烃用中文数字 表示碳原子的个数,如甲烷 CH_4、乙烷 C_2H_6、丁烷 C_4H_{10}、十二烷 $C_{12}H_{26}$、二十烷 $C_{20}H_{42}$ 等。

(2) 用正(n-)、异(iso-)、新(neo-)区别同分异构体。"正"表示直链烷烃,"异" 和"新"分别表示碳链一端的结构为 $CH_3-\underset{\underset{CH_3}{|}}{CH}-CH_2-$ 和 $CH_3-\underset{\underset{CH_3}{|}}{\overset{\overset{CH_3}{|}}{C}}-$,分子中 再无其他侧链取代基,例如

$$CH_3CH_2CH_2CH_2CH_3 \qquad CH_3-\underset{\underset{CH_3}{|}}{CH}-CH_2-CH_3 \qquad CH_3-\underset{\underset{CH_3}{|}}{\overset{\overset{CH_3}{|}}{C}}-CH_3$$

正戊烷　　　　　　异戊烷　　　　　　　新戊烷

n-戊烷　　　　　iso-戊烷　　　　　neo-戊烷

结构复杂的烷烃一般用系统命名法命名。

2. 系统命名法

1892年在日内瓦,国际纯粹与应用化学联合会(IUPAC)首次拟定了有机化合物系统命名原则,以后经多次修订,为世界各国普遍采用。我国根据其基本原则,结合汉字特点,制订了各类有机化合物系统命名法。

直链烷烃的系统命名方法与普通命名法基本相同,把普通命名法中的"正"字去掉即可。有侧链的烷烃,将侧链看作取代基,即烷基,烷基可看作是烷烃分子去掉一个氢原子剩余的部分,常用 R—表示。

烷基的名称由相应的烷烃而来,例如

CH_4　　　　CH_3—　　　　CH_3—CH_3　　　　CH_3—CH_2—

甲烷(methane)　　甲基(methyl)　　乙烷(ethane)　　乙基(ethyl)

CH_3—CH_2—CH_3　　　　CH_3—CH_2—CH_2—

丙烷(propane)　　正丙基(n-propyl)　　异丙基(iso-propyl)

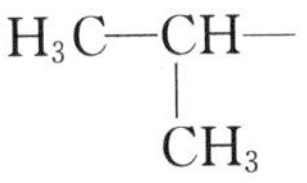

$CH_3CH_2CH_2CH_3$　　　　$CH_3CH_2CH_2CH_2$—

丁烷(butane)　　正丁基(n-butyl)　　仲丁基(sec-butyl)

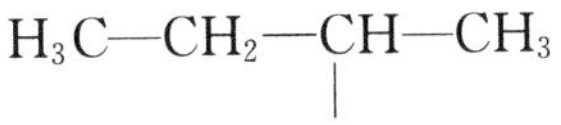

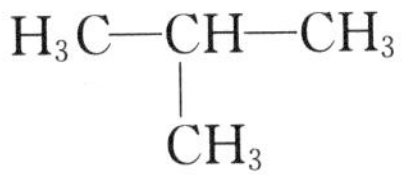

异丁烷(iso-butane) 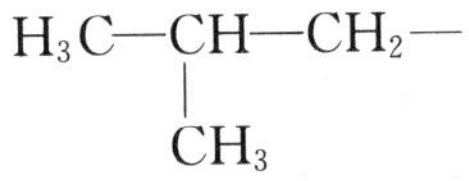　　异丁基(iso-butyl) 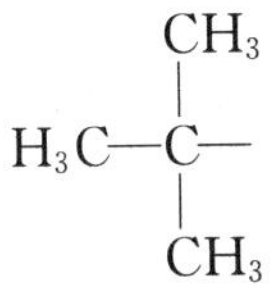　　叔丁基(tert-butyl)

有机化合物系统命名方法的要点,可归纳为"三项基本原则":

(1) 选主链(母体)。选最长的碳链(有等长的碳链时,选取代基较多的碳链)为主链作为母体,根据主链碳原子数目称为"某烷"。

(2) 将主链编号。从靠近取代基一端开始,将主链碳原子用阿拉伯数字依次编号。若有两个不同的取代基,分别从两端编号位次相同时,按次序规则(见第三章)使较小的取代基有较小的编号。

(3)写出名称。将取代基的位次(用阿拉伯数字表示),相同取代基的数目(用中文数字表示),取代基的名称依次写在母体名称前面。阿拉伯数字之间用逗号,阿拉伯数字与汉字间用半字横线隔开。连有不同的取代基时,按次序规则,将优先基团后列出。

按次序规则,常见烷基的优先次序是

$$异丙基 > 丙基 > 乙基 > 甲基$$

例如

$$CH_3-CH_2-CH_2-\underset{\underset{\displaystyle CH_3}{|}}{CH}-\underset{\underset{\displaystyle CH_3}{|}}{CH}-\underset{\underset{\underset{\displaystyle CH_3}{|}}{\underset{\displaystyle CH_2}{|}}}{\underset{\underset{\displaystyle CH}{|}}{\overset{\overset{\displaystyle CH_3}{|}}{C}}}-CH_3$$

2,2,3,5-四甲基-4-丙基庚烷

$$CH_3-CH_2-CH_2-\underset{\underset{\displaystyle CH_3}{|}}{CH}-CH_2-\underset{\underset{\underset{\displaystyle CH_3}{|}}{\underset{\displaystyle CH_2}{|}}}{CH}-CH_2-CH_3$$

3-甲基-5-乙基庚烷

五、烷烃的物理性质

室温下，$C_1 \sim C_4$ 的直链烷烃为气体，$C_5 \sim C_{16}$ 的直链烷烃是无色液体，C_{17} 以上的直链烷烃是无色固体。

直链烷烃的沸点随碳原子数的增加有规律的升高。除小分子烷烃外，每增加一个碳原子，沸点升高 20～30℃。烷烃异构体中，支链越多，沸点降低越多。直链烷烃的熔点也随碳原子数增加而升高，但变化不如沸点规律。

所有烷烃的密度都小于 $1g \cdot cm^{-3}$，是有机化合物中密度最小的一类化合物。

烷烃是非极性化合物，难溶于水，易溶于有机溶剂。

六、烷烃的化学性质

烷烃的化学性质不活泼，室温下与强酸、强碱及强氧化剂一般都不发生作用，在适当的条件下，可发生自由基型的取代反应。

1. 卤代反应

用紫外线照射或加热到 250～400℃，甲烷和氯气可发生氯代反应，得到一氯甲烷、二氯甲烷、三氯甲烷、四氯化碳和氯化氢的混合物。

$$CH_4 + Cl_2 \xrightarrow{\text{光}} CH_3Cl + HCl$$

$$CH_3Cl + Cl_2 \xrightarrow{\text{光}} CH_2Cl_2 + HCl$$

$$CH_2Cl_2 + Cl_2 \xrightarrow{\text{光}} CHCl_3 + HCl$$

$$CHCl_3 + Cl_2 \xrightarrow{\text{光}} CCl_4 + HCl$$

其他烷烃在一定条件下也可以发生卤代反应，且可能产生同分异构的取代产物。例如，丙烷的氯代反应：

$$CH_3-CH_2-CH_3 + Cl_2 \xrightarrow[25℃]{光} CH_3CH_2CH_2Cl + CH_3-\underset{\underset{Cl}{|}}{CH}-CH_3$$

1-氯丙烷(43%)　　　2-氯丙烷(57%)

虽然丙烷分子中伯氢原子数是仲氢的三倍,但伯氢的氯代产物却少于仲氢的氯代产物。大量实验结果证明烷烃分子中不同类型氢原子的活泼性顺序为叔氢>仲氢>伯氢。

不同卤素与烷烃的反应活性顺序为 $F_2 > Cl_2 > Br_2 > I_2$。氟代反应一般十分剧烈,甚至发生爆炸,碘代反应一般难以进行,因此卤代反应一般是氯代或溴代反应。

2. 卤代反应机理

反应机理(reaction mechanism)也称反应机制或反应历程,是指某化学反应的详细过程。

烷烃的卤代属自由基取代反应历程。自由基反应历程又称自由基链反应(free radical chain reaction),其反应过程一般分为链引发、链增长和链终止三个阶段,如甲烷的氯代反应历程。

(1) 链引发。生成自由基。

$$Cl:Cl \xrightarrow{光或热} Cl\cdot + Cl\cdot$$

(2) 链增长,又称链传递。延续自由基,生成产物。

$$CH_3-H + Cl\cdot \longrightarrow \cdot CH_3 + HCl$$
$$\cdot CH_3 + Cl_2 \longrightarrow Cl\cdot + CH_3Cl$$
$$CH_3Cl + Cl\cdot \longrightarrow \cdot CH_2Cl + HCl$$
$$\cdot CH_2Cl + Cl_2 \longrightarrow Cl\cdot + CH_2Cl_2$$
$$CH_2Cl_2 + Cl\cdot \longrightarrow \cdot CHCl_2 + HCl$$
$$\cdot CHCl_2 + Cl_2 \longrightarrow Cl\cdot + CHCl_3$$
$$CHCl_3 + Cl\cdot \longrightarrow \cdot CCl_3 + HCl$$
$$\cdot CCl_3 + Cl_2 \longrightarrow Cl\cdot + CCl_4$$

链增长阶段,每一步反应都消耗一个自由基,同时产生一个新的自由基和一个产物,反应连续不断地进行,所以称为链反应。

(3) 链终止。消除自由基。

$$Cl\cdot + Cl\cdot \longrightarrow Cl_2$$
$$\cdot CH_3 + \cdot CH_3 \longrightarrow CH_3-CH_3$$
$$\cdot CH_3 + Cl\cdot \longrightarrow CH_3Cl$$

在一定条件下,自由基相互结合,生成稳定分子,使反应终止。

三种不同类型的氢其卤代反应活性不同,与自由基反应历程有关,不同类型的C—H键均裂,生成不同类型的自由基,实验证明自由基的相对稳定性次序为

$$R_3C \cdot \ > \ R_2CH \cdot \ > \ RCH_2 \cdot \ > \ CH_3 \cdot$$

在生理条件下,机体内也有自由基的产生与消除,一些自由基反应参与生物活性物质的合成与机体的正常代谢。一旦自由基的产生和清除失去平衡,过多的自由基会对机体造成损害,使蛋白质变性,酶失活,组织损伤,从而引起疾病,并可能诱发癌症,导致机体衰老。

第二节　脂　环　烃

分子中含有碳原子首尾相连,形成具有环状结构的烃称为脂环烃(alicyclic hydrocarbon),脂环烃是一类性质与脂肪烃(链烃)相似的环烃。

一、脂环烃的分类和命名

根据分子内含有环的数目,脂环烃分为单环、双环和多环脂环烃。在单环体系中,根据环的大小可分为小环($C_3 \sim C_4$)、普通环($C_5 \sim C_7$)、中环($C_8 \sim C_{12}$)及大环($> C_{12}$)。还可根据环内是否含双键,分为环烷烃和环烯烃。

1. 单环脂环烃

单环脂环烃即分子中只含有一个碳环,其命名是根据环中碳原子的数目称为环某烷或环某烯,例如

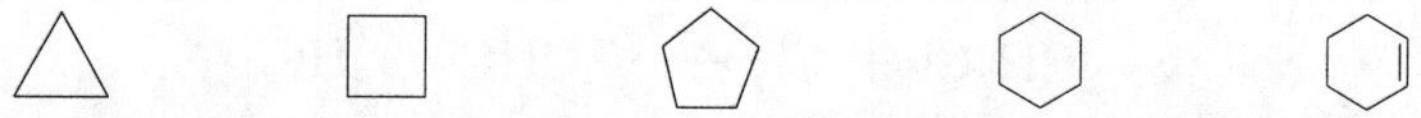

环丙烷　　　　环丁烷　　　　环戊烷　　　　环己烷　　　　环己烯

环上有取代基时,把取代基的位置、名称写在母体环烃名称的前面,环上碳原子的编号,应使取代基位置的编号尽可能小,有不同的取代基时,要用较小的数字表示较小的取代基位置,例如

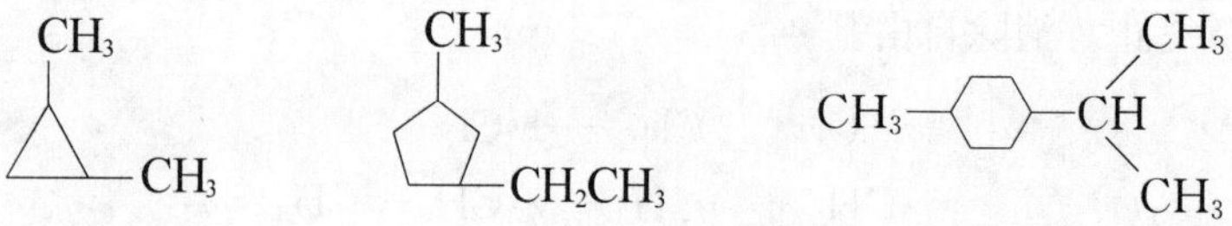

1,2-二甲基环丙烷　　1-甲基-3-乙基环戊烷　　　1-甲基-4-异丙基环己烷

如取代基为较长的碳链,也可将环看作取代基,作为烷烃的衍生物命名,例如

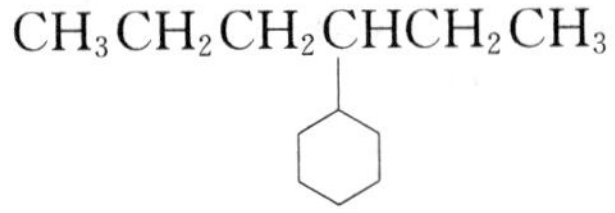

$$CH_3CH_2CH_2CHCH_2CH_3$$

3-环己基己烷

在1,2-二甲基环丙烷分子中,两个甲基可以在环的同一面,也可以各在一面,由于环的存在阻碍了σ键的自由旋转,因而它们是具有不同物理性质的立体异构体——顺反异构体。

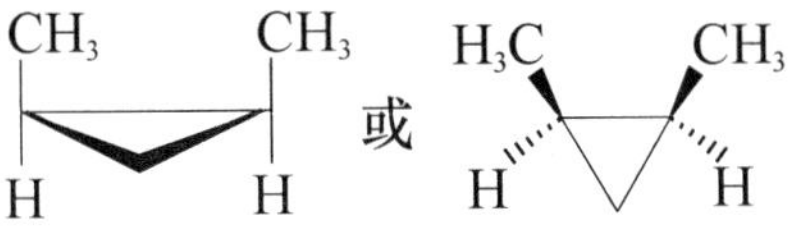

顺-1,2-二甲基环丙烷	反-1,2-二甲基环丙烷
沸点: 37℃	沸点: 29℃

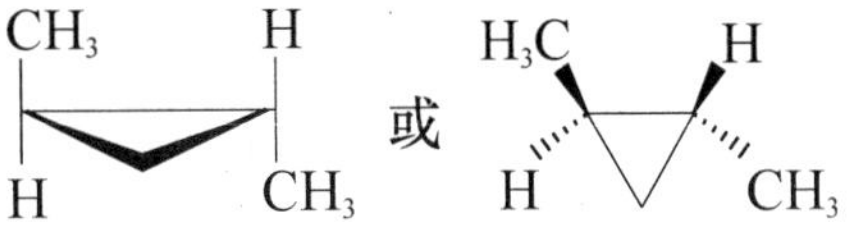

2. 桥环化合物

两个碳环共用两个或两个以上碳原子的化合物称为桥环化合物(bridged ring compound)。碳桥交会处的两个碳原子称为桥头碳原子。

二环桥环化合物的命名:根据桥环上碳原子的总数,称为"二环某烷",方括号内记入除桥头碳原子外各桥身上的碳原子数目,数值大的在前,数值小的在后,数字之间用脚点隔开。桥环的编号,从桥头碳原子开始,沿最长桥到另一桥头碳原子,再沿次长桥回到第一个桥头碳原子,最短的桥上的碳原子最后编号,例如

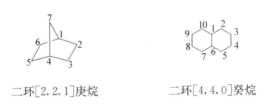

二环[2.2.1]庚烷　　　　二环[4.4.0]癸烷

3. 螺环化合物

两个碳环共用一个碳原子的化合物称为螺环化合物(spirocyclic compound),共用的碳原子称为螺原子。

螺环化合物的命名是根据螺环上碳原子的总数称为"螺某烷",方括号内记入除螺原子外各环上碳原子数,数值小的在前,数值大的在后,数字之间用脚点隔开。螺环上编号从小环上邻近螺原子的碳原子开始,经螺原子到较大的环,例如

$$\begin{array}{ccc} \overset{6}{CH_2}-\overset{5}{CH_2} & \overset{}{CH_2}-\overset{2}{CH_2} \\ | & \overset{4}{C} & | \\ \overset{7}{CH_2}-\overset{8}{CH_2} & \overset{3}{CH_2} \end{array}$$
↑ 螺原子

简写为

螺[3.4]辛烷

同单环烃命名一样,含有取代基或不饱和键的螺环或桥环烃命名时,应使不饱和键或取代基的位次较小,如螺[4.5]-1,6-癸二烯。

错误的编号次序　　　　　正确的编号次序

二、环烷烃的结构

环烷烃分子中的碳原子是 sp³ 杂化,分子中正常键角应为 $109°28'$ 左右。在环丙烷分子中,三个碳原子在同一平面上呈正三角形分布,C—C—C 键的夹角应为 $60°$,所以 sp³ 杂化轨道彼此不能沿键轴方向达到最大程度的重叠,成键时杂化轨道以弯曲方向进行部分重叠,实际键角约 $105°$(图 2-3),从而减弱了键的强度和稳定性。所形成的这种"弯曲键"比正常形成的 σ 键弱,并产生角张力。角张力是环丙烷分子内能较高、环不稳定的主要因素之一。另外,三个碳原子共平面,致使 C—H 键呈重叠式构象而存在扭转张力。由于角张力和扭转张力而造成环丙烷分子中的 C—C σ 键电子云呈"香蕉状"弯曲,容易引起亲电试剂如 X_2、HX 等的进攻,发生类似烯烃的亲电加成反应。

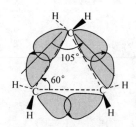

图 2-3　环丙烷中 C—C 键轨道重叠示意图

环丁烷和环戊烷分子内的角张力和扭转张力均比环丙烷要小。因为环己烷分子中六个碳原子不在同一个平面内,所有键角都接近 $109°28'$,所以分子中既无角张力,也无扭转张力,是个无张力环,内能低,环系稳定。它的立体结构有两种常见的构象(图 2-4)。

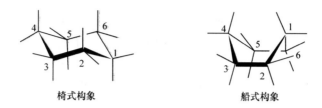

椅式构象   船式构象

图 2-4 环己烷的两种常见构象

大环烷烃($>C_{12}$)的环也是几乎没有张力的环,碳碳键之间的键角保持109°28′左右,它们一般以皱折型存在。例如,环二十二烷的立体构象如下:

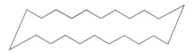

三、环烷烃的化学性质

1. 小环烷烃的加成反应

环烷烃根据环的大小不同,有不同的化学性质,小环烷烃由于存在角张力,内能高,容易开环发生加成反应,生成链状化合物。

(1) 加氢。

$$\triangle + H_2 \xrightarrow[80℃]{Ni} CH_3CH_2CH_3$$

$$\square + H_2 \xrightarrow[120℃]{Ni} CH_3CH_2CH_2CH_3$$

在较低温度下,环丙烷就可以加氢开环。而环戊烷必须在相当高的温度和活性高的铂催化剂作用下才能加氢开环生成正戊烷。

(2) 加溴。

$$\triangle + Br_2 \xrightarrow{CCl_4} BrCH_2CH_2CH_2Br$$

$$\square + Br_2 \xrightarrow{CCl_4} BrCH_2CH_2CH_2CH_2Br$$

环丁烷要在加热时才与溴加成开环。

多环脂环烃中的三元环与溴作用也能开环,例如

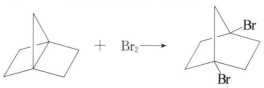

(3) 加卤化氢。环丙烷的烷基衍生物与氢卤酸作用时,碳环开环多发生在连氢原子最多和连氢原子最少的两个碳原子之间。氢卤酸中的氢原子加在连氢原子

较多的碳原子上,而卤原子则加在连氢原子较少的碳原子上,例如

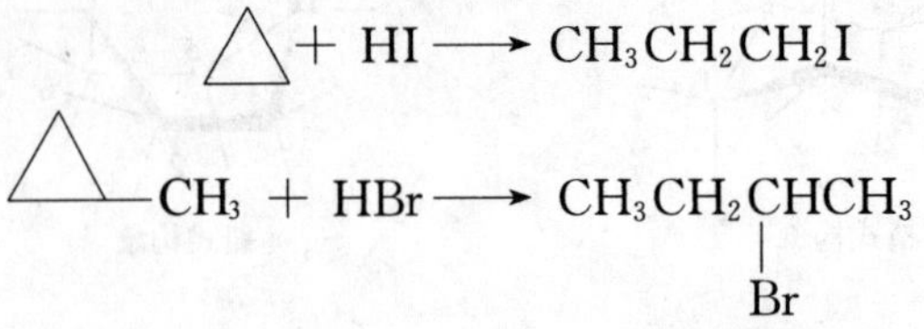

$$\triangle + HI \longrightarrow CH_3CH_2CH_2I$$

$$\triangle\!\!-\!\!CH_3 + HBr \longrightarrow CH_3CH_2\underset{\underset{Br}{|}}{C}HCH_3$$

甲基环丙烷　　　　　　　　　　2-溴丁烷

环丁烷的反应活性比环丙烷低,常温下环丁烷与卤素或氢卤酸不发生加成反应,在加热条件下才能发生反应。

2. 取代反应

环戊烷和环己烷等的环较稳定,不容易发生开环加成反应,化学性质更像烷烃,可发生自由基取代反应。

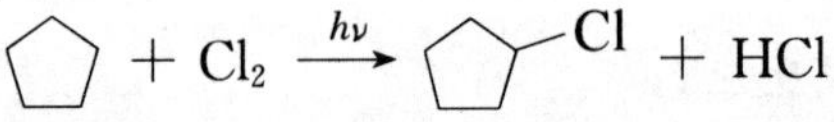

$$\pentagon + Cl_2 \xrightarrow{h\nu} \pentagon\!\!-\!\!Cl + HCl$$

第三节　构 象 异 构

构造式相同或同一构型的化合物,由于单键的旋转而使分子中的原子或原子团在空间产生不同排列形式,称为构象(conformation)。由单键的旋转而产生的异构体称为构象异构体(conformational isomer)。构象异构体的分子构造或构型相同,但其空间排列取向不同,因此构象异构是立体异构的一种。

一、烷烃的构象

1. 乙烷的构象

乙烷中含一个碳碳单键,如固定一个甲基不动,而使另一个甲基绕碳碳单键旋转,则一个甲基上的氢相对于另一个甲基上的三个氢,可有无限个空间排布形式,即乙烷可以有无数构象。其中有两种典型构象:交叉式和重叠式,可用透视式和纽曼(Newman)投影式表示。

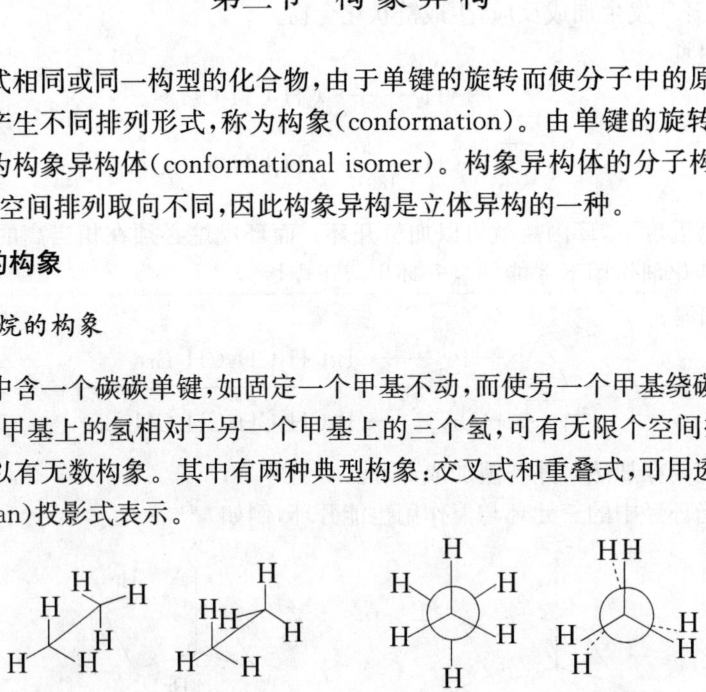

交叉式　　　　重叠式　　　　　交叉式　　　　重叠式

透视式　　　　　　　　　　纽曼投影式

透视式是从分子的侧面观察分子,能直接反映碳原子和氢原子在空间的排列情况。纽曼投影式是从碳碳单键的延长线上观察化合物分子,从圆圈中心伸出的三条线,表示离观察者近的碳原子上的价键,而从圆周向外伸出的三条线,表示离观察者远的碳原子上的价键。

在乙烷的重叠式构象中,前后两个碳原子上的氢原子相距最近,相互间的排斥力最大[非键合的原子或原子团间距等于或大于它们的范德华(van der Waals)半径之和时,相互吸引,小于范德华半径之和时,彼此排斥,从而产生空间张力],分子的能量最高,所以是不稳定的构象。在交叉式构象中,碳原子上的氢原子相距最远,相互间斥力最小,分子的能量最低,故稳定性为交叉式>重叠式,一般将最稳定的构象称为优势构象,乙烷的优势构象为交叉式。两种构象的分子,内能相差较小,不能分离。

从乙烷分子各种构象的能量曲线图(图2-5)可见,交叉式构象的能量比重叠式构象低12.6kJ·mol^{-1},室温下,由于分子间的碰撞即可产生83.8kJ·mol^{-1}的能量,足以使碳碳键"自由"旋转,各构象间迅速互变,成为无数个构象异构体的动态平衡混合物,无法分离出其中某一构象异构体,但大多数乙烷分子是以最稳定的交叉式状态存在。介于交叉式和重叠式两种构象之间的无数种构象,其能量也介于两者之间。

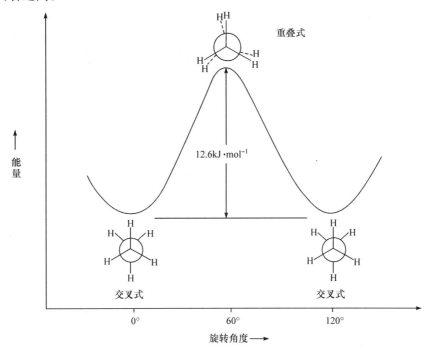

图2-5 乙烷分子构象的能量曲线

2. 正丁烷的构象

正丁烷分子在围绕 C_2—C_3 键旋转时,有四种典型的构象异构体,即对位交叉式、邻位交叉式、部分重叠式和全重叠式。

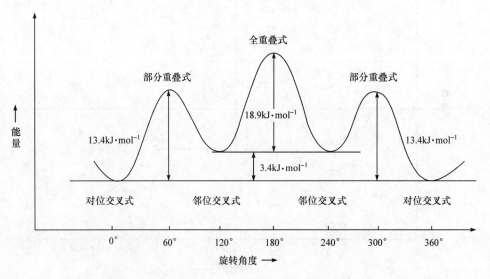

　对位交叉式　　　　　邻位交叉式　　　　　部分重叠式　　　　　全重叠式

对位交叉式中,两个体积较大的甲基处于对位,相距最远,分子的能量最低,所以在动态平衡中,大多数丁烷分子以最稳定的优势构象对位交叉式存在。邻位交叉式中的两个甲基处于邻位,靠得比对位交叉式近,两个甲基之间的斥力使这种构象的能量较对位交叉式高,因而较不稳定。全重叠式中的甲基及氢原子各处于重叠位置,相互间作用力最大,故分子的能量最高,是最不稳定的构象。部分重叠式中,甲基和氢原子的重叠使其能量较高,但比全重叠式的能量低。故四种构象的稳定性为对位交叉式>邻位交叉式>部分重叠式>全重叠式。

从正丁烷 C_2—C_3 键旋转时的能量曲线图(图 2-6)可见,正丁烷各种构象之间的能量差别不太大。在室温下分子碰撞的能量足可引起各构象间的迅速转化,因此正丁烷实际上是构象异构体的混合物,但主要是以对位交叉式和邻位交叉式的构象存在,前者占 63%,后者占 37%,其他两种构象所占的比例很小。

图 2-6　正丁烷 C_2—C_3 旋转时各种构象的能量曲线

　　随着烷烃碳原子数的增加,它们的构象也随之变复杂,但其优势构象都类似正丁烷的能量低的对位交叉式。因此,直链烷烃的碳链在空间的排列,绝大多数是锯齿形(图 2-7),而不是一条真正的直链。通常只是为了书写方便才将结构式写成直链的形式。

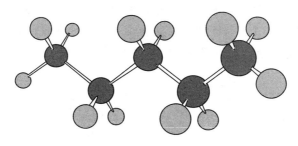

图 2-7　戊烷分子结构球棍模型

二、脂环烃的构象

　　1. 环己烷的构象

　　脂环族化合物中存在普遍且应用广泛的是六元环状化合物,环己烷是这类化合物中最简单的化合物,研究其构象对于了解六元环状化合物的结构有着重要意义。

　　(1) 环己烷的椅式和船式构象。环己烷中的六个碳原子并不在一个平面上,也可认为环己烷有无数个构象,但其中典型的是椅式构象和船式构象。

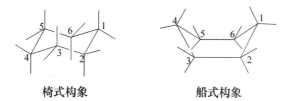

椅式构象　　　　　　　　　　　船式构象

　　船式构象和椅式构象经过键角的扭变和单键的旋转可以相互转变。综合多项实验数据证明在一般情况下椅式构象比船式构象稳定,在常温下环己烷几乎完全以椅式构象存在。在椅式构象中,相邻两个碳原子的 C—H 键在交叉式的位置,碳原子上的氢原子相距较远,相互间排斥力小,内能较低,故椅式构象是环己烷的优势构象,在常温下,99.9% 的环己烷分子以椅式构象存在。而在环己烷的船式构象中,C_2、C_3 和 C_5、C_6 的 C—H 键在重叠式的位置,同时船首和船尾的两个向内伸的氢原子的距离比其他氢原子间的距离近很多,相互间产生的斥力较大,内能较高,故环己烷的船式构象是最不稳定的构象。

常温下,由于分子的热运动可使船式和椅式两种构象互相转变,因此不能拆分环己烷的船式和椅式构象中的某一种构象异构体。

(2) 椅式构象中的 a 键和 e 键。椅式环己烷分子中所含的 12 个 C—H 键可分为两组:垂直于 C_1、C_3、C_5(或 C_2、C_4、C_6)碳原子所组成平面的 6 个 C—H 键称为竖键,用 a 键表示。3 个 a 键相间分布于环平面之上;另外 3 个 a 键则相间分布于环平面之下。其余 6 个 C—H 键与垂直于环平面的对称轴成 109.5° 的夹角,大致与环平面平行,称为横键,用 e 键表示。环上的每一个碳原子都有 1 个 a 键和 1 个 e 键。

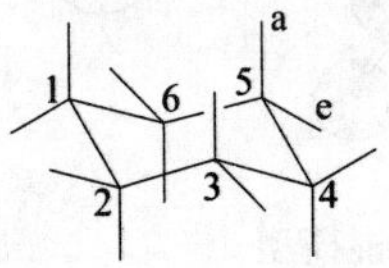

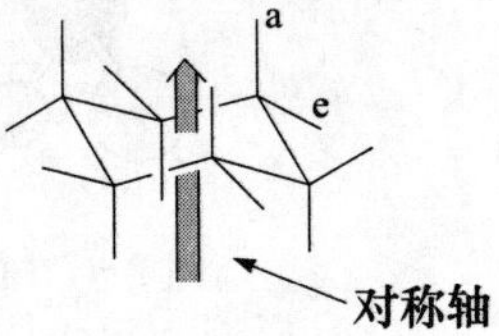

环己烷分子可以由一种椅式构象翻转而成另一种椅式构象。这种椅式构象的翻环作用,使原来环上的 a 键全部变为 e 键,而原来的 e 键则全部变为 a 键,但键在环上方或下方的空间取向不变。

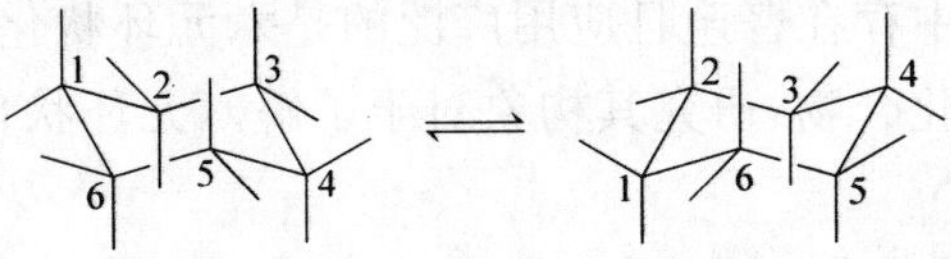

椅式环己烷构象式之间的转化,需要 46kJ·mol^{-1} 的能量,虽稍高于船式与椅式构象转换的能量,但仍可在常温下迅速进行,形成动态平衡体系。

(3) 环己烷衍生物的构象。环己烷的氢原子被其他原子或原子团取代时,取代基可以直立键或平伏键与环上碳原子相连,而出现两种不同构象,分别称为 a 型和 e 型。

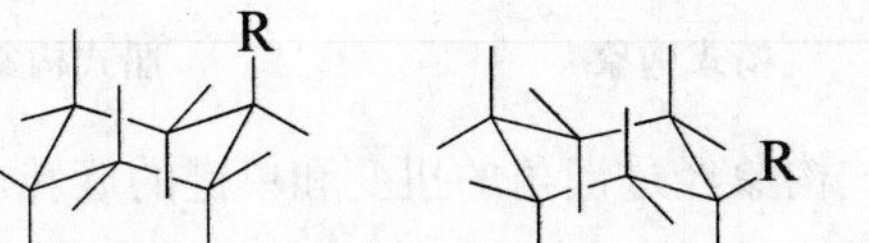

a 型　　　　　　　　e 型

它们的投影式如下:

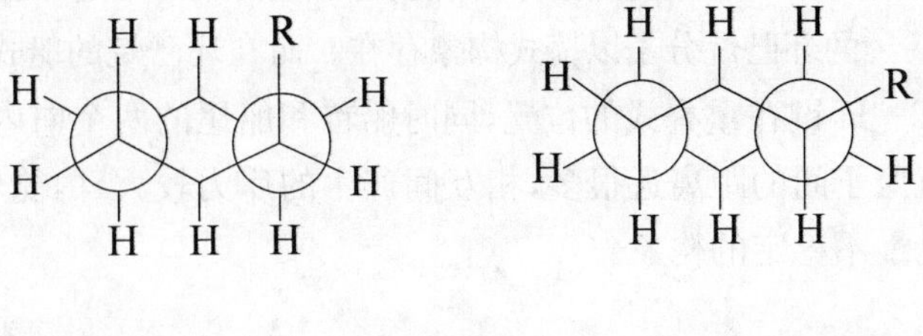

直立的取代基 R 与碳架在邻位交叉式的位置,而平伏的取代基 R 与碳架在对位交叉式的位置,因此一元取代环己烷倾向于以平伏键与环相连,这样的构象比较稳定。由于两种构象能量相差不大,故 a 型和 e 型两种构象可互变,呈动态平衡,不能以常用的方法分离,如甲基环己烷含约 95% e 型和 5% a 型。

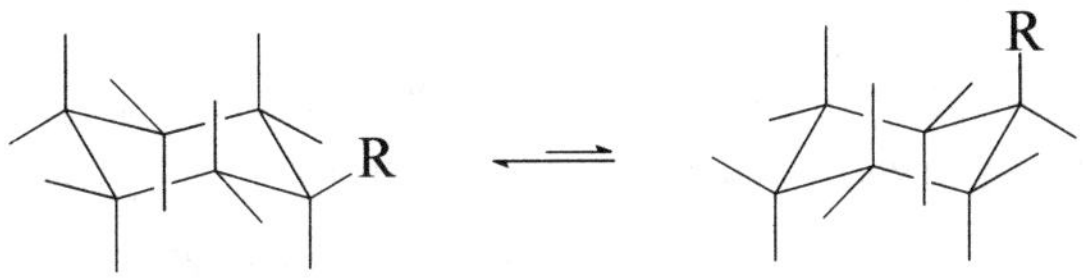

环己烷的多元取代物最稳定的构象是 e 键取代基较多的构象,如反-1,2-二甲基环己烷的稳定性大于顺-1,2-二甲基环己烷。

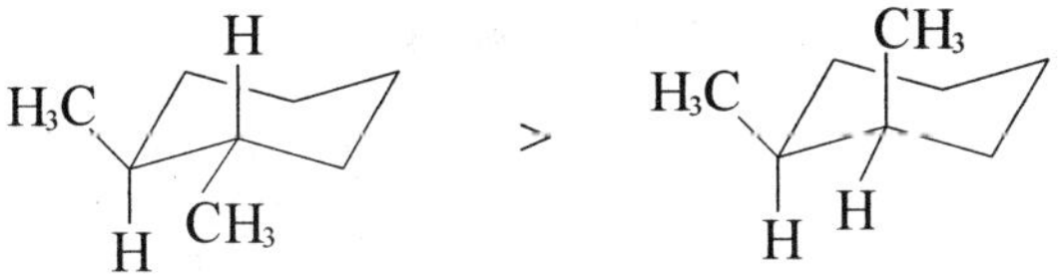

反-1,2-二甲基环己烷   顺-1,2-二甲基环己烷
(ee型)   (ea型)

综上所述,可以得出这样的规律,椅式构象比船式构象稳定,环己烷多元取代物最稳定的构象是 e 键取代基最多的构象。环己烷上有不同取代基时,大的取代基在 e 键的构象稳定。此规律也可以用来推测二环及多环的环状化合物的稳定性,如十氢萘。

2. 十氢萘的构象

十氢萘存在顺式和反式两种异构体。在十氢萘分子中可以把一个环看作另一个环上的两个取代基,在反式中两个取代基都是 e 型,而在顺式中一个取代基是 e 型,另一个却是 a 型,因此反式较顺式稳定。

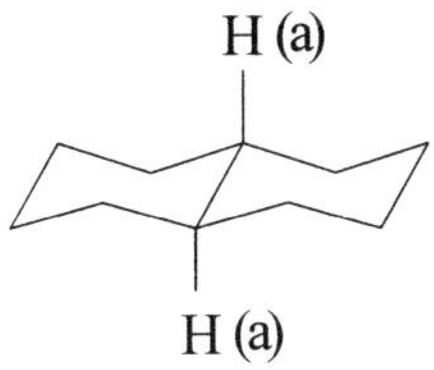

反式 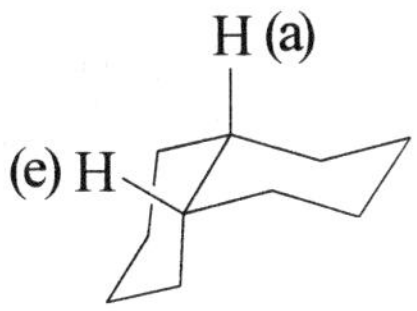   顺式

分子的构象不仅影响化合物的物理和化学性质,而且涉及蛋白质、酶、核酸等生物大分子的结构与功能,以及药物的构效关系。许多药物分子的构象异构与药物生物活性的发挥都是密切相关的。

【小资料】

浅谈自由基

一、自由基的发现与认识

现在我们很容易理解化合物分子中的共价键均裂后会产生带单电子的自由基。但在美国工作的俄国青年化学家岗伯格(Gomberg),于 1900 年发现真正意义上的自由基以后,很长时间内人们对自由基是否存在仍有很大争议。由于自由基一般都很活泼,大多数仅作为化学反应的中间体瞬间存在,因此很难得到稳定存在的自由基。

岗伯格将三苯基氯甲烷和锌粉放在苯溶液中加热,准备制备六苯乙烷时,却意外得到了能稳定存在于苯溶液中的三苯甲基自由基的黄色溶液。这可能是由于空间位阻的原因,六苯乙烷难于生成,而三苯甲基自由基却有相对稳定的共轭结构(图 2-8)。

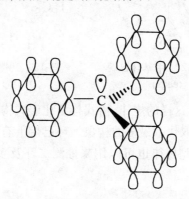

图 2-8 三苯甲基自由基示意图

三苯甲基自由基的中心碳原子为 sp^2 杂化,单电子处于未杂化的 p 轨道中。可与周围的三个苯环大 π 键形成 p-π 共轭体系,因而三苯甲基自由基有较强的稳定性。

三苯甲基自由基被发现以后,又不断有新的相对稳定的自由基被发现,自由基的存在已是不争的事实。

现代对自由基的研究认为,自由基应包括以下几种类型:①含有单电子的原子,如 H、N 等;②含有单电子的基团,如 $\cdot CH_3$、$\cdot OH$ 等;③含有单电子的分子,如 $\cdot NO$、$\cdot NO_2$ 等;④含有单电子的离子,如 $O_2^{\overline{\cdot}}$ 等。

二、生物体内的自由基

关于生物体内是否存在自由基,以及对生物体内自由基的作用的认识,也经历了曲折漫长的探索历程。1931 年,米歇尔(Michaelis)首次提出生物体内某些氧化反应中间产物为自由基时,并不为广大生物学和医学工作者所认可,当时大多数学者都认为生物体内的化学反应不会产生自由基。

但后来大量的实验研究发现,生物体内在代谢过程中的确会产生自由基,并参与生理和病理过程。

因为生物体内许多化学反应与氧有关,氧是生物体内最重要的电子受体。生物体内产生的自由基主要是与氧有关的产物。

现在公认的生物体内的自由基主要有:

(1) 超氧化物阴离子自由基(superoxide anion radical)$O_2^{\overline{\cdot}}$。它带有一个负电荷,又含有一个未配对的电子,所以它既是阴离子,又是自由基。大量实验证明,它是生物体内最常见的自由基之一,生物体内许多化学反应可产生此自由基。例如,人体内红细胞中氧合血红蛋白约有3%转变为高铁血红蛋白,反应过程中,氧从二价铁中获取一个电子,同时生成一个超氧化物阴离子自由基。

$$蛋白质-血红素-Fe^{2+}-O_2 \longrightarrow 蛋白质-血红素-Fe^{3+}+O_2^{\overline{\cdot}}$$

　　　　氧合血红蛋白　　　　　　　　高铁血红蛋白　　　超氧化物阴离子自由基

(2) 羟自由基(hydroxyl radical)·OH。羟自由基在其氧原子上含有一个单电子,化学性质非常活泼。在生物体内尚未发现由氧分子直接转变为羟自由基的实例,但很多实验已间接证明生物体内确有·OH产生。除此之外,现在已发现多种自由基中间体存在于不同生化反应中。

20 世纪 80 年代以来,对生物体内自由基的研究达到了高潮,发现了许多自由基参与的生命活动现象,人们发现自由基在生命活动中是一个积极参与者。例如,发现一氧化氮自由基在生物体内具有多种重要生理功能,是心血管系统中传递信号的分子,这一成就被誉为近二十年来生命科学最重大的突破。对此做出重要贡献的三名美国科学家罗伯特·弗奇戈特(Robert F. Furchgott)、路易斯·伊格纳罗(Louis J. Ignarro)和弗里德·默拉德(Ferid Murad)获 1998 年诺贝尔生理学或医学奖。

三、自由基与疾病

近年来大量研究证明许多疾病的产生原因与自由基有关。对人类健康威胁最大的疾病当属各种癌症,长期以来,科学工作者从不同角度探索癌症的发病原因,至今尚未有突破性进展。随着自由基生物学的发展,人们把自由基的高活性与癌细胞的快速生长联系起来。正常细胞转变成癌细胞必须经过两个阶段,即诱发和促进阶段。大量实验表明,致癌的两个阶段都与自由基反应有关。在诱发阶段,$O_2^{\overline{\cdot}}$ 和·OH 既可直接损伤 DNA,也可通过脂类过氧化间接损伤 DNA。促癌阶段也与自由基有关,1983 年曾举行过自由基与促癌作用的专题讨论会,认为促癌剂促癌能力的高低与其产生自由基的能力相平行,同时,能抑制促癌作用的化合物,也能抑制自由基的产生。

心、脑血管疾病是造成中老年人死亡的疾病之首,许多研究表明,动脉硬化是心、脑血管疾病的重要原因,而动脉硬化与脂质过氧化自由基反应有密切关系。

糖尿病近年来在我国有迅速增长的趋势,糖尿病患者的死亡约半数是由血管损伤造成的。血管损伤的原因现在尚不清楚,但有资料表明,可能涉及自由基脂质过氧化反应。

白内障是老年人视力减退甚至失明的常见眼病之一,有研究表明,眼晶状体蛋白质、脂质的自由基氧化损害是重要原因之一。

老年性痴呆也是一种较常见的老年病,严重影响老年患者的生活质量,增加了社会负担,老年性痴呆的发生也可能涉及自由基脂质过氧化反应。

环境污染对人类健康的危害已为人们所共知。例如,汽车排出的废气中含有大量氮氧化物和碳氢化合物,这些物质经阳光中紫外线照射,产生的光化学烟雾中含有大量自由基,可引起机体内脂类过氧化作用,损伤细胞膜,甚至损害 RNA、DNA,从而引发多种疾病。

我们早已知道,抽烟有害健康。据检测,香烟的烟雾和烟油中均含有高浓度的自由基,抽烟时每一口烟气就含有超过 10^6 个自由基,这些自由基吸入人体可引起肺气肿,诱发癌症及其他疾病。

越来越多的研究表明,许多疾病的产生都与机体内的自由基有关。

四、自由基与衰老

人机体的衰老是一个很复杂的过程。衰老的原因目前认为有遗传因素、免疫因素、中毒因素、自由基因素等,自由基因素是近年来的研究热点之一。

衰老的自由基理论是德海莫·哈曼(Denham Harman)在 1956 年提出的,他认为随着年龄增长,机体的退行性变化是由于自由基的副作用引起的。正常情况下,机体内自由基的产生与消除处于动态平衡,一方面自由基在正常新陈代谢中不断产生,参与机体的防卫及一些生理活性物质的合成,过多的自由基会对肌体造成损伤,但机体内也会产生自由基清除剂,如超氧化物歧化酶(SOD),过多的自由基会被清除掉。正常机体内,自由基的产生与清除处于平衡状态。当机体衰老时,一方面可能自由基的产生增加,而清除自由基的能力减弱,自由基的产生与消除失去了平衡。过剩的自由基可对组织、细胞的化学结构产生破坏作用,逐渐损伤正常组织的形态与功能,当损伤速度超过修复速度时,组织器官的功能逐渐发生紊乱及丧失,即表现为机体的衰老。

人衰老时,皮肤起皱,骨骼变脆,眼晶状体的生物性质改变,一个重要原因是胶原蛋白的变性,这些与年老时胶原蛋白多肽链间的交联程度增加有关,而细胞内产生的自由基反应是交联剂的重要来源。

机体衰老时,过多的自由基可与细胞中不饱和脂肪酸作用,生成脂肪酸自由基,脂肪酸自由基又可与氧结合成高活性的脂肪酸过氧化自由基,再继续与另一脂肪酸作用。如此连锁反应,逐渐损伤细胞膜的结构与功能。脂类氧化产生的自由基还可能不加区别的攻击细胞中的蛋白质、核酸等其他物质,自由基对核酸的损伤是造成机体生理紊乱,加速衰老的一个重要原因。不饱和脂肪酸过氧化物的一个重要产物是丙二醛,它可引起含有氨基的蛋白质、核酸等生物分子的交联,从而引起生物功能的衰退与丧失。

五、自由基在预防和治疗疾病中的作用

许多能引起疾病及衰老的因素如辐射、诱变剂、致癌物等,多数与自由基有关。一般来说,能激发自由基形成的物质,可能会引发疾病,加速衰老,而能抑制、清除自由基的物质有可能防治疾病或延缓衰老。

在有些疾病的预防和治疗过程中正是利用了自由基的作用。例如,放射治疗,对治疗某些肿瘤是非常有效的手段,治疗射线可使体内 H_2O 分解成 $OH\cdot$ 和 $H\cdot$,可使 O_2 生成 $O_2^{\cdot-}$,癌细胞被杀死与这些自由基的作用可能有很大关系。肿瘤的化疗,其治疗作用和副作用可能都与自由

基有关。

　　由于自由基既是产生疾病和衰老的因素之一,同时又是一些正常生理活动不可或缺的参与者,为生命活动所必需,因而自由基在正常机体内总是处于不断产生又不断被消除的动态平衡中。维持机体内自由基的平衡对于正常的生命活动,预防、治疗疾病,抗衰老具有重要意义。

　　大量实验表明,均衡的营养素、抗氧化剂的摄入对维持机体内自由基平衡有重要作用,因此,自由基、抗氧化剂、营养素与健康的关系已为越来越多的营养学和医学工作者所重视。例如,抗坏血酸、维生素 E、β-胡萝卜素等化合物既参与正常的生物代谢活动,又可清除机体内过量自由基,维持机体自由基的平衡,对健康具有重要作用。

　　近年来国内外大量研究表明,我国许多传统中草药,如人参、黄芪、枸杞及茶叶等均能够清除体内多余自由基,从而达到预防和治疗疾病及抗衰老的作用。

参 考 文 献

方允中,郑荣梁. 2002. 自由基生物学的理论与应用. 北京:科学出版社

莫简. 1989. 医用自由基生物学导论. 北京:人民卫生出版社

孙存普,张建中,段绍瑾. 1998. 自由基生物学导论. 合肥:中国科学技术大学出版社

习　　题

1. 命名下列化合物。

　　(1) $(CH_3CH_2)_4C$

　　(2) $CH_3CHCH_2CH_2CHCH_2CH_2CH_3$

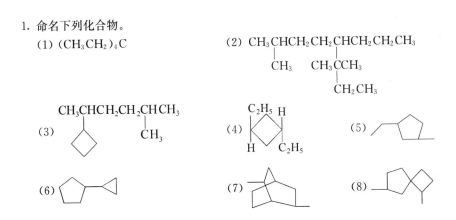

2. 将下列化合物按沸点降低的顺序排列。

　　(1) 丁烷　　　　　　　　　(2) 己烷　　　　　　　　　(3) 3-甲基戊烷

　　(4) 2-甲基丁烷　　　　　　(5) 2,3-二甲基丁烷　　　　(6) 环己烷

3. 写出下列化合物的结构式,指出分子中的伯、仲、叔、季碳原子及伯、仲、叔氢原子。

　　(1) 2,2-二甲基丙烷　　　(2) 2,3-二甲基戊烷　　　(3) 2,2,4-三甲基己烷

4. 将下列自由基按稳定性从大到小的次序排列。

　　(1) $CH_3\overset{|}{C}HCH_2CH_2\cdot$ (CH_3)　　(2) $CH_3\overset{|}{C}H\overset{\cdot}{C}HCH_3$ (CH_3)　　(3) $CH_3\overset{\cdot}{C}CH_2CH_3$ (CH_3)　　(4) $CH_3\cdot$

5. 下列自由基中最稳定的是_____。

A. $CH_3CH_2CH_2\dot{C}H_2$　　B. $(CH_3)_3C\cdot$　　C. $CH_3CH(CH_3)\dot{C}H_2$　　D. $CH_3\dot{C}HCH_2CH_3$

6. 写出四碳烷烃一溴取代产物的可能结构式。

7. 画出 2,3-二甲基丁烷以 C_2—C_3 键为轴旋转,所产生的最稳定构象的纽曼投影式。

8. 1,2-二氯乙烷最稳定的构象是_____。

A. 邻位交叉式　　B. 对位交叉式　　C. 部分重叠式　　D. 全重叠式

9. 写出下列化合物的优势构象。

(1) 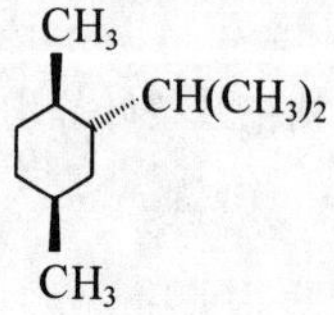 　　(2)

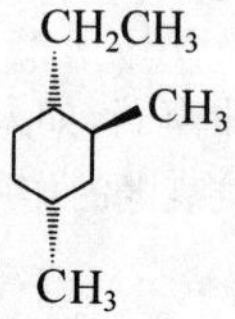

10. $CH_3CH_3 + Cl_2 \xrightarrow{\text{光或热}} CH_3CH_2Cl + HCl$ 的反应历程与甲烷氯代相似,写出链引发、链增长、链终止的各步反应。

11. 写出 C_6H_{12} 所代表的脂环烃的各构造异构体(包括六元环、五元环、四元环)的构造式。

（青岛大学　姚　丽　　潍坊医学院　张普庆）

第三章 烯烃和炔烃

烯烃(alkene)和炔烃(alkyne)同属不饱和烃,是基本的有机化合物。

第一节 烯 烃

烯烃是分子中含有碳碳双键(C═C)的烃,碳碳双键(C═C)是烯烃的官能团。分子中含有一个双键的单烯烃与含有相同碳原子数的烷烃相比,组成上少两个氢原子,因此,含一个双键的烯烃的通式为C_nH_{2n}。

一、烯烃的结构和命名

1. 烯烃的结构

烯烃的官能团碳碳双键(C═C)中的碳原子为 sp^2 杂化,每个碳原子的三个 sp^2 杂化轨道的对称轴在同一平面上,轨道间的夹角为120°,一个未杂化的 p 轨道与该平面垂直(图 3-1)。

乙烯是最简单的烯烃,以乙烯为例来说明烯烃的结构。乙烯分子中,两个碳原子各以一个 sp^2 杂化轨道"头碰头"重叠形成 C—C σ键,每个碳原子中的另外两个 sp^2 杂化轨道则分别与氢原子的 1s 轨道形成两个 C—H σ键,这五个 σ键在同一平面上。两个双键碳原子中未杂化的 p 轨道"肩并肩"侧面重叠,形成碳碳间的第二个共价键——π键,π键的电子云分布在分子平面的上方和下方。因此,C═C键是由一个 σ键和一个 π键组成的(图 3-2)。

 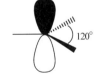 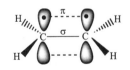

图 3-1 碳原子 sp^2 杂化的轨道分布图　　　图 3-2 乙烯分子结构示意图

碳碳双键的键长 134pm,小于碳碳单键键长 154pm。碳碳双键的键能 610.28 kJ·mol^{-1},小于碳碳单键键能 346.94kJ·mol^{-1}的两倍,说明 π键的键能小于 σ键的键能。π键电子云分布在分子平面的上方和下方,与 σ键的电子云集中在两个碳原子核之间的分布状况不同,距碳原子核较远,受核的引力小,因此易极化、变形,流动性大;构成 π键的 p 轨道重叠程度小,因而 π键易断裂。π键电子云的平行重叠使得两个双键碳原子不能绕碳碳 σ 键键轴相对自由旋转,若两个双键碳原子上均连有不同原子或基团时,就会产生几何异构体。

σ 键和 π 键各自的特点见表 3−1。

表 3−1　σ 键和 π 键的主要特点

σ 键	π 键
可以单独存在,存在于任何共价键中	不能单独存在,只能存在于双键或叁键中与 σ 键共存
成键轨道沿键轴"头碰头"重叠,重叠程度较大,键能较大,键较稳定	成键轨道"肩并肩"平行重叠,重叠程度较小,键能较小,键不稳定
成键电子云相对键轴呈圆柱形对称分布,电子云密集于两原子之间,受原子核的约束大,键的极化度小	成键电子云相对键轴有一对称面,电子云分布在对称面的上、下方,受原子核约束小,键的极化度大
成键的两个原子可以绕键轴相对旋转	成键的两个原子不能绕键轴相对旋转

2. 烯烃的命名

烯烃的系统命名法的主要命名原则有:

(1) 选主链(母体)。选含有双键的最长碳链为主链,根据主链碳原子数目称"某烯"。

(2) 将主链编号。从靠近双键的一端开始将主链碳原子用阿拉伯数字依次编号,在"某烯"名称前标明双键所处的位次。

(3) 写出烯烃的完整名称。将取代基的位置、相同取代基的数目、名称写在母体烯烃名称前面,例如

$$CH_3-CH-CH_2-CH=CH-CH_3 \qquad CH_3-CH-C=CH-CH_3$$
$$\quad\ \ \ \ \ \ \ | \qquad\qquad\qquad\qquad\qquad\qquad\quad | \quad\ \ |$$
$$\quad\ \ \ \ \ \ \ CH_3 \qquad\qquad\qquad\qquad\qquad\quad CH_3\ CH_2CH_2CH_3$$

5-甲基-2-己烯　　　　　　　　　3-异丙基-2-己烯

从烯烃分子中去掉一个氢原子后其剩余的部分称为烯基,常见的烯基有

$$CH_2=CH- \qquad CH_3CH=CH- \qquad CH_2=CH-CH_2-$$

乙烯基　　　　　　　丙烯基　　　　　　　　烯丙基

二、烯烃的同分异构

烯烃的同分异构现象较烷烃复杂,不仅存在构造异构中的碳链异构、官能团位置异构,还存在构型异构(本章第二节)。例如,丁烯 C_4H_8 有三个构造异构体和两个几何异构体:

$$CH_3-CH_2-CH=CH_2 \qquad CH_3-CH=CH-CH_3 \qquad \begin{array}{c} CH_3-C=CH_2 \\ | \\ CH_3 \end{array}$$

1-丁烯　　　　　　　　　　　　　2-丁烯　　　　　　　　　2-甲基丙烯

构造异构体

1-丁烯与 2-丁烯为位置异构,它们与 2-甲基丙烯的关系属碳链异构。

$$\begin{array}{ccc} CH_3 & & CH_3 \\ & C=C & \\ H & & H \end{array} \qquad \begin{array}{ccc} CH_3 & & H \\ & C=C & \\ H & & CH_3 \end{array}$$

顺-2-丁烯　　　　　　　　　反-2-丁烯

几何异构体

三、烯烃的物理性质

烯烃是非极性化合物,分子之间的作用力基本上为范德华引力(van der Waals attractions)。因此烯烃和烷烃相似,具有较低的熔点和沸点。室温下,$C_2 \sim C_4$ 的烯烃为气体,$C_5 \sim C_{18}$ 的烯烃为液体,C_{19} 及以上的烯烃为固体。

烯烃的熔点和沸点随碳原子数的增加而升高,直链烯烃的沸点比碳原子数相同的支链烯烃的沸点要高,因为直链烯烃分子的排列更为紧凑。

烯烃都难溶于水而易溶于有机溶剂。

四、电子效应

电子效应(electronic effect)是指化合物分子中电子云密度分布状况对化合物性质所产生的影响,是有机化学中最重要的基础理论之一。掌握电子效应对深刻领会、理解化合物的结构与性质之间的关系具有重要意义。电子效应分为诱导效应(inductive effect)和共轭效应(conjugative effect)两种类型。

1. 诱导效应

诱导效应是共价键的极性沿分子链传递的现象。由于化合物分子中的某些原子或基团的电负性不同,导致分子中存在极性共价键,极性共价键的正、负电荷中心分离的状况可通过静电作用影响分子中其他部分的电荷(电子云)分布,从而对化合物的性质产生影响,这种影响作用称为诱导效应,例如

$$CH_3 \rightarrow CH_2 \rightarrow \overset{\delta^+}{CH_2} \rightarrow \overset{\delta^-}{Cl} \qquad CH_3-COOH \qquad Cl-CH_2-COOH$$

1-氯丙烷　　　　　　　　乙酸(pK_a 4.76)　　　　氯乙酸(pK_a 2.87)

1-氯丙烷分子中 Cl 的电负性大于 C,C—Cl 键为极性共价键,受其影响 C_1—C_2 和 C_2—C_3 键会发生极化,从而 C_2 和 C_3 也会带有部分的正电荷。

由于 Cl 较 H 的电负性强,Cl 取代了乙酸分子中甲基上一个 H 后,使得氯乙酸的酸性比乙酸的酸性大大增强,这就是 Cl 原子产生的诱导效应对乙酸酸性影响的结果。

诱导效应的作用特点是诱导效应有加和性,键的极性可沿分子链传递,但随着传递距离的增加会迅速减弱。一般情况下,这种作用经三个共价键的传递后,其影响已经很小,可忽略不计。

诱导效应有方向性,因而诱导效应可分为斥电子效应和吸电子效应,分别用符号＋I 和－I 表示。电子偏移的方向用 C—H 键作为比较的标准。如果一个原子或基团 X 的电负性大于 H,C—X 键的电子云向 X 偏移,X 称为吸电子基,它产生的诱导效应就称为吸电子诱导效应,用－I 表示;反之,如果一个原子或基团 Y 的电负性小于 H,C—Y 键的电子云移向碳原子,则 Y 称为斥电子基团或给电子基团,它引起的诱导效应就称为斥电子诱导或给电子诱导效应,用＋I 表示。

$$C \rightarrow X \qquad C—H \qquad C \leftarrow Y$$
$$-I效应 \qquad 比较标准 \qquad +I效应$$

根据实验结果,一些取代基的电负性大小顺序如下:

吸电子基:—NO_2＞—CN＞—COOH＞—F＞—Cl＞—Br＞—I＞—OCH_3＞—C_6H_5＞—CH＝CH_2＞—H

斥电子基:—H＞—CH_3＞ —CH_2CH_3＞ —$CH(CH_3)_2$＞ —$C(CH_3)_3$

2. 共轭效应

在共轭体系中,共轭体系的电子云密度的分布状况对共轭体系性质产生的影响称为共轭效应。共轭体系一般由三个或三个以上的原子构成,共轭体系中可产生电子离域现象。所谓电子离域是指价电子的运动范围不局限在两个成键原子之间,而是可在组成共轭体系的所有原子的外围空间范围内运动。

共轭体系主要有以下三种类型:

(1) π-π 共轭体系。由单、双键交替排列构成的共轭体系。由于 π 键成键电子在体系内的离域构成包含整个系统的电子离域体系,称为大 π 键,如 1,3-丁二烯、苯等(图 3 - 3)。共轭体系一般指 π-π 共轭体系。

$$CH_2 ＝CH—CH＝CH_2$$

1,3-丁二烯　　　　　　　　　　　苯

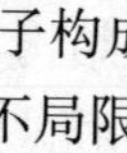

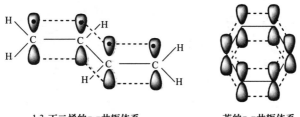

图 3-3　π-π 共轭示意图

（2）p-π 共轭体系。p 轨道与相邻 π 键重叠形成的共轭体系（图 3-4）。其中 p 轨道中可以有一个电子、两个电子或没有电子。

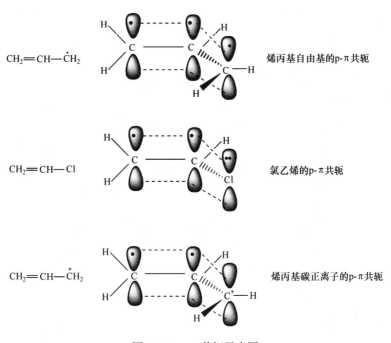

图 3-4　p-π 共轭示意图

（3）σ-p 和 σ-π 超共轭体系。有机化合物中 C—H σ 键的轨道和相邻的 π 键轨道或 p 轨道相互重叠构成的电子离域体系。

由于甲基可围绕甲基碳与有 p 轨道的碳之间的碳碳单键自由旋转，超共轭作用是所有 α-碳氢键的总效应。α-碳氢键越多，超共轭作用越大。由于 C—H σ 键轨道与相邻的 π 键轨道或 p 轨道不平行，只能发生一定程度的侧面重叠，不如 π-π 共轭或 p-π 共轭 p 轨道之间的重叠程度大，因此称为超共轭（图 3-5）。

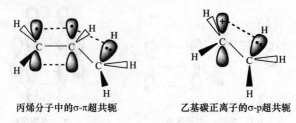

丙烯分子中的σ-π超共轭　　　　乙基碳正离子的σ-p超共轭

图 3-5　超共轭示意图

　　从以上三种常见共轭体系可以看出,形成共轭体系必定具备以下条件:形成共轭体系的原子在同一平面上;有若干可平行重叠的 p 轨道或接近平行的 C—H σ键轨道;共轭体系内有一定数量可离域的成键价电子。

　　共轭效应有以下特点:共轭体系内电子云密度分布平均化(键长平均化),因此内能低,体系得到一定程度的稳定;在外电场影响下(也可以是共轭体系自身结构的影响),共轭体系可产生交替极化现象;共轭效应在共轭体系内可以从一端传递到另一端,共轭效应的作用强度不会因传递距离的远近而改变。

　　共轭效应也有吸电子共轭(用−C 表示)和给电子共轭(用+C 表示)两种情况。

　　在共轭体系中存在吸电子基团时,其中的吸电子基团对共轭体系起吸电子共轭效应(如丙烯酸中的羧基);当共轭体系中存在给电子基团时,其中的给电子基团对共轭体系起给电子共轭效应(如氯乙烯中的氯原子)。这是静态共轭效应,即由分子本身结构所决定的共轭效应。此外还有动态共轭效应,即在反应过程中表现出来的共轭效应。

　　诱导效应和共轭效应产生的原因和作用方式都有很大不同,最本质的区别是诱导效应没有电子离域现象,成键电子云的偏移仅局限于两个成键原子之间。而共轭效应最重要的特点是有价电子的离域现象,一般情况下,共轭效应对电子云密度的分布状况影响较大。

五、烯烃的化学性质

　　碳碳双键有较高的电子云密度,因而烯烃的化学性质活泼,烯烃最重要的反应是发生在双键上的亲电加成反应。

1. 加成反应

　　烯烃分子中的碳碳双键由一个 σ 键和一个 π 键组成。由于 π 键键能小,易极化,π 键断裂后作为反应试剂分子中的两个原子或基团分别加到两个双键碳原子上。

　　(1)加氢。在催化剂镍、铂或钯的存在下,烯烃能顺利与氢发生加成反应,生成烷烃。

$$R{-\!}CH{=\!}CH_2 + H_2 \xrightarrow{Ni} R{-\!}CH_2{-\!}CH_3$$

在催化剂存在时,烯烃与氢的加成称为催化加氢。其反应历程一般认为是自由基型的顺式加成,烯烃和氢气分子均被吸附于金属催化剂的表面,降低了反应活化能,也基本保证了氢气分子裂解后两个氢原子从烯烃分子平面的同一侧加到碳碳双键上,从而使反应能够顺利进行。

(2) 加卤素。常温下,烯烃很容易与氯、溴发生加成反应。

$$\underset{\text{无色}}{CH_2{=\!}CH_2} + \underset{\text{棕红色}}{Br_2} \longrightarrow \underset{\text{无色}}{CH_2Br{-\!}CH_2Br}$$

将烯烃通入溴水或溴的四氯化碳溶液中,可使溴的红棕色消失,该反应可被用于鉴别化合物中双键的存在。卤素对烯烃的加成是离子型的反式亲电加成。

(3) 加卤化氢。烯烃可与卤化氢发生加成反应生成卤代烃。

不同卤化氢与烯烃发生加成反应的活泼性顺序是 HI>HBr>HCl,例如

$$CH_2{=\!}CH_2 + HCl \longrightarrow CH_3{-\!}CH_2Cl$$

卤化氢是不对称试剂,若与不对称烯烃加成,则可能得到两种产物,例如

$$CH_3{-\!}CH{=\!}CH_2 + HI \longrightarrow \underset{\text{2-碘丙烷(主要产物)}}{CH_3{-\!}CHI{-\!}CH_3} + \underset{\text{1-碘丙烷}}{CH_3{-\!}CH_2{-\!}CH_2I}$$

不对称烯烃——丙烯与不对称试剂碘化氢的加成产物,理论上应该有 1-碘丙烷和 2-碘丙烷两种,实验表明 2-碘丙烷为主要产物,而 1-碘丙烷是次要产物。其他不对称试剂与不对称烯烃加成时,也有相似的结果。1868 年,俄国化学家马尔科夫尼科夫(Markovnikov)根据大量实验事实总结出一条经验规律:不对称烯烃与不对称试剂加成时,不对称试剂中带正电的部分总是加到含氢较多的双键碳原子上,这一经验规律称为马尔科夫尼科夫规律(简称马氏规则)。烯烃与卤化氢的加成,也是离子型的亲电加成。

丙烯与 HBr 加成时,若有过氧化物存在,则主要产物是 1-溴丙烷,与马氏规则相反,称为反马氏规则的加成,因为在有过氧化物存在时,加成反应是自由基型的加成反应。

$$CH_3{-\!}CH{=\!}CH_2 + HBr \xrightarrow{ROOR} CH_3{-\!}CH_2{-\!}CH_2Br$$

这种由于过氧化物的存在引起加成方向的改变,称为过氧化物效应。只有 HBr 对烯烃的加成才有过氧化物效应,HI 和 HCl 无过氧化物效应。

(4) 加硫酸。烯烃与硫酸加成生成硫酸氢酯,硫酸氢酯可以溶解于浓硫酸中,因此可用浓硫酸除去反应产物中的其他杂质。硫酸氢酯水解后可得到醇,因而也可根据需要,利用不同结构的烯烃通过该反应来制备伯醇、仲醇、叔醇。

$$CH_2{=\!}CH_2 + H_2SO_4 \longrightarrow CH_3{-\!}CH_2{-\!}OSO_3H \xrightarrow{H_2O} \underset{\text{乙醇(伯醇)}}{CH_3{-\!}CH_2{-\!}OH}$$

$$CH_3—CH=CH_2+H_2SO_4 \longrightarrow CH_3—\underset{\underset{OSO_3H}{|}}{CH}—CH_3 \xrightarrow{H_2O} CH_3—\underset{\underset{OH}{|}}{CH}—CH_3$$

2-丙醇(仲醇)

烯烃加成硫酸的反应也遵循马氏规则。

2. 氧化反应

烯烃加氢是被还原,但烯烃也易被氧化。不同条件下,烯烃的氧化产物不同。

使用稀、冷的高锰酸钾碱性(或中性)溶液对烯烃进行氧化反应,可使烯烃 π 键氧化断裂,生成邻二醇。

$$CH_2=CH_2+KMnO_4 \xrightarrow{OH^-} CH_2OH—CH_2OH+MnO_2\downarrow$$

烯烃与酸性高锰酸钾溶液等强氧化剂作用时,烯烃的碳碳双键完全断裂,根据双键碳原子所连的氢原子数或烃基的不同,生成不同的氧化产物。

$$R—CH=CH_2+KMnO_4 \xrightarrow{H^+} R—COOH+CO_2\uparrow+H_2O$$

$$\underset{R'}{\overset{R}{\diagup}}C=CH—R''+KMnO_4 \xrightarrow{H^+} \underset{R'}{\overset{R}{\diagup}}C=O+R''—COOH$$

从上述反应可以看出,双键碳原子上连两个氢原子($=CH_2$)时,氧化产物是 CO_2 和 H_2O;双键碳原子连一个氢和一个烃基($=CHR$)时,氧化产物是羧酸;双键碳原子连两个烃基($=CRR'$)时,氧化产物是酮。分析氧化产物,可推测原烯烃的结构及双键的位置。此方法称为还原鉴别。

无论是碱性还是酸性高锰酸钾溶液,与烯烃作用后高锰酸钾的紫色均消失(在保证高锰酸钾不过量的情况下),可利用此反应现象鉴别烯烃。

过氧酸与烯烃反应可给出称为环氧化物的三元环醚:

$$CH_3CH=CHCH_3 \xrightarrow{m\text{-}ClC_6H_4CO_3H} H_3C—HC\overset{\displaystyle O}{\underset{\diagdown\diagup}{}}CH—CH_3$$

过氧酸本身可经下列反应得到:

$$RCOOH+H_2O_2 \xrightarrow{H_2SO_4} RCO_3H+H_2O$$

3. 聚合反应

在一定条件下,烯烃可发生自身分子间的加成反应,生成相对分子质量很大的聚合物(polymer),称为聚合反应(polymerization)。

$$nCH_2=CH_2 \xrightarrow[\text{ROOR(微量)}]{200℃,200MPa} \left(CH_2—CH_2\right)_n$$

六、烯烃的加成反应机理

1. 亲电加成反应机理

烯烃的加成反应,除催化加氢和有过氧化物存在时与 HBr 的加成外,一般都属于亲电加成反应(electrophilic addition)。亲电加成反应一般分两步进行,如丙烯与溴化氢的加成。

第一步:　　$CH_3-\overset{\delta^+}{CH}\!=\!\overset{\delta^-}{CH_2} + \overset{\delta^+}{H}-\overset{\delta^-}{Br} \xrightarrow{\text{慢}} CH_3-CH_2\overset{+}{C}H_2 + Br^-$

第二步:　　$CH_3-CH_2\overset{+}{C}H_2 + Br^- \xrightarrow{\text{快}} CH_3-CH_2CH_2-Br$

在这两步反应中,第一步涉及共价键的异裂,需要较高的活化能,反应速率慢,是决定整个反应速率的一步,这一步是由亲电试剂(H^+)进攻烯烃引起的,由亲电试剂进攻引起的加成反应称为亲电加成反应。X_2、HX、H_2SO_4 等在加成反应中,亲电试剂(electrophilic reagent)分别是 X^+ 和 H^+,当然也可将整个分子看作是亲电试剂。

2. 碳正离子的稳定性与马氏规则

碳正离子的稳定性与其所带的正电荷的分散程度有关,正电荷越分散,碳正离子越稳定。由于烷基是供电子基,以及超共轭效应的影响,带正电荷的碳原子上连接的烷基越多,α-碳氢键越多,超共轭作用就越大,正电荷就越分散。因此,不同类型碳正离子的稳定性顺序为

$$R_3C^+ > R_2CH^+ > RCH_2^+ > CH_3^+$$

不对称烯烃与不对称试剂加成时,可以生成两种碳正离子中间体,但主要生成较稳定的碳正离子。例如,丙烯与 HBr 的加成,亲电试剂 H^+ 进攻双键碳原子,可以产生两种碳正离子:

$$CH_3-CH\!=\!CH_2 + H^+ \longrightarrow \underset{\text{较稳定的碳正离子}}{CH_3-\overset{+}{C}H-CH_3} + CH_3-CH_2-\overset{+}{C}H_2$$

因为仲碳正离子比伯碳正离子稳定,所以主要产物是 2-溴丙烷。

$$CH_3-\overset{+}{C}H-CH_3 + Br^- \longrightarrow CH_3-\underset{\underset{Br}{|}}{CH}-CH_3$$

碳正离子的稳定性顺序,使我们从理论上解释了马氏规则。只有理解了马氏规则的理论本质,我们才能正确运用它。

七、二烯烃

二烯烃是分子中含有两个碳碳双键(C＝C)的不饱和烃,通式为 C_nH_{2n-2}。

1. 二烯烃的分类和命名

根据分子中两个双键的相对位置,二烯烃可分为三种类型:

(1) 隔离二烯烃(isolated diene)。分子中两个碳碳双键被两个或两个以上的碳碳单键相隔离,例如

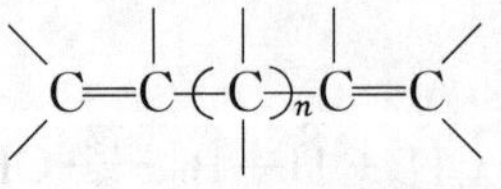

$$C{=}C{\small\big(}C{\small\big)}_n C{=}C$$

(2) 聚集二烯烃(cumulative diene)。分子中两个碳碳双键通过共用同一个碳原子而直接相连,例如

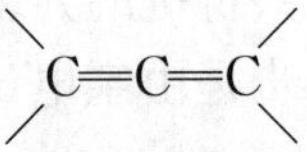

$$C{=}C{=}C$$

(3) 共轭二烯烃(conjugated diene)。分子中两个碳碳双键被一个碳碳单键隔开,例如

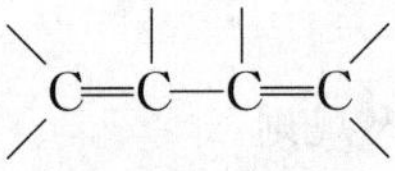

$$C{=}C{-}C{=}C$$

隔离二烯烃分子中的两个双键相距较远,相互间基本上没有影响,其性质与单烯烃基本相同。

聚集二烯烃的两个双键共用的碳原子为 sp 杂化,两个 π 键相互垂直,这种结构不够稳定,这类化合物一般也难于制备。

共轭二烯烃的两个双键可形成 π-π 共轭体系,具有特殊的性质,共轭二烯烃的特性也适用于共轭多烯烃,所以共轭二烯烃在理论上和实践中都极为重要。

二烯烃的命名:选含有两个双键的最长碳链为主链,根据主链碳原子数称"某二烯",编号及命名原则与一般单烯烃相同,例如

$$CH_2{=}CH{-}CH{=}CH_2 \qquad\qquad (CH_3)_2C{=}CHCH_2CH{=}CH_2$$

　　　　1,3-丁二烯　　　　　　　　　　　　5-甲基-1,4-己二烯

2. 共轭二烯烃的化学性质

共轭二烯烃具有一般烯烃的化学性质,可发生加成、氧化、还原、聚合等反应。但共轭二烯烃还有自身的一些特殊性质,共轭二烯烃与单烯烃的最大不同点表现在共轭二烯烃可以发生共轭加成。例如,1,3-丁二烯与氢溴酸作用,可同时发生1,2-加成和1,4-加成反应(共轭加成)。

$$CH_2{=}CH{-}CH{=}CH_2 + HBr \underset{\text{1,4-加成}}{\overset{\text{1,2-加成}}{\longrightarrow}} \begin{array}{l} CH_2{=}CH{-}CHBr{-}CH_3 \\ CH_2Br{-}CH{=}CH{-}CH_3 \end{array}$$

反应的第一步,H^+进攻1,3-丁二烯时,共轭形成的大 π 键发生交替极化,H^+可选择进攻 C_1 或 C_3,分别生成两种不同的碳正离子中间体:

$$\overset{\delta^+}{CH_2}=\overset{\delta^-}{CH}-\overset{\delta^+}{CH}=\overset{\delta^-}{CH_2}+H^+ \longrightarrow \begin{cases} CH_2=CH-\overset{+}{CH}-CH_3 \quad (I) \\ \overset{+}{CH_2}-CH_2-CH=CH_2 \quad (II) \end{cases}$$

碳正离子(I),既是 2°碳正离子,又可以形成 p-π 共轭体系,使其正电荷得到分散,体系内能降低,稳定,是主要中间体。

$$\overset{\cdot}{CH_2}-\overset{\cdot}{CH}-\overset{+}{CH}-CH_3 \equiv \overset{\delta^+}{CH_2}=CH\cdots\overset{\delta^+}{CH}-CH_3$$

碳正离子(I)的 p-π 共轭

而碳正离子(I)与 Br^- 结合生成反应产物时,Br^- 即可以加到带部分正电荷的 C_2 上,生成1,2-加成产物,也可以加到带部分正电荷的 C_4 上,生成1,4-加成反应产物。当然 Br^- 也可以加到碳正离子(II)上,同样得到1,4-加成反应产物。

$$\overset{\delta^+}{CH_2}\cdots CH\cdots\overset{\delta^+}{CH}-CH_3+Br^- \longrightarrow \begin{cases} \xrightarrow{1,2-加成} CH_2=CH-CHBr-CH_3 \\ \xrightarrow{1,4-加成} CH_2Br-CH=CH-CH_3 \end{cases}$$

1,2-加成反应产物与1,4-加成反应产物的比例与反应条件有关。1,2-加成反应的速率快,属动力学控制;1,4-加成产物的稳定性高(1,4-加成产物双键碳原子上有两个取代基,1,2-加成产物双键碳原子上只有一个取代基),属热力学控制。一般,温度较高时以1,4-加成产物为主,温度较低时以1,2-加成产物为主。

共轭加成除1,4-加成外,还有1,6-加成、1,8-加成等,这要根据共轭体系的大小而定。

第二节 顺 反 异 构

顺反异构现象的产生是由于原子或原子团在含双键或脂环结构的分子中可以有不同的排列方式。不同的排列方式产生不同的异构体,互称为顺反异构体。顺反异构属于构型异构,也是几何异构。

一、产生顺反异构的条件

如果一个化合物存在顺反异构体,则必须满足以下两个条件:

(1) 分子中存在限制碳、氮原子自由旋转的因素,如双键或脂环等;

(2) 两个不能相对自由旋转的原子中的每一个都必须连接有两个不同的原子或基团。

例如,2-丁烯存在顺反异构体,分别是

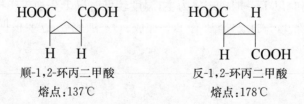

顺-2-丁烯　　　　　　　　　　　　反-2-丁烯
沸点:4℃　　　　　　　　　　　　沸点:1℃

它们满足上述两个条件:

(1) 碳碳双键中的 π 键限制了以双键相连接的两个碳原子之间的相对自由旋转;

(2) 2-丁烯分子中的 C_2 连接的是不相同的甲基和氢原子,C_3 连接的也是如此。

顺-2-丁烯和反-2-丁烯具有不同的物理性质,它们是不同的化合物。

一般地,若化合物 $\overset{a}{\underset{b}{}}C\!\!=\!\!C\overset{d}{\underset{e}{}}$ 中,a≠b、d≠e,则该化合物存在顺反异构体;若 a=b 或 d=e,则该化合物不存在顺反异构体。例如,1-丁烯($CH_3CH_2CH\!\!=\!\!CH_2$)不存在顺反异构体。

类似地,具有脂环结构的化合物在满足上述两个条件的时候,也存在顺反异构现象。例如,1,2-环丙二甲酸,其顺反异构体为

顺-1,2-环丙二甲酸　　　　　　　反-1,2-环丙二甲酸
熔点:137℃　　　　　　　　　　　熔点:178℃

注意:除含碳碳双键的化合物外,含碳氮双键、氮氮双键的化合物也存在顺反异构体。

二、顺反异构体的命名

1. 顺反命名法

两个双键或环状结构上的原子连接的两个相同的原子或基团处于 π 键或环状结构平面同侧的异构体称为顺式,处于异侧的称为反式,例如

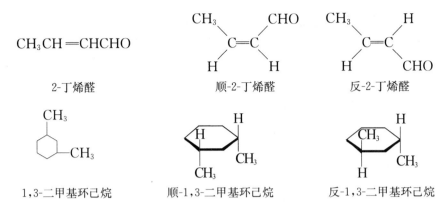

CH₃CH=CHCHO

2-丁烯醛   顺-2-丁烯醛   反-2-丁烯醛

1,3-二甲基环己烷   顺-1,3-二甲基环己烷   反-1,3-二甲基环己烷

顺反命名法的缺陷是当相关的四个原子或基团互不相等时,即在结构式中,$a \neq d$、$a \neq c$、$b \neq d$、$b \neq e$ 时,就无法用顺反命名法对相应的化合物进行命名。

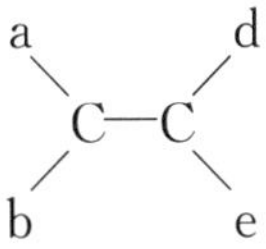

2. Z-E 构型命名法

为了解决上述顺反命名法存在的困难,IUPAC 采纳了另外一种命名法,即以"次序规则"为基础的 Z-E 构型命名法。

先确定双键上每一个碳原子所连接的两个原子或原子团的优先顺序。当两个优先基团位于双键同侧时,用 Z 表示其构型;位于异侧时,则用 E 表示其构型。

次序规则:

(1) 与双键碳直接相连的原子按照原子序数大小排列,原子序数大者为优先基团;同位素按质量大小排列。

$$I > Br > Cl > S > P > F > O > N > C > H$$
$$O^{18} > O^{16}, C^{14} > C^{12}, T > D > H$$

(2) 若与双键碳原子直接相连的两个原子是相同的,而整个多原子基团是不同的时候,则用外推法沿原子链依次比较下去,直到比出优先次序为止,例如

$$-C_2H_5 > -CH_3 ; -CH_2Cl > -CH(CH_3)_2$$

(3) 对于含有双键或叁键的取代基,可以将其看成是以单键与二个或三个相同的原子相连接,例如

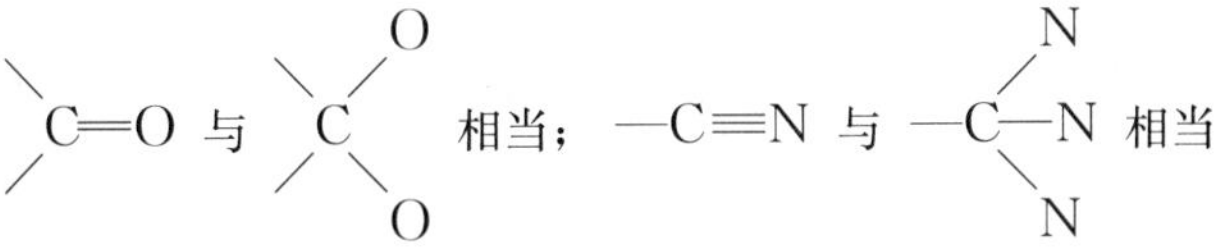

C=O 与 C（O,O 单键） 相当; —C≡N 与 —C（N,N,N 单键） 相当

常见的不饱和基团的先后次序可排列如下：

—COX > —COOR > —COOH > —CON(R)$_2$ > —CONHR > —CONH$_2$ >
—COR > —CHO > —C≡N > —CH=NOH > —CH=NNH$_2$ >
—C≡CR > —C≡CH > —CH=CHR > —CH=CH$_2$

例如，1-氯-1,2-二溴乙烯 BrClC=CHBr，比较 C$_1$ 所连的两个原子：Br>Cl；C$_2$ 所连的两个原子：Br>H。

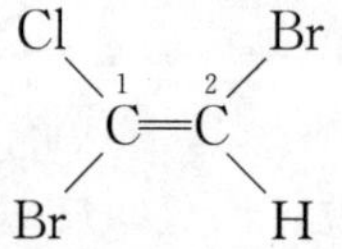

E-1-氯-1,2-二溴乙烯 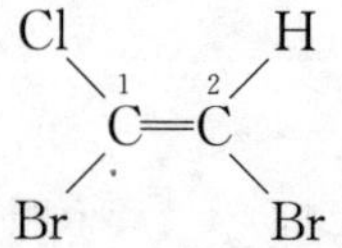   Z-1-氯-1,2-二溴乙烯

注意：Z 型≠顺式；E 型≠反式。

例如，2-溴-2-丁烯(CH$_3$CBr=CHCH$_3$)，Br>CH$_3$、CH$_3$>H。

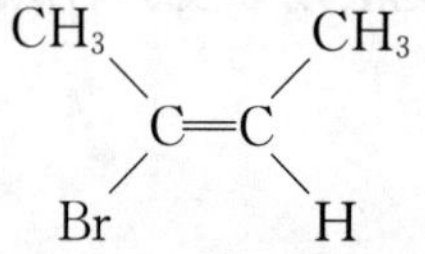

E-2-溴-2-丁烯   Z-2-溴-2-丁烯
顺-2-溴-2-丁烯   反-2-溴-2-丁烯

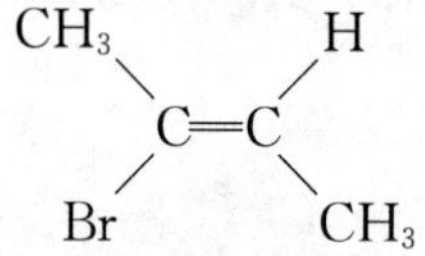

顺反异构体是不同的化合物，不仅其物理性质不同，一定条件下还能表现出不同的化学性质，顺反异构体在生理活性方面也会有不同的作用。一些有生理活性的物质常常存在一定的构型。例如，维生素 A 侧链的四个双键，全部为 E 型。

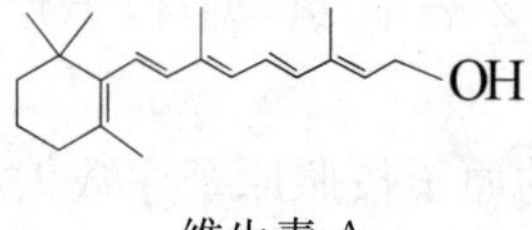

维生素 A

不饱和高级脂肪酸中的亚油酸和花生四烯酸的双键全部为顺式构型。烯烃类顺反异构体性质的差异主要是由于双键碳原子上的原子或基团的空间距离不同，原子或基团之间的相互作用力大小也不同，在生物体中则造成药物与受体表面作用的强弱不同，使其生理活性出现差别。

第三节　炔　烃

炔烃(alkyne)是分子中含有碳碳叁键（C≡C），叁键碳原子采用 sp 杂化的不饱和烃。单个叁键的炔烃比碳原子数相同的单个双键的烯烃少两个氢原子，与二烯烃有相同的通式 C$_n$H$_{2n-2}$。

一、乙炔的结构

乙炔(ethyne)是最简单的炔烃,结构式为 CH≡CH。分子中的两个碳原子都采用 sp 杂化,彼此各用一个 sp 杂化轨道沿键轴方向重叠形成 C—C σ 键,每个碳原子的另一个 sp 杂化轨道分别与氢原子的 1s 轨道重叠形成 C—H σ 键,三个 σ 键(两个 C—H σ 键和一个 C—C σ 键)在一条直线上,因此乙炔分子为直线形分子。每个叁键碳原子还各有两个互相垂直、未参与杂化的 p 轨道,这些叁键碳上的 p 轨道两两相互平行、侧面重叠,形成两个相互垂直的 π 键,两 π 键电子云呈圆柱形对称分布在 C—C σ 键周围(图 3-6)。

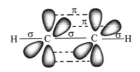

图 3-6 乙炔结构示意图

二、炔烃的命名

炔烃的系统命名规则与烯烃相似。若分子中同时含有双键和叁键,要选取含有双键和叁键的最长碳链为主链,称为"某烯炔"。主链的编号应从最先遇到双键或叁键的一端开始,若在主链两端等距离处同时遇到双键和叁键,则要从靠近双键的一端开始编号,而不是从靠近叁键的一段开始编号,例如

CH₃—CH—C≡CH　　CH₃—CH=CH—C≡CH　　CH₂=C—CH₂—C≡CH
　　　|　　　　　　　　　　　　　　　　　　　　　　　|
　　　CH₃　　　　　　　　　　　　　　　　　　　　　CH₃

3-甲基-1-丁炔　　　　　　　3-戊烯-1-炔　　　　　　2-甲基-1-戊烯-4-炔

三、炔烃的物理性质

炔烃的物理性质与烷烃、烯烃相似。常温下,C₂~C₄ 炔烃是气体,C₅~C₁₅ 炔烃为液体,C₁₆ 以上炔烃是固体。与烷烃和烯烃相比,炔烃的极性略强;沸点比相应的烯烃也略高;端基炔比叁键在中间部位的炔烃往往有更高的沸点。炔烃的熔点和沸点也随碳原子数目的增加而升高。

四、炔烃的化学性质

炔烃的官能团碳碳叁键由一个 σ 键和两个 π 键组成,因而具有与烯烃相似的性质,也能发生加成、氧化、聚合等反应,但炔烃的反应活性不如烯烃。与炔碳相连的氢有微酸性,因而炔烃与烯烃相比,有其特殊的性质。

1. 加成反应

(1) 催化加氢。与烯烃相似,在金属催化剂 Ni、Pt 或 Pd 等存在时,炔烃可与 H_2 加成,生成烯烃;进一步催化加氢则生成烷烃。若采用一般的催化剂,反应无法停留在生成烯烃的阶段(烯烃比炔烃活泼)。若采用林德拉(Lindlar)催化剂,则能使反应停止在烯烃阶段。

$$R-C\equiv CH + H_2 \xrightarrow{Pt} R-CH=CH_2 \xrightarrow[Pt]{H_2} R-CH_2-CH_3$$

$$CH_3C\equiv CCH_3 + H_2 \xrightarrow[\text{喹啉}]{Pd/CaCO_3} \begin{array}{c} H_3C\quad CH_3 \\ C=C \\ H\qquad H \end{array}$$

顺式加成

(2) 加卤素。炔烃也可与溴或氯发生加成反应。炔烃和溴加成先生成二溴代烯烃,然后继续加溴,生成四溴代烷。由于溴的吸电子作用,使得二溴代烯烃的反应活性降低,加成反应可停留在这一步。炔烃与溴的四氯化碳溶液反应后,溴的棕红色消失,因此可鉴别不饱和键的存在。

$$HC\equiv CH + Br_2 \longrightarrow CHBr=CHBr \xrightarrow{Br_2} CHBr_2-CHBr_2$$

炔烃的亲电加成活性比烯烃略小,当化合物中同时存在碳碳双键和碳碳叁键时,往往卤素首先加在双键上。

(3) 加卤化氢。炔烃与卤化氢的加成相比烯烃的加成稍困难,反应也可以停留在加一分子卤化氢生成一卤代烯烃的阶段。炔烃加卤化氢大多为反式加成。不对称炔烃的加成取向遵守马氏规则。

$$R-CH_2-C\equiv CH + HX \longrightarrow R-CH_2-CX=CH_2 \xrightarrow{HX} R-CH_2-CX_2-CH_3$$

2. 氧化反应

炔烃与酸性高锰酸钾溶液作用时,碳碳叁键断裂,同时生成羧酸、二氧化碳等,高锰酸钾溶液的紫红色消失,该反应可用于鉴别炔烃。

$$R-C\equiv CH + KMnO_4 \xrightarrow{H^+} R-COOH + CO_2$$

在缓和条件下,用 $KMnO_4$ 水溶液(pH=7.5)氧化二取代炔烃,可以得到邻位二酮化合物。

$$CH_3CH_2CH_2CH_2C\equiv CCH_2CH_2CH_3 \xrightarrow[pH=7.5]{KMnO_4/H_2O}$$

$$\begin{array}{cc} O & O \\ \| & \| \\ CH_3CH_2CH_2CH_2C & CCH_2CH_2CH_2CH_3 \end{array}$$

3. 金属炔化物的生成

叁键碳上的氢原子有微弱的酸性($pK_a = 25$)，可被金属原子取代，生成金属炔化物。

$$HC \equiv CH + Cu_2Cl_2(氨溶液) \longrightarrow CuC \equiv CCu \downarrow (红棕)$$
$$乙炔亚铜$$
$$HC \equiv CH + AgNO_3(氨溶液) \longrightarrow AgC \equiv CAg \downarrow (白)$$
$$乙炔银$$
$$R-C \equiv CH + Cu_2Cl_2(氨溶液) \longrightarrow R-C \equiv CCu \downarrow (红棕)$$
$$R-C \equiv CH + AgNO_3(氨溶液) \longrightarrow R-C \equiv CAg \downarrow (白)$$

上述反应现象明显，常用于鉴别乙炔或 $R-C \equiv CH$ 型的炔烃。干燥的金属炔化物不稳定，受热或振动易发生爆炸，所以实验结束后应立即用浓盐酸或硝酸将其分解，以免发生危险。

乙炔的氢原子比乙烯、乙烷的氢原子活泼，主要是由于碳原子的杂化状态不同。不同杂化状态碳原子的电负性随轨道中 s 轨道成分增多而增大，其顺序为 $sp > sp^2 > sp^3$，因此叁键碳原子上的氢原子显弱酸性。

【小资料】

番茄红素的保健作用

番茄红素(lycopene, Ψ)，是黄/红色植物的无环烯烃类胡萝卜素，又称 Ψ-胡萝卜素(Ψ-carotene)、西红柿红素、茄红素。1930 年，卡勒(Karrer)首先推导出其结构式。番茄红素的一般结构是由 11 个共轭及 2 个非共轭碳碳双键组成的直线形碳氢化合物，是类胡萝卜素的一种。分子式 $C_{40}H_{56}$，相对分子质量为 536.85。不溶于水，难溶于甲醇、乙醇，可溶于乙醚、石油醚、己烷、丙酮，易溶于氯仿、苯、二硫化碳等有机溶剂。其结晶为深红色针状或柱状晶体，熔点 175℃。番茄红素是形成西红柿果体的主要颜色，西红柿成熟时，诱导番茄红素的合成。

番茄红素的提取方法有多种，包括有机溶剂提取法、酶法提取、超临界 CO_2 萃取法、柱层析法、高速逆流色谱法、微波辐射萃取法等。

番茄红素含有 11 个双键参与的共轭体系，理论上应有 2^{11} 或 2048 种顺反异构体，但由于空间障碍的原因，番茄红素分子的顺反异构体的数量并不很多，存在可能性较大的番茄红素异构体约有 72 种。天然植物中的番茄红素绝大部分为全反式构型(71%～79%)，而人体中顺式结构的番茄红素比例却高得多。在人的血液中全反式构型仅占 27%～42%，而某一双键为顺式构型的占 58%～73%；在人的前列腺组织中，全反式构型仅占 12%～21%，而顺式异构体占 79%～88%。从人体血清中检出的顺式异构体有 10-顺-番茄红素、14-顺-番茄红素、16-顺-番茄红素三种。以下是几种番茄红素的主要异构体的结构式：

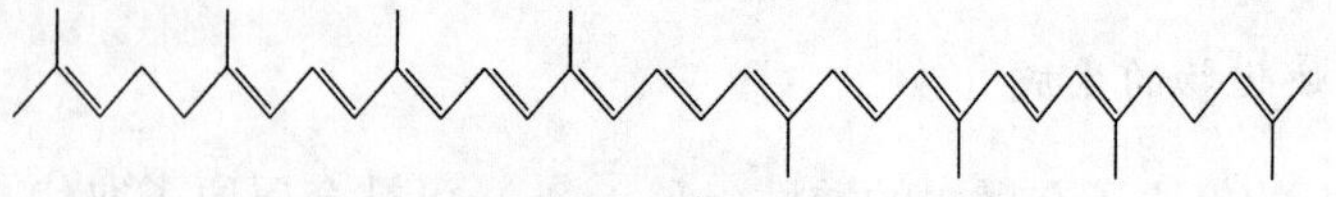

全反式番茄红素

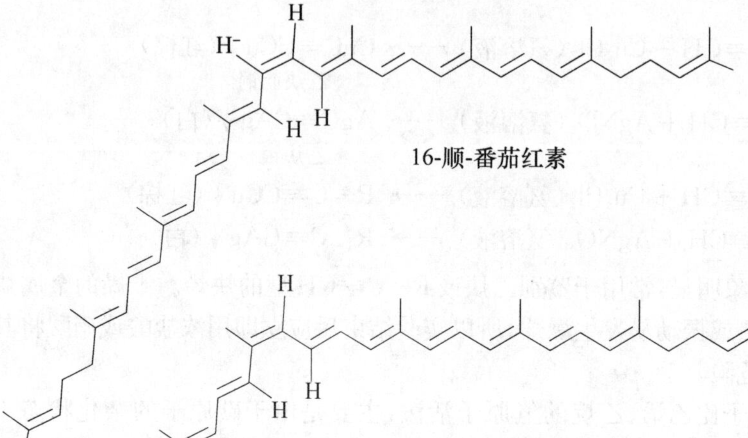

16-顺-番茄红素

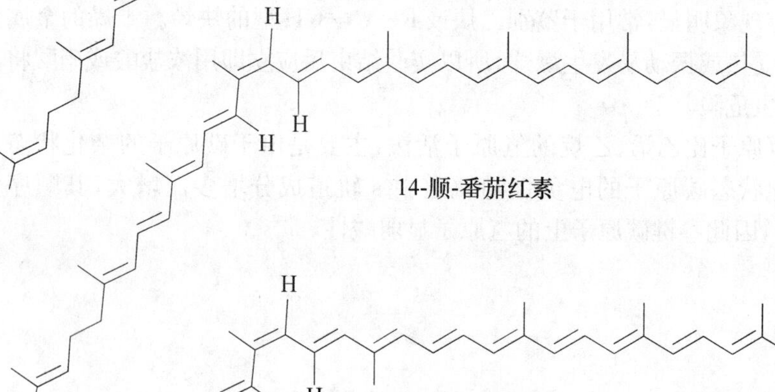

14-顺-番茄红素

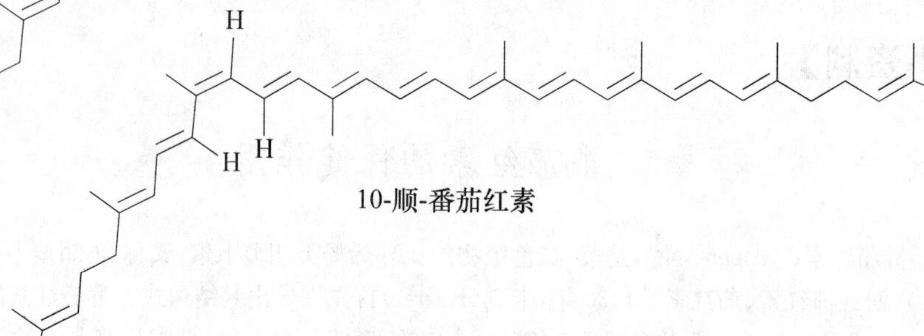

10-顺-番茄红素

番茄红素主要来源于茄科植物西红柿的成熟果实。西瓜和葡萄柚中含有一定浓度的番茄红素,在西瓜、李、柿、胡椒果、桃、木瓜、芒果、番石榴、葡萄、红莓、云莓、柑橘等的果实和茶叶的叶片及萝卜、胡萝卜、甘蓝等的根部中也有少量存在。

由于番茄红素没有β-胡萝卜素那样的β-芷香酮环结构,因此不具有维生素A原活性。在类胡萝卜素中,番茄红素的独特结构赋予了它特殊的生物学功能。番茄红素的抗氧化作用效果是α,β-胡萝卜素的2~3倍。其淬灭单线态氧的速率常数是维生素E的100倍,是维生素C的310倍,具有最强的抗氧化活性。番茄红素可以清除多种危害人体的自由基,其中包括其他抗氧剂清除不了的单氧自由基。单氧自由基能使细胞质和细胞核中的核酸链断裂,导致肿瘤,还能使基因变异,诱导细胞突变,造成癌症。因而番茄红素对防治前列腺癌、肺癌、胃癌、乳腺癌、子宫癌等和抑制内皮组织癌细胞的生长有显著效果,能有效抑制癌细胞的扩散和复制。肿瘤生成的重要机制之一是组织细胞在外界诱变剂的作用下发生基因突变,而番茄红素能够阻断这个过程,发挥抗癌作用。地中海一带的居民经常吃烧烤食物,这种食物中的诱变剂含量较高,容易诱发肿瘤。然而,调查资料却显示出相反的结果:在这些地区,宫颈癌、前列腺癌以及肝癌的发病率都比较低。究其原因,当地居民经常吃番茄,尤其是意大利南部和希腊等地,老百姓的主食常常是和番茄酱一起吃。在煎烤鱼或肉的同时也使用番茄酱,由于鱼肉不会焦黄,因而减少了烹调过程中杂胺等诱变剂的形成。这种烹调方法化险为夷,减少了煎烤食品中的诱变剂作用,使其致癌率大大降低。

我国的研究人员对番茄红素的抗癌等药用效果也进行了大量的研究工作。例如,康红钰等人的研究发现:番茄红素对环磷酰胺治疗小鼠肉瘤 H22 有增强疗效的作用,可以降低环磷酰胺对机体的毒性。王爱红发现番茄红素作用 24h 后,MCF-7 细胞周期各相发生变化,G0/G1 期细胞增多,而 S 期和 G2/M 期细胞减少,但未诱发其凋亡。番茄红素通过阻滞 MCF-7 细胞于 G1 期而抑制该细胞的增殖。胡秀川等探讨番茄红素联合 α-生育酚对晶状体氧化损伤进行药物治疗的可行性。发现培养 24h 后,不同浓度番茄红素处理组及不同浓度番茄红素联合 α-生育酚用药组超氧化物歧化酶(SOD)、过氧化氢酶(CAT)活性和谷胱甘肽(GSH)、总抗氧化能力(T-AOC)含量均显著高于过氧化氢处理组,丙二醛(MDA)含量均显著低于过氧化氢处理组,经统计学分析,差异有显著统计学意义($P<0.01$)。不同浓度番茄红素处理组以 $5\mu mol \cdot L^{-1}$ 抑制晶状体氧化损伤的效果最明显;联合应用 α-生育酚可以增强番茄红素的作用。不同浓度番茄红素处理组与联合用药组各小组间两两比较,$1\mu mol \cdot L^{-1}$ 番茄红素联合 α-生育酚处理组与 $5\mu mol \cdot L^{-1}$ 番茄红素处理组间没有显著性差别,其余各组间差异均有显著统计学意义($P<0.01$)。番茄红素可以抑制过氧化氢诱导的晶状体混浊,番茄红素联合 α-生育酚抑制试验性白内障的形成是通过其抗氧化作用而发挥作用;在 α-生育酚存在的条件下可以增强番茄红素的作用,使低浓度的番茄红素发挥更好的作用。番茄红素联合 α-生育酚有望成为预防和治疗白内障的新药。惠伯棣等的研究表明番茄红素组各脏器 MDA 含量均比模型组有显著降低,而 SOD、GSH-Px 酶活性比模型组有显著升高($P<0.01$)。摄入适量番茄红素可以有效地增强大鼠机体抗氧化能力,从而延缓 D-半乳糖诱发的大鼠衰老。张炜等在研究番茄红素对腹腔注射 Con A 诱导昆明鼠肝纤维化的治疗作用时发现:使用番茄红素的正常对照组未出现肝纤维化;安慰剂治疗组有典型肝纤维化;治疗组治疗 5 周后肝纤维化消失。得到结论:番茄红素对肝纤维化有治疗作用。

番茄红素还有预防心脑血管疾病、提高免疫力、恢复体能,延缓衰老等功效,由于番茄红素能防止血中低密度脂蛋白氧化,因而能减少动脉粥样硬化和冠心病的患病危险。有学者根据欧洲 10 个国家的研究报告得出结论,每天吃至少含 40mg 番茄红素的番茄制品,能明显降低发生冠心病的风险。男性身体中的番茄红素主要分布在睾丸、前列腺、肾上腺、肝脏等组织,可帮助预防及改善前列腺增生、前列腺炎等泌尿系统疾病,并有助于提高男性精子质量,降低不育风险。男性每天在饮食中服用 6.5mg 以上的番茄红素可以使发生前列腺癌的危险减少 21%。保护细胞 DNA 免受自由基损害,防止细胞病变、突变、癌变;能促使细胞的生长和再生,有助于减轻紫外线对皮肤的伤害,美容祛皱,延缓衰老,维护皮肤健康。

番茄红素还具有极强的解酒作用。酒精在人体内的代谢过程主要是氧化还原反应,会产生大量的自由基。平时服用番茄红素,可以增加酒量;喝酒前服用,解酒效果显著,可以减轻酒精对肝脏的损伤;而醉酒后服用,可以减轻头痛、呕吐等醉酒症状。

金属离子对番茄红素稳定性的影响:钾、镁、钙、锌离子对番茄红素的影响不大,而铁、铜离子对番茄红素的破坏较大。因此,贮存或加工时,应尽量避免与铁、铜离子的接触。

由于哺乳类动物不能在体内合成类胡萝卜素,包括番茄红素,因此番茄红素需要从水果和蔬菜中获得;一般地,10mg 番茄红素,相当于 250g 新鲜西红柿所含番茄红素的量,可充分满足每日的人体抗氧化需求。

随着对番茄红素研究的深入,将会有更多番茄红素的应用领域被发现,番茄红素将对人们的保健起到更大的作用。

参 考 文 献

韩占江等. 2008. 柱层析法在分离纯化番茄红素中的应用. 湖北农业科学,701~703

胡秀川等. 2008. 番茄红素联合 α-生育酚过氧化氢诱导晶状体混浊的实验研究. 中国实用医药,3~5

惠伯棣等. 2008. 番茄红素改善 D-半乳糖致衰大鼠抗氧化功能的研究. 中国药学杂志,1074~1077

康红钰等. 2008. 番茄红素对环磷酰胺治疗小鼠肉瘤 $H_{(22)}$ 的影响. 郑州大学学报(医学版),751~753

李淑梅等. 2008. 酶法提取番茄红素. 光谱实验室,599~601

卢智敏等. 2008. 微波法提取番茄红素的研究. 河南化工,25~26

王爱红. 2008. 番茄红素对乳腺癌细胞周期及生长的影响. 科学技术与工程,4060~4062,4069

张炜等. 2008. 番茄红素对小鼠肝纤维化的治疗作用研究. 时珍国医国药,1743~1744

习 题

1. 用系统命名法命名下列化合物。

(1) $CH_3CH=CHCH_2\underset{\underset{CH_3}{|}}{CH}CH_3$

(2) $H_2C=CHCH_2\underset{\underset{C_2H_5}{|}}{CH}C\equiv CH$

(3) $CH_3CH_2C\equiv CCH_2\underset{\underset{C_3H_7}{|}}{CH}C\equiv CH$

(4) $CH_3CH_2CHCH=CHCH_2CH=CH_2$
$\underset{\underset{H}{|}}{H_3C-C-CH_3}$

(5) $\underset{H}{\overset{H_3C}{>}}C=C\overset{Cl}{\underset{CH_2CH_3}{<}}$

2. 写出下列化合物的结构式。

(1) 2-甲基-3-乙基-2-戊烯

(2) 顺-2-溴-2-丁烯

(3) E-5-氯甲基-5-庚烯-1-炔

(4) 2-乙基-1,4-戊二烯

(5) 4-甲基-2-己炔

3. 完成下列反应方程式。

(1) $CH_3CH_2C=CHCH_3 + HCl \xrightarrow{过氧化物}$
$\quad\quad\quad\underset{\underset{CH_3}{|}}{}$

(2) $CH_3C=CH_2 + HBr \xrightarrow{过氧化物}$
$\quad\underset{\underset{CH_3}{|}}{}$

(3) $CH_3C=CHCH_2CH=CH_2 \xrightarrow{KMnO_4,H^+}$
　　|
　　CH_3

(4) $CH_3C=CHCH_2C\equiv CH \xrightarrow[NH_3+H_2O]{AgNO_3}$
　　|
　　CH_3

(5) $1CH_2=CHCH_2C\equiv CH + 1Br_2 \xrightarrow{CCl_4}$

4. 用简单的化学方法鉴别下列各组化合物。

(1) 乙烷、乙烯和乙炔　　(2) 1-丁炔和 2-丁炔

5. 分子式均为 C_5H_{10} 的两种化合物与氢溴酸作用,生成相同的溴代烃:2-甲基-2-溴丁烷。请写出这两种化合物的结构式。

6. 烯烃 A 被酸性高锰酸钾氧化后得到丙酮、丙二酸和水,烯烃 B 被酸性高锰酸钾氧化后得到丁酮和丙酸。请写出 A 和 B 的结构式。

7. 选择题。

(1) 下列自由基中最稳定的是_____。

A. $\overset{.}{C}H_3$　　　　B. $CH_3\overset{.}{C}HCH_3$　　　　C. $CH_3\overset{.}{C}H_2$　　　　D. $CH_3\overset{.}{C}CH_3$
　　　　　　　　　　　　　　　　　　　　　　　　　　　　　　　　　　　|
　　　　　　　　　　　　　　　　　　　　　　　　　　　　　　　　　　　CH_3

(2) 下列碳正离子最稳定的是_____。

A. $CH_3\overset{+}{C}H_2$　　B. $CH_3\overset{+}{C}HCH_3$　　　　C. $CH_3\overset{+}{C}CH_3$　　　　D. $CH_3\overset{+}{C}CH=CH_2$
　　　　　　　　　　　　　　　　　　　　　　　　|　　　　　　　　　　　　|
　　　　　　　　　　　　　　　　　　　　　　　　CH_3　　　　　　　　　　CH_3

(3) 下列式子中含有 sp 杂化碳原子的是_____。

A. $CH_3CH_2CH(CH_3)_2$　　　　　　　　B. $CH_3CH=C=CH_2$

C. $CH_3CH=CH_2$　　　　　　　　　　　D. $CH_3\overset{+}{C}CH=CH_2$
　　　　　　　　　　　　　　　　　　　　　　　|
　　　　　　　　　　　　　　　　　　　　　　　CH_3

(4) 关于加成反应,下列叙述中,最完整的表述是_____。

A. 烯烃的双键上可以发生加成反应

B. 烯烃的双键上只能进行亲电加成反应

C. 烯烃的双键上既可以进行亲电加成反应也能进行自由基加成反应

D. 烯烃的双键上只能进行自由基加成反应

8. 请分别说明共轭效应和诱导效应的特点。

（潍坊医学院　李耀辉）

第四章　旋　光　异　构

自然界有很多物质如酒石酸、葡萄糖等具有旋光性或光学活性,此类物质称为旋光性物质。生物体内大部分有机分子都具有旋光性,一些旋光异构体由于旋光性的不同,在生理作用上往往表现出极大的差异。

第一节　物质的旋光性

旋光性物质的旋光性与其分子的构型有关的,故旋光异构属构型异构。

一、偏振光与旋光性物质

光是电磁波,光波振动的方向与其前进的方向垂直,普通光中含各种波长的光,各种波长的光在垂直于前进方向的各个平面内振动。当普通光通过一个尼科尔(Nicol)棱镜时,一部分光被挡住,只有振动方向与棱镜晶轴平行的光才能通过。这种只在一个平面上振动的光称为平面偏振光(plane-polarized light),简称偏振光(polarized light)。偏振光的振动平面习惯称为偏振面。

当偏振光通过某些化合物的溶液后,偏振光的偏振面会被向右或向左旋转一定角度,这种能使偏振光的偏振面旋转的性能称为旋光性(optical activity),具有旋光性的物质称为旋光性物质。手性化合物都具有旋光性。

二、旋光度的测定与比旋光度

在实验室通常用旋光仪测定物质的旋光性。旋光仪的主要组成部分包括两个棱镜和一个光源,在两个棱镜中间有一个盛放样品的旋光管。

左边第一个棱镜是固定的,称为起偏镜。它的功能是把从光源投射出来的光变为平面偏振光。离视线较近的棱镜可以旋转,称为检偏镜。它的作用是测定被测物质使偏振光的偏振面旋转的角度。

如果使通过起偏镜的偏振光射在检偏镜上,只有当两个棱镜的轴平行时,偏振光才能完全通过,若互相垂直,则完全不能通过。如果在两个平行的棱镜之间放一个样品管,管内装有旋光性物质,则偏振光不能通过检偏镜,必须把检偏镜旋转一个角度 α 后才能完全通过,如图 4-1 所示。观察检偏镜上携带的刻度盘所显示的角度,即为该旋光性物质的旋光度。

偏振面被旋光性物质所旋转的角度称为旋光度,用 α 表示。偏振面被旋转的

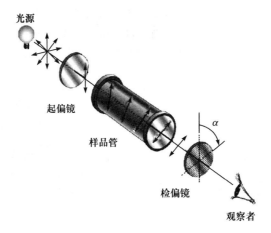

光源
起偏镜
样品管
检偏镜
观察者

图 4-1　旋光仪的简图

方向有左旋(逆时针)和右旋(顺时针)的区别,用(＋)表示右旋,(一)表示左旋。目前科研工作中广泛使用的还有自动旋光仪,它可直接显示被测化合物的旋光度和旋光方向。

　　测定旋光度时,盛液管的长度,溶剂和溶液的浓度、温度及所用光的波长对某一化合物的旋光度的数值都有影响,但在一定的条件下,旋光度都是每个旋光性物质所特有的物理常数,通常用比旋光度[α]来表示。规定用 1dm 长的旋光管,待测物质的浓度为 $1g \cdot mL^{-1}$ 时所测得的旋光度,称为比旋光度。

$$[\alpha]_{\lambda}^{t} = \frac{\alpha}{lc}$$

式中,t 为测定时的温度(℃);λ 为光源波长,通常是钠光(也称 D 线,波长 589nm);α 为用旋光仪测得的旋光度;c 为溶液浓度($g \cdot mL^{-1}$)(纯液体可用密度);l 为旋光管长度(dm)。

　　比旋光度对于鉴定一个旋光性化合物或者判断它的纯度是很重要的,因此掌握比旋光度的表示方法及其含义是十分必要的。例如,葡萄糖的比旋光度值为 $[\alpha]_{D}^{20} = +52.5°$(水),这表示葡萄糖是一个光学活性化合物,它是右旋的,以水为溶剂,在 20℃用偏振的钠光测定其比旋光度为＋52.5°。

第二节　旋光活性与分子结构的关系

一、分子的手性与旋光性

　　一种物质是否具有旋光现象,与它的分子结构有关,产生旋光现象的本质原因,是分子的结构具有手性。什么是手性? 人们的左右手看上去似乎完全相同,实际上是不同的,因为当你将一只左手套戴在右手上就会觉得很不舒服。把右手对着镜子得到的镜像恰恰是左手,然而左右手又不能重叠。这种左右手互为镜像与实物关系,彼此又不能重叠的现象称为手性(chirality),如图 4 - 2 所示。自然界中有许多手性物,如螺丝钉、剪刀等都是手性物。微观世界的分子中同样存在着手性现象,有许多化合物分子具有手性。

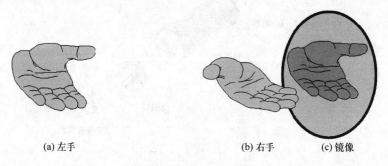

(a) 左手　　　　　　　　　(b) 右手　　(c) 镜像

图 4 - 2　左右手互为镜像和左右手相互不能叠合

如图 4 - 3 是一对互为镜像关系的乳酸分子的立体结构式(透视式:实线代表位于纸平面上的键;虚线代表伸向纸平面后方的键;契形线代表伸向纸平面前方的键)。

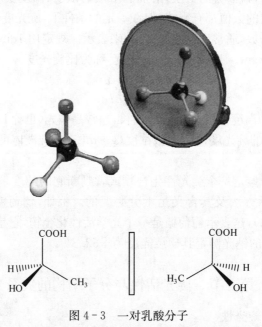

图 4 - 3　一对乳酸分子

这一对乳酸分子的关系像人的左右手的关系,互为镜像和实物又不能重叠。不能与其镜像重叠的分子称为手性分子(chiral molecule)。因此上述两个乳酸分子都是手性分子。具有手性的分子存在旋光性和旋光异构现象。

二、分子中常见对称因素

判断化合物分子是否具有手性是看分子是否有对称因素,若存在对称因素,同时这样的分子能与自己的镜像相叠合,就不具有手性,无旋光性。分子中常见对称因素有对称面、对称中心及对称轴等。

1. 对称面

如果一个分子能被一个假想的平面切分为具有实物与镜像关系的两半,这个平面就是这个分子的对称面(symmetric plane,符号为 σ)。例如,2-氯丙烷有一个对称面,1,2-二氯乙烯也有一个对称面,如图 4-4 所示。

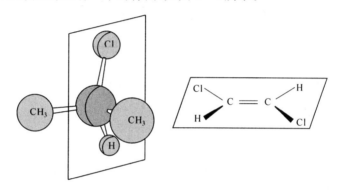

图 4-4　对称面

2. 对称中心

从分子中任一原子或基团出发向该点作一直线,再从该点将直线延长,在等距离处遇到相同的原子或原子团,则此点即为对称中心(symmetric center,符号为 i),如图 4-5 所示。

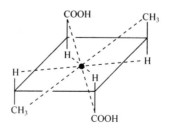

图 4-5　对称中心

凡有对称面和对称中心的分子,一定是非手性的,无旋光异构体,无旋光性。

3. 对称轴

如果穿过分子画一直线,分子以它为轴,旋转一定角度后,可以获得与原来分子相同的形象,此直线即为对称轴(symmetric axis,符号为 C_n)。

当分子沿轴旋转 $360°/n$,得到的构型与原来的分子相重合,这个轴即为该分子的 n 重对称轴,如图 4-6 所示。

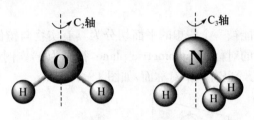

图 4-6　对称轴

有无对称轴不能作为判断分子有无手性的标准。

三、分子中的手性因素

1. 手性碳原子

能引起分子具有手性的一个特定原子或分子骨架的中心称为手性中心(chiral center)。最常见的手性中心为手性碳原子(chiral carbon),即连接四个不同原子或基团的碳原子。当一个碳原子和四个不相同的原子或原子团相连时,就可能存在两种构型。例如,2-丁醇($CH_3 {}^*CHOHCH_2CH_3$)分子中有一个手性碳原子(注"*"的碳原子),可产生两种不同构型的异构体。

2. 手性轴

若分子中由若干原子组成的轴状结构,由于分子中的一些原子或基团在此轴周围的空间排列情况不同而产生手性,此轴称为手性轴(chiral axis)。

一个手性分子必然具有手性中心、手性轴等手性因素,最常见的是具有手性碳原子的化合物。但是具有手性碳原子的化合物,不一定都是手性分子和具有旋光性。

第三节　含一个手性碳原子化合物的旋光异构

一、对映体和外消旋体

一个手性碳原子所连的四个不同原子或原子团在空间具有两种不同的排列方式(两种构型),它们彼此互为对映异构体(enantiomer,简称对映体),如图 4-7 所示。因此含有一个手性碳原子的化合物只有一对对映体。

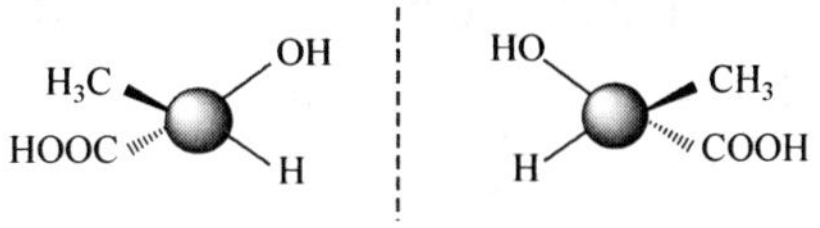

图 4-7 两种乳酸分子

对映体是指彼此成实物与镜像的关系而又不能重合的一对化合物,其中一个是左旋体,一个是右旋体。如前述的乳酸(CH_3*$CHOHCOOH$)最初是从酸奶中分离出来的,自然界中的微生物使葡萄糖或乳糖发酵分解产生乳酸时,用不同的菌种,可得到两种不同的乳酸,一种使偏振光的振动平面向右旋转,称为右旋乳酸;另一种则使偏振光的振动平面向左旋转,称为左旋乳酸。

在实验室中合成乳酸时,得到的产品为等量的左旋体和右旋体的混合物,无旋光性。这种由等量的对映体所组成的物质称为外消旋体(racemic)。由于两种组分的旋光度相同,旋光方向相反,旋光性恰好互相抵消,所以外消旋体不显旋光性。外消旋体通常用($±$)或 dl 表示。外消旋体的化学性质一般与旋光对映体相同,而物理性质则有差异。

二、费歇尔投影式

在纸面上描述对映异构体时(特别是含多个手性碳的分子),用立体图式很不方便,因此多数情况下都采用平面投影式,常用费歇尔投影式。1891 年,德国化学家费歇尔(Fischer)提出了显示连接手性碳原子的四个基团的空间排列方法,后来人们将此方法称为费歇尔投影式。费歇尔使用此方法帮助人们确定了葡萄糖分子中四个手性碳的构型,于 1902 年被授予诺贝尔奖。

费歇尔投影式是一种较简便的使用平面投影式表示三度空间分子结构的方法。把一个化合物的透视式写成费歇尔投影式时,须遵循下列要点:

(1)将主链竖起,编号最小的碳原子放在上端;

(2)用水平线和垂直线的交叉点代表手性碳原子;

(3)横键所连的原子或原子团表示伸向纸平面的前方;竖键所连的原子或原子团表示伸向纸平面的后方。

对于乳酸的一对对映体的费歇尔投影式如图 4-8 所示。

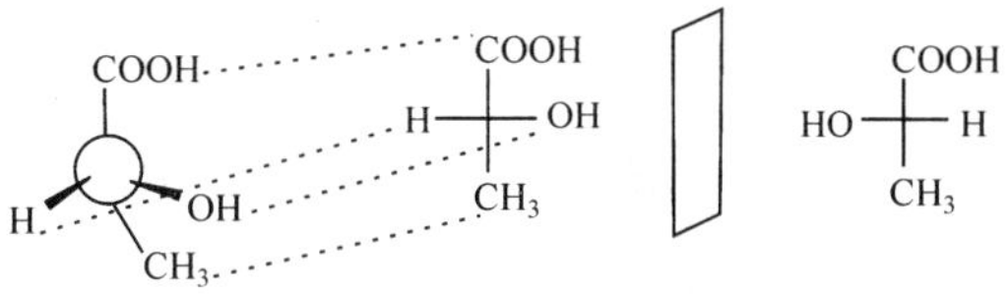

图 4-8 乳酸对映体的费歇尔投影式

费歇尔投影式使用规则：

(1) 费歇尔投影式只能在纸面上旋转 180°，不能旋转 90°或 270°；

(2) 费歇尔投影式不能离开纸面进行翻转；

(3) 将手性碳原子上的一个取代基保持不变，另外三个基团按顺时针或逆时针方向旋转时，分子的构型不变；

(4) 费歇尔投影式中的手性碳原子上所连原子或基团，可以两两交换偶数次，但不能交换奇数次。否则，构型变为其对映体。

三、旋光异构体构型的命名

1. D、L 命名法

一个化合物的绝对构型通常指键合在手性中心上的四个原子或原子团在空间的真实排列方式。1951 年前，人们还无法确定化合物的绝对构型。费歇尔人为的选定(＋)-甘油醛为标准物，并规定其碳原子处于竖直方向，醛基在碳链上端的投影式中，C_2 上的羟基处于右侧的为 D 型，其对映体(－)-甘油醛为 L 型。两者构型分别如下：

CHO
H—OH
CH2OH
CHO
HO—H
CH2OH

D-(＋)-甘油醛　　L-(－)-甘油醛

用 D、L 表示构型，(＋)、(－)表示旋光方向，右旋甘油醛写作 D-(＋)-甘油醛，左旋甘油醛写作 L-(－)-甘油醛。其他凡是可以由 D-(＋)-甘油醛通过化学反应衍生得到的化合物，只要变化过程中不涉及手性碳原子的构型，都属于 D 型。反之，与 L-(－)-甘油醛具有相同构型的化合物，都属于 L 型，例如

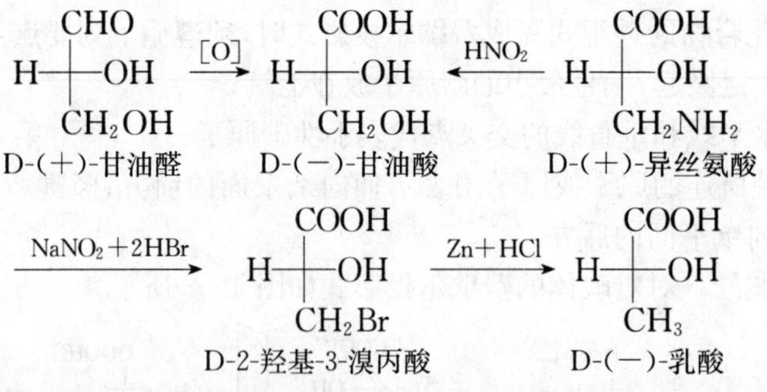

CHO
H—OH
CH2OH
D-(＋)-甘油醛
[O]
COOH
H—OH
CH2OH
D-(－)-甘油酸
HNO2
COOH
H—OH
CH2NH2
D-(＋)-异丝氨酸
NaNO2＋2HBr
COOH
H—OH
CH2Br
D-2-羟基-3-溴丙酸
Zn＋HCl
COOH
H—OH
CH3
D-(－)-乳酸

注意：D 型化合物不一定是右旋的。D 型只是说明在这种化合物分子中，手性碳原子的空间排列与 D-(＋)-甘油醛是同一类型的，至于它的旋光方向则是整个分子中原子间相互影响的结果，可能是左旋的，也可能是右旋的，旋光方向需用旋

光仪测定。

D、L 命名法有一定的局限性,它只适用于与甘油醛结构类似的化合物。一般用于糖类和氨基酸的构型命名。

2. R、S 命名法

R、S 构型命名法广泛应用于各种类型手性化合物构型的命名。1979 年,IUPAC 建议采用的 R、S 构型标记法如下:

(1) 根据次序规则,将手性碳原子所连接的四个原子或原子团排列成序:
$$a > b > c > d$$

(2) 把最小的原子或原子团 d 放在视线的最远端,其他原子或原子团朝着观察者;

(3) 观察 a→b→c 的排列顺序,呈顺时针方向为 R 型(rectus,表示右的意思);呈逆时针方向为 S 型(sinister,表示左的意思),例如

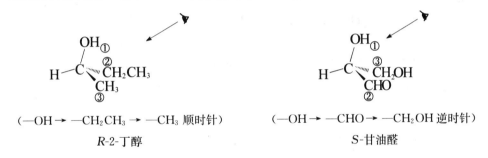

(—OH → —CH₂CH₃ → —CH₃ 顺时针)　　　　(—OH → —CHO → —CH₂OH 逆时针)

R-2-丁醇　　　　　　　　　　　　　　S-甘油醛

3. 对费歇尔投影式直接确定其 R、S 构型

(1) 当最小基团处于竖键时,其他原子或基团由大到小顺时针排列为 R 型,反之为 S 型;

(2) 当最小基团处于横键时,其他原子或基团由大到小顺时针排列为 S 型,反之为 R 型。

例如

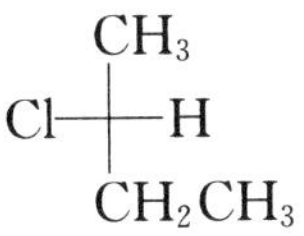

R 或 S 构型表示手性分子的绝对构型。至今未找到化合物的旋光方向与构型的关系,因此 R 或 S 不能表示分子的旋光方向。

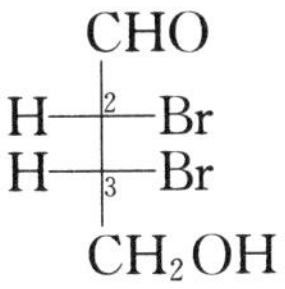

第四节　含两个手性碳原子化合物的旋光异构

一、含两个不同手性碳原子化合物的旋光异构

分子中含有两个不同手性碳原子的化合物有四个旋光异构体。

例如,4-羟基-2,3-二溴丁醛 $CH_2OHC^*HBrC^*HBrCHO$ 的四个旋光异构体:

$$
\begin{array}{cccc}
\text{CHO} & \text{CHO} & \text{CHO} & \text{CHO} \\
\text{H}\!-\!\!-\!\text{Br} & \text{Br}\!-\!\!-\!\text{H} & \text{Br}\!-\!\!-\!\text{H} & \text{H}\!-\!\!-\!\text{Br} \\
\text{H}\!-\!\!-\!\text{Br} & \text{Br}\!-\!\!-\!\text{H} & \text{H}\!-\!\!-\!\text{Br} & \text{Br}\!-\!\!-\!\text{H} \\
\text{CH}_2\text{OH} & \text{CH}_2\text{OH} & \text{CH}_2\text{OH} & \text{CH}_2\text{OH} \\
(2S,3R)\text{-} & (2R,3S)\text{-} & (2R,3R)\text{-} & (2S,3S)\text{-} \\
\text{I} & \text{II} & \text{III} & \text{IV}
\end{array}
$$

C_2：$-Br > -\overset{\displaystyle Br}{\underset{}{CH}}-CH_2OH > -CHO > -H$；$C_3$：$-Br > -\overset{\displaystyle Br}{\underset{}{CH}}-CHO > -CH_2OH > -H$

其中,I 与 II 或 III 与 IV 是对映体,I 与 III 或 IV、II 与 III 或 IV 为非对映体。

事实证明,含有 n 个不同手性碳的分子,存在对映体的数目为 2^n,外消旋体的数目为 2^{n-1}。

二、含两个相同手性碳原子化合物的旋光异构

含有两个相同手性碳原子化合物的旋光异构体的数目少于 2^n。例如,酒石酸 $HOOC—C^*HOHC^*HOH—COOH$ 含有两个相同的手性碳原子 C_2 和 C_3,这样产生的旋光异构体的数目就少于四个。

$$
\begin{array}{cccc}
\text{COOH} & \text{COOH} & \text{COOH} & \text{COOH} \\
\text{H}\!-\!\!-\!\text{OH} & \text{HO}\!-\!\!-\!\text{H} & \text{H}\!-\!\!-\!\text{OH} & \text{HO}\!-\!\!-\!\text{H} \\
\text{HO}\!-\!\!-\!\text{H} & \text{H}\!-\!\!-\!\text{OH} & \text{H}\!-\!\!-\!\text{OH} & \text{HO}\!-\!\!-\!\text{H} \\
\text{COOH} & \text{COOH} & \text{COOH} & \text{COOH} \\
(2R,3R)\text{-} & (2S,3S)\text{-} & (2R,3S)\text{-} & (2S,3R)\text{-} \\
\text{I} & \text{II} & \text{III} & \text{IV}
\end{array}
$$

（III 式标注"对称面"，III ≡ IV）

I 与 II 为对映体,III 和 IV 似乎也是对映体,但如将 IV 在纸面上旋转 180°,则与 III 完全重合,因此 III 和 IV 实际是同一化合物。在 III 和 IV 式中都存在一个对称面,旋光性在分子内抵消,故无旋光性。这种非旋光性化合物称为内消旋体(mesomer),用符号"*meso*"表示。

　　外消旋体和内消旋体都无旋光性,但两者有本质不同。内消旋体是化合物,是旋光异构体的一种。外消旋体是混合物,不是旋光异构体,且可用适当的方法进行拆分,分别得到具有旋光性的右旋体和左旋体。

　　综上所述,含一个手性碳原子的分子必然是手性分子。含两个或两个以上手性碳原子的分子需检验分子中有无对称因素,如无对称因素则有手性,反之则无手性。

第五节　不含手性碳化合物的旋光异构

　　大多数具有旋光性的化合物分子内都存在手性碳原子。但人们还发现有一些化合物虽不含手性碳原子,但整个分子却包含了手性因素,使分子与它的镜像不能重合,导致产生一对对映体,这类分子也是手性分子。

一、丙二烯型化合物

　　丙二烯型化合物的结构特点是与中心碳原子相连的两个 π 键所处的平面相互垂直(中心碳原子为 sp 杂化)。当丙二烯双键两端的碳原子上各连有两个不同的取代基时,就产生了手性因素,存在着对映体,例如

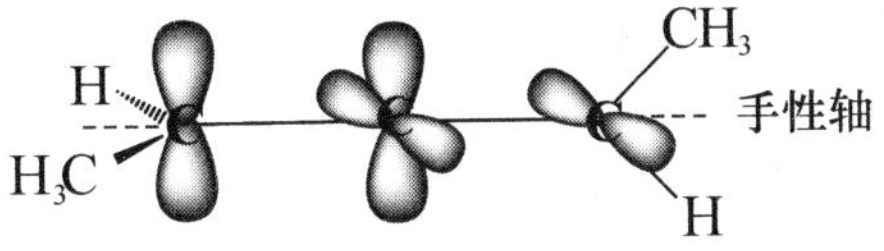

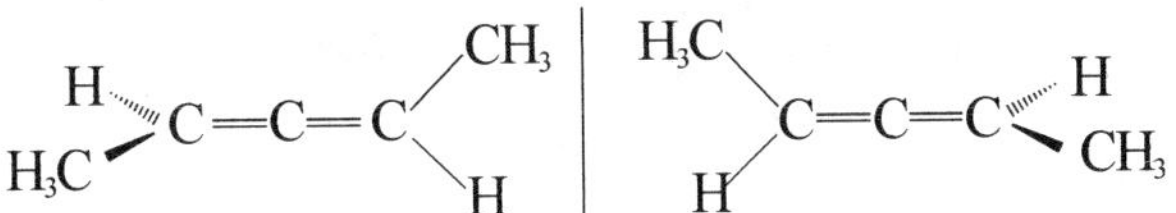

　　Ⅰ和Ⅱ互为镜像,彼此不能重合,为一对对映体。

二、联苯型化合物

　　联苯型化合物分子中两个苯环在同一平面上时,分子是对称的。若每个苯环的邻位两个氢原子被两个不同的较大的基团取代(如—COOH、—NO₂ 等),此时两个苯环若继续处于同一个平面上,取代基空间位阻就很大,只有两个苯环处于互相垂直的位置,才能排除这种空间位阻,形成稳定的分子构象。但这种稳定的构象使分子中失去了对称因素,从而产生了互不重合的一对对映体,因此分子有手性,例如

$$NO_2 \quad NO_2 \qquad\qquad NO_2 \quad NO_2$$

CO$_2$H
CO$_2$H　　　　　　　CO$_2$H
　　　　　　　　　　　　　　CO$_2$H ------ 手性轴

6,6'-二硝基-2,2'-联苯二甲酸的一对对映体

【小资料】

手 性 药 物

　　手性是自然界的本质属性之一。作为生命活动重要基础的生物大分子,如蛋白质、多糖、核酸和酶等,几乎全是手性的。生物活性分子(如神经递质、激素、药物等)对生物大分子(如酶、受体、抗体等)的活性部位具有手性识别能力,这是来自生物活性分子和生物大分子相互作用的亲和力,因为生物活性分子的立体因素与生物活性的关系非常密切。由于生物大分子或它的活性部位具有一定的立体构型和构象,因此要求和它相互作用的生物活性分子也要具有和它相适应的立体化学条件,才能相互作用,起到互补性,从而产生生物活性。例如,酶催化生物反应是先将有关分子通过各种键合力吸附到酶表面的手性环境中。一般酶用三个键合中心选择手性物,发生作用。假如催化甘油醛的酶的三个键合中心如图4-9所示排列,一个适合—H,一个适合—OH,另一个适合—CH$_2$OH。故这个酶只能识别 R-甘油醛,不能识别 S-甘油醛,即只能催化 R-甘油醛反应,不能催化 S-甘油醛反应。

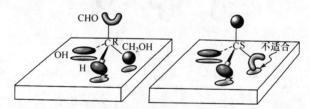

图4-9　有三个特殊键合中心的酶同 R-甘油醛相互作用示意图

　　由自然界的手性属性联系到化合物的手性,就产生了药物的手性问题。手性药物是指药物的分子结构中存在手性因素,而且由具有药理活性的手性化合物组成的药物,其中只含有效对映体或者以有效对映体为主。药物的药理作用是通过与体内的大分子之间严格的手性识别和匹配而实现的,在许多情况下,化合物的一对对映体在生物体内的药理活性、代谢过程、代谢速率及毒性等存在显著的差异,另外,在吸收、分布和排泄等方面也存在差异。但按药效方面的简单划分,可能存在四种不同的情况:①只有一种对映体具有所要求的药理活性,而另一种对映体没有药理作用;②一对对映体中的两个化合物都有同等的或近乎同等的药理活性;③两种对映体具有不同的药理活性;④各种对映体药理活性相同但不相等。下面举几个例子说明这一问题。

例如,β-受体阻断剂普萘洛尔的两个对映异构体的体外活性相差 98 倍,非甾体抗炎药萘普生的 S 构型对映体的活性比其对映体的活性强 35 倍。又如天然的尼古丁的毒性要比其非天然的对映体的毒性大得多。

L-多巴是治疗帕金森病的药物,但真正有治疗活性的化合物是 L-多巴胺。由于多巴胺不能跨越血脑屏障进入作用部位,需服用前药多巴,再由体内的酶将多巴催化脱羧而释放出具有药物活性的多巴胺。体内的脱羧酶的作用是专一性的,仅对多巴的左旋对映体发生脱羧作用。因此必须服用对映体纯的左旋体。如果服用消旋体的话,右旋体会聚积在体内,不会被体内的酶代谢,从而可能对人体的健康造成危害。这是两个对映体中只有一个有药理活性而另一个无药理活性的例子。

在 20 世纪 60 年代,镇静药沙利度胺(又名反应停)是以两个对映体的混合物(消旋体)用作缓解妊娠反应药物的。后来发现,在欧洲服用过此药的孕妇中有不少产下海豚状畸形儿,成为震惊国际医药界的悲惨事件。随后的研究表明:沙利度胺的两个对映体中只有 R-对映体具有缓解妊娠反应作用,而 S-对映体是一种强力致畸剂,在妊娠第 1～2 个月内服用会导致胎儿畸形。这是两个对映体具有定性上不同的药理或生理活性的突出例子。

酞胺哌啶酮
[别名](1) 沙利度胺,(2) 反应停
[化学名称] N-(2,6-二氧代-3-哌啶基)-邻苯二甲酰亚胺

当手性药物分子的两个对映体的活性相当,或者它们的毒副作用的差别也不大时,就没有必要使用其对映体纯的化合物。盖替沙星分子中,由于哌嗪中甲基的取代而成为手性分子。但其左旋体和右旋体的活性差别不大,因此目前临床上用外消旋的盖替沙星。

这些例子还有很多,事实表明,单一对映体药物的研制和生产在临床上非常重要。

在药理学上,服用单一对映体的手性药物可减少剂量和代谢负担,提高剂量的幅度并拓宽用途,对药物动力学及剂量能有更好的控制。单一对映体的手性药物可减少与其他药物的相互作用。提高活性并减少剂量,提高专一性并降低由某对映体引起的可能的副作用。对制药企业而言,生产手性药物可以节省资源,减少废料排放,降低对环境的污染。因此,近年来许多国家的药政部门对手性药物的开发、专利申请及注册开始做出相应的规定。美国食品与药物管理局(FDA)规定:对于含有手性因素的药物倾向于发展单一对映体产品,后来又表示鼓励把已在销售的外消旋药物转化为手性药物;对于申请新的外消旋药物,则要求对两个对映体都必须提供详细的生理活性和毒理数据,而不得作为相同物质对待。

应指出的是,在手性药物中,来自天然产物或由天然产物衍生的手性药物占很大的比例,如奎宁、紫杉醇、喜树碱、青蒿素、长春西汀、石杉碱甲和许多通过发酵产生的药物如红霉素、青霉素等。天然产物药物是人类最早得益的手性药物重要资源,也是现代合成药物的基础。当前手性药物的研究已成为国际新药研究的主要方向之一。

习　题

1. 判断下列化合物有无旋光异构体。如有，将各对映体用费歇尔投影式表示并标明 R、S 构型。
   (1) 3-溴己烷　　　　(2) 3-甲基-3-氯戊烷　　　　(3) 2-甲基-1,2-二溴丁烷
   (4) 1,3-二氯戊烷　　　(5) 2,2,5-三甲基-3-氯己烷

2. 在 25℃时，将某激素药物 0.5g 溶解在 100mL 乙醇中，溶液注满 25cm 的旋光管，偏振的钠光测得的旋光度为 +2.16°，计算该药物的比旋光度。

3. 下列化合物各有几个手性碳原子？

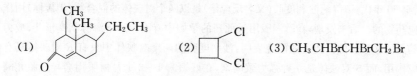

(1)　　　　　　　　　　　(2)　　　　　(3) $CH_3CHBrCHBrCH_2Br$

4. 以下是乳酸的四个费歇尔投影式，指出互为相同的构型。

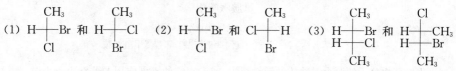

5. 指出下列各组中两个化合物的关系（相同化合物、对映体或非对映体）。

(1) H—Br 和 H—Cl　　(2) H—Br 和 Cl—H　　(3) H—Br 和 H—CH₃

6. 化合物 D(C_4H_9Br)，与氢氧化钠醇溶液反应后生成无旋光活性的化合物 E；但 D 与氢氧化钠的水溶液反应后，则生成外消旋体(±)-F，试写出 D、E、F 的结构式。

7. 在光的作用下，S-2-甲基-1-氯丁烷与控制量的氯气发生取代反应，生成二氯代产物的混合物，并分离得到 A：2-甲基-1,4-二氯丁烷和 B：2-甲基-1,2-二氯丁烷。其中一种产物有旋光性，另一种产物无旋光性，分别用费歇尔投影式写出它们的结构式。

8. 有一旋光性化合物 A (C_6H_{10})，能与硝酸银的氨溶液作用生成白色沉淀 B (C_6H_9Ag)。将 A 催化加氢生成 C (C_6H_{14})，C 没有旋光性。试写出 B、C 的构造式和 A 的对映异构体的投影式，并用 R、S 命名法命名。

9. 选择题
   (1) D-(+)-甘油醛经温和氧化，生成的甘油酸经测定是左旋的，此甘油酸应记为_____。
   　　A. D-(+)甘油酸　　B. L-(+)-甘油酸　　C. D-(−)-甘油酸　　D. L-(−)-甘油酸
   (2) 下列化合物中，存在内消旋体的是_____。
   　　A. 2,3-二溴丁烷　　B. 1,4 二溴戊烷　　C. 1,4-二溴丁烷　　D. 2,3-二溴戊烷
   (3) 下列化合物中具有旋光异构的是_____。
   　　A. $CH_3CH_2CHBrCH_3$　　　　　　　　B. $CH_3CH_2CHBrCH_2CH_3$
   　　C. $(CH_3)_2CHCHBrCH(CH_3)_2$　　　　D. $CH_3CH_2CBr_2CH_3$

(4) 下列分子中无手性的是_____。

A.

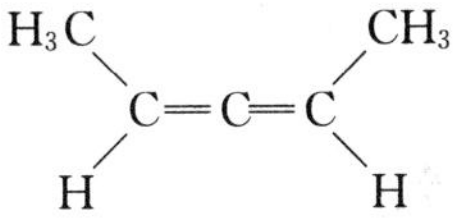

B. 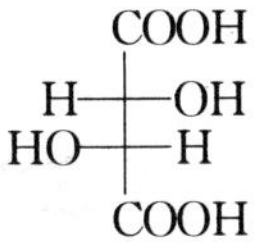
$$\begin{array}{c} COOH \\ H—\!\!\!\!|—OH \\ HO—\!\!\!\!|—H \\ COOH \end{array}$$

C.

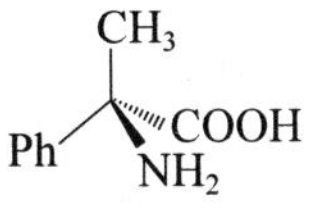

D.

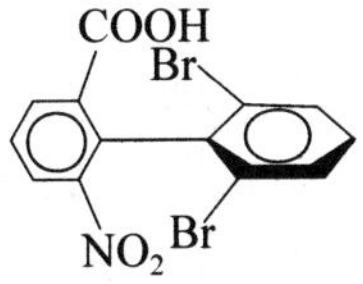

（桂林医学院　顾生玖　　潍坊医学院　王雪耘）

第五章 芳香化合物

在有机化学发展的初期,化学家们把从天然树脂、香精油中提取的一些具有特殊芳香气味的物质称为芳香化合物。研究这些芳香化合物发现:它们往往都有"苯"这样的一个结构单元,于是人们将苯及含有苯环结构的化合物统称为芳香化合物。随着研究的深入,芳香化合物这一名词的含义又有了新的发展,现在人们将具有特殊稳定性的不饱和环状化合物称为芳香化合物。从结构上看,芳香化合物一般都具有平面或接近平面的环状结构,键长趋于平均化,并具有较高的 C/H 比值。从性质上看,芳香化合物的芳环一般都难以氧化、加成,而易于发生亲电取代反应,它们还具有一些特殊的光谱特征,上述这些特点,就是化学语言上所说的芳香性(aromaticity)。

根据芳香化合物环形和形成环原子的不同,可分为三类:苯型芳香烃、非苯型芳香烃和芳香杂环化合物。

芳香烃(aromatic hydrocarbon)一般是指含有苯环结构的碳氢化合物。根据是否含有苯环可分为苯型芳香烃(benzenoid aromatic hydrocarbon)和非苯型芳香烃(nonbenzenoid aromatic hydrocarbon)。根据结构中所含苯环的数目和连接方式的不同,苯型芳香烃可分为单环芳香烃和多环芳香烃两大类。

单环芳香烃:分子中只含一个苯环的芳香烃,例如

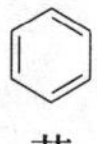

苯 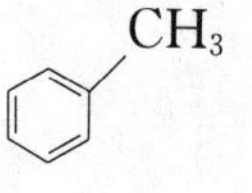　　　　　　　甲苯 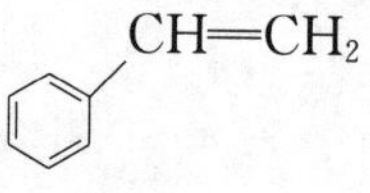　　　　　　　　　苯乙烯

多环芳香烃:含有两个或两个以上苯环结构的芳香烃。根据苯环连接方式不同,多环芳香烃又可分为三类:

第一类是多苯代脂烃,即脂肪烃分子中多个氢被苯环取代的化合物,例如

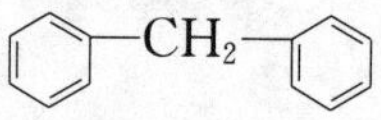

二苯甲烷 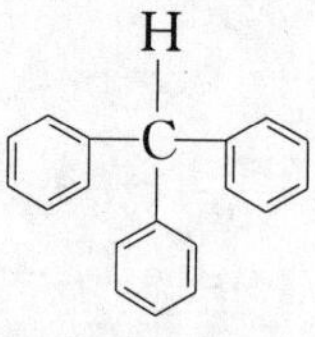　　　　　　三苯甲烷 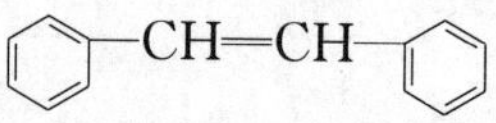　　　　　　二苯乙烯

第二类是联苯和联多苯,即苯环之间以单键连接,例如

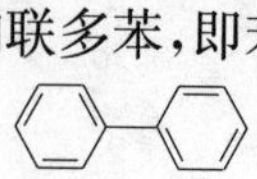

联苯 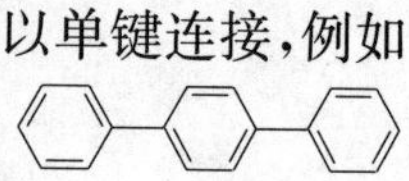　　　　　　　1,4-联三苯

第三类是稠环芳香烃，即苯环之间共用相邻两个碳原子，互相稠和而成，例如

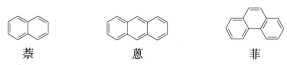

萘

蒽

菲

第一节　单环芳香烃

一、苯衍生物的异构和命名

苯是最简单的单环芳香烃。苯环上的氢原子被取代基取代而生成的化合物称为苯衍生物。根据取代基数目和取代位置的不同，苯衍生物的异构体数目和命名是不同的。

(1) 一取代苯无异构体，命名时若取代基为烷基，常以苯为母体，烷基为取代基，例如

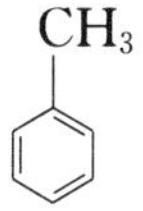

CH3
甲苯

CH2CH3
乙苯

CH2CH2CH3
正丙苯

CH3
CH
CH3
异丙苯

若苯环上连有不饱和基或结构较复杂的取代基时，把苯环作为取代基来命名，例如

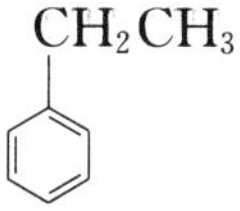

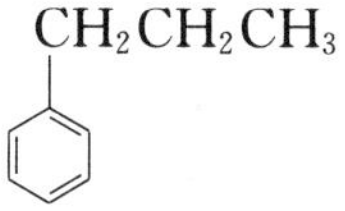

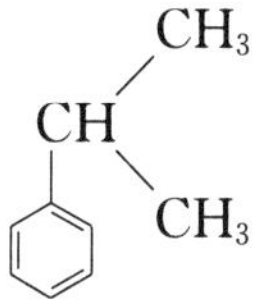

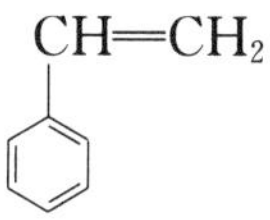

CH═CH2
苯乙烯

C≡CH
苯乙炔

CH3
CH3—CH2—CH—CH—CH3
2-甲基-3-苯基戊烷

CH2—CH═CH2
3-苯基丙烯

(2) 二取代苯有三种异构体，命名时用邻(*o*-)、间(*m*-)、对(*p*-)或 1,2-、1,3-、1,4-来表示两个烷基在苯环上的相对位置，例如

CH3
CH3
邻二甲苯
o-二甲苯
1,2-二甲苯

CH3
CH3
间二甲苯
m-二甲苯
1,3-二甲苯

CH3
CH3
对二甲苯
p-二甲苯
1,4-二甲苯

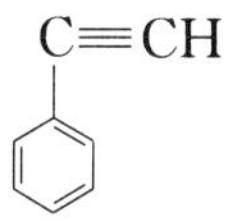

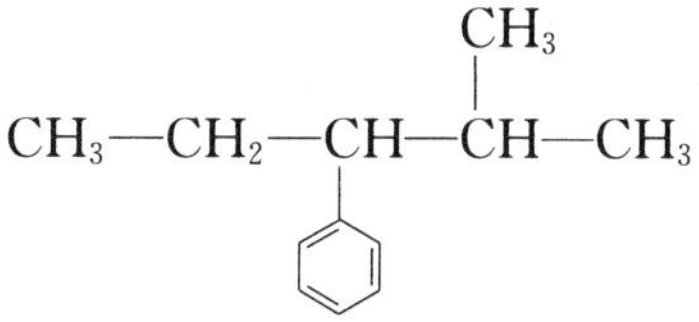

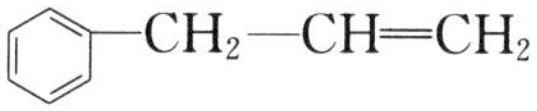

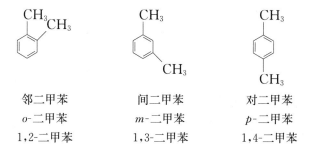

（3）三取代苯也有三种异构体,取代基相同时,命名可用连、偏、均或 1,2,3-、1,2,4-、1,3,5-表示三个烷基在苯环上的相对位置,例如

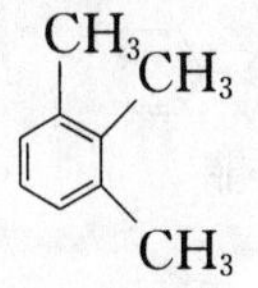

连三甲苯　　　　　偏三甲苯　　　　　均三甲苯
1,2,3-三甲苯　　　1,2,4-三甲苯　　　1,3,5-三甲苯

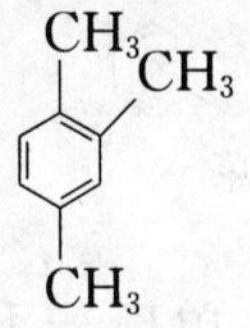

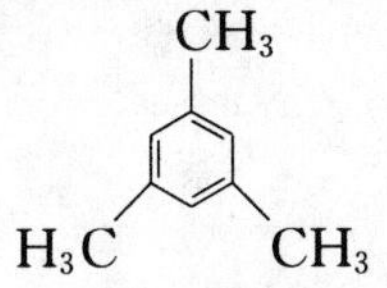

取代基不相同的三取代苯,命名时不能用连、偏、均或 1,2,3-、1,2,4-、1,3,5-表示三个烷基在苯环上的相对位置,如 4-丙基-1,3-二甲苯和 3-乙基-4-丙基甲苯的命名。

（4）苯环上连有不同烷基时,一般将最简单烷基的芳烃作为母体,例如

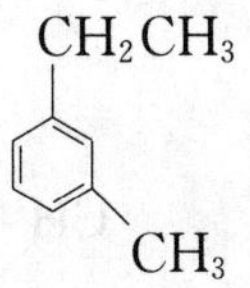

3-乙基甲苯 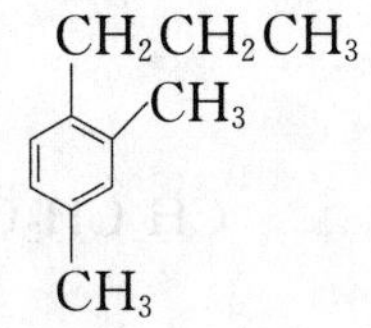　　　4-丙基-1,3-二甲苯 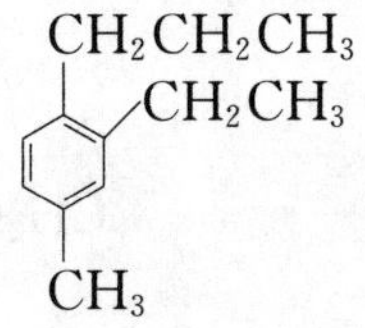　　　3-乙基-4-丙基甲苯

二、苯的结构

1. 凯库勒结构式

德国化学家凯库勒在 1865 年首次提出苯的结构式如下：

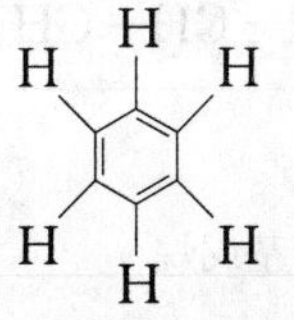

简写作

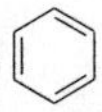

即苯分子中六个碳原子首尾相连,组成闭合的平面六元碳环,每一个碳原子上连有一个氢原子。凯库勒假定苯分子中的双键在不停地来回移动。

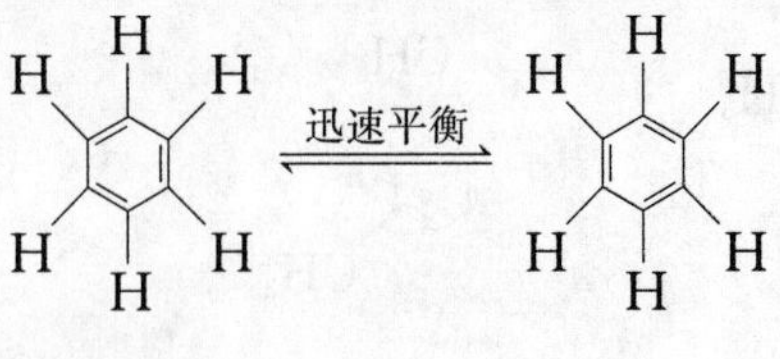

迅速平衡

2. 苯分子结构的近代概念

按照杂化轨道理论,苯分子中六个碳原子都是 sp^2 杂化,每个 sp^2 杂化碳原子

各用两个杂化轨道相互重叠形成六个碳碳 σ 键,组成正六边形,碳原子剩下的一个 sp² 杂化轨道,分别与氢原子 1s 轨道重叠形成六个碳氢 σ 键,分子中所有的原子都在同一个平面上,形成苯分子的骨架,每个碳原子的未杂化 p 轨道垂直于 σ 键所在的平面(图 5-1),它们互相平行重叠,形成环状的共轭体系,即共轭 π 键,也称大 π 键(图 5-2)。

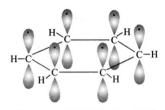

图 5-1　苯分子中的 p 轨道

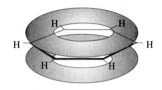

图 5-2　苯分子中大 π 键示意图

因此,苯的碳碳键长是完全等长的,六个碳氢键长也完全等长,苯的结构式也可以表示为

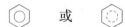

三、芳香烃的物理性质

芳香烃不溶于水,但溶于有机溶剂,如乙醚、四氯化碳、石油醚等非极性溶剂。一般芳香烃比水密度小(卤代苯和硝基苯比水密度大)。芳烃的沸点随着相对分子质量的升高而升高,在苯的同系物中一般每增加一个 CH_2 单位,沸点平均升高 30℃左右。熔点除了与相对分子质量有关外,还与结构有关,苯由于其分子结构有高度对称性而具有较高的熔点,对位异构体分子由于对称性,熔点较高,溶解度较小。常见芳烃的物理常数见表 5-1。

表 5-1　常见芳烃的物理常数

化合物	熔点/℃	沸点/℃	化合物	熔点/℃	沸点/℃
苯	5.5	80.1	联苯	70	255
甲苯	−95	110.6	二苯甲烷	26	263
邻二甲苯	−25.5	144.4	三苯甲烷	93	360
间二甲苯	−47.9	139.1	苯乙烯	−31	145
对二甲苯	13.3	138.2	苯乙炔	45	142
六甲基苯	165	264.0	萘	80	218
乙苯	−95	136.2	四氢化萘	−30	208
正丙苯	−99.5	159.2	蒽	217	354
异丙苯	−96	152.4	菲	101	340

四、单环芳香烃的化学性质

苯环中不存在孤立的碳碳双键,所以苯没有烯烃的典型性质。苯环具有特殊的稳定性,不易被氧化,也不易发生加成反应,但是容易发生取代反应。

1. 取代反应

取代反应是芳香化合物的重要反应之一。苯环上的氢可被其他原子或基团取代,因而通过取代反应,可制得多种芳香族化合物。芳香化合物的取代反应,从反应机理上最常见的是亲电取代(electrophilic substitution)。

1) 亲电取代反应机理

由于苯分子中 π 电子云集中分布在分子平面的上下两部分,和烯烃有些相似,容易受到亲电试剂的攻击。当苯与亲电试剂(E^+)接近时,苯用 π 电子首先和试剂形成 π 络合物,但这种结合是可逆的;然后试剂与苯环上的一个碳原子相连,此碳原子由原来的 sp^2 杂化转变成 sp^3 杂化,并与试剂以 σ 键结合,形成一个带有正电荷的环状中间体,即中间体正离子,或称为 σ 络合物。此时由于中间体环上出现了一个 sp^3 杂化的碳原子,破坏了原来的环状共轭体系,内能升高,不稳定,随即 σ 络合物失去一个质子,重新生成能量低的环状共轭体系苯环,同时生成亲电取代产物,即一元取代苯。反应式表示如下:

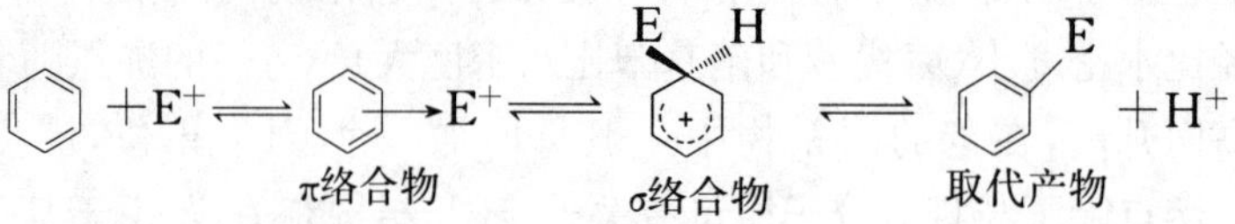

$$\text{苯} + E^+ \rightleftharpoons \text{π络合物} \rightleftharpoons \text{σ络合物} \rightleftharpoons \text{取代产物} + H^+$$

苯的重要的亲电取代反应有卤代、硝化、磺化和傅-克反应。下面将分别讨论具有代表性的苯的亲电取代反应。

2) 卤代(halogenation)

在路易斯酸,如三卤化铁的催化下,苯与氯或溴作用,生成氯苯或溴苯。

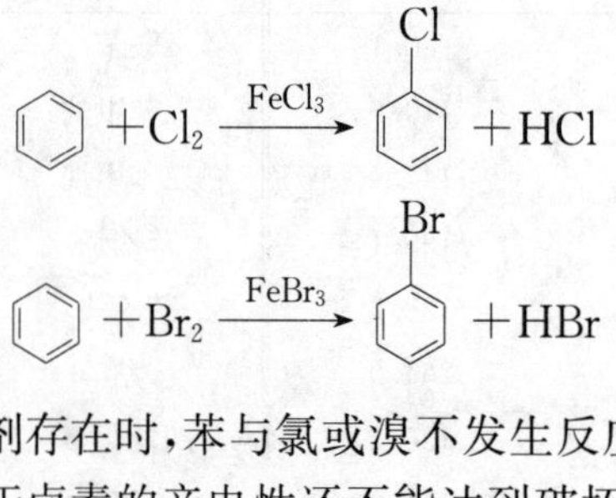

$$\text{苯} + Cl_2 \xrightarrow{FeCl_3} \text{氯苯} + HCl$$

$$\text{苯} + Br_2 \xrightarrow{FeBr_3} \text{溴苯} + HBr$$

通常情况下,无催化剂存在时,苯与氯或溴不发生反应,因此苯不能使溴的四氯化碳溶液褪色,这是由于卤素的亲电性还不能达到破坏苯环芳香性的程度。但是,卤素可被路易斯酸催化剂活化成更强的亲电试剂。路易斯酸有接受电子的能力,可使氯和溴分子极化,成为较强的亲电试剂。例如,在三氯化铁的催化下氯分子生成氯正离子,后者作为亲电试剂进攻苯环,形成 σ 络合物,最后,σ 络合物失去一个质子生成氯苯。

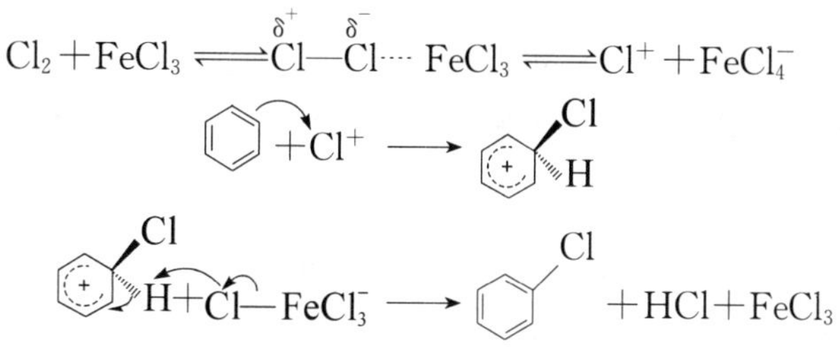

$$Cl_2 + FeCl_3 \rightleftharpoons \overset{\delta^+}{Cl} - \overset{\delta^-}{Cl} \cdots FeCl_3 \rightleftharpoons Cl^+ + FeCl_4^-$$

3) 硝化(nitration)

常用的硝化试剂是混合酸,即浓硝酸和浓硫酸的混合物。

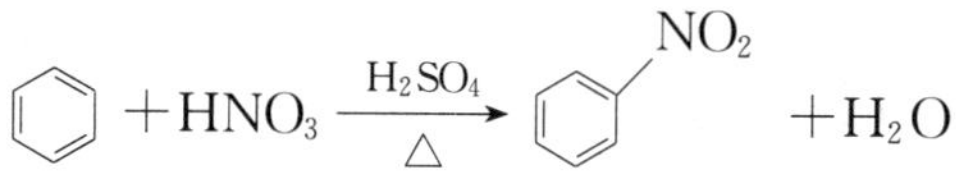

在反应中实际进攻苯环的是硝基正离子。硝基正离子的产生是由于硝酸(作为碱)在强酸(浓硫酸)的作用下先质子化,然后离去一分子的水变为硝基正离子:

$$HNO_3 + H_2SO_4 \rightleftharpoons HSO_4^- + H_2\overset{+}{O}NO_2$$

$$H_2\overset{+}{O}NO_2 \rightleftharpoons H_2O + NO_2^+$$

$$H_2O + H_2SO_4 \rightleftharpoons H_3O^+ + HSO_4^-$$

$$\overline{HNO_3 + 2H_2SO_4 \rightleftharpoons H_3O^+ + NO_2^+ + 2HSO_4^-}$$

硝基正离子的结构是直线形($O = N^+ = O$),为一强的亲电试剂,与苯作用生成硝基苯:

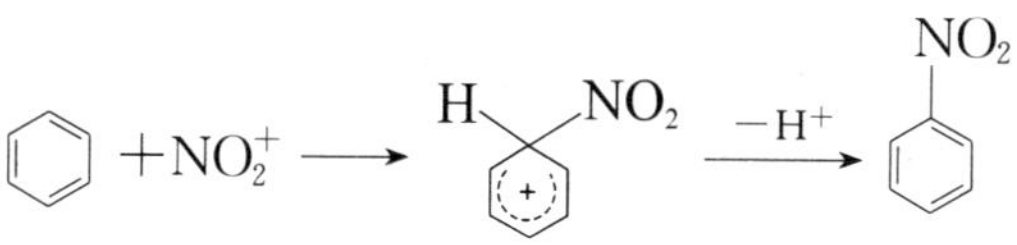

4) 磺化(sulfonation)

苯与浓硫酸在 80℃时作用,生成苯磺酸。

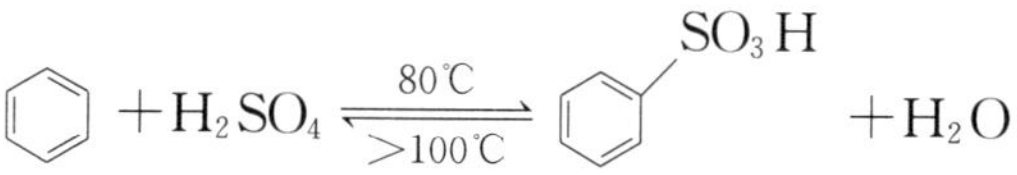

磺化反应是可逆反应,在较高温度下,苯磺酸与过热的水蒸气作用时,可以脱去磺酸基又生成苯。

一般认为三氧化硫是磺化反应的亲电试剂:

$$2H_2SO_4 \longrightarrow SO_3 + H_3O^+ + HSO_4^-$$

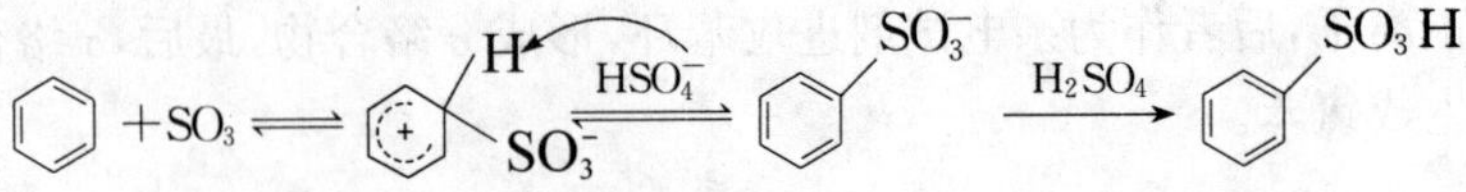

在合成上,常利用磺化反应占据或保护芳环上的某一位置,待进一步发生某反应后,再通过稀硫酸或盐酸将磺酸基除去,得到所需的化合物,例如

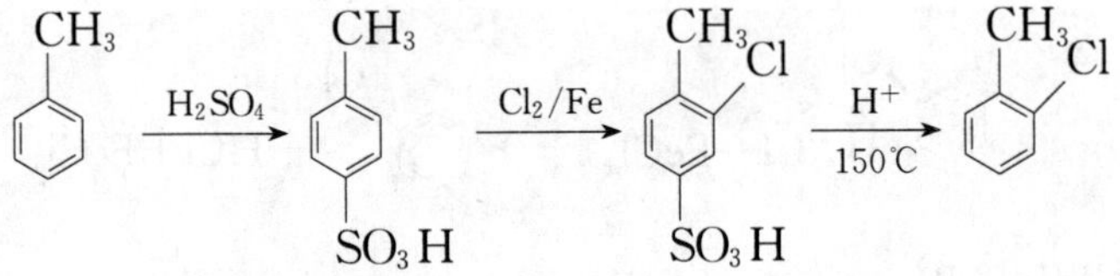

5) 傅-克(Friedel-Crafts)反应

(1) 烷基化(alkylation)。芳香烃在无水三氯化铝等路易斯酸催化下可与卤代烷作用生成烷基苯,称为傅-克烷基化反应,例如

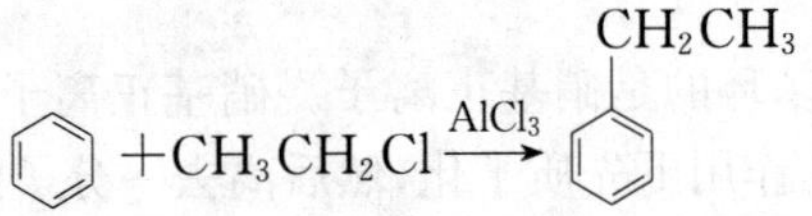

路易斯酸的作用仍是促进亲电试剂的形成。本反应中亲电试剂是碳正离子(R^+):

$$RCl + AlCl_3 \longrightarrow R^+ + AlCl_4^-$$

R^+进攻芳环,生成 σ 络合物中间体,进而失去 H^+ 变成烷基苯。

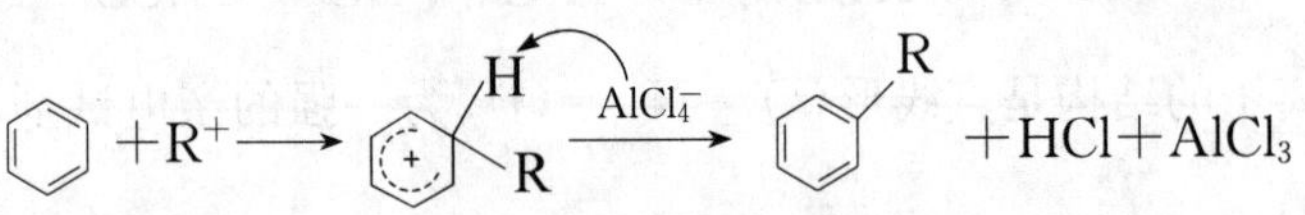

当烷基化试剂含有三个或三个以上的碳原子时,烷基往往发生异构化。异构化的原因是生成的 R^+ 发生重排生成更稳定的碳正离子,然后进攻苯环。

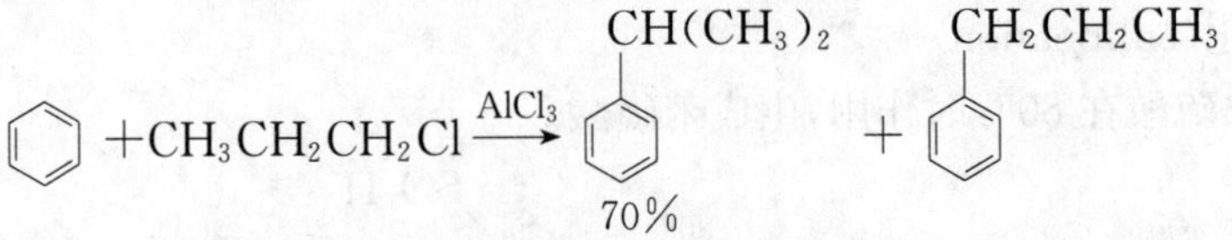

$$CH_3CH_2\overset{+}{C}H_2 \xrightarrow{\text{重排}} CH_3\overset{+}{C}HCH_3$$

在无水三氯化铝存在下,过量的芳烃与氯仿作用,反应混合物呈很深的颜色,这一显色反应可以用来检验芳烃。

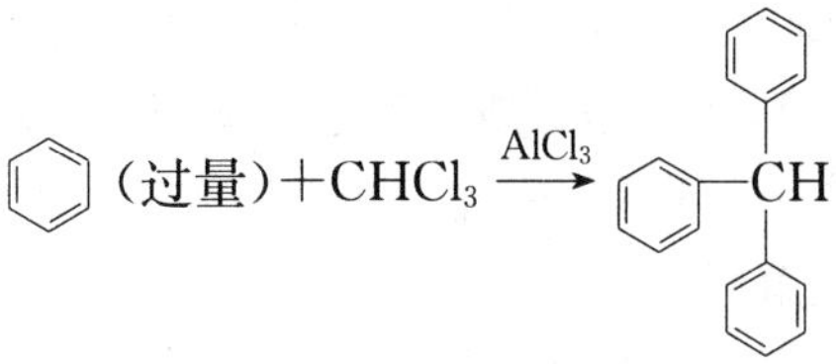

（2）酰基化（acylation）。芳香烃在无水三氯化铝等路易斯酸催化下与酰卤或酸酐等酰基化试剂作用生成芳酮,称为傅-克酰基化反应。

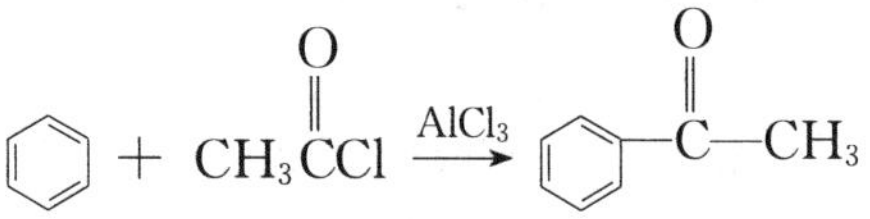

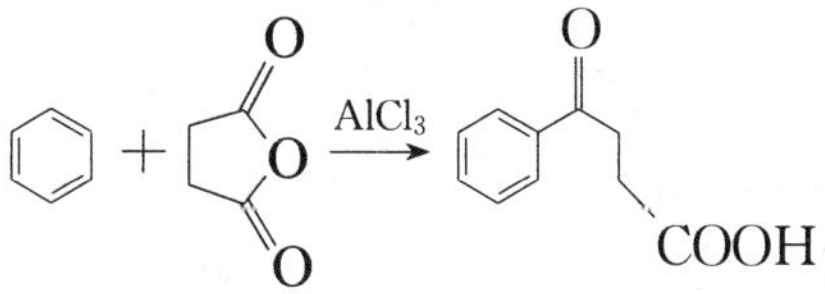

苯环上有强烈的吸电子基时,如硝基苯,则不发生傅-克烷基化和酰基化反应。

2. 苯的多元取代与定位效应

二元亲电取代是指一元取代苯再进行亲电取代反应,即苯环上的另一个氢被取代,哪一个氢被取代决定于已有取代基的性质。

另外,已有取代基的性质还影响进一步亲电取代反应的难易,如甲苯的硝化比苯容易、硝基苯的硝化比苯困难。

1）定位效应

苯环上第一个取代基有给第二个取代基指示位置的作用,通常把这种作用称为定位效应。根据定位效应不同,可把取代基分为两大类:

（1）邻、对位定位基。凡是使第二个取代基进入它的邻、对位的取代基,称为邻、对位定位基,即新导入的取代基主要进入它的邻、对位（$o+p>60\%$）。邻、对位定位基除卤素外,都能使苯环活化,亲电取代反应比苯容易进行（卤素是邻、对位定位基,但使苯环钝化,是弱的定位基）。

常见的邻、对位定位基有—O^-、—NR_2、—NHR、—NH_2、—OH、—OR、—$NHCOR$、—$OCOCH_3$、—CH_3（—R）、—C_6H_5、—F、—Cl、—Br、—I等。其结构特点是,与苯环直接相连的原子上一般只有单键,并且多数都具有未共用电子对。

（2）间位定位基。使第二个取代基进入其间位的取代基,称为间位定位基。一般使新导入的取代基主要进入它的间位（$m>40\%$）。间位定位基使苯环钝化,亲电取代反应比苯难于进行。

间位定位基主要有—N^+R_3、—NO_2、—CF_3、—CCl_3、—CN、—SO_3H、—CHO、

—COR、—COOH、—COOR、—CONH₂ 等。其结构特点为与苯环直接相连的原子上一般有重键或正电荷,或者是强烈的吸电子基团(—CF₃)。

以上取代基是按其对苯环活化或钝化能力递减的顺序排列的。

2) 定位规律的理论解释

苯是高度对称的分子,环上电子云密度完全平均化。但是,当苯环上有了一个取代基后,由于取代基对苯环的影响(诱导效应和共轭效应),苯环上电子云密度发生了变化。+I 和+C 效应使苯环上的电子云密度增加。—I 和—C 效应使苯环上的电子云密度降低。

(1) 间位定位基的共同特点是具有吸电子效应。它们或是具有吸电子诱导效应(—I),或是同时具有吸电子诱导效应和吸电子共轭效应(—I 和—C)。

以硝基为例,硝基上的氮原子和氧原子其电负性都比碳原子大,因而具有强烈的吸电子诱导效应,使苯环上的电子云偏向硝基,苯环上的电子云密度降低,苯环钝化;同时硝基上的 π 轨道和苯环上的 π 轨道共轭,使间位的钝化程度比邻、对位的小。因而,硝基苯的亲电取代反应比苯难,而且主要生成间位产物。

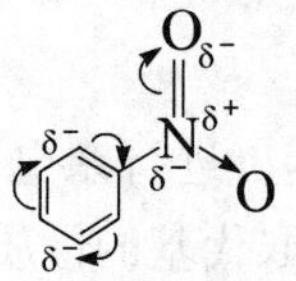

(2) 邻、对位定位基中的烷基具有给电子诱导效应和超共轭效应,使苯环上的电子云密度增加,即使苯环活化,并且邻、对位的电子云密度大于间位。

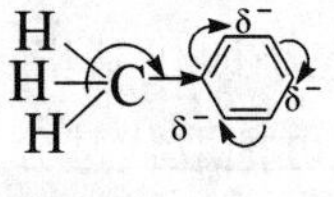

(3) 具有未共用电子对的取代基(卤素除外),如 O、N。虽然氧、氮等原子因其电负性比碳原子的大而具有吸电子诱导效应(—I),但是因其具有未共用电子对的 p 轨道能与苯环上的大 π 键发生 p-π 共轭,而具有给电子共轭效应(+C),而且+C>—I,总的结果是使苯环上的电子云密度增加,使苯环活化,并且邻、对位的活化程度更高。

(4) 卤素比较特殊。氯原子的电负性比碳原子的大,具有吸电子诱导效应(—I),同时,氯原子上的未共用电子对与苯环发生 p-π 共轭,具有给电子的共轭效应(+C),但+C<—I,综合电子效应的最终结果是使苯环上的电子云密度

降低,使苯环钝化。但＋C使邻、对位的电子云密度较间位大,因而是邻、对位定位基。

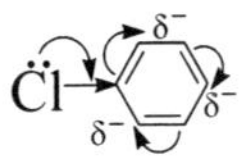

综上所述,常见取代基的定位效应见表5-2。

表5-2 取代基在亲电取代反应中的定位效应

性能	邻、对位定位基					间位定位基	
强度	最强	强	中	弱	弱	强	最强
取代基	—O⁻	—NR₂ —NHR —NH₂ —OH —OR	—NHCOR —OCOCH₃	—NHCHO —C₆H₅ —CH₃* —CR₃*	—F —Cl、—Br、—I —CH₂Cl —CH=CHCO₂H —CH=CHNO₂	—CHO、—COR —COOH、—COOR —CONH₂、—SO₃H —CN、—NO₂ —CF₃*、—CCl₃*	—N⁺H₃ —N⁺R₃
电子效应	给电子诱导,给电子共轭	吸电子诱导小于给电子共轭 *给电子诱导			吸电子诱导大于给电子共轭	吸电子诱导、吸电子共轭 *只有吸电子诱导	吸电子诱导效应
性质	活化基					钝化基	

$—CHO$

表5-2中—CH₃为活化基团,若甲基上的氢逐步被氯取代,就由原来的给电子效应转为逐步增强的吸电子效应,原来的弱活化基团转为钝化基团。

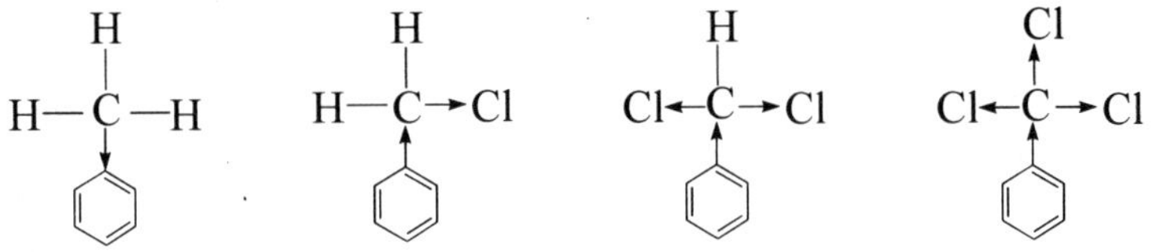

活化　　　微弱钝化　　　中等钝化　　　强钝化

3) 二元取代苯的定位规律

在苯环上已有两个取代基时,可以综合分析两个取代基的定位效应来推测亲电取代反应中第三个取代基进入的位置。

(1) 两个取代基的定位效应一致时,则第三个取代基进入的位置由原取代基共同决定,例如

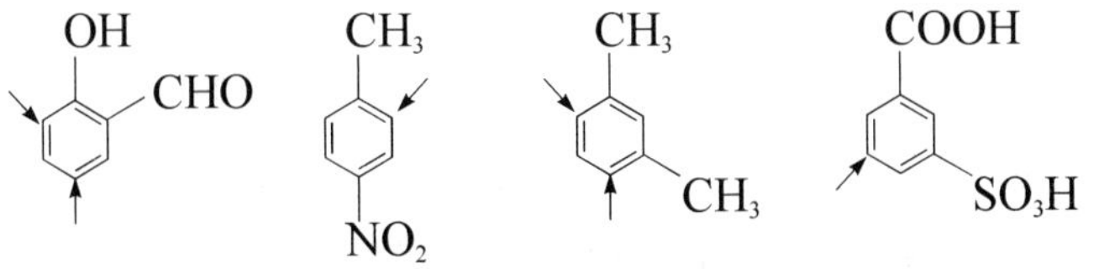

（2）两个取代基的定位效应不一致时，其中一个取代基是邻、对位定位基，另一个是间位定位基时，则第三个取代基进入的位置由邻、对位定位基决定，例如

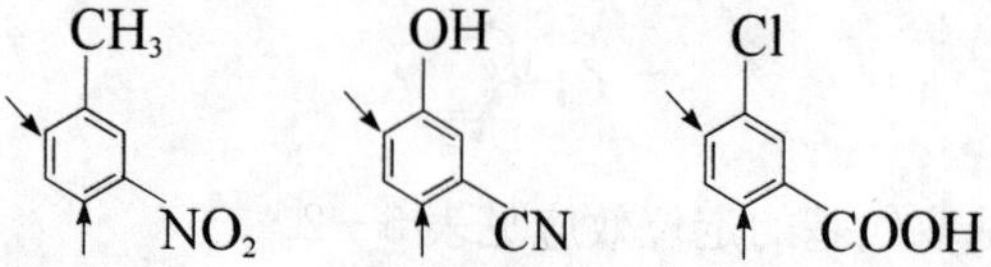

（3）两个取代基属于同一类定位基，但定位不一致时，则第三个取代基进入的位置主要由定位效应强的取代基决定，例如

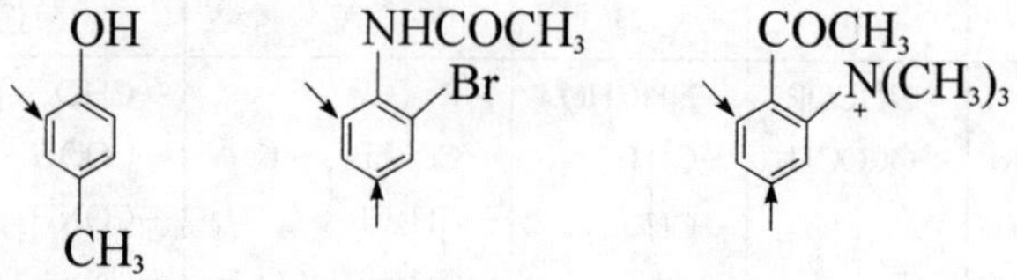

（4）空间位阻效应。苯环上的取代还受空间位阻的影响，例如

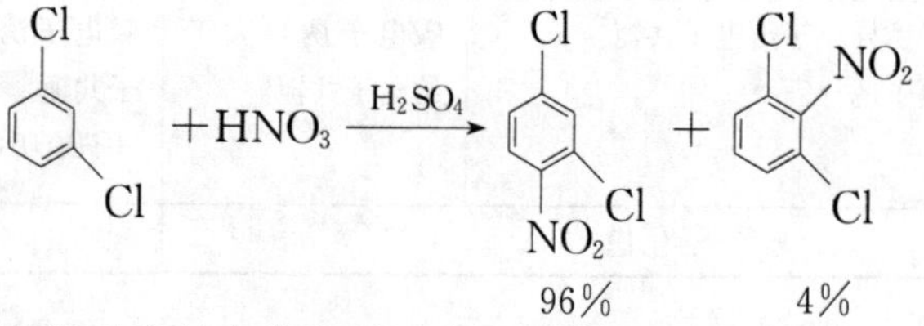

苯环上亲电取代反应的定位规律，可以用来预测反应的主要产物，指导多取代苯的合成，设计合理的合成路线。

3. 氧化反应

具有 α-氢的烷基苯可以被 $KMnO_4$、$K_2Cr_2O_7$、HNO_3 等强氧化剂氧化，也可以被 O_2 催化氧化，并且不论烃基碳链的长短，都被氧化成羧基，但烃基与苯环直接相连的碳原子上无氢原子时一般不能被氧化，例如

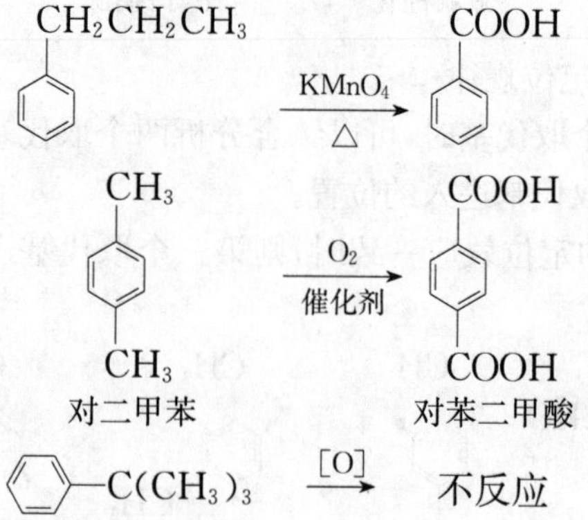

只有在剧烈的特殊条件下反应，苯环才会破裂，例如

$$\text{（图）} \xrightarrow[\text{V}_2\text{O}_5,500\text{℃}]{\text{O}_2} \text{（图）}$$

顺-丁烯二酸酐

4. 加成反应

苯环具有特殊的稳定性,一般不易发生加成反应,只有在特殊的条件下,才能起加成反应,例如

$$\text{（CH}_3\text{苯）} +3\text{H}_2 \xrightarrow[\text{0.3MPa}]{\text{PtO}_2,30\text{℃}} \text{（CH}_3\text{环己烷）}$$

在光照下,苯可与氯或溴发生自由基加成反应,生成六氯环己烷(农药六六六)或六溴环己烷。

$$\text{（苯）} +3\text{Cl}_2 \xrightarrow{h\nu} \text{（六氯环己烷）}$$

第二节　稠环芳香烃

分子中含有两个或两个以上的苯环,它们通过共用两个碳原子互相稠合,这样的芳香烃称为稠环芳香烃,例如

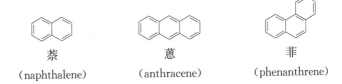

萘　　　　　　　　蒽　　　　　　　　菲
(naphthalene)　　(anthracene)　　(phenanthrene)

一、萘

萘是最简单的稠环芳香烃,分子式为 $C_{10}H_8$,由两个苯环稠合而成。萘分子中碳原子和氢原子都在同一平面内,每个碳原子都是 sp^2 杂化,三个 sp^2 杂化轨道与相邻原子形成三个 σ 键,未杂化的 p 轨道互相平行重叠,垂直于 σ 键所在平面,形成闭合的共轭体系,因此萘分子比较稳定。

萘的构造式的表示方法与苯相似,但是萘分子中 π 电子云并没有完全平均化,碳碳键长也并不相等,芳香性比苯差。

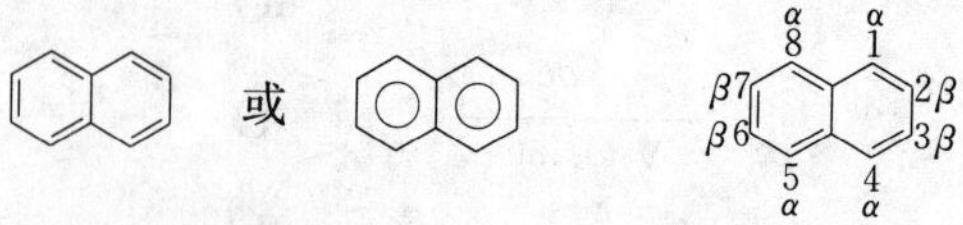

萘分子中,1、4、5、8 四个位置是等同的,称为 α 位,2、3、6、7 四个位置是等同的,称为 β 位。由于 α 位电子云密度比 β 位大,因而萘的亲电取代反应主要发生在 α 位。萘的主要化学性质如下:

1. 亲电取代反应

由于两个苯环的共轭作用,使得萘环上电子云密度大于苯,因此萘的亲电取代反应比苯容易。亲电取代反应主要发生在 α 位。

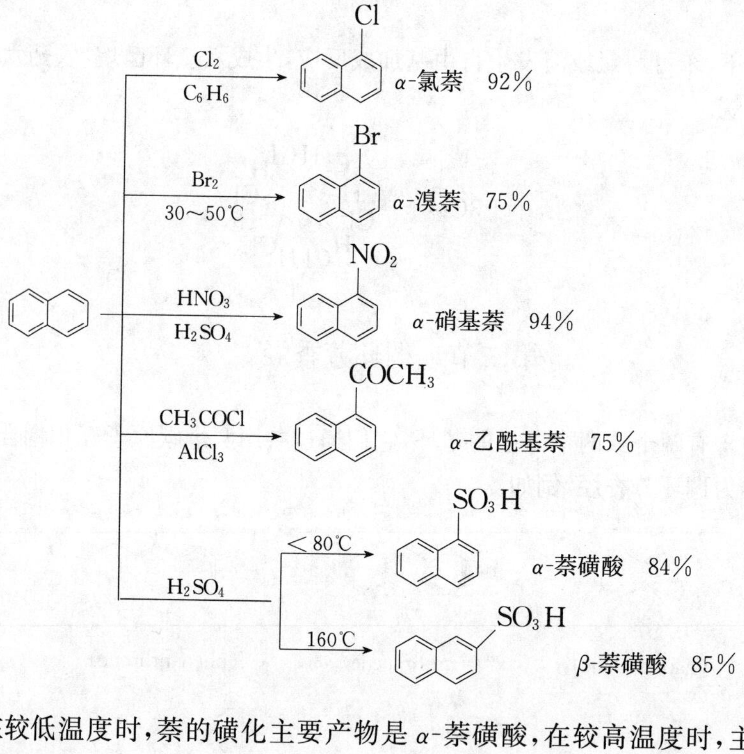

在较低温度时,萘的磺化主要产物是 α-萘磺酸,在较高温度时,主要产物是 β-萘磺酸。

一元取代萘再进行亲电取代反应时,第二个取代基进入的位置,由环上原有取代基的定位效应和反应条件决定。当环上取代基是邻、对位定位基时,主要发生同环取代反应;当取代基是间位定位基时,主要发生异环取代反应,例如

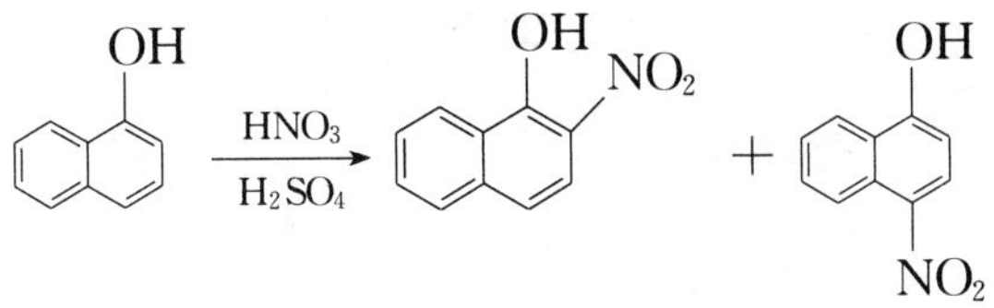

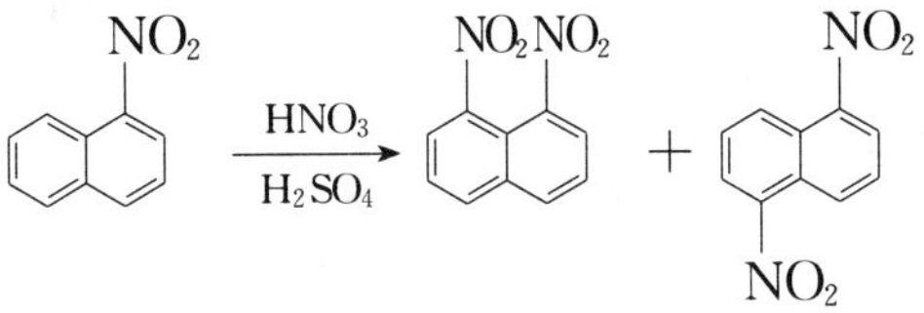

2. 还原反应

萘的芳香性比苯差,萘比苯容易发生加成反应。

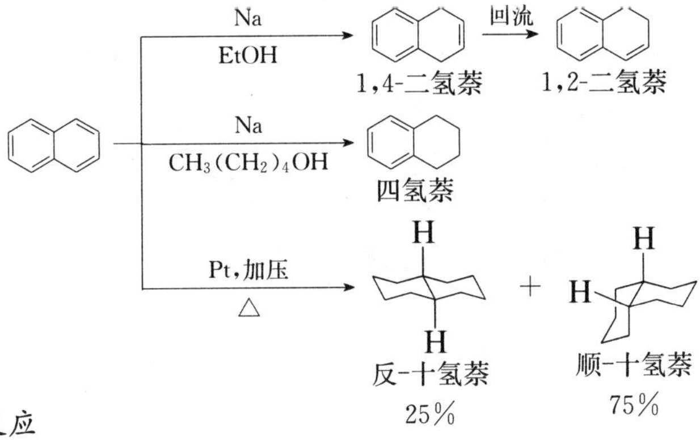

3. 氧化反应

与苯相比,萘容易被氧化。

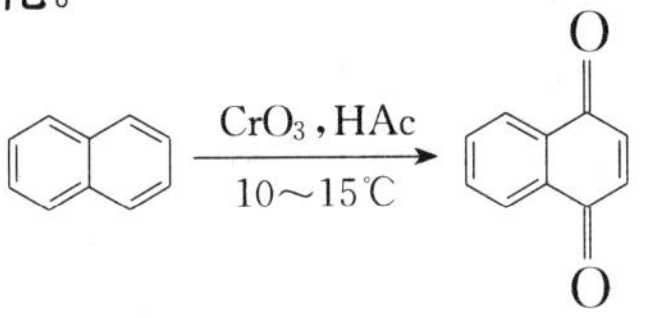

萘在更剧烈条件下,能氧化开环生成邻苯二甲酸酐。

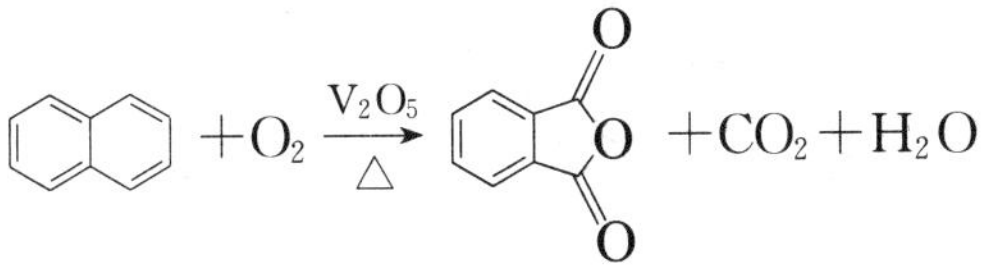

二、蒽和菲

蒽和菲都是由三个苯环稠合而成的。蒽分子中三个苯环排成一条直线,而菲

分子中苯环排列成折曲线,编号方法分别为

蒽和菲与苯相似,分子中所有原子共平面,形成闭合的共轭体系。但芳香性比苯和萘差。

通常,取代和氧化反应都发生在 9、10 位上。

三、稠环芳香烃与致癌烃

目前已确认,许多稠环芳香烃如苯并[a]蒽、1,2-苯并[a]芘有致癌作用。

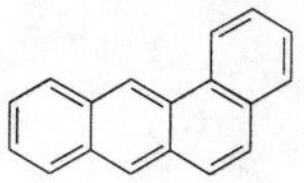

苯并[a]蒽 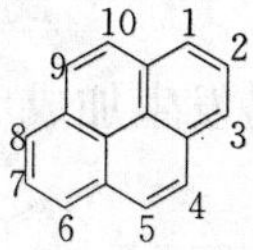　　　　　　芘 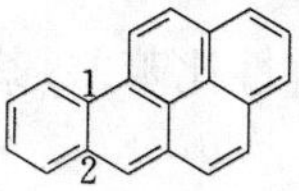　　　　　　1,2-苯并[a]芘

研究表明:1,2-苯并[a]芘进入人体后能被氧化成活泼的环氧化物,后者与细胞的 DNA(脱氧核糖核酸)结合,引起细胞变异。因此 1,2-苯并[a]芘是强致癌物质。煤、石油、木材、烟草等不完全燃烧时都产生这种致癌烃。在环境监测项目中,空气中的 1,2-苯并[a]芘含量是监控的重要指标之一。

第三节　非苯芳香烃

前面讨论的芳香化合物都具有苯环,苯环在结构上表现为成环碳原子在同一平面且以 sp^2 杂化形成闭合共轭体系,键长平均化;在化学性质上表现出环的特殊稳定性,不易发生加成反应和氧化反应,较易发生取代反应,具有芳香性。而许多单环闭合共轭多烯分子结构虽不具有苯环特征,但也具有芳香性。

一、休克尔规则

为了揭示芳香性化合物的本质,1931 年休克尔(Hückel)提出了一个判断某一化合物是否具有芳香性的规则。按此规则,芳香性化合物必须具备三个条件:①分子具有平面环状结构;②构成环的所有原子都是 sp^2 杂化(在某些情况下,也可以是 sp 杂化),它们未杂化的 p 轨道形成一个环状共轭体系;③π 电子总数等于 $4n+2$(n 为自然数 0、1、2、3、…)。

这就是著名的休克尔规则。休克尔规则也称为 $4n+2$ 规则。

苯是单环平面共轭体系,具有 6 个 π 电子,符合休克尔规则($n=1,4n+2=6$),因而具有芳香性。环丁二烯和环辛四烯分别含有 4 个和 8 个 π 电子,不符合 $4n+2$

规则,因而不具有芳香性。事实上,环辛四烯分子中的 8 个碳原子也不在同一个平面上。

萘、蒽、菲等稠环芳烃,分子中也具有平面、环状共轭体系,π 电子数符合 $4n+2$,因而具有芳香性。

凡符合休克尔规则而没有苯环结构的烃称为非苯芳香烃。非苯芳香烃包括一些芳香性离子和环状共轭多烯。

二、环丙烯正离子

环丙烯分子中有 2 个 π 电子,符合 $4n+2(n=0)$ 规则,但这 2 个 π 电子定域在两个碳原子之间,不能形成环状的共轭体系,故没有芳香性。而环丙烯正离子却是最简单的非苯芳香体系,2 个 π 电子离域在由 3 个碳原子组成的共轭体系中,构成了芳香大 π 键。

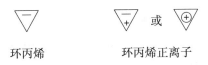

环丙烯　　　　　　　　　　　环丙烯正离子

三、环戊二烯负离子

环戊二烯分子中含有两个 π 键,只有 4 个 π 电子,不符合休克尔规则,没有芳香性,但当它与金属钠或镁作用时,可以生成环戊二烯负离子。

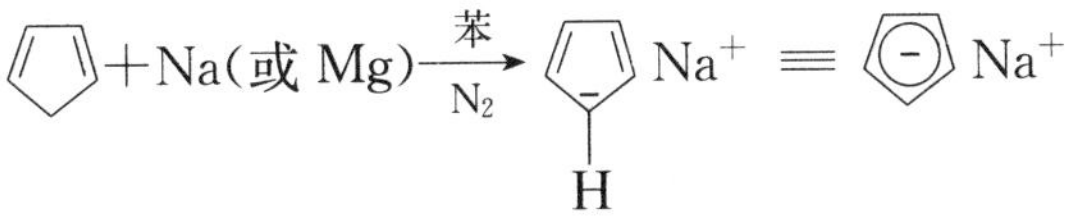

$$\bigpentagon + Na(或\ Mg) \xrightarrow[N_2]{苯} \underset{H}{\bigpentagon} Na^+ \equiv \ominus \bigpentagon Na^+$$

环戊二烯负离子中的负碳离子为 sp^2 杂化,未杂化的 p 轨道中有两个电子,因此环戊二烯负离子具有平面环状共轭体系,共有 6 个 π 电子,符合 $4n+2(n=1)$ 规则,所以具有芳香性。

四、环辛四烯二负离子

环辛四烯也无芳香性,π 电子数不符合 $4n+2$ 规则,而且环不是平面结构,若环辛四烯在四氢呋喃中与金属钾作用,则可生成二价负离子,π 电子数增加为 10 个,符合休克尔规则,而且体系由原来的船型转变为平面结构,所以具有芳香性。

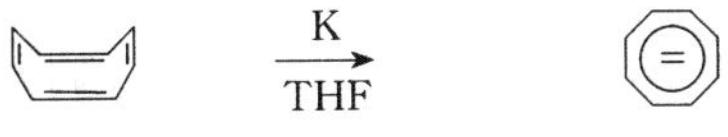

$$环辛四烯 \xrightarrow[THF]{K} 环辛四烯二负离子$$

环辛四烯　　　　　　　　　　　环辛四烯二负离子

五、轮烯

轮烯属于单、双键交替的大环多烯烃类化合物。这类大环化合物只要符合下列条件也具有芳香性：

(1) 共平面性或接近于平面性；

(2) 轮内的氢原子之间没有或很少有空间排斥作用；

(3) π 电子数目符合 $4n+2$ 规则。

[10]轮烯和[14]轮烯(名称中的[10]和[14]表示构成轮烯的碳原子数目)的 π 电子数目分别为 10 和 14，符合 $4n+2$ 规则，但因环太小，轮内氢原子之间排斥力太大，致使碳环不在一个平面上，故无芳香性。

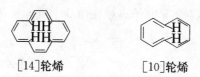

　　　　[14]轮烯　　　　　　　　[10]轮烯

[18]轮烯具有 18 个 π 电子，符合 $4n+2$ 规则，轮内氢原子之间排斥力很小，碳环为平面结构，故有芳香性。[18]轮烯为结晶固体，加热至 230℃ 仍不分解，是一个典型的大环芳香化合物。

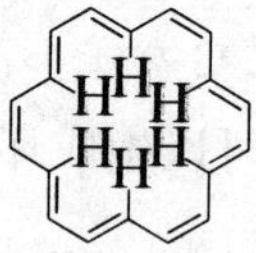

[18]轮烯

第四节　芳香杂环化合物

构成环的原子除碳原子以外，还含有其他原子的环状化合物，称为杂环化合物(heterocyclic compound)。环上除碳原子以外的原子称为杂原子。

杂环化合物种类繁多，数量庞大，是有机化合物中数目最庞大的一类。杂环化合物在自然界中分布广泛，许多天然杂环化合物在动、植物体内具有重要的生理活性。例如，中草药中的有效成分生物碱、苷类、叶绿素、血红素、核酸的碱基等。在现代药物中，无论是天然的还是合成的，大部分属于杂环化合物。例如，具有降血脂作用的腺嘌呤核苷，抗肿瘤药物喜树碱、紫杉醇等都是含有杂环的化合物。

本节讨论的杂环化合物的环较稳定，具有不同程度的芳香性，这类杂环化合物也常称为芳香杂环化合物(aromatic heterocyclic compound)。

一、芳香杂环化合物的分类和命名

1. 芳香杂环化合物的分类

芳香杂环化合物按照环的形状可分为单杂环和稠杂环两类。单杂环又可按照环的大小分为五元杂环和六元杂环。稠杂环分为苯稠杂环(苯环与单杂环稠合形成的)和杂稠杂环(两个或多个单杂环稠合形成的),见表5-3。

表5-3 常见芳香杂环化合物的结构和名称

种　类		重要芳香杂环化合物
单杂环	五元杂环	呋喃 furan　噻吩 thiophene　吡咯 pyrrole　噻唑 thiazole　吡唑 pyrazole　咪唑 imidazole
	六元杂环	吡啶 pyridine　哒嗪 pyridazine　嘧啶 pyrimidine　吡嗪 pyrazine
稠杂环	苯稠杂环	喹啉 quinoline　异喹啉 isoquinoline　吲哚 indole
	杂稠杂环	嘌呤 purine　喋啶 pteridine

2. 芳香杂环化合物的命名

芳香杂环化合物的命名目前通常采用"音译法",即按英文名称的读音,选用同音汉字左边加上一个"口"字偏旁命名,"口"字旁作为杂环的标志,例如

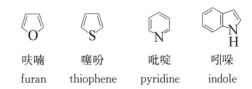

呋喃 furan　　噻吩 thiophene　　吡啶 pyridine　　吲哚 indole

芳香杂环化合物的命名,首先要确定它的母环基本名称,然后对母体杂环进行

编号,再将取代基的名称放在杂环基本名称前面,并表明位置编号。对母体杂环编号见表 5-3,从杂原子开始沿着环编号,有四种情况:

(1)当环上只有一个杂原子时,杂原子是 1 号。也可从靠近杂原子的碳开始,依次用 α、β、γ 进行编号,例如

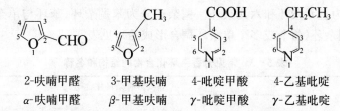

2-呋喃甲醛　　　3-甲基呋喃　　　4-吡啶甲酸　　　4-乙基吡啶

α-呋喃甲醛　　　β-甲基呋喃　　　γ-吡啶甲酸　　　γ-乙基吡啶

(2)当环上有几个相同的杂原子时,应从连有 H(或取代基)的杂原子开始编号,并尽可使杂原子编号最小,例如

吡唑　　　　　　　　咪唑

(3)如果环上有多个不同的杂原子时,则按 O、S、N 顺序依次编号,例如

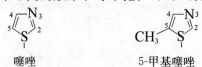

噻唑　　　　　　　5-甲基噻唑

(4)少数稠杂环按特定的顺序编号,例如

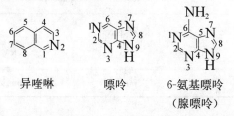

异喹啉　　　　嘌呤　　　6-氨基嘌呤

（腺嘌呤）

二、五元杂环化合物

1. 五元杂环化合物的结构

吡咯、呋喃、噻吩这三个杂环化合物中,碳原子与杂原子均为 sp^2 杂化,并各用两个 sp^2 杂化轨道互相连接成 σ 键,形成一个平面环状结构。每个碳原子及杂原子均有一个未参与杂化的 p 轨道,碳原子 p 轨道上有一个 p 电子,而杂原子 p 轨道中有两个 p 电子,五个 p 轨道互相平行重叠,形成一个环形封闭的六个 π 电子的共轭体系,符合休克尔的 $4n+2$ 规则,因此这三个化合物具有一定的芳香性,故称它们为芳香杂环化合物,如图 5-3 所示。

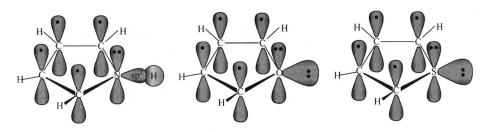

图 5-3　吡咯、呋喃、噻吩的结构示意图

　　吡咯、呋喃、噻吩的芳香性都比苯差,这是由于杂原子(N、O、S)的电负性比碳大,杂环上的 π 电子云密度不像苯那样均匀,因此它们的稳定性比苯差。由于碳、氮、氧、硫的电负性的次序为 O(3.5)＞ N(3.0)＞S(2.5)～C(2.5),和对环给电子的能力正好相反,即在这三个芳香杂环化合物中,噻吩中的硫最易供给环电子,呋喃中的氧最不易供给环电子,所以这二个芳香杂环化合物与苯的稳定性次序为苯＞噻吩＞吡咯＞呋喃。

　　由于这三个芳香杂环化合物中,杂原子电负性较碳原子大,诱导效应使碳原子与杂原子之间 σ 键电子云偏向杂原子。但在芳香体系的五元杂环中,杂原子上有一对 p 电子参与共轭体系,电子云平均化的结果,使杂原子上的电子云向碳环上移动,碳环上电子云密度增大,因此这三个芳香杂环化合物比苯更容易发生亲电取代反应。由于氮原子与氧原子在电负性上的差异,使得吡咯的碳原子较呋喃更容易离域,环上碳原子的电子云密度更大一些。因此,吡咯的亲电取代活性大于呋喃。虽然噻吩中硫原子的电负性小于呋喃中的氧原子,但由于噻吩中硫原子提供的 3p 轨道与 π 系统的重叠不如呋喃中氧原子提供的 2p 轨道与 π 系统的重叠有效,在一定程度上影响了 π 电子云密度,使得噻吩的亲电取代反应速率较呋喃慢。因此,这三个化合物与苯的亲电取代活性次序为吡咯＞呋喃＞噻吩＞苯。

　　2. 五元杂环化合物的化学性质

　　1) 酸碱性

　　吡咯与相应的胺比较,碱性很弱(pK_b＝13.6),这是由于吡咯分子中亚氨基氮原子上未共用电子对参与了环的共轭。另外由于共轭的影响,导致氮原子上的电子云密度降低,使 N—H 键极性增加,表现出酸性(pK_a＝17.5),因此吡咯在无水条件下,能与固体氢氧化钾共热生成盐。

$$\text{（吡咯）}_{N\atop H}+KOH \xrightarrow{\triangle} \text{（吡咯）}_{N\atop K}+H_2O$$

　　2) 亲电取代反应

　　吡咯、呋喃、噻吩环上 α 位的电子云密度比 β 位大,当发生亲电取代反应时,取

代基优先进入 α 位。

(1) 卤代。吡咯、呋喃、噻吩与卤素反应激烈,卤素过量常得到多卤代物,在温和的条件下也可得到一卤代产物。

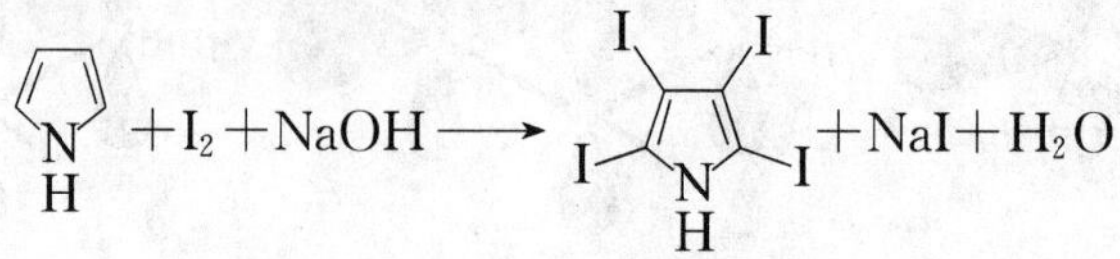

$$\text{吡咯} + I_2 + NaOH \longrightarrow \text{四碘吡咯} + NaI + H_2O$$

四碘吡咯

$$\text{呋喃} + Br_2 \xrightarrow{\text{二噁烷}} \text{α-溴呋喃}$$

α-溴呋喃

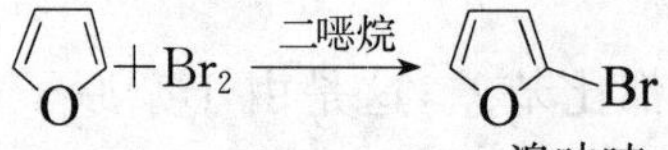

$$\text{噻吩} + I_2 \xrightarrow[0℃]{HgO/苯} \text{α-碘噻吩}$$

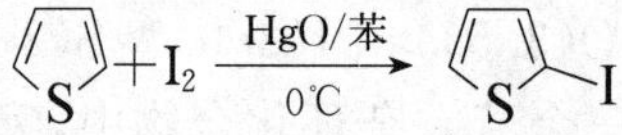

α-碘噻吩

(2) 硝化。硝化剂通常采用弱硝化剂——硝酸乙酰酯。

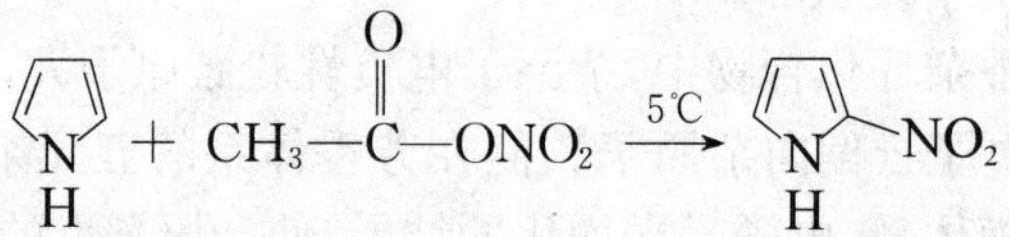

$$\text{吡咯} + CH_3-\overset{O}{\underset{}{C}}-ONO_2 \xrightarrow{5℃} \text{α-硝基吡咯}$$

α-硝基吡咯

$$\text{噻吩} + CH_3-\overset{O}{\underset{}{C}}-ONO_2 \xrightarrow{10℃} \text{α-硝基噻吩}$$

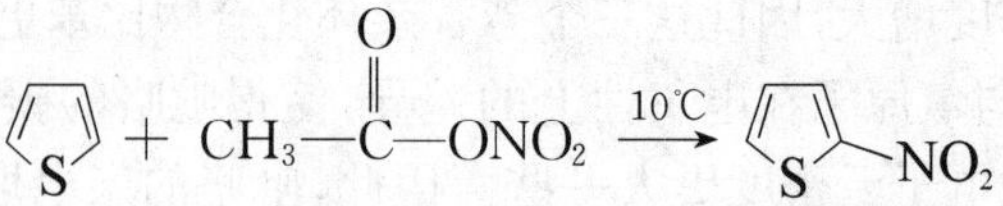

α-硝基噻吩

(3) 磺化。由于吡咯、呋喃的反应活性比噻吩大,在强酸条件下,杂原子能质子化,就会破坏环的共轭体系,环本身被破坏生成焦油。因此,吡咯和呋喃不能直接用硫酸进行磺化反应,通常采用一种温和磺化剂——吡啶磺酸。

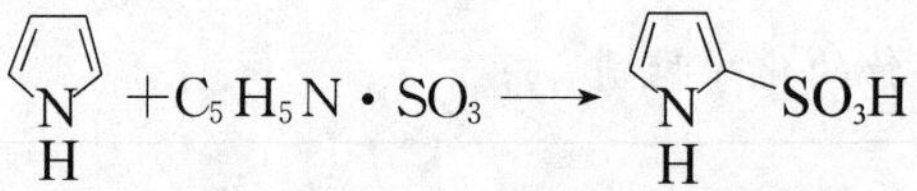

$$\text{吡咯} + C_5H_5N \cdot SO_3 \longrightarrow \text{α-吡咯磺酸} (SO_3H)$$

α-吡咯磺酸

$$\text{呋喃} + C_5H_5N \cdot SO_3 \longrightarrow \text{α-呋喃磺酸} (SO_3H)$$

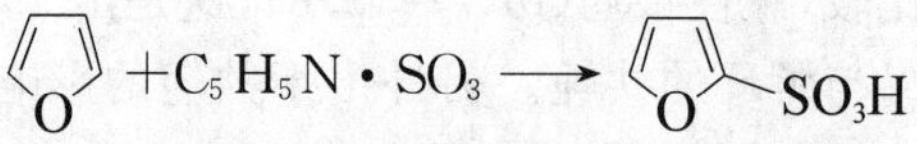

α-呋喃磺酸

噻吩较稳定可与浓硫酸进行磺化反应。

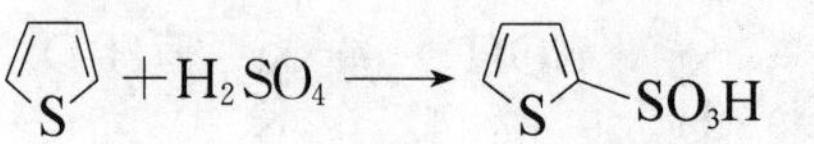

$$\text{噻吩} + H_2SO_4 \longrightarrow \text{α-噻吩磺酸} (SO_3H)$$

α-噻吩磺酸

(4) 加成反应。呋喃催化加氢则得到四氢呋喃(THF)。

$$\text{（吡咯环）} + 2H_2 \xrightarrow[120℃,3\sim4MPa]{\text{雷内镍}} \text{（四氢呋喃环）}$$
四氢呋喃

四氢呋喃是无色液体，沸点66℃，空气中允许浓度$200\mu g \cdot g^{-1}$，空气中爆炸极限$1.80\%\sim11.80\%$（体积分数），是一种重要的溶剂。

三、六元杂环化合物

1. 六元杂环化合物的结构

吡啶是含氮的六元杂环化合物，它的结构与苯相似，分子中五个碳原子和一个氮原子都以sp^2杂化轨道形成σ键，组成六元平面环状结构。碳原子的p轨道和氮原子的p轨道互相平行重叠，垂直于六元环平面，形成环状共轭体系。氮原子上未共用电子对占据另外一个sp^2杂化轨道，不参与环的共轭，是以未共用电子对的形式存在的，如图5-4所示。

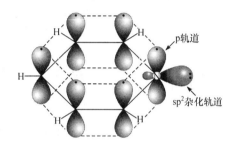

图5-4　吡啶的结构示意图

吡啶的电子结构符合休克尔规则，具有一定的芳香性，但不如苯强。由于氮的电负性比碳大，吡啶环上的电子云分布不如苯均匀，吡啶环上碳原子的电子云密度较苯低，使得吡啶比苯难发生亲电取代反应，而易发生亲核取代反应。氮原子附近电子云密度较大，能与质子结合，使吡啶具有碱性。

2. 六元杂环化合物的化学性质

1）吡啶的碱性

吡啶的pK_b为8.8，碱性比苯胺强，比氨和脂肪胺弱。原因是吡啶分子中氮原子的未共用电子对处于sp^2不等性杂化轨道上，轨道的s成分较多，电子受原子核的束缚较强，因而碱性较弱。

吡啶与无机酸作用可形成盐，例如

$$\text{（吡啶）} + HCl \longrightarrow \text{（吡啶）} Cl^-$$
吡啶盐酸盐

2）取代反应

（1）亲电取代。吡啶是具有芳香性的环状分子，吡啶与吡咯电子结构不同，吡啶氮原子参与共轭体系的p轨道中只有一个电子，环上π电子云是"流向"氮原子的。事实上,它更像硝基苯,钝化作用使亲电取代比苯困难,尤其与质子结合后,氮的吸电子能力更为加强,亲电取代反应就更难了。在强烈的反应条件下,发生卤代、硝化、磺化等一系列亲电取代反应,而不发生傅-克反应。亲电取代基主要进入 β 位。

卤代:

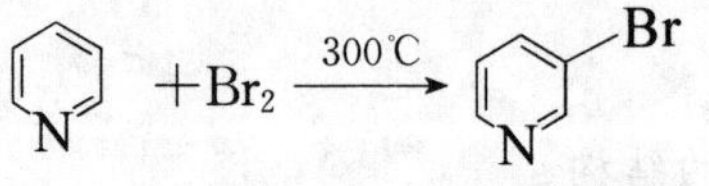

β-溴吡啶

硝化:

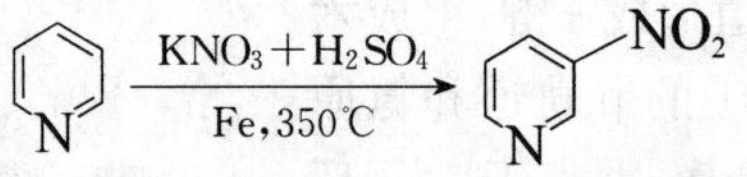

β-硝基吡啶

磺化:

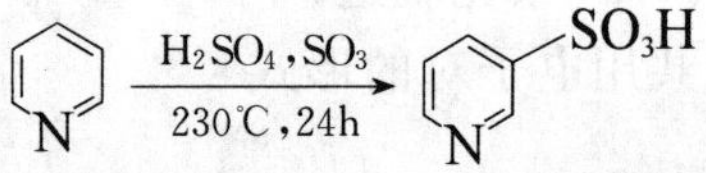

β-吡啶磺酸

(2) 亲核取代。由于吡啶环中的氮原子是一个强吸电子基团,在它的影响下,吡啶环易在 α 位或 γ 位发生亲核取代反应,其中 α 位占主导地位,这是因为氮原子在 α 位诱导效应较强。吡啶发生亲核取代反应时,由于氢是一个比较差的离去基团,故常用强碱性的亲核试剂。例如,用强碱氨基钠与吡啶进行反应,则可生成亲核取代产物 α-氨基吡啶,此反应称为齐齐巴宾(Chichibabin)反应。

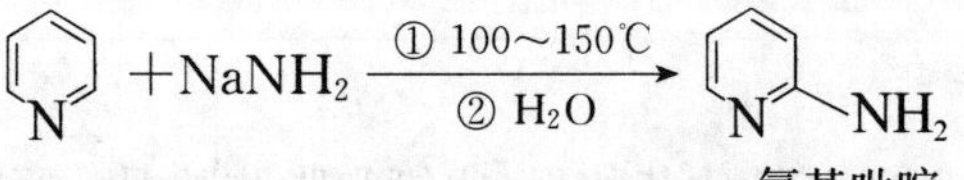

α-氨基吡啶

当吡啶的 α 位或 γ 位具有优良的离去基团(如卤素)时,较弱的亲核试剂(如 NH_3,H_2O 等)也能反应。

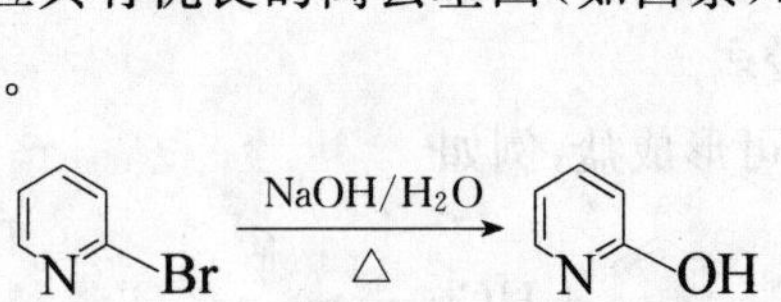

α-羟基吡啶

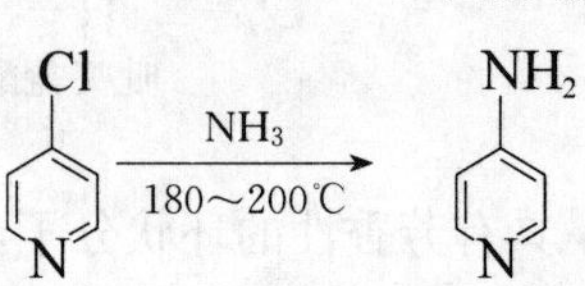

γ-氨基吡啶

3）氧化与还原反应

吡啶不易被氧化,这是由于环上的电子云密度因氮原子的存在而降低,因此,环对氧化剂是稳定的。尤其在酸性条件下,氮原子转变为吸电子能力更强的正离子,环就更稳定了。烷基吡啶可被氧化成吡啶酸。

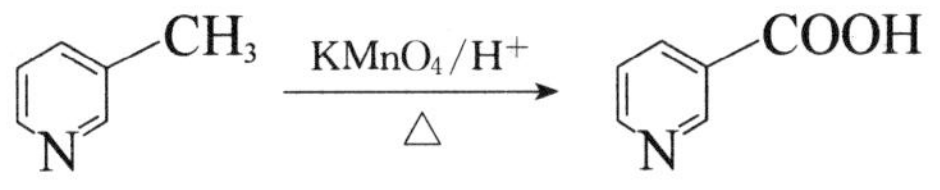

β-甲基吡啶   β-吡啶甲酸(烟酸)

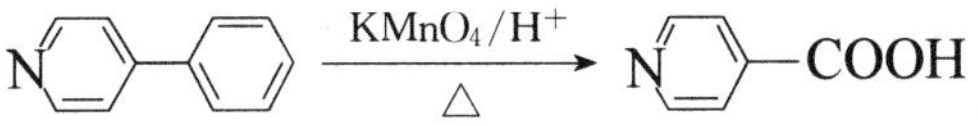

γ-苯基吡啶   γ-吡啶甲酸

与氧化反应相反,吡啶对还原剂比苯活泼,用金属钠和乙醇或催化加氢,均可使吡啶还原成六氢吡啶。

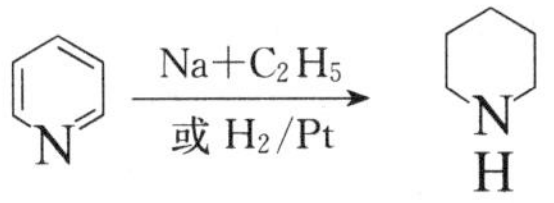

六氢吡啶

六氢吡啶又称哌啶($pK_b=2.8$),属仲胺类化合物,碱性较吡啶强 10^6 倍。

【小资料】

现代有机化学大师——伍德沃德

伍德沃德(Robert Burus Woodward,1917—1979),美国有机化学家,1965 年诺贝尔化学奖得主。在复杂天然化合物的合成和结构测定上,对现代有机化学做出了卓越的贡献。

伍德沃德于 1917 年 4 月 10 日生于美国马萨路塞州的波士顿。1933 年夏,只有 16 岁的伍德沃德就以优异的成绩,考入美国著名大学麻省理工学院。他聪颖、勤奋好学,只用了三年时间就学完了大学的全部课程,并以出色的成绩获得了学士学位。

伍德沃德获学士学位后,直接攻取博士学位,只用了一年的时间学完了博士生的所有课程,并获博士学位。之后,伍德沃德在哈佛大学任教。

伍德沃德以极其精巧的技术,合成了抗疟疾药物奎宁,中枢神经兴奋药物番木鳖碱,抗肿瘤药物秋水仙碱,抗高血压药物利血平,植物进行光合作用的催化剂叶绿素以及我们将在第十三章中要学到的甾族化合物如胆固醇、可的松和皮质酮等多种复杂有机化合物。他合成的各种极难合成的复杂有机化合物至少达 16 种以上,因此他被称为"现代有机合成之父"。

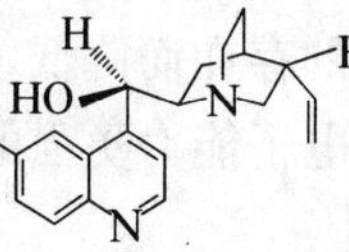

奎宁 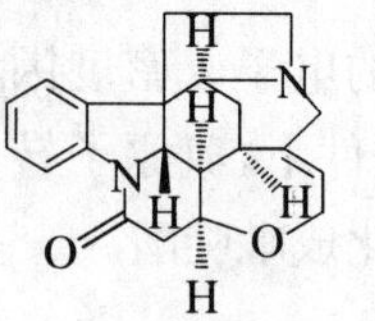　　　　　　　番木鳖碱 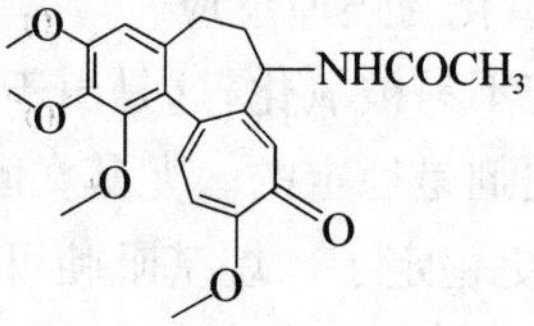　　　　　　秋水仙碱

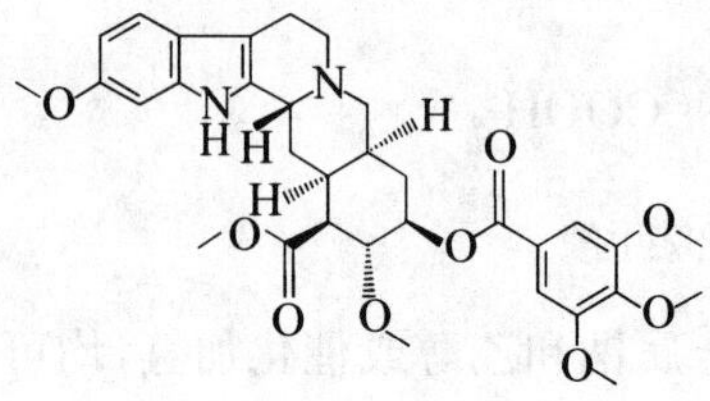

利血平 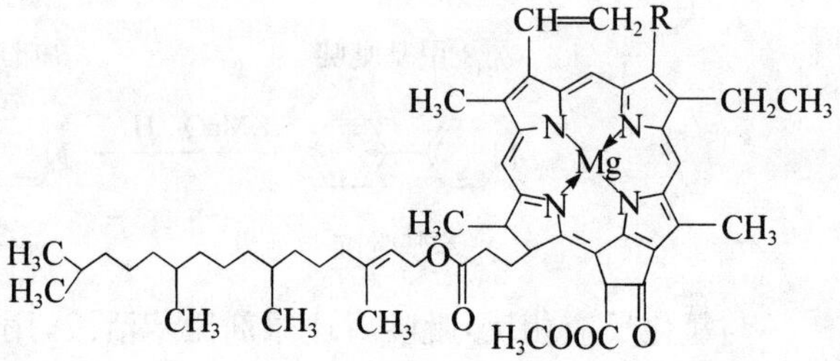　　　　　　　　　　　　叶绿素

　　此外,伍德沃德还提倡物理测试分析仪器,如紫外、红外、核磁共振等在确定物质结构上的应用,他探明了强效镇痛药河豚素,中枢兴奋剂马前子碱,广普抗生素如青霉素、金霉素和土霉素等11种复杂有机物的结构与功能。他还提出了二茂铁(由环戊二烯负离子与二价铁离子络合而形成)的夹心结构。

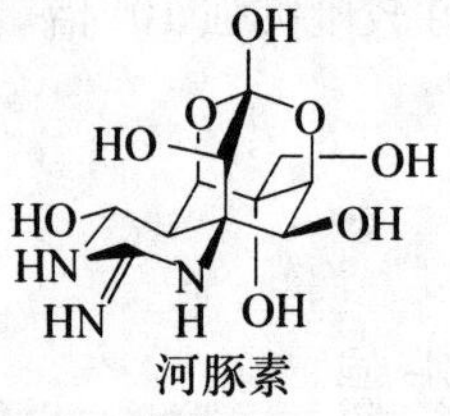

河豚素 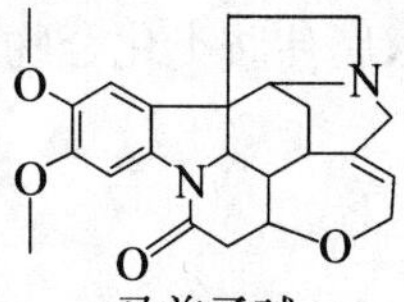　　　　　　　马前子碱

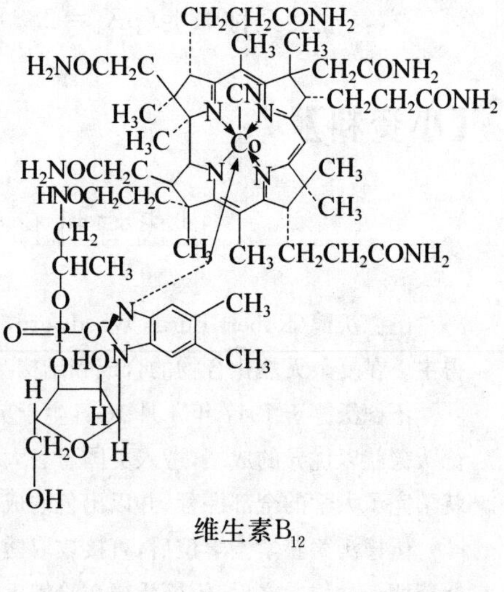

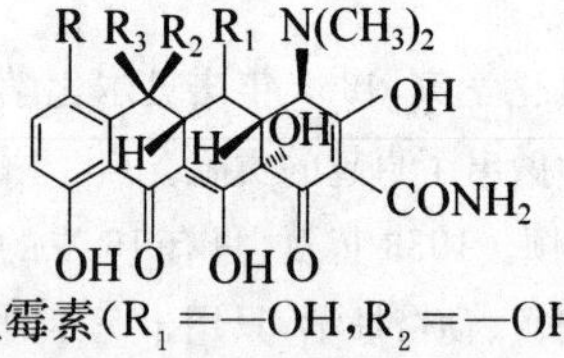

土霉素(R_1=—OH,R_2=—OH,
　　R_3=—CH$_3$,R_4=—H)
金霉素(R_1=—H,R_2=—OH,
　　R_3=—CH$_3$,R_4=—Cl)

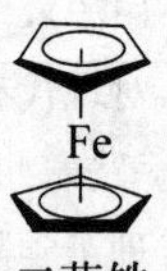

二茂铁

维生素B_{12}

　　1965年,伍德沃德因在有机合成方面的杰出贡献而荣获诺贝尔化学奖。获奖后,他并没有停止工作。而是向着更艰巨复杂的化学合成方向前进。维生素 B_{12} 主要用来治疗恶性贫血、巨幼红细胞性贫血、抗叶酸药引起的贫血、神经系统疾病(坐骨神经痛、三叉神经痛、视神经炎)等。这种极为重要的药物,只能从动物的内脏中经人工提炼而得到,所以价格极为昂

贵,且供不应求。伍德沃德组织了 14 个国家的 110 位化学家,协同攻关,探索维生素 B_{12} 的人工合成问题。

维生素 B_{12} 的结构极为复杂,它有 181 个原子,在空间呈魔毡状分布,性质极为不稳定,受强酸、强碱、高温的作用都会分解,这就给人工合成造成极大的困难。伍德沃德设计了一个拼接式合成方案,即先合成维生素 B_{12} 的各个局部,然后再把它们对接起来。这种方法后来成了合成所有有机大分子普遍采用的方法。伍德沃德合成维生素 B_{12} 时,共做了近千个复杂的有机合成实验,历时 11 年,终于在他去世前几年完成了复杂的维生素 B_{12} 的合成工作。

在有机合成过程中,伍德沃德以惊人的毅力夜以继日地工作。例如,在合成番木鳖碱、奎宁等复杂物质时,需要长时间的守护和观察、记录,当时,伍德沃德每天只睡 4 个小时,其他时间均在实验室工作。当别人问及取得成就的奥秘时,他总是这样回答:"工作,拼命地工作"。

伍德沃德为人谦虚和善,对学生要求严格,特别重视化学演示实验,注重培养学生的实验技能,他培养的学生在世界各地都有,且很多成了化学界的名人,如 1981 年获得诺贝尔化学奖的美国化学家霍夫曼。

1979 年 6 月 8 日,伍德沃德因积劳成疾,与世长辞,终年 62 岁。他逝世以后,人们经常以各种方式悼念这位有机化学大师。

参 考 文 献

倪沛洲. 2006. 有机化学. 第五版. 北京:人民卫生出版社,446~447

王存宽. 2006. 大学科学素养读本(化学卷):引领现代化学进展的诺贝尔奖. 浙江:浙江大学出版社. 65~70

Kost A N, Yakhontov L N. 1977. Robert Burns Woodward (on his 60th birthday). Chemistry of Heterocyclic Compounds,13(3):342~343

习 题

1. 单项选择题。

(1) 下列化合物中,最容易发生亲电取代反应的是_____。

(2) 下列化合物中,具有芳香性的是_____。

(3) 下列化合物就其对 NO_2^+ 的反应活性来说,以下哪种次序是正确的_____。

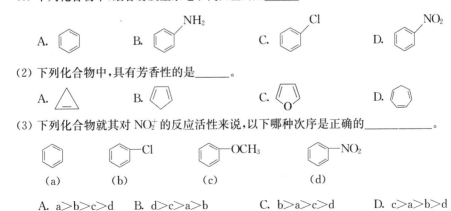

A. a>b>c>d   B. d>c>a>b   C. b>a>c>d   D. c>a>b>d

(4) 下列化合物中,哪一种物质的芳香性最强_____。

    A. 噻吩　　　　B. 吡咯　　　　　　　C. 苯　　　　　　D. 呋喃

(5) 下列化合物中,最容易发生亲电取代反应的是_____。

    A. 吡咯　　　　B. 苯　　　　　　　　C. 吡啶　　　　　D. 呋喃

(6) 下列化合物中,不能发生傅-克烷基化反应的是_____。

    A. 甲苯　　　　B. 吡咯　　　　　　　C. 呋喃　　　　　D. 吡啶

2. 命名下列化合物。

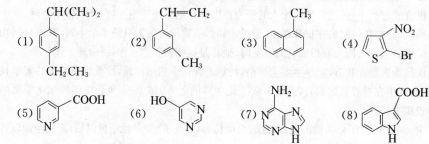

3. 写出下列化合物的结构式。

(1) 3-硝基甲苯　　(2) 2,6-二甲基萘　　(3) 糠醛　　(4) β-吡啶甲酰胺

(5) 2-氨基-6-羟基嘌呤

4. 写出下列反应的主要产物。

(1) 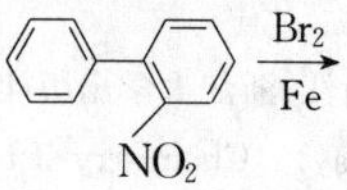 $\xrightarrow[\text{Fe}]{\text{Br}_2}$

(2) $\xrightarrow[\text{H}_2\text{SO}_4]{\text{HNO}_3}$

(3) $\xrightarrow{\text{AlCl}_3}$

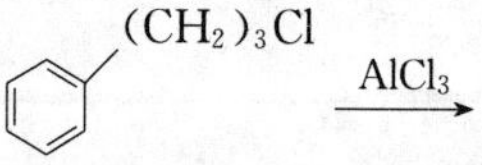

(4) 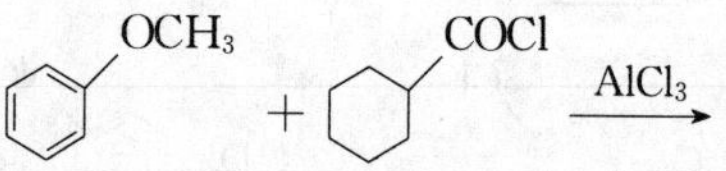 $\xrightarrow{\text{AlCl}_3}$

(5) 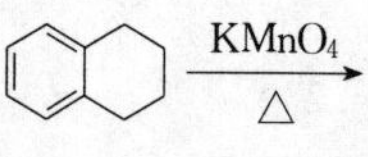 $\xrightarrow[\triangle]{\text{KMnO}_4}$

(6) 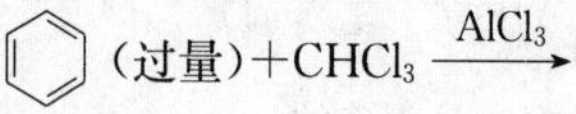 (过量)+CHCl$_3$ $\xrightarrow{\text{AlCl}_3}$

(7) 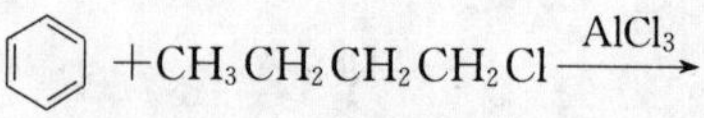 +CH$_3$CH$_2$CH$_2$CH$_2$Cl $\xrightarrow{\text{AlCl}_3}$

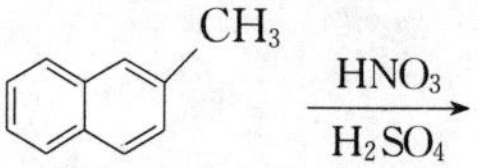

(8) 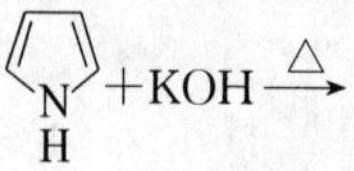 +KOH $\xrightarrow{\triangle}$

(9) 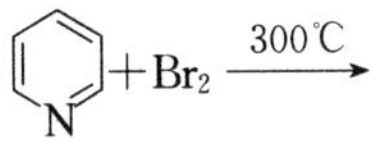 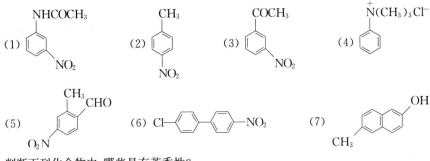 + Br₂ $\xrightarrow{300℃}$

(10) 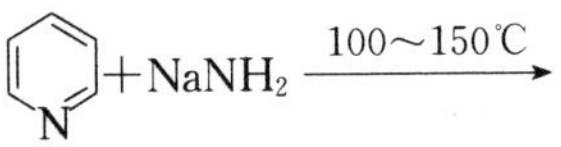 pyridine + NaNH₂ $\xrightarrow{100\sim150℃}$

5. 指出下列化合物硝化时,硝基进入的位置。

6. 判断下列化合物中,哪些具有芳香性?

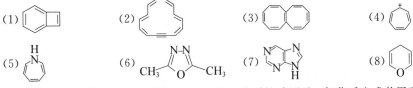

7. 组成为 $C_{10}H_{14}$ 的芳烃,可以从苯制得,它含有一个手性碳原子。氧化后生成苯甲酸,请确定其构造式。

8. 某芳烃分子式为 C_9H_{12},用 $KMnO_4$ 硫酸溶液氧化后得一种二元酸,将原来的某芳烃进行硝化所得的一元硝基化合物主要有两种。请写出该芳烃的构造式及各步反应。

（潍坊医学院 盛继文）

第六章 卤 代 烃

烃分子中的一个或多个氢原子被卤素原子取代后的生成物,称为卤代烃。一般用 RX 表示,X 表示卤素(F,Cl,Br,I),卤素原子是卤代烃的官能团。常见的卤代烃是氯代烃、溴代烃和碘代烃。

第一节 卤代烃的分类和命名

一、卤代烃的分类

按卤素所连接的烃基不同,可分为饱和卤代烃(卤代烷烃)、不饱和卤代烃和芳香卤代烃。

$$CH_3—CH_2—X \qquad CH_2=CH—X \qquad CH_2=CH—CH_2—X \qquad \text{〔苯环〕}—Cl$$

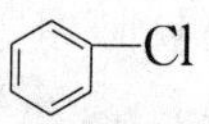

按卤代烃分子中所含卤素的数目又可分为一卤代烃、二卤代烃、多卤代烃;按卤素所连接的碳原子不同,可分为伯卤代烃、仲卤代烃和叔卤代烃,也分别称为一级卤代烃、二级卤代烃和三级卤代烃。

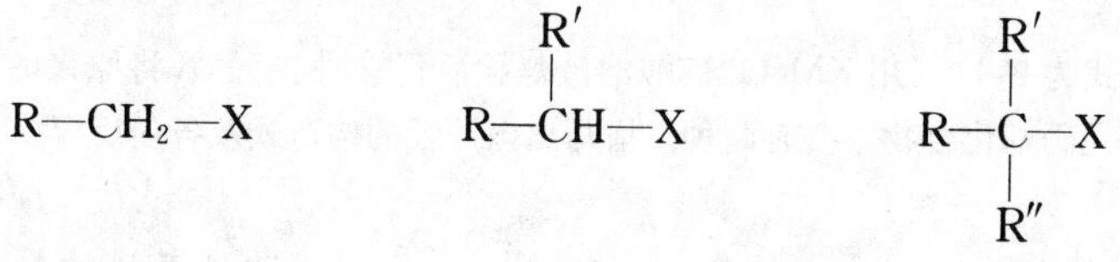

$$R—CH_2—X \qquad\qquad R—\underset{}{\overset{R'}{CH}}—X \qquad\qquad R—\underset{R''}{\overset{R'}{C}}—X$$

    伯卤代烃   仲卤代烃   叔卤代烃

二、卤代烃的命名

简单的卤代烷,可按卤原子相连的烃基名称来命名,称为"卤代某烷"或"某基卤",例如

$$H_3C—Cl \qquad\qquad CH_3CH_2Cl \qquad\qquad \underset{H_3C}{\overset{H_3C}{>}}CH—Cl \qquad\qquad H_3C—\underset{CH_3}{\overset{CH_3}{C}}—Cl$$

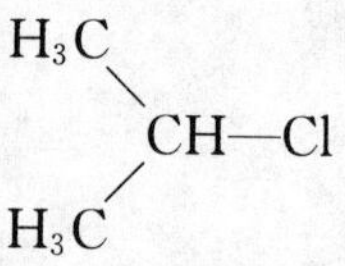

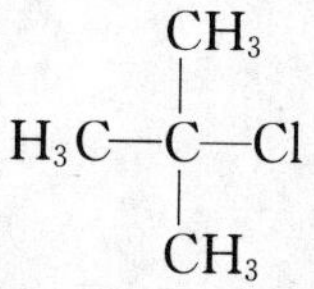

 氯甲烷(甲基氯)   氯乙烷   氯代异丙烷(异丙基氯)   氯代叔丁烷(叔丁基氯)

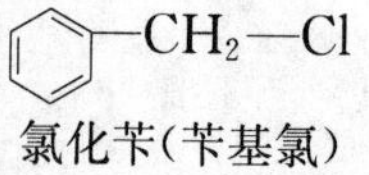

$$\text{〔苯环〕}—CH_2—Cl$$

    氯化苄(苄基氯)

　　复杂的卤代烃需用系统命名法命名,其原则和烃类的命名方法相似,即选择连有卤原子的最长碳链作为主链,根据主链的碳原子个数称为某烷;将卤原子及其他支链作为取代基,编号由距离卤素最近的一端开始;将取代基按次序规则排列,优先基团后列出,例如

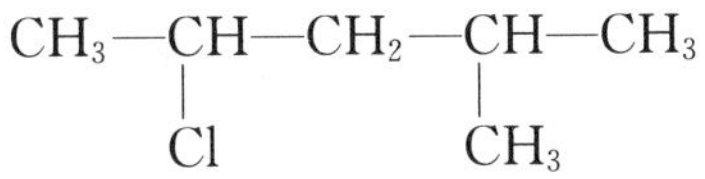

CH₃—CH—CH₂—CH—CH₃
    | |
    Cl   CH₃

CH₃—CH₂—CH—CH—CH₂—CH₃
            | |
            Br   Cl

4-甲基-2-氯戊烷 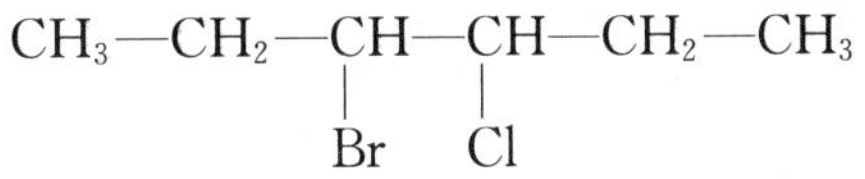　　　　　　　　　　3-氯-4-溴己烷

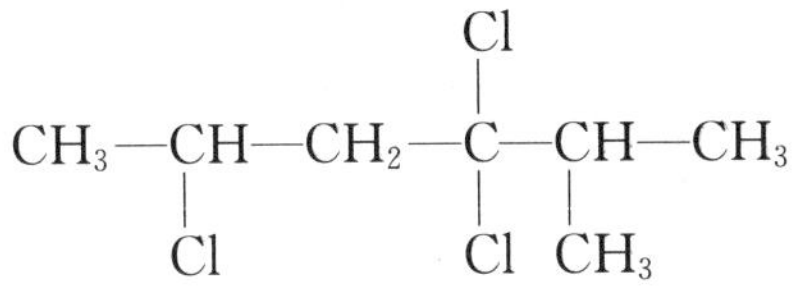

                Cl
                |
CH₃—CH—CH₂—C—CH—CH₃
    | | |
    Cl   Cl CH₃

5-甲基-2,4,4-三氯己烷

　　对不饱和复杂卤代烃的命名,将含有卤素和不饱和键的最长碳链作为主链,把不饱和烃作为母体,尽量使双键或叁键的位次编号最小。

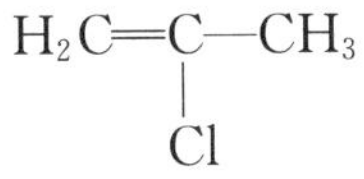

H₂C=C—CH₃　　　CH₃—CH=CH—CH₂　　　CH₃—CH—CH=CH—CH₃
    | | |
    Cl   Cl   Cl

2-氯丙烯 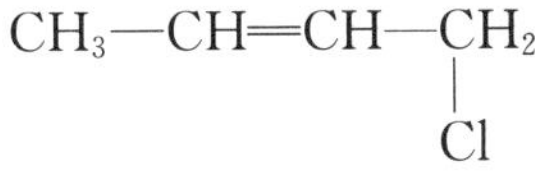　　　　　　　1-氯-2-丁烯 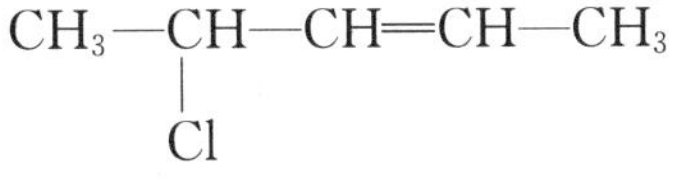　　　　　　　　　4-氯-2-丁烯

　　某些卤代烃常用习惯名称。例如,三氯甲烷 $CHCl_3$ 常称为氯仿,三碘甲烷 CHI_3 常称为碘仿。

第二节　卤代烃的物理性质

　　在常温常压下,氯甲烷、溴甲烷和氯乙烷是气体,其他常见的卤代烷为液体,C_{15} 以上的卤代烷为固体。一元卤代烷的沸点随着碳原子数的增加而升高。烷基相同而卤素不同的卤代烷,以碘代烷的沸点最高,其次是溴代烷和氯代烷。在卤代烷的同分异构体中,直链异构体的沸点最高,支链越多,沸点越低。熔点与分子的对称性有关,而沸点是与分子间的引力有关。

　　一氟代烷、一氯代烷的相对密度小于1,一溴代烷、一碘代烷及多卤代烷相对密度大于1。在同系列中,密度随着碳原子数的增加而降低,这是因为卤素在分子中所占的比例逐渐减小。

　　卤代烷难溶于水,易溶于醇、醚、烃等有机溶剂。纯净的卤代烷都是无色的,而碘代烷易分解出游离的碘,故长期放置的碘代烷常常带有红棕色。一卤代烷具有不愉快的气味,其蒸气有毒,应尽量避免吸入。卤代烷在铜丝上燃烧时能

产生绿色火焰,这可以作为鉴定卤素的简便方法。一些卤代烷的物理常数见表 6 - 1。

表 6 - 1　常见卤代烃的沸点和密度

名　称	英文名	结构式	沸点/℃	密度/(g·mL⁻¹)
氯甲烷	chloromethane	CH_3Cl	−24.2	0.920
溴甲烷	broromethane	CH_3Br	3.6	1.732
碘甲烷	iodomethane	CH_3I	42.4	2.279
氯乙烷	chloroethane	CH_3CH_2Cl	12.3	0.910
溴乙烷	bromoethane	CH_3CH_2Br	33.4	1.440
碘乙烷	Iodoethane	CH_3CH_2I	72.3	1.938
1-氯丙烷	1-chloro-propane	$CH_3CH_2CH_2Cl$	46.8	0.890
1-溴丙烷	1-bromo-propane	$CH_3CH_2CH_2Br$	71.0	1.335
1-碘丙烷	1-iodo-propane	$CH_3CH_2CH_2I$	102.5	1.747
氯乙烯	chloroethylene	$H_2C=CHCl$	−14.0	0.9106
溴乙烯	bromoethylene	$H_2C=CHBr$	15.8	
氯苯	chlorobenzene	C_6H_5Cl	132	1.106
溴苯	bromobenzene	C_6H_5Br	155.5	1.495
碘苯	iodobenzene	C_6H_5I	188.5	1.832
二氯甲烷	dichloromethane	CH_2Cl_2	40	1.336
三氯甲烷	chloroform	$CHCl_3$	61	1.489
四氯化碳	tetrachloromethane	CCl_4	77	1.595
1,2-二氯乙烷	1,2-dichloroethane	$ClCH_2CH_2Cl$	83.5	1.257
1,2-二溴乙烷	1,2-dibromoethane	$BrCH_2CH_2Br$	131.0	2.170

第三节　卤代烃的化学性质

一般说来,卤代烷中的卤原子是比较活泼的,它很容易被其他的原子或基团取代,或通过其他反应而转化成多类有机物或金属有机化合物,所以卤代烃是有机合成中极为重要的一类化合物。

一、取代反应(substitution reaction)

1. 亲核取代反应

由于卤原子的电负性大于碳,因此碳卤键之间的共用电子对偏向于卤原子,而使碳原子带有部分正电荷。因此,与卤素相连的碳原子就容易受亲核试剂(nucleophile,以 Nu 表示),如负离子(如 OH^-,$-OCH_3$ 等),或带有未共用电子对的分子(如 :NH_3 等)的进攻,致使碳卤键异裂,发生一系列反应,因此卤代烃的化学性质比较活泼。这种由亲核试剂对带正电性的碳原子进攻而引起的取代反应,称为亲核取代反应(nucleophilic substitution),以 S_N 表示,反应通式如下:

$$:Nu^- + RCH_2 \overset{\delta^+}{\longrightarrow} \overset{\delta^-}{X} \longrightarrow RCH_2Nu + :X^-$$

其中,:Nu^- 为亲核试剂,卤素为反应中被取代的基团,又称为离去基团(leaving group)。受亲核试剂进攻的卤代烷称为反应底物(substrate)。亲核取代反应中,碳卤键断裂的难易程度依次为 C—Cl < C—Br < C—I,氟代烷难以发生取代反应。

1) 水解

卤代烷与氢氧化钠或氢氧化钾水溶液共热,卤原子被羟基(—OH)取代,生成醇。

$$R—X + OH^- \overset{\triangle}{\longrightarrow} R—OH + X^-$$

这个反应称为卤代烃的水解。

2) 与氰化物反应

卤代烷与氰化钠(或氰化钾)的醇溶液共热,则氰基(—CN)取代卤代烷上的卤原子生成腈。

$$R—X + NaCN \overset{乙醇}{\underset{\triangle}{\longrightarrow}} R—CN + NaX$$
$$\text{腈}$$

腈水解即得羧酸:

$$R—CN \overset{H^+}{\underset{H_2O}{\longrightarrow}} \overset{\overset{\textstyle O}{\parallel}}{R—C—OH}$$
$$\text{羧酸}$$

生成的腈比反应物 RX 分子多一个碳原子,这是利用氰在有机合成中增长碳链的方法之一。

3) 与氨作用

卤代烷与氨作用,卤原子可被氨基(—NH_2)取代生成胺。

$$R—X + NH_3 \longrightarrow R—NH_2 + HX$$
$$\text{胺}$$

胺是有机碱,它与反应中产生的氢卤酸生成盐,所以产物为胺的盐,即 $RNH_3^+ X^-$ 或写为 $RNH_2 \cdot HX$。

4) 与醇钠作用

卤代烷与醇钠作用,卤原子被烷氧基(RO—)取代而生成醚。

$$R—X + R'O—Na \longrightarrow R—O—R' + NaX$$
$$\text{醚}$$

这是制备混合醚(两个烃基不同的醚)的方法,称为威廉姆孙(Williamson)合成法。

5）与硝酸银作用

卤代烃与硝酸银的乙醇溶液作用，卤原子被硝酸根取代，生成硝酸酯及卤化银沉淀。不同类型的卤代烃反应速率不同，据此可以鉴别卤代烃。

$$R\text{—}X + AgONO_2 \xrightarrow{\text{乙醇}} \underset{\text{硝酸酯}}{RONO_2} + AgX\downarrow$$

2. 亲核取代反应历程

在脂肪族亲核取代反应中，研究的比较多的是卤代烃的水解。根据化学动力学的研究以及其他许多实验，发现亲核取代反应可按两种历程进行。

1）单分子反应历程（S_N1）

实验证明，叔卤代烷的水解是按单分子历程进行的，反应历程可分步表示如下：

$$R_3C\text{—}X \xrightarrow{\text{慢}} R_3C^+ + X^- \qquad\qquad Ⅰ$$

$$R_3C^+ + OH^- \xrightarrow{\text{快}} R_3COH \qquad\qquad Ⅱ$$

第一步是卤代烷中 C—X 键异裂为 R_3C^+ 及 X^-，但不同于无机物在水中的离解，卤代烷必须在溶剂的作用下，也就是在外电场的影响下，分子进一步极化，才有可能异裂为正负离子，所以这一步比较慢，但当活泼的 R_3C^+ 一旦产生，便立刻与溶液中的 OH^- 结合为醇。或者反应体系中的 H_2O 也可作为亲核试剂与碳正离子结合，然后消除 H^+ 而得醇。

$$R_3C^+ + \ \overset{H}{\underset{H}{\ddot{O}}} \longrightarrow R_3C\overset{H}{\underset{H}{\overset{+}{O}}} \xrightarrow[H_2O]{H^+} R_3COH + H_3O^+$$

在化学动力学中，反应速率决定于反应历程中最慢的一步，反应分子数则由决定反应速率的一步来衡量。上述历程中第一步是决定反应速率的步骤，这一步只取决于 C—X 键的断裂，与作用试剂无关，所以称为单分子历程。

图 6-1 中，C—X 键离解需要能量，当能量达到最高点时，这时相应的结构为第一过渡态 $[\overset{\delta^+}{R_3C}\cdots\overset{\delta^-}{X}]$，然后能量降低，C—X 键离解形成活性中间体碳正离子：

$$R_3C\text{—}X \longrightarrow \underset{\text{第一过渡态}}{[\overset{\delta^+}{R_3C}\cdots\overset{\delta^-}{X}]} \longrightarrow R_3C^+ + X^-$$

当碳正离子与亲核试剂接触形成新的键时又需要一些能量，这时相应的结构为第二过渡态 $[\overset{\delta^+}{R_3C}\cdots\overset{\delta^-}{Nu}]$，然后释放能量，得到生成物。决定反应速率的一步，是过渡态势能最高点的一步，是 C—X 键离解的一步，这步反应只涉及一种分子，因此这个反应是单分子的亲核取代反应。

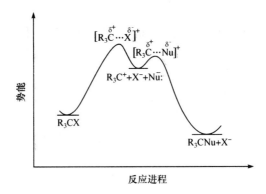

图 6-1　S_N1 反应的势能变化示意图

从结构上看,当三级卤代烷离解为碳正离子时,碳原子由 sp^3 四面体结构转变为 sp^2 三角形的平面结构,三个基团在一个平面上呈 $120°$,这样可以尽可能减少拥挤,有利于碳正离子的形成,在碳上还有一个空的 p 轨道用于成键。一旦成键,碳的结构又从三角形的平面结构转为四面体的结构。

S_N1 反应历程的特点:①单分子反应,反应速率只与卤代烷的浓度有关;②反应分两步进行;③有较稳定的活泼中间体碳正离子生成。

2) 双分子反应历程(S_N2)

双分子历程的特点是 C—X 键的断裂与 C—O 键的形成是同时进行的(图 6-2)。

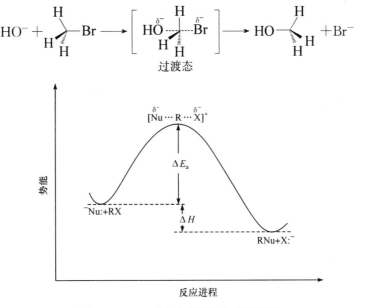

图 6-2　S_N2 反应中的势能变化示意图

由于α-碳上电子云密度较低,便成为负离子进攻的中心,当OH^-从离去基团的背面与α-碳原子接近至一定程度时,α-碳便与OH^-中氧上的一对电子逐渐形成一个微弱的键,以虚线表示,与此同时,C—X键被削弱,但还未断裂,这时体系的能量最高,达到过渡态。当OH^-与中心碳原子进一步接近,最终形成一个稳定的C—O共价键时,C—X键便彻底断裂,卤素带着一对共用电子离开分子。产物分子中甲基上的三个氢原子完全翻转到原卤素原子一侧,羟基则在相反的一侧,就像大风中雨伞由里向外翻转一样,发生了构型翻转。由于反应过渡态(势能最高点)的形成需要卤代烷和进攻试剂两种反应物,而且反应速率又决定于过渡态的形成,因此这一历程称为双分子历程。伯卤代烷的水解主要按双分子历程进行。

当反应物形成过渡态时,需要吸收活化能ΔE_a,过渡态为势能最高点,即最难达到的最高能量状态,一旦形成过渡态即释放能量,形成产物,反应物与产物之间的能量差为ΔH。

S_N2反应历程的特点:①双分子反应,反应速率与卤代烷和亲核试剂的浓度有关;②反应一步完成,旧键的断裂和新键的生成同时进行;③反应过程伴有构型转化。

在卤代烷分子中,反应中心是α-碳原子,而α-碳原子上电子云密度的高低,对反应历程是有影响的。如果α-碳原子上电子云密度低,则有利于OH^-的进攻,也就是有利于反应按双分子历程进行;反之,α-碳原子上电子云密度高,则有利于卤素夺取电子而以X^-的形式离解,从而有利于按单分子历程进行反应。也就是说,凡能增加α-碳原子上电子云密度的因素,便有利于促使反应按单分子历程进行;凡能降低α-碳原子上电子云密度的因素,则有利于促使反应按双分子历程进行。在伯、仲、叔三类卤代烷中,随α-碳原子上烷基数目的增加,由于烷基的给电子性,α-碳原子上电子云密度逐渐增高,叔卤代烷中的卤素则比伯卤代烷中的卤素容易以负离子形式离解;换言之,叔卤代烷异裂产生的是三级碳正离子,稳定性最高,因碳正离子越稳定越容易形成,所以叔卤代烷的水解主要按单分子历程进行。

应该指出的是,亲核取代反应的两种历程在反应中是同时存在、相互竞争的,只是在某一特定条件下哪个占优势的问题。而影响反应历程的因素很多,上述α-碳原子上烷基数目的影响,只涉及电子效应,除此以外,烷基的大小、卤素原子的性质、进攻试剂的亲核能力以及溶剂的极性等对反应历程都是有影响的。

亲核取代反应小结:RX的反应活性 $RI > RBr > RCl > RF$。

$$S_N2\ 反应增加$$
$$\longleftarrow$$
$$CH_3X \quad RCH_2X \quad R_2CHX \quad R_3CX$$
$$\longrightarrow$$
$$S_N1\ 反应增加$$

RCH$_2$X 按 S$_N$2 反应，R$_3$CX、Ar$_2$CHX、Ar$_3$CX 按 S$_N$1 反应。R$_2$CHX、ArCH$_2$X、H$_2$C=CHCH$_2$X 按不同条件，可发生 S$_N$2 反应，也可发生 S$_N$1 反应。如果试剂亲核性强，浓度大，可发生 S$_N$2 反应；如果试剂浓度小，亲核性弱，可发生 S$_N$1 反应。质子溶剂的极性增加会降低 S$_N$2 的反应，而增加 S$_N$1 的反应。

二、消除反应 (elimination reaction)

1. 消除反应概述

在卤代烷的亲核取代反应中，经常伴随着另一个反应——消除反应，即在卤代烷上消去一分子卤化氢得到烯烃。在合适条件下，可以用来合成烯烃。

$$R-\underset{\underset{H}{|}}{\overset{\beta}{C}H}-\underset{\underset{X}{|}}{\overset{\alpha}{C}H_2} \xrightarrow[\triangle]{KOH-C_2H_5OH} R-CH=CH_2+KBr+H_2O$$

从反应式可以看出，只有当卤代烷分子中的 β-碳原子上有氢原子时，才有可能进行消除反应。

由一个分子中脱去一些小分子，如 HX、H$_2$O 等，同时产生碳碳双键的反应称为消除反应。

札依采夫(Zaitsev)通过实验证明：仲或叔卤代烃脱卤化氢时，主要是从含氢较少的 β-碳原子上脱去氢，得到双键碳原子上连有最多烃基的烯烃，称为札依采夫规则。例如，2-溴丁烷脱卤化氢的主要产物是 2-丁烯，1-丁烯的量较少。

$$CH_3\overset{\beta}{C}H_2-\underset{\underset{Br}{|}}{\overset{\alpha}{C}H}-\overset{\beta}{C}H_3 \xrightarrow[\triangle]{KOH,C_2H_5OH} CH_3CH=CH-CH_3+CH_3CH_2-CH=CH_2$$

仲卤烷   2-丁烯(81%)   1-丁烯(19%)

$$CH_3\overset{\beta}{C}H_2-\underset{\underset{\underset{Br}{|}}{\overset{\alpha}{C}}}{\overset{\overset{\overset{\beta}{C}H_3}{|}}{C}}-\overset{\beta}{C}H_3 \xrightarrow[\triangle]{KOH,C_2H_5OH} CH_3CH=\underset{\underset{CH_3}{|}}{C}-CH_3 + CH_3CH_2-\underset{\underset{CH_3}{|}}{C}=CH_2$$

叔卤烷   2-甲基-2-丁烯(71%)   2-甲基-1-丁烯(29%)

消除反应常与取代反应同时发生，相互竞争，以何种产物为主受卤代烷的结构、试剂、溶剂、温度等多种因素的影响。实验证明：一级卤代烷易发生亲核取代反应，不易发生消除反应，而二级、三级卤代烷易发生消除反应。对结构相同的卤代烷，以水为溶剂时，有利于取代反应，以醇为溶剂时，则有利于消除反应。

2. 消除反应的反应历程 E1 和 E2

1) E1 消除

上述消除反应是按不同历程进行的,例如,三级溴丁烷在没有碱存在时,反应分两步,首先形成碳正离子,然后进行加成或消除反应:

$$\underset{\substack{CH_3 \\ | \\ H_3C-C-Br \\ | \\ CH_3}}{} \overset{慢}{\rightleftharpoons} \underset{\substack{CH_3 \\ | \\ H_3C-C^+ \\ | \\ CH_3}}{} + Br^-$$

$$\underset{\substack{CH_3 \\ | \\ H_3C-C^+ \\ | \\ CH_3}}{} + H\ddot{O}C_2H_5 \xrightarrow{快} \underset{\substack{CH_3 \\ | \\ H_3C-C-\overset{+}{O}C_2H_5 \\ | \quad | \\ CH_3 \ H}}{} \xrightarrow{-H^+} \underset{\substack{CH_3 \\ | \\ H_3C-C-OC_2H_5 \\ | \\ CH_3}}{} \quad (S_N1)$$

$$\underset{\substack{H_2C-H \\ | \\ H_3C-C^+ \\ | \\ CH_3}}{} + H\ddot{O}C_2H_5 \xrightarrow{快} \underset{\substack{CH_2 \\ \| \\ H_3C-C \\ | \\ CH_3}}{} + C_2H_5\overset{+}{O}H_2$$

（E1）　　　　　　$\downarrow -H^+$

HOC$_2$H$_5$

当三级溴丁烷离解成叔丁基碳正离子后,叔丁基碳正离子是活性中间体,带正电荷的碳只有六个电子,要寻找亲核试剂进行反应,反应体系中溴负离子存在不多,如果两者相遇,反应就可逆,又成为三级溴丁烷。而体系内的乙醇作为溶剂大量存在,如果乙醇包围在叔丁基碳正离子周围,乙醇中的氧原子提供一对孤电子与叔丁基碳正离子结合形成锌盐,然后消除质子,得乙基叔丁基醚,这是 S_N1 反应。如果乙醇中的氧原子作为碱提供一对孤对电子与叔丁基碳正离子中甲基上的氢结合,叔丁基碳正离子消除一个质子,形成异丁烯。决定反应速率的一步是三级溴丁烷的离解。第二步消除质子是快步骤,反应速率只与三级溴丁烷的浓度有关,是单分子过程,在反应动力学上是一级反应,这是一个单分子过程的消除反应,用 E1表示,E 代表消除反应(elimination),1 代表单分子过程。

不管是 S_N1 还是 E1 反应,都是通过同一个碳正离子进行,因此在反应进程中,这两种反应是相互竞争的,一般离去基团不参与这种竞争。通常高温有利于E1 反应,因为消除质子生成烯烃需要较高的活化能;但在极性溶剂及没有强碱存在时,S_N1 反应快,且产物稳定,主要得到取代产物。

2) E2 消除

二级卤代烷和三级卤代烷在碱作用下于弱极性溶剂(如乙醇)中反应时,随着碱浓度的增加,消除产物的比例增加,因此反应速率不仅与卤代烷的浓度有关,也与碱的浓度有关,是双分子过程,在反应动力学上是二级反应,这是一个双分子过程的消除反应,用 E2 表示。

三级溴丁烷在乙醇钠作用下发生消除反应的反应历程如下所示:

$$C_2H_5O^- \quad \begin{matrix} H & CH_3 \\ | & | \\ H_2C-C-CH_3 \\ | \\ Br \end{matrix} \longrightarrow \left[\begin{matrix} C_2H_5O^- \text{-----} H & CH_3 \\ | & | \\ H_2C \text{-----} C-CH_3 \\ | \\ Br \end{matrix} \right]$$

E2过渡态

$$\longrightarrow \quad H_2C= \begin{matrix} CH_3 \\ | \\ C \end{matrix} -CH_3 + C_2H_5OH + Br^-$$

E2 反应与 S_N2 反应不同处在于:S_N2 反应是亲核试剂进攻带卤原子的 α-碳,试剂的亲核性强,有利于 S_N2 反应;E2 反应是碱进攻带卤原子的 β-碳上的氢,由于这个氢受电负性较强的卤原子的吸电子诱导效应的影响,带有部分正电性,容易与负离子结合,因此强碱有利于 E2 消除。

$$\begin{matrix} \text{碱} & \text{H}^{\delta+} & \text{亲核试剂} \\ \text{(消除反应)} & \text{R--CH--}\overset{\delta+}{\underset{\beta}{C}}_\alpha\text{--} & \text{(取代反应)} \\ & \text{X}^{\delta-} & \end{matrix}$$

三、与金属的作用

卤代烃能与多种金属如 Li、Na、Mg、Al 等反应生成金属有机化合物(指金属与碳直接相连的一类化合物,含有金属-碳键)。例如,卤代烷与镁在无水乙醚中作用,生成格氏(Grignard)试剂。

$$RX+Mg \xrightarrow{\text{无水乙醚}} RMgX$$

由于分子中 C—Mg 键的极性很强,因此格氏试剂非常活泼,能被许多含活泼氢的物质,如水、醇、酸、氨甚至炔氢等分解为烃,并能与二氧化碳作用生成羧酸。格氏试剂是有机合成中常用的一种强亲核试剂。

$$RMgX+H—Y \longrightarrow RH+Mg \begin{matrix} Y \\ \diagup \\ \diagdown \\ X \end{matrix} \quad (Y=\text{—OH},\text{—OR},\text{—X},\text{—NH}_2,\text{—C}\equiv\text{CR})$$

$$RMgX \xrightarrow{CO_2} RCOOMgX \xrightarrow[H_2O]{H^+} RCOOH$$

因此在制备格氏试剂时必须防止水气、酸、醇、氨、二氧化碳等物质。而格氏试剂与二氧化碳的反应常被用来制备比卤代烃中的烃基多一个碳原子的羧酸。

格氏试剂可以与许多物质反应,生成其他有机化合物或其他金属有机化合物,是有机合成中非常重要的试剂。

$$CH_3CH_2CH_2MgBr + CH_3C \equiv CH \longrightarrow CH_3C \equiv CMgBr + CH_3CH_2CH_3$$

$$RCH = CHCH_2X + RCH = CHCH_2MgX \longrightarrow$$

$$RCH = CHCH_2CH_2CH = CHR + MgX_2$$

第四节　不同类型卤代烯烃的活泼性

卤素相同而烃基不同的卤代烃,可以根据卤素与双键的相对位置不同分为以下三类,它们分别具有不同的亲核取代反应活性。

$$CH_2 = CH - CH_2 - X \qquad CH_2 = CH \!-\!\! (CH_2)_{\overline{n}} X \qquad CH_2 = CH - X$$
$$n \geqslant 2$$

$$\left(\begin{array}{c} \text{⬡} - CH_2X \end{array} \right) \qquad (RX) \qquad \left(\begin{array}{c} \text{⬡} - X \end{array} \right)$$

　　　　烯丙型卤代烃　　　　　　　孤立型卤代烃　　　　　　　乙烯型卤代烃

一、烯丙型卤代烃

此类化合物可用通式表示为 $RCH = CHCH_2 - X$ 及 $C_6H_5 - CH_2 - X$,结构特点是卤素原子与碳碳双键或苯环相隔一个饱和碳原子。

烯丙型卤代烃中的卤素原子非常活泼,与硝酸银的乙醇溶液在室温反应就能产生卤化银沉淀。

$$RCH = CH - CH_2 - X + AgNO_3 \xrightarrow[\text{室温}]{C_2H_5OH} RCH = CH - CH_2ONO_2 + AgX \downarrow$$

这是由于在烯丙型卤代烃中,卤原子与双键不存在共轭效应,C—X 键较易断裂,生成稳定的烯丙基碳正离子,如图 6-3 所示。

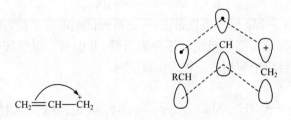

图 6-3　烯丙基碳正离子电子离域示意图

在此碳正离子中,带正电荷的碳原子的空 p 轨道与相邻的 π 键形成 p-π 共轭体系,使正电荷在整个体系中充分分散而稳定。稳定的体系容易形成,故有利于取代反应的进行。

苄基卤中的卤素原子也非常活泼,同样可以在室温下与硝酸银的醇溶液反应生成卤化银沉淀。

$$\text{⟨⟩—CH}_2\text{X} + \text{AgNO}_3 \xrightarrow[\text{室温}]{\text{C}_2\text{H}_5\text{OH}} \text{⟨⟩—CH}_2\text{ONO}_2 + \text{AgX}\downarrow$$

其活泼原因也是在 C—X 键断裂后形成的苄基碳正离子中存在 p-π 共轭体系,电子云的离域分布使碳正离子因电荷分散而稳定,如图 6-4 所示。

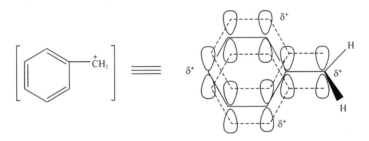

图 6-4　苄基碳正离子电子离域示意图

二、乙烯型卤代烃

乙烯型卤代烃中的卤原子由于 p-π 共轭体系的影响,C—X 键间的电子云密度比卤代烷中的有所增加,也就是氯与碳的结合比在卤代烷中牢固,不易发生断裂。另外,与卤原子直接相连的是 sp^2 杂化的碳原子,电负性大于 sp^3 杂化碳原子,使卤原子难以从双键碳原子处获得电子而以阴离子的形式离去。所以乙烯型卤代烃难于发生一般的取代反应。卤原子的活性极差,即使与硝酸银的醇溶液共热,也无卤化银沉淀生成。

三、孤立型卤代烃

此类卤代烃包括卤原子与碳碳双键或苯环相隔两个以上饱和碳原子的卤代烯烃及饱和型卤代烃,由于这类卤代烯烃中卤素原子与双键或苯环间隔较远,不能形成 p-π 共轭体系,相互影响很小,因此取代反应的活性与卤代烷相似,在加热条件下,能与硝酸银的醇溶液反应生成卤化银沉淀。

$$\text{CH}_2\text{=CH}\text{⊢CH}_2\text{⊣}_n\text{X} + \text{AgNO}_3 \xrightarrow[\text{加热}]{\text{C}_2\text{H}_5\text{OH}} \text{CH}_2\text{=CH}\text{⊢CH}_2\text{⊣}_n\text{ONO}_2 + \text{AgX}\downarrow$$

如果烃基相同而卤原子不同,则其活性顺序为碘代烃>溴代烃>氯代烃。这是由于在卤素中碘的原子半径较大,C—I 键间电子云重叠程度差,而且碘对外层电子控制不如氯强,C—I 键可极化度大,因此在外电场作用下(在极性介质中),C—I 键较易断裂。

【小资料】

二噁英与食品安全

　　随着人们对环境污染所带来的健康问题的认识不断深入,以及媒体关于化学品对食品污染的大量报道,食品安全多次成为人们关注的焦点。作为化学稳定性很高的某些卤代烃类物质,因其难以在自然条件下快速降解而存留在某些食品原料或生物链中,给摄入这些被污染物的生物带来严重的伤害,如 DDT、二噁英等是常见的卤代烃类污染物,下面对二噁英做简单介绍。

　　二噁英(dioxin),又称二噁因,是一类无色无味的脂溶性物质。二噁英实际上是一个简称,它指的并不是一种单一物质,而是结构和性质都很相似的包含众多同类物或异构体的两大类有机化合物,全称分别叫多氯二苯并-对-二噁英(简称 PCDDs)和多氯二苯并呋喃(简称 PCDFs),我国的环境标准中把它们统称为二噁英类。通常所说的二噁英的化学名为 2,3,7,8-四氯二苯并对二噁英(TCDD)。大约有 419 种类似二噁英的化合物被确定,但其中只有近 30 种被认为具有相当的毒性,以 TCDD 的毒性最大,其毒性以半致死量(LD50)表示。TCDD 比氰化钾毒约 100 倍,比砒霜毒约 900 倍,为毒性极强,非常稳定又难以分解的致癌物质。它还具有生殖毒性、免疫毒性及内分泌毒性。二噁英因其本身具有化学稳定性并易于被脂肪组织吸收,所以一旦进入人体就会长久驻留。它们在体内的半衰期估计为 7~11 年。在环境中,二噁英容易聚积在食物链中,食物链中依赖动物食品的程度越高,二噁英聚积的程度就越高。

　　人类短期接触高剂量的二噁英,可能导致皮肤损害,如氯痤疮和皮肤色斑,还可能改变肝脏功能。长期接触则会牵涉免疫系统、发育中的神经系统、内分泌系统以及生殖功能的损害。动物慢性接触二噁英已导致几种类型的癌症。动物实验资料表明,TCDD 容易被胃肠道吸收,分布于动物体内各个部位,由于二噁英同脂肪具有较强的亲和力,二噁英进入动物体后一般在肝、脂肪、皮肤或肌肉中蓄积,或是进入富含脂肪的禽畜产品,如牛奶及蛋黄。当人食用了被二噁英污染的禽畜肉、蛋、奶及其制成品,如黄油、奶酪、香肠、火腿等,二噁英也就进入了人体,同样在人体的脂肪层或脏器中蓄积起来,并几乎不可能通过消化系统排出体外。连续接触 TCDD,体内蓄积可以达到一个稳定水平。二噁英还具有强烈的致癌和致畸作用,属于最危险的环境污染物之一,国际癌症研究中心将二噁英列为人类一级致癌物。世界卫生组织国际癌症研究所(IARC)于 1997 年对 TCDD 进行了评价。根据动物数据和人类流行病学数据,IARC 将 TCDD 分类为"已知人类致癌物"。不过,TCDD 并不影响遗传物质,并且在低于一定剂量的接触时,致癌风险可以忽略不计。

二噁英结构式

　　自美军在越南战争中大量使用脱叶剂(橙剂)造成二噁英污染开始,世界上屡次发生与二噁英有关的污染事故,使得二噁英污染和防治成为各国关注的环境热点之一。

影响比较大的是在 1999 年 2 月,比利时养鸡业者发现饲养母鸡产蛋率下降,蛋壳坚硬,肉鸡出现病态反应,因而怀疑饲料有问题。据初步调查,发现荷兰三家饲料原料供应厂商提供了含二噁英成分的脂肪给比利时的韦尔克斯特饲料厂。该饲料厂自 1999 年 1 月 15 日以来,误把上述含二噁英的脂肪混掺在饲料中出售,其含二噁英成分超过允许限量 200 倍左右。据悉,被查出的该饲料厂生产的含高浓度二噁英成分的饲料已售给超过 1500 家养殖厂,其中包括比利时的 400 多家养鸡厂和 500 余家养猪厂,并已输往德国、法国、荷兰等国家。比利时其他畜禽类养殖业也不能排除使用该饲料的可能性。比利时的调查结果显示,有的鸡体内二噁英含量高于正常限值的 1000 倍,危害极大。

比利时"二噁英污染鸡事件"在世界上掀起了轩然大波,欧盟委员会指责比利时"知情不报,拖延处理",并决定在欧盟 15 国停止出售、收回和销毁比利时生产的肉鸡、鸡蛋和蛋禽制品,以及比利时生产的猪肉和牛肉,并保留向欧洲法院上告比利时、追究其法律责任的权力。美国决定全面封杀欧盟 15 国的肉品,美国农业部禁止从欧洲进口鸡肉和猪肉。中国、法国、希腊、韩国、瑞士和俄罗斯等纷纷采取措施禁止进口及买卖比利时鸡肉及鸡蛋等产品。迫于强大的国际和国内压力,比利时卫生部和农业部部长继被迫辞职,并最终导致内阁的集体辞职。据统计,该事件共造成直接损失 3.55 亿欧元,间接损失超过 10 亿欧元,对比利时出口的长远影响可能高达 200 亿欧元。

2007 年 7 月,作为肉类、奶制品、甜点或熟食制品中增稠剂的一种食品添加剂瓜尔胶(guar gum)中被发现含有高剂量的二噁英,其后欧盟委员会给成员国发布了卫生警报。其源头追踪到印度的瓜尔胶,其中含有五氯苯酚(PCP),这是一种已经摒弃的杀虫剂。五氯苯酚中所含的二噁英正是污染物。

2006 年,荷兰动物饲料中被发现二噁英含量增加,后来确认源头是生产饲料过程使用了被污染的脂肪。

1998 年 3 月,德国销售的牛奶中出现高浓度二噁英,追踪其来源,发现是巴西出口的动物饲料含有柑橘果泥球所致。此项调查导致了欧盟禁止所有巴西柑橘果泥球的进口。

1997 年,美国发现鸡肉、蛋类和鲶鱼遭受二噁英污染,其原因是动物饲料制造过程中使用了一种被污染的膨润土,追踪查到了一个膨润土矿。由于没有证据表明该矿埋有危险废物,调查者认为该例二噁英的来源可能是一个自然过程,也许归因于史前森林大火。

1976 年,意大利萨浮索的一座化工厂发生严重事故,大量二噁英泄漏。一个充满有毒化学物质的气团(其中包括 TCDD)进入空气中,致使方圆 15 平方公里的范围遭受污染。这个区域内生活着 37000 人,对受害人群的研究仍在继续,以确定这次事故对人体健康的长期影响。已经发现并正在进一步调查的情况有某些癌症小幅增加以及生育受到影响等。目前正在就这次事故可能对接触人群子女带来的影响进行研究。

环保专家称,二噁英常以微小的颗粒存在于大气、土壤和水中,据美国环保局的报告,90%以上的二噁英类污染物是由人为活动引起的,另外有少量是由森林火灾、火山喷发等一些自然过程产生的。科学家分析了 2800 年前智利木乃伊体内的二噁英含量,发现还不及现代人的千分之一。通过对美国湖泊底泥和英国的土壤、植被的研究发现,二噁英的含量在 20 世纪 30~40 年代才开始快速上升,而这段时间正对应于全球氯化工业迅猛发展的时期。同时,废物焚烧、钢铁生产、有色金属冶炼、机动车辆,特别是使用含铅汽油的车辆等也被发现是二噁英的重要排放源。

若垃圾焚烧温度低于 800℃,塑料之类的含氯垃圾不完全燃烧,极易生成二噁英。二噁英随烟雾扩散到大气中,通过呼吸进入人体的是极小部分,更多的则是通过食品被人体吸收。以鱼类为例,二噁英粒子随雨落到江湖河海,被水中的浮游生物吞食,浮游生物被小鱼吃掉,小鱼又被大鱼吃掉,二噁英在食物链全程中慢慢沉淀浓缩,聚集在大鱼体内的浓度已是水中的 3000 多倍,而处于食物链顶峰上的人类体内将会聚集更多的二噁英。可怕的是一旦摄入二噁英就很难排出体外,积累到一定程度,它就可能引起一系列严重疾病。

尽管二噁英来源于本地,但环境分布是全球性的。世界上几乎所有媒介上都被发现有二噁英。这些化合物聚集最严重的地方是在土壤、沉淀物和食品,特别是乳制品、肉类、鱼类和贝壳类食品中,而其在植物、水和空气中的含量非常低。

目前,适当焚烧污染物是预防和控制对二噁英的接触的最为有效的方法。这种方法还可以消灭含有 PCB 的废油。焚烧需要 850℃ 以上的高温。为了消除大量有毒物质,甚至需要 1000℃或更高的温度。各国环境保护部门都规定了严格的排放标准。例如,德国规定的垃圾焚烧设备二噁英排放限值为 0.1 毫微克。

预防或减少人类接触二噁英,最好的措施就是瞄准源头,即严格控制工业过程,以尽可能减少二噁英的形成。国际食品法典委员会于 2001 年通过了《瞄准源头降低食品中化学品污染的措施的操作规程》(CAC/RCP 49—2001),并在 2006 年通过了《预防和降低食品和饲料中二噁英和类二噁英 PCB 污染的操作规程》(CAC/RCP 62—2006)。

国家必须建立食品污染监测体系来确保不超过允许含量水平。各国政府有责任监督食品供应的安全,并采取措施保障公众健康。各国应制订在怀疑发生污染时确定、阻止、处理被污染饲料和食品的应急计划。应检查接触人员的暴露情况(如检测血液或母乳中的污染物含量)及影响(如通过临床观察了解症状)。

食品安全直接关系人民的身体健康,关系国计民生,利用所学知识,避免化学污染物质的产生、传播,是每个公民应尽的义务。

参 考 文 献

刘泰民. 2000. 二噁英及其对人体的毒性和预防. 预防医学情报杂志,16(2):121~122

杨明亮. 1999. 世纪之毒二噁英. 湖北预防医学杂志,10(6):18~19

杨晓芳,王沐沂. 2000. TCDD 及其研究进展. 中国公共卫生,16(11):1051~1052

习　　题

1. 给下列化合物用系统命名法命名。

(1) $(CH_3)_3CCH_2Br$　　　　　(2) $(CH_3)_2CHCH_2Cl$　　　(3) $CH_3(CH_2)_3CHBrCHClCHF_2$

(4) $CH_3CCl_2CH_2CH_2CH_3$　　(5)

2. 写出下列反应的主要产物。

(1) $C_6H_5CH_2Cl \xrightarrow{Mg} \xrightarrow{CO_2} \xrightarrow[H^+]{H_2O}$

(2) $CH_2=CHCH_2Br + NaOC_2H_5 \longrightarrow$

(3) 苯环$\begin{matrix} -CH=CHBr \\ -CH_2Br \end{matrix} + AgNO_3 \xrightarrow[\text{室温}]{\text{乙醇}}$

(4) $CH_2=CHCH_3 \xrightarrow{HBr} \xrightarrow{NaCN} \xrightarrow[H^+]{H_2O}$

(5) 环己烷$\begin{matrix} -Br \\ -CH_3 \end{matrix} \xrightarrow[\triangle]{\text{KOH-乙醇}}$

(6) $(CH_3)_2CHCHClCH_3 \xrightarrow[\triangle]{\text{KOH-乙醇}}$

3. 怎样鉴别下列各组化合物?

(1) 3-溴-2-戊烯,4-溴-2-戊烯,5-溴-2-戊烯

(2) 正氯丁烷,正碘丁烷,己烷,环己烯

4. 将下列化合物按 S_N1 历程反应的活性由大到小排列。

(1) A. $(CH_3)_2CHBr$ B. $(CH_3)_3CI$ C. $(CH_3)_3CBr$

(2) A. 正溴丁烷   B. 2-溴丁烷   C. 2-甲基-2-溴丙烷

5. 将下列化合物按 S_N2 历程反应的活性由大到小排列。

(1) A. CH_3CH_2Br B. $H_3C-\overset{\underset{\displaystyle CH_3}{\displaystyle |}}{\overset{\displaystyle CH_3}{\underset{\displaystyle |}{C}}}-CH_2Br$ C. $H_3C-\overset{\overset{\displaystyle CH_3}{\displaystyle |}}{CH}-CH_2Br$

(2) A. 2-甲基-2-溴丁烷   B. 1-溴戊烷   C. 2-溴戊烷

6. 选择题。

(1) 下列化合物中,在室温下与 $AgNO_3$-醇溶液反应,能产生沉淀的是_____。

     A. 二氯乙烯   B. 3-氯丙烯   C. 2-溴丙烷   D. 氯苯

(2) 下列化合物最易与 KCN 发生亲核取代反应的是 _____。

     A. 氯乙烷   B. 氯乙烯   C. 烯丙基氯   D. 溴乙烷

(3) 在加热条件下,2-甲基-3-氯戊烷与 KOH-醇溶液作用,主要产物是 _____。

     A. 4-甲基-2-戊烯   B. 2-甲基-2-戊烯   C. 2-甲基-3-戊醇   D. 2-甲基-3-戊烯

(4) 下列物质的分子结构中,存在着 p-π 共轭效应的是 _____。

     A. 氯乙烯   B. 3-氯丙烯   C. 氯化苄   D. 异戊二烯

(5) 下列溴代烃中,最易消去溴化氢生成烯烃的是_____。

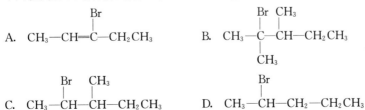

7. 由 2-甲基-1-溴丙烷及其他无机试剂制备下列化合物。

　　(1) 2-甲基-2-丙醇　　　(2) 2-甲基-1,2-二溴丙烷

8. 分子式为 C_3H_7Br 的 A 与 KOH-乙醇溶液共热得 B,分子式为 C_3H_6,如使 B 与 HBr 作用,则得到 A 的异构体 C,推断 A 和 C 的结构,用反应式表明推断过程。

9. 分子式为 C_5H_{10} 的 A 烃与溴水不发生化学反应,在紫外光照射下与等物质的量的溴作用可以得到分子式为 C_5H_9Br 的产物 B,B 与 KOH 的醇溶液加热得到分子式为 C_5H_8 的产物 C,C 经酸性高锰酸钾氧化得到戊二酸。写出 A、B、C 的结构式及各步反应式。

(潍坊医学院　王学东)

第七章　醇、酚和醚

醇、酚和醚都是烃类化合物的含氧衍生物。它们也可看作水分子中的氢原子被烃基取代的化合物。水分子中的一个氢原子被脂肪烃基、脂环烃基或芳香烃侧链烃基取代的化合物称为醇（alcohol）。水分子中的一个氢原子被芳基取代的化合物称为酚（phenol）。硫醇（thiol 或 mercaptan）可看作醇分子中的氧被硫取代的化合物。水分子中的两个氢原子都被烃基取代的化合物称为醚（ether）。醇、酚、硫醇、醚的化学通式分别表示如下：

$$R—OH \qquad Ar—OH \qquad R—SH \qquad (Ar)R—O—R'(Ar')$$
醇　　　　　酚　　　　硫醇　　　　　　　醚

第一节　醇

一、醇的分类和命名

醇分子中的羟基（—OH）是醇的官能团，称为醇羟基。

1. 醇的分类

醇可根据烃基的不同分为脂肪醇、脂环醇和芳香醇，还可根据烃基部分是否含有不饱和键而分为饱和醇和不饱和醇，例如

$$CH_3OH \qquad CH_3CH_2OH \qquad\qquad CH_2{=}CHCH_2OH$$
甲醇　　　　　乙醇　　　　　　　　　丙烯醇

（饱和脂肪醇）　　　　　　　　　（不饱和脂肪醇）

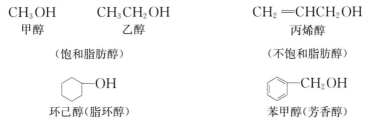
环己醇（脂环醇）　　　　　　苯甲醇（芳香醇）

根据分子中与羟基所连碳原子的类型的不同分为伯醇、仲醇和叔醇。

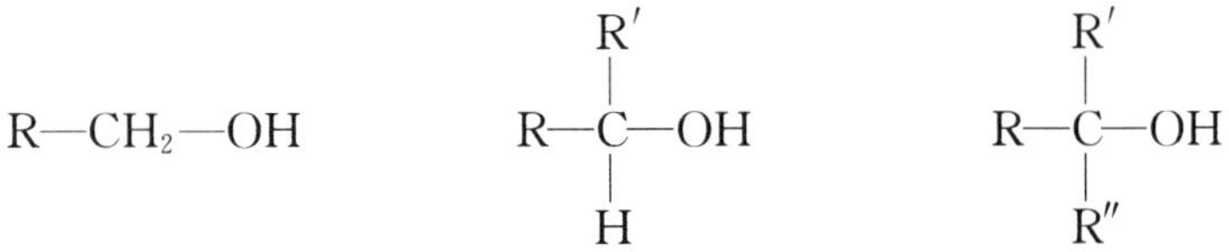

$$R—CH_2—OH \qquad\qquad R{-}\overset{\displaystyle R'}{\underset{\displaystyle H}{C}}{-}OH \qquad\qquad R{-}\overset{\displaystyle R'}{\underset{\displaystyle R''}{C}}{-}OH$$

伯醇　　　　　　　　仲醇　　　　　　　叔醇

此外按醇分子中所含羟基的数目不同分为一元醇、二元醇和三元醇等。含两个或两个以上羟基的醇都称为多元醇。

$$CH_3CH_2CH_2OH \qquad HOCH_2CH_2CH_2OH \qquad \begin{matrix} CH_2-CH-CH_2 \\ |\quad\ \ |\quad\ \ | \\ OH\ \ \ OH\ \ \ OH \end{matrix}$$

　　　　一元醇　　　　　　　　二元醇　　　　　　　　　三元醇

2. 醇的命名

简单的一元醇可以用普通命名法命名,即在"醇"字前加上烃基的名称,"基"字一般可以省略,例如

$$CH_3CH_2CH_2OH \qquad \begin{matrix} CH_3-CH-CH_3 \\ | \\ OH \end{matrix} \qquad \begin{matrix} CH_3-CH-CH_2OH \\ | \\ CH_3 \end{matrix}$$

　　　　丙醇　　　　　　　　　　异丙醇　　　　　　　　　异丁醇

$$\begin{matrix} CH_3-CH-CH_2-CH_3 \\ | \\ OH \end{matrix} \qquad \begin{matrix} CH_3 \\ | \\ CH_3-C-CH_3 \\ | \\ OH \end{matrix} \qquad \text{环戊基}-OH$$

　　仲丁醇　　　　　　　　　　叔丁醇　　　　　　　　　环戊醇

结构比较复杂的醇则采用系统命名法,其原则是选择含有羟基的最长碳链作为主链,按主链所含碳原子数目称为"某醇"。主链的编号从靠近羟基的一端开始,羟基的位置用阿拉伯数字标明在"某醇"的前面,并用短线隔开。如有其他取代基,则将其位次、数目和名称写在表示羟基位置的阿拉伯数字之前,例如

$$\begin{matrix} CH_3 \\ | \\ H_3C-C-CH_2CH_2CH_3 \\ | \\ CH_2OH \end{matrix} \qquad \begin{matrix} Cl \\ | \\ CH_3CHCH_2CHCH_3 \\ | \\ OH \end{matrix} \qquad \begin{matrix} OH \\ | \\ \text{环己基}-CH_2CH_3 \end{matrix}$$

　2,2-二甲基-1-戊醇　　　　　4-氯-2-戊醇　　　　　3-乙基环己醇

不饱和醇的命名选择既含羟基又含不饱和键的最长碳链作主链。编号应从靠近羟基一端开始,根据主链碳原子数目称为"某烯醇"或"某炔醇",不饱和键的位次写在"烯"或"炔"之前,而羟基的位置仍然写在"醇"之前。芳香醇的命名,一般把苯基作为取代基,例如

$$CH_3CH=CHCH_2OH \qquad \begin{matrix} \qquad\quad CH_2CH_3 \\ \qquad\quad | \\ CH_3CHCH_2C=CH_2 \\ | \\ OH \end{matrix} \qquad \text{环戊烯基}-OH$$

　2-丁烯醇(巴豆醇)　　　　4-乙基-4-戊烯-2-醇　　　3-环戊烯醇

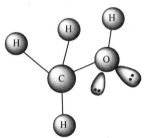

1-苯基-1-丙醇   3-苯基-2-丙烯醇(肉桂醇)

多元醇的命名应尽可能选择含有多个羟基在内的碳链作为主链,然后根据羟基的数目和位次分别称为某二元醇、某三元醇等,羟基的位次应写在醇的名称前面。例如

CH₂—CH₂   CH₂—CH₂—CH₂   CH₂—CH—CH₂   HO—⬡—OH
OH   OH   OH   OH   OH   OH   OH

乙二醇   1,3-丙二醇   丙三醇(甘油)   1,4-环己二醇

二、醇的结构

以甲醇为例说明醇的结构。甲醇分子中,C—O 键的键长为 0.143nm,O—H 键的键长为 0.096nm,C—H 键的键长为 0.109nm;∠COH 为 108.9°,∠HCH 为 109°,∠HCO 为 110°。故可认为醇分子中羟基氧原子为 sp^3 杂化,最外层的六个电子,有两对孤对电子分别占据两个 sp^3 杂化轨道,余下两个单电子各占一个 sp^3 杂化轨道,分别与 C、H 结合,形成 C—O 和 O—H 键。O—H 键和氧上两对未共用电子与甲基的三个 C—H 键呈交叉式优势构象。甲醇的结构如图 7-1 所示。

图 7-1 甲醇的结构

三、醇的物理性质

直链饱和一元醇中,含 1～4 个碳原子以下的醇是无色无味透明的液体,具有显著的酒味,含 5～11 个碳原子的醇是具有难闻气味的油状液体。含 12 个碳原子以上的直链醇为蜡状固体。

链状饱和一元醇的沸点随着碳原子数目的增加而升高。同碳原子的醇的沸点随着支链的增加而降低。例如,含 4 个碳原子的饱和醇,其沸点是正丁醇＞仲丁醇＞叔丁醇。

　　醇的沸点比相对分子质量相近的烷烃高得多,如甲醇(相对分子质量 32,沸点 64.7℃)比乙烷(相对分子质量 30,沸点 -88.6℃)高 153.3℃。这是因为醇是极性分子,同时分子间可通过氢键而缔合。

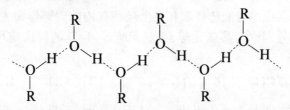

　　要使醇达到其沸点,除需克服分子间的偶极-偶极间的作用力和范德华(van der Waals)引力外,还需克服氢键作用力,而烷烃分子间不存在氢键,所以醇的沸点比相对分子质量相近的烷烃要高得多。

　　直链伯醇随着碳原子数的增加,沸点与相应的烷烃越来越相近,这主要是因为烷基的存在对醇分子间形成氢键有阻碍作用,这种作用与烷烃的大小和形状有关,烷基越大,其阻碍作用也越大。含有两个以上羟基的多元醇分子间可以形成更多的氢键,分子中所含羟基的数目越多,沸点越高。例如,乙二醇的沸点比相对分子质量相近的丙醇的沸点高 100℃。

　　醇在水中的溶解度与醇与水形成分子间氢键的能力有关。含 1~3 个碳原子的饱和一元醇和乙二醇、丙三醇等多元醇分子中烃基较小,与水形成分子间氢键的能力较强,故它们可与水混溶。随着分子中烃基的增大,对醇羟基与水形成氢键的阻碍作用增大。故从丁醇开始,醇在水中的溶解度随着相对分子质量的升高而降低。癸醇以上的高级饱和一元醇几乎不溶于水,而能溶解于非极性溶剂(如石油醚)中。一些醇的物理常数见表 7-1。

表 7-1　一些醇的物理常数

名　称	结构式	熔点/℃	沸点/℃	密度/$(g \cdot cm^{-3})$	溶解度(25℃)/$[g \cdot (100g 水)^{-1}]$
直链醇					
甲醇	CH_3OH	-97	64.7	0.793	∞
乙醇	CH_3CH_2OH	-115	78.5	0.789	∞
丙醇	$CH_3CH_2CH_2OH$	-125	97	0.804	∞
1-丁醇	$CH_3CH_2CH_2CH_2OH$	-90	118	0.810	7.9
1-戊醇	$CH_3(CH_2)_4OH$	-78.5	138	0.817	2.3
1-己醇	$CH_3(CH_2)_5OH$	-52	156.5	0.819	0.6
1-辛醇	$CH_3(CH_2)_7OH$	-15	195	0.825	0.5
1-癸醇	$CH_3(CH_2)_9OH$	6	228	0.829	

续表

名　称	结构式	熔点/℃	沸点/℃	密度/ $(g \cdot cm^{-3})$	溶解度(25℃)/ $[g \cdot (100g 水)^{-1}]$
支链醇					
异丙醇	$(CH_3)_2CHOH$	−86	82.5	0.789	∞
异丁醇	$(CH_3)_2CHCH_2OH$	−108	108	0.802	10.0
仲丁醇	$\overset{\displaystyle CH_3CHCH_2CH_3}{\underset{\displaystyle OH}{\vert}}$	−114	99.5	0.806	12.5
叔丁醇	$(CH_3)_3COH$	−25.5	82.3	0.789	∞
其他醇					
丙烯醇	$CH_2\!=\!CHCH_2OH$	−129	97.1	0.854	∞
环己醇	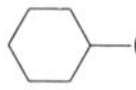 ⬡—OH	25.1	161.1	0.962	3.6
苯甲醇	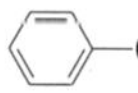 ⬡—CH_2OH	−15.3	205.3	1.046	～4
乙二醇	$HOCH_2CH_2OH$	−11.5	198	1.113	∞
丙三醇	$\overset{\displaystyle HOCH_2CHCH_2OH}{\underset{\displaystyle OH}{\vert}}$	20	290(分解)	1.261	∞

四、醇的化学性质

羟基是醇的官能团,醇的化学性质主要发生在羟基上。由于氧原子的电负性较强,因此 C—O 键和 O—H 键都是极性键,易发生碳氧键断裂和氧氢键断裂。同时 α-C 和 β-C 上的氢受羟基的影响,有一定的活性,使醇还可发生氧化和消去反应。醇的反应部位表示如下:

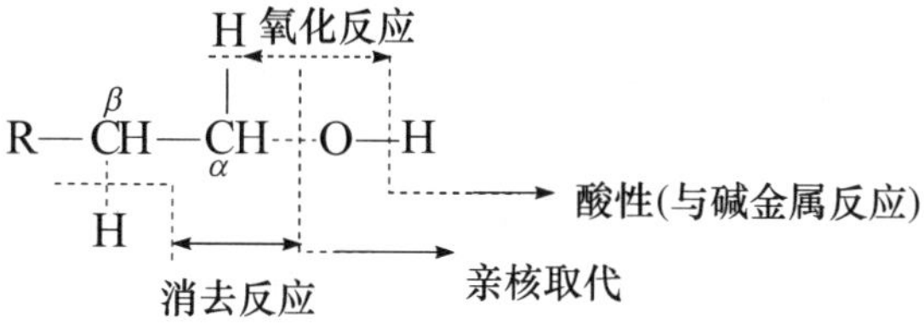

1. 与碱金属的反应(O—H 键的断裂)

醇和水一样,可与金属钠反应,放出氢气,并生成醇钠,但没有水与金属钠反应剧烈。

$$HOH + Na \longrightarrow NaOH + \frac{1}{2}H_2\uparrow \quad 反应剧烈$$

$$ROH + Na \longrightarrow RONa + \frac{1}{2}H_2\uparrow \quad 反应缓和$$

　　这说明醇的酸性比水的酸性弱,醇的 pK_a 在 16~19,而水的 pK_a 为 15.7,或者说烷氧负离子(RO^-)的碱性强于 OH^-,因此醇钠遇水会立即生成原来的醇和氢氧化钠。

$$RONa + HO\!-\!H \longrightarrow ROH + NaOH$$

　　醇分子中烃基的斥电子诱导效应使羟基氧上的电子云密度增加,提高了氧结合质子(氢)的能力,故醇羟基中的氢不如水中氢活泼。烃基的斥电子能力越强,醇羟基中的氢就越不活泼,与碱金属的反应的速率就越慢。

　　不同类型的醇与金属钠反应的活性顺序为甲醇>伯醇>仲醇>叔醇。

　　在实验室中常用乙醇来处理没有反应完全的金属钠,使其变为乙醇钠后再用水洗去。

　　2. 与氢卤酸的反应(C—O 键的断裂)

　　醇与氢卤酸作用可使碳氧键断裂生成卤代烃和水,这是实验室制备卤代烃的一种重要方法。

$$ROH + HX \rightleftharpoons RX + H_2O$$

　　此反应是卤代烃水解反应的逆反应,也属于亲核取代反应,醇与氢卤酸的反应速率与醇的类型和氢卤酸有关。

　　氢卤酸的活泼顺序为 HI>HBr>HCl。

　　例如,伯醇与氢碘酸的水溶液(47%)一起加热时就能生成碘代烷;与氢溴酸的水溶液(48%)作用需要加硫酸并加热才能生成溴代烷;与浓盐酸作用时要加无水氯化锌作催化剂,且经过较长时间加热才能生成氯代烷。

　　不同类型的醇与卤化氢反应的活性顺序为叔醇>仲醇>伯醇。

　　无水氯化锌的浓盐酸溶液称为卢卡斯(Lucas)试剂,利用卢卡斯试剂可以鉴别含六个碳原子以下伯醇、仲醇和叔醇。这些醇可以溶于卢卡斯试剂中,反应后生成的卤代烃不溶于卢卡斯试剂,形成细小的油珠分散于卢卡斯试剂中,而使反应液变混浊,静置后分层。根据反应出现混浊所需的时间可以鉴别不同类型的醇。一般叔醇与卢卡斯试剂在室温下就能很快发生反应,立即变混浊并分层;仲醇则需数分钟的时间才出现混浊并分层;而伯醇在室温下不发生反应,例如

$$(CH_3)_3COH + HCl \xrightarrow{ZnCl_2} (CH_3)_3CCl + H_2O$$

$$CH_3CH_2\underset{\underset{OH}{|}}{C}HCH_3 + HCl \xrightarrow{ZnCl_2} CH_3CH_2\underset{\underset{Cl}{|}}{C}HCH_3 + H_2O$$

$$CH_3CH_2CH_2CH_2OH + HCl \xrightarrow[\triangle]{ZnCl_2} CH_3CH_2CH_2CH_2Cl + H_2O$$

　　醇还可以与卤化磷或亚硫酰氯(氯化亚砜)反应生成卤代烃,例如

$$3CH_3OH + PI_3 \longrightarrow 3CH_3I + P(OH)_3$$

$$3CH_3CH_2OH + PBr_3 \longrightarrow 3CH_3CH_2Br + P(OH)_3$$

$$CH_3(CH_2)_5\underset{\underset{OH}{|}}{C}HCH_3 + SOCl_2 \longrightarrow CH_3(CH_2)_5\underset{\underset{Cl}{|}}{C}HCH_3 + HCl\uparrow + SO_2\uparrow$$

当醇与亚硫酰氯反应时,副产物 SO_2、HCl 均为气体,在反应中即可离去,产率较高,所得卤代烃容易提纯。

3. 与无机含氧酸的酯化反应

醇与无机含氧酸或有机酸等在一定的条件下失水而生成酯的反应,称为酯化反应,所生成的产物称为酯。

醇与亚硝酸、硝酸、硫酸和磷酸等无机含氧酸作用生成无机酸酯,例如

$$(CH_3)_2CHCH_2CH_2OH + HONO \longrightarrow (CH_3)_2CHCH_2CH_2ONO + H_2O$$

异戊醇   亚硝酸异戊酯

当醇与二元或三元酸作用时,随反应条件的不同可生成中性酯和酸性酯。例如,乙醇与硫酸反应时,先生成硫酸氢乙酯(酸性酯),然后再与一分子乙醇作用生成硫酸二乙酯(中性酯)。

$$CH_3CH_2OH + HOSO_2OH \longrightarrow CH_3CH_2OSO_2OH + H_2O$$

硫酸氢乙酯(酸性酯)

$$CH_3CH_2OSO_2OH + CH_3CH_2OH \longrightarrow CH_3CH_2OSO_2OCH_2CH_3 + H_2O$$

硫酸二乙酯(中性酯)

磷酸是三元酸,与醇反应可生成三种类型的磷酸酯:

$$\underset{磷酸一烷基酯}{RO-\underset{\underset{OH}{|}}{\overset{\overset{OH}{|}}{P}}=O} \qquad \underset{磷酸二烷基酯}{RO-\underset{\underset{OH}{|}}{\overset{\overset{OR}{|}}{P}}=O} \qquad \underset{磷酸三烷基酯}{RO-\underset{\underset{OR}{|}}{\overset{\overset{OR}{|}}{P}}=O}$$

这些磷酸酯广泛存在于生物体内,具有重要的生物功能。

多元醇同样可以与无机含氧酸生成酯。例如,一分子的甘油可与三分子硝酸反应生成三硝酸甘油酯。

$$\begin{array}{l} CH_2OH \\ | \\ CHOH \\ | \\ CH_2OH \end{array} + 3HONO_2 \longrightarrow \begin{array}{l} CH_2ONO_2 \\ | \\ CHONO_2 \\ | \\ CH_2ONO_2 \end{array} + H_2O$$

三硝酸甘油酯

三硝酸甘油酯是一种可用于缓解心绞痛的药物(硝酸甘油),同时是诺贝尔(Nobel)发明的硝化甘油炸药。硝化甘油遇到震动会发生剧烈的爆炸,为了使用时安全,通常将其与一些惰性材料混合在一起。

4. 脱水反应(C—O 键的断裂)

醇与催化剂(如强酸)共热时发生脱水反应。按脱水反应的温度不同,醇可发生分子内脱水生成烯烃和分子间脱水生成醚两种形式。

(1) 分子内脱水。醇在酸性催化剂(如浓硫酸等)的存在下共热,在较高温度下醇分子中的羟基与相邻碳(β-碳)上的氢原子脱去一分子水生成烯烃。例如,乙醇与浓硫酸共热至170℃时发生分子内脱水而生成乙烯。

$$CH_3CH_2OH \xrightarrow[170℃]{H_2SO_4} H_2C{=}CH_2 + H_2O$$

醇分子内脱水生成烯时的反应机理中有碳正离子中间体生成,生成的碳正离子中间体越稳定,分子内脱水越容易。

三种醇脱水的难易顺序是叔醇＞仲醇＞伯醇,例如

$$CH_3CH_2CH_2CH_2OH \xrightarrow[170℃]{H_2SO_4} CH_3CH_2CH{=}CH_2$$

$$CH_3CH_2\underset{\overset{|}{OH}}{C}HCH_3 \xrightarrow[87℃]{H_2SO_4} CH_3CH{=}CHCH_3$$

$$H_3C{-}\underset{\overset{|}{OH}}{\overset{\overset{\displaystyle CH_3}{|}}{C}}{-}CH_3 \xrightarrow[60℃]{H_2SO_4} H_3C{-}\overset{\overset{\displaystyle CH_3}{|}}{C}{=}CH_2$$

仲醇和叔醇的分子内脱水反应遵循札依采夫规则,生成的主要产物是双键碳上含烃基较多的烯烃,即比较稳定的烯烃,例如

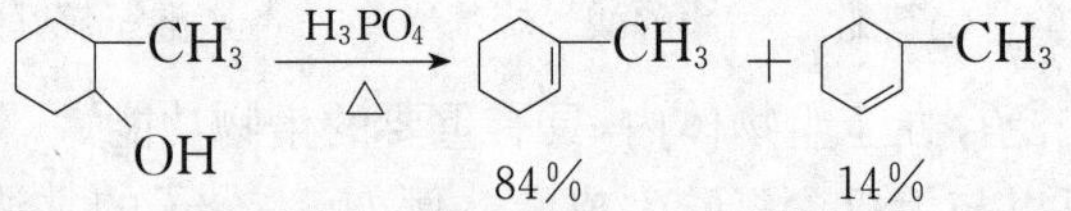

84%　　　　　14%

(2) 分子间脱水。醇与酸性催化剂共热,在较低温度时发生分子间脱水而生成醚。例如

$$2CH_3CH_2OH \xrightarrow[140℃]{H_2SO_4} CH_3CH_2OCH_2CH_3 + H_2O$$

醇在不同温度下脱水可得到两种不同的产物。一般而言,在过量酸和较高温度下有利于分子内脱水生成烯;在过量醇和较低温度下有利于分子间脱水生成

醚;叔醇脱水只生成烯烃。

5. 氧化反应

在有机化学反应中,通常把分子中脱去氢原子或加入氧原子的反应称为氧化反应(oxidation),把分子中加入氢原子或脱去氧原子的反应称为还原反应(reduction)。

醇分子中,与羟基相连的 α-碳原子上的氢原子受羟基的影响容易被氧化。醇的氧化实际上是从分子中脱去羟基氢原子和 α-碳上的氢原子,其氧化产物取决于醇的结构和氧化条件。伯醇氧化成醛,醛继续氧化生成羧酸;仲醇氧化生成酮;同等条件下叔醇因 α-碳上不含氢原子而不易被氧化。

$$CH_3CH_2CH_2CH_2OH \xrightarrow{[O]} CH_3CH_2CH_2CHO \xrightarrow{[O]} CH_3CH_2CH_2COOH$$

$$CH_3CH_2\overset{\overset{\displaystyle OH}{|}}{C}HCH_3 \xrightarrow{[O]} CH_3CH_2\overset{\overset{\displaystyle O}{||}}{C}CH_3$$

[O]代表氧化剂。常用的氧化剂有重铬酸钾的酸性溶液(铬酸试剂),高锰酸钾水溶液等。伯醇、仲醇及其氧化产物均是无色的,重铬酸钾酸性溶液反应前是橙红色的,反应后变为绿色的三价铬离子;而高锰酸钾溶液的紫红色,反应后褪去,产生二氧化锰的棕色沉淀。在同样条件下,叔醇很难被氧化,利用此反应可鉴别伯醇、仲醇和叔醇。

饮料酒中的乙醇可被橙色的铬酸试剂(重铬酸钾的硫酸溶液)氧化,同时原来铬酸试剂的橙色转变为绿色,利用这一性质制备的呼吸仪,用于检查驾驶员是否酒后驾车。

伯醇的氧化很难控制在生成醛的一步,若采用蒸馏法将生成的醛蒸出,或用三氧化铬及吡啶的混合物作氧化剂,生成的产物主要是醛,例如

$$CH_3CH_2CH_2OH \xrightarrow{CrO_3 \cdot \bigcirc\!\!\!\!N} CH_3CH_2CHO$$

6. 多元醇的性质

多元醇中有两个羟基连在相邻两个碳原子的称为邻二醇,如乙二醇、丙三醇等,它们除具有一元醇的一般化学性质外,还具有一些特殊的化学性质。

(1)与氢氧化铜的反应。乙二醇与稀硫酸铜的碱性溶液反应可形成绛蓝色溶液。

$$\begin{matrix} CH_2OH \\ | \\ CH_2OH \end{matrix} + Cu^{2+} \xrightarrow{OH^-} \begin{matrix} CH_2O \\ | \\ CH_2O \end{matrix}\!\!\!\diagdown\!\!\!\diagup Cu + H_2O$$

其他邻二醇类化合物也可以发生类似的反应。

（2）与过碘酸的反应。邻二醇类化合物可被过碘酸（HIO₄）在温和的条件下氧化。连有两个羟基的邻二醇类化合物被过碘酸氧化时，两个相邻羟基碳之间的键发生断裂生成羰基化合物（醛或酮）。例如，2-甲基-2,3-丁二醇被过碘酸氧化，生成乙醛和丙酮。

$$\underset{\text{OH\ \ \ OH}}{H_3C-CH-C(CH_3)_2} \xrightarrow{HIO_4} CH_3CHO+CH_3COCH_3$$

当有三个或更多的羟基邻位相连时，则处于中间的" $-CH-OH$ "结构被氧化成甲酸。例如，1mol 丙三醇经 2mol HIO₄ 氧化，可得 2mol 甲醛和 1mol 甲酸。

$$\underset{\text{CH}_2\text{OH}}{\overset{\text{CH}_2\text{OH}}{\underset{|}{\overset{|}{CHOH}}}} +2HIO_4 \longrightarrow 2HCHO+HCOOH+2HIO_3$$

邻二醇类化合物与过碘酸的反应是定量进行的，加入硝酸银（AgNO₃）可产生白色的碘酸银（AgIO₃）沉淀，因此可根据所得产物的结构、数量及消耗 HIO₄ 物质的量，判断邻二醇类的结构，尤其是多羟基类化合物的结构分析。

第二节　酚

一、酚的分类和命名

酚是芳环上的氢原子被羟基取代而生成的化合物，酚的官能团也是羟基，称为酚羟基。

根据芳环上连羟基的数目，酚可分为一元酚、二元酚和多元酚等，一般二元以上的酚称为多元酚。根据芳烃基的不同可分为苯酚和萘酚，其中萘酚因羟基的位置不同，又可分为 α-萘酚 和 β-萘酚。

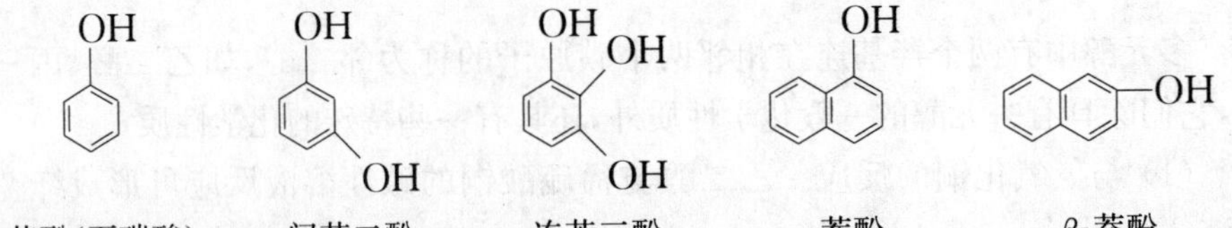

苯酚(石碳酸)　　　间苯二酚　　　连苯三酚　　　α-萘酚　　　β-萘酚

简单酚的命名通常在酚之前加上烃基的名称，以此为母体，其他取代基的位置、数目和名称放在母体前面，其位置用阿拉伯数字或邻、间、对（o、m、p）标明。有些酚类化合物习惯用俗名(在下列化合物名称的括号中已注明)。

邻苯二酚(儿茶酚)
1,2-苯二酚

对苯二酚(氢醌)
1,4-苯二酚

邻甲苯酚
2-甲基苯酚

邻甲氧基苯酚
2-甲氧基苯酚

2,4,6 二硝基苯酚
(苦味酸)

6 氯 1 萘酚

甲酚三种异构体混合物的皂溶液俗称来苏尔(lysol),又称煤酚皂液。临床上用作消毒剂。

二、酚的结构

苯酚羟基中的氧原子与苯环形成 p-π 共轭体系(图 7 - 2),氧原子上的一对孤对电子向苯环偏移。与醇相比,氧原子上的电子云密度降低,氧氢键的极性增加,容易给出质子,故酸性比醇强。另外苯环上的电子云密度相对升高,有利于苯环上的亲电取代反应的进行。

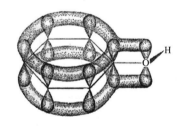

图 7 - 2 苯酚 p-π 共轭
体系示意图

三、酚的物理性质

除一些烷基酚(如间-甲酚)为高沸点的液体外,大多数酚为结晶性固体。由于酚可形成分子间氢键,其沸点比相对分子质量相近的芳烃高。例如,苯酚的相对分子质量为 94,沸点 182℃,而甲苯的相对分子质量为 92,其沸点为 111℃。苯酚在水中有一定的溶解度,且随酚羟基数目的增加,酚在水中的溶解度也随之增加,其原因是酚羟基可以与水分子间形成氢键,增大了酚在水中的溶解度。纯净的酚类化合物应为无色,但由于酚易在空气中氧化,往往带有红色或粉红色。一些酚的物理常数及 pK_a 值见表 7 - 2。

表 7 - 2　一些酚的物理常数及 pK_a 值

名　称	结构式	熔点/℃	沸点/℃	溶解度/ [g·(100g 水)⁻¹]	pK_a
苯酚	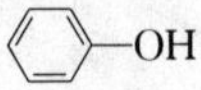	43	182	9.3	9.86
邻甲苯酚	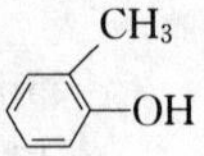	30	191	2.5	10.2
间甲苯酚	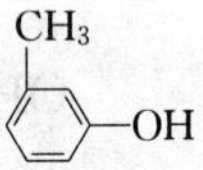	11	201	2.6	10.01
对甲苯酚	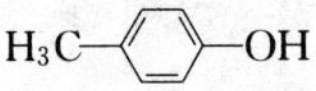	35.5	202	2.3	10.17
邻苯二酚	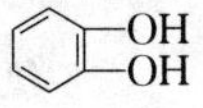	104	246	45	9.4
间苯二酚	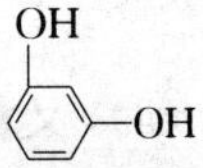	110	281	123	9.4
对苯二酚	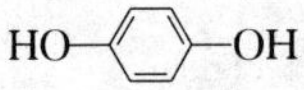	170	286	8.0	10.0
1,2,3-苯三酚	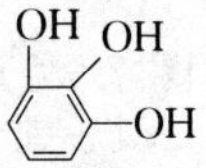	133	309	62	7.0
邻氯苯酚	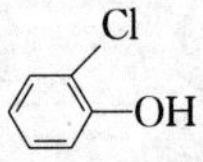	8.0	176	2.8	8.11
间氯苯酚	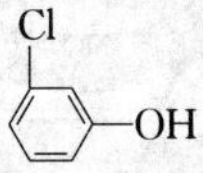	33	214	2.6	8.80
对氯苯酚	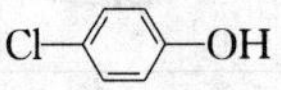	43	220	2.7	9.20
邻硝基苯酚	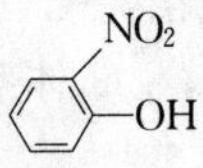	45	217	0.2	7.17
间硝基苯酚	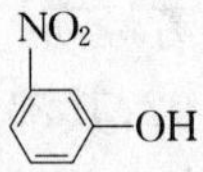	96		1.4	8.28
对硝基苯酚	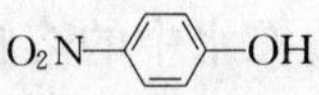	114	270	1.7	7.15
2,4-二硝基苯酚	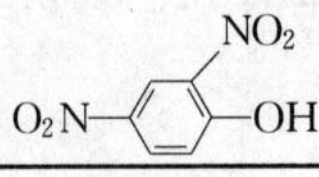	133	分解	0.56	3.96

续表

名　称	结构式	熔点/℃	沸点/℃	溶解度/ [g·(100g水)⁻¹]	pKₐ
2,4,6-三硝基苯酚	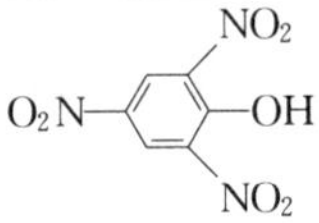	122	分解(300℃爆炸)	1.4	0.38(强酸)
α-萘酚	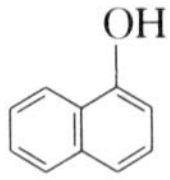	94	279	难溶	9.31
β-萘酚	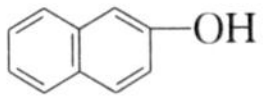	123	286	0.18	9.55

四、酚的化学性质

由于酚羟基与苯环直接相连,其化学性质与醇有相似之处,但又有明显的差异。

1. 弱酸性

酚不但可与金属钠作用生成酚钠,放出氢气,还能与氢氧化钠溶液作用生成酚钠。而醇不能与氢氧化钠反应生成醇钠,这说明酚的酸性比醇强。

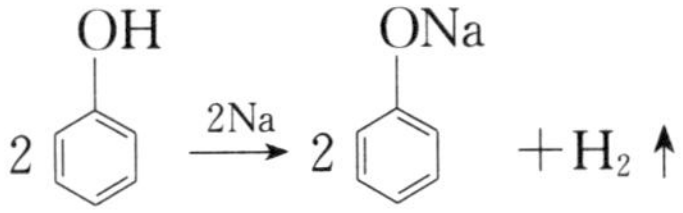

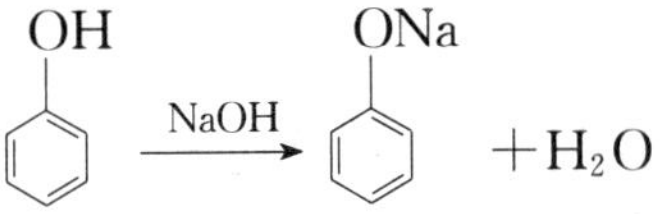

酚本身难溶于水,与水形成乳浊液,在混浊的酚的水溶液中加入氢氧化钠溶液,生成可溶于水的酚钠而使溶液由混变清。酚($pK_a=9.86$)的酸性较碳酸($pK_a=6.4$)弱,在澄清的酚钠溶液中通入CO_2可使苯酚游离出来而使溶液变混浊。此反应可用于酚与有机酸的鉴别。

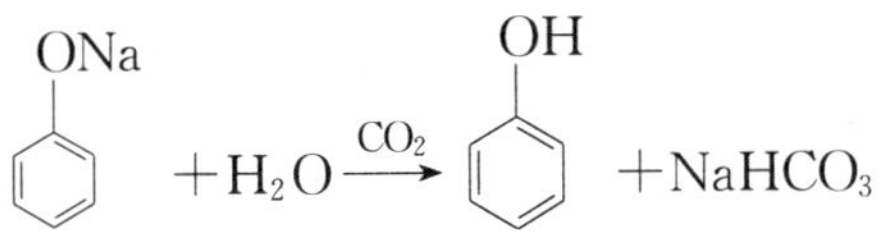

酚的酸性强弱与芳环上所连取代基的种类、数目和位置有关。若芳环上连有吸电子基(如—NO_2、—F、—Cl 等),其酸性增强,吸电子基越多,酸性增强程度越大,如三硝基苯酚(苦味酸)的 pK_a 为 0.38,是一种强酸。若芳环上连有斥电子基

（如—CH_3、—C_2H_5 等），酸性减弱，如甲基酚的酸性比苯酚弱。

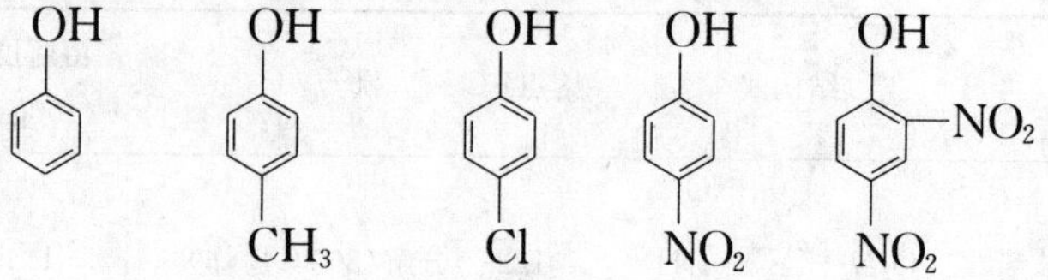

| | pK_a | 9.86 | 10.17 | 9.20 | 7.15 | 3.96 |

其他一些酚的 pK_a 值见表 7-2。

2. 与三氯化铁的显色反应

大多数酚与三氯化铁水溶液反应产生颜色。例如，苯酚、间苯二酚和 1,3,5-苯三酚与三氯化铁溶液作用后显紫色；邻苯二酚和对苯二酚与三氯化铁溶液作用显绿色；甲酚遇三氯化铁溶液则显蓝色等。实际上许多具有烯醇式结构的化合物都能与三氯化铁水溶液产生颜色反应。

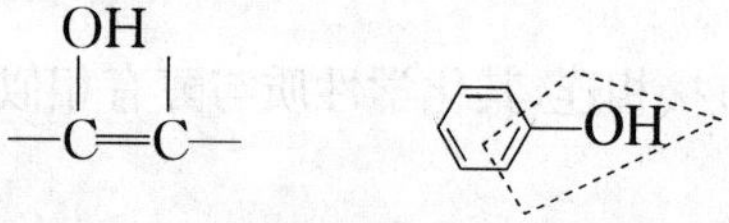

烯醇式结构

酚与三氯化铁的反应，一般认为是生成配合物。

$$6C_6H_5OH + FeCl_3 \longrightarrow H_3[Fe(OC_6H_5)_6] + 3HCl$$

3. 芳环上的取代反应

酚羟基属于邻、对位定位基，能使苯环上的电子云密度增加，容易发生卤代、硝化和磺化等亲电取代反应。

（1）卤代反应。苯的卤代反应须用催化剂，而苯酚在室温下就能与溴水立即发生作用，生成 2,4,6-三溴苯酚的白色沉淀，反应灵敏，常用于苯酚的定性检验。

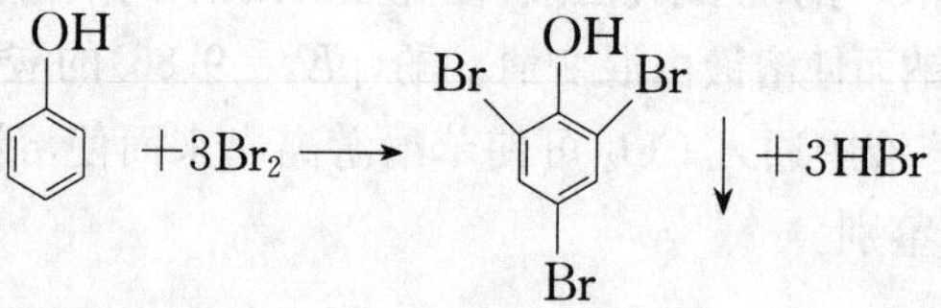

若苯酚在非极性溶剂如 CCl_4、CS_2 中，并在 5℃ 左右的温度下与溴反应，则生成的产物主要是对溴苯酚。

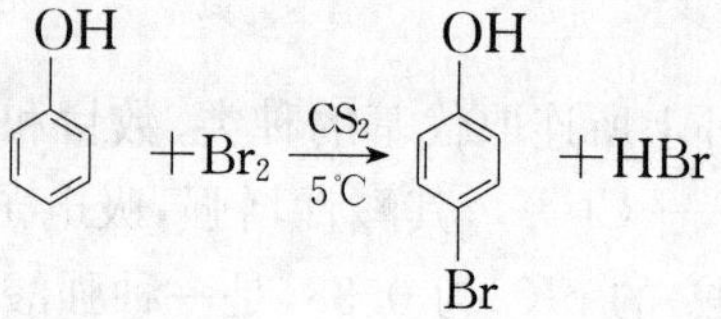

（2）硝化反应。苯酚在室温下与稀硝酸作用，可生成邻硝基苯酚和对硝基苯酚的混合物。

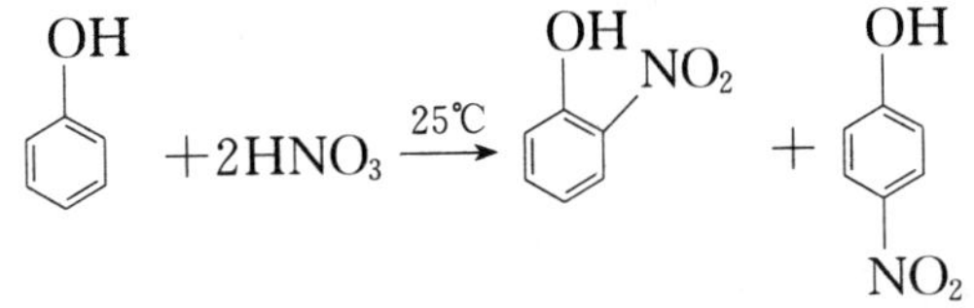

这两种异构体的混合物，可用水蒸气蒸馏加以分离。因邻硝基苯酚能形成分子内氢键，不能再与其他分子形成氢键，水溶性降低，挥发性增大，能随水蒸气蒸出。而对硝基苯酚不仅可形成分子间氢键而缔合，而且能与水生成氢键，挥发性减小，不能随水蒸气蒸出。

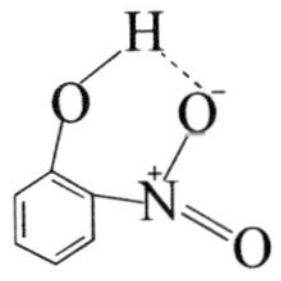

分子内氢键 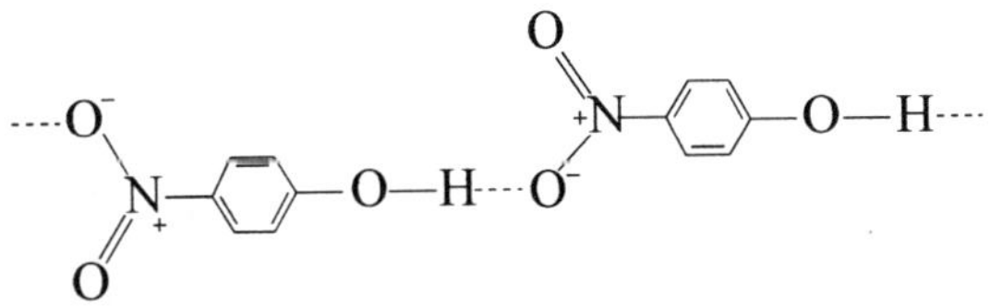　　　　　　　　　分子间氢键

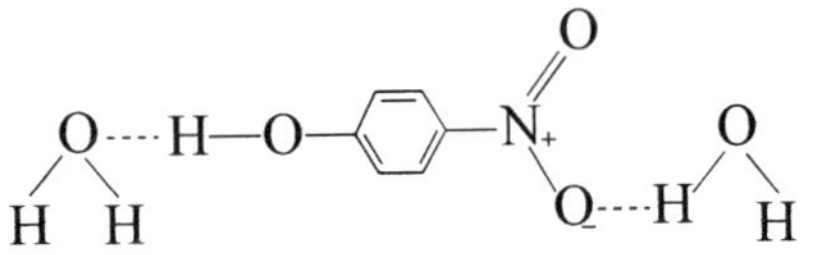

酚与水分子间氢键

（3）磺化反应。苯酚与浓硫酸反应若在室温下进行，邻羟基苯磺酸占 49%，对羟基苯磺酸占 51%；若反应在 100℃下进行，则主要产物为对羟基苯磺酸（90%）。

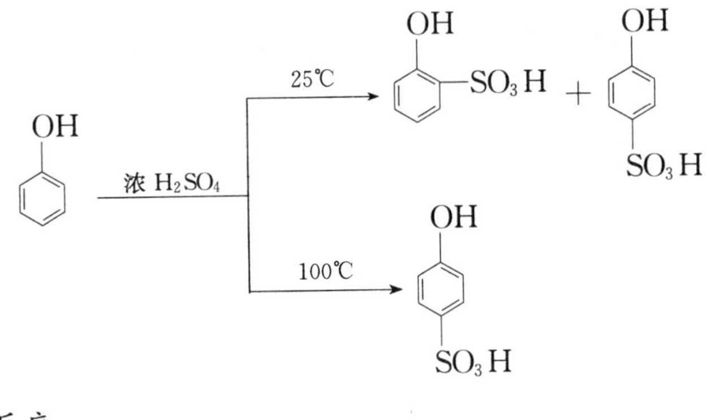

4. 氧化反应

酚类化合物很容易被氧化，空气中的氧就能将酚氧化。例如，苯酚被氧化成对苯醌。

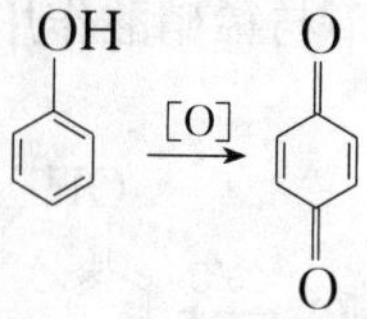

对苯醌

多元酚更容易被氧化。例如,邻苯二酚被氧化成邻苯醌,对苯二酚被氧化成对苯醌。

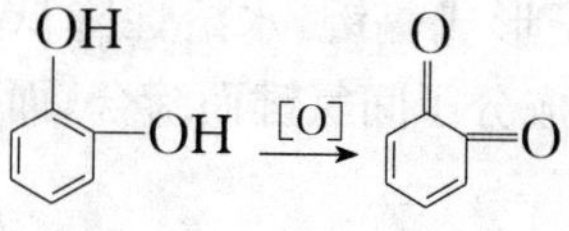

邻苯醌

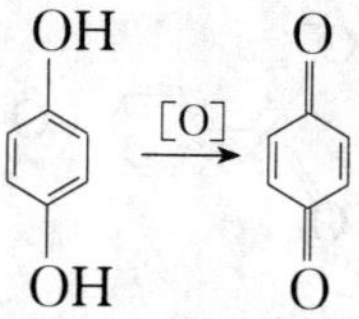

第三节　醚

醚可看作是醇或酚羟基上的氢原子被烃基取代的化合物。醚的通式为 R—O—R、Ar—O—R 或 Ar—O—Ar。醚分子中连接两个烃基的 C—O—C 键称为醚键,是醚的官能团。

一、醚的分类与命名

若醚分子中氧原子连接的两个烃基相同称为单醚,两个烃基不同为混醚。两个烃基与氧连接成环的醚则称为环醚,例如

单醚　　　$H_3CH_2C—O—CH_2CH_3$

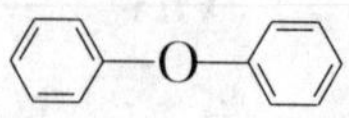

二乙基醚(乙醚)　　　　二苯基醚(苯醚)

混醚　　　$H_3CH_2C—O—CH_3$

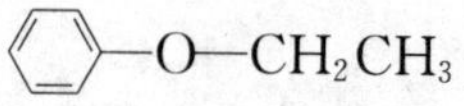

甲乙醚　　　　　　苯乙醚

环醚

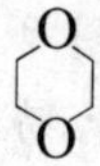

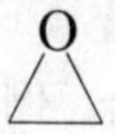

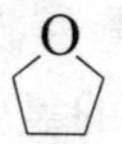

环氧乙烷　　　四氢呋喃　　　1,4-二氧六环

结构简单的醚,可用简单命名法,即在烃基名称后加上"醚"字,一般"基"字可以省略,单醚"二"字可以省略,如二甲基醚简称为甲醚。若是混醚,则将较小烃基名称放在较大烃基名称之前,芳香烃基放在脂肪烃基之前。

H₃C—O—CH₃　　　　H₃C—O—C(CH₃)₃　　　　〔苯环〕—O—CH₃

甲醚(二甲基醚)　　甲叔丁醚(甲基叔丁基醚)　　苯甲醚(苯基甲基醚)

结构较复杂的醚,可采用其系统命名法进行命名,即以碳链较长的烃基作为母体,较小基团烷氧基(RO—)作为取代基,称为"某"烷氧基"某"烃,例如

CH₃CHCH₂CHCH₃　　　　　　CH₃CH₂OCH₂CH₂CHCH₃
　　|　　　|　　　　　　　　　　　　　　　　　　　|
　　CH₃　OCH₃　　　　　　　　　　　　　　　　　OH

2-甲基-4-甲氧基戊烷　　　　　　　　　　4-乙氧基-2-丁醇

环醚的命名一般用俗名,如环氧乙烷、四氢呋喃等。

含有多个氧原子的大环醚,因其结构与皇冠相似,故称冠醚(crown ether)。它们的分子中具有—OCH₂CH₂—重复单位,是乙二醇的大环聚合物。冠醚的命名可表示为 x-冠-y,x 代表组成环的原子总数,y 代表环中的氧原子数,如 18-冠-6。由于冠醚分子多数是对称的,据此可以写出其结构。

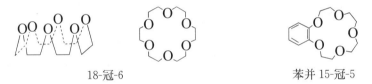

18-冠-6　　　　　　　　　　　　　　　　苯并 15-冠-5

二、醚的物理性质

除甲醚、甲乙醚为气体外,大多数醚在常温下为易燃无色液体,有香味,且可溶于有机溶剂中。醚由于不能形成分子间氢键,因此其沸点低于相对分子质量相同的醇,如甲醚的沸点为 -24℃,而与它互为同分异构体的乙醇的沸点为 78.5℃。由于醚分子中的氧原子可与水中的氢原子形成氢键,低级醚在水中的溶解度与其互为同分异构体的醇相近,如乙醚在水中的溶解度为 $7g \cdot 100mL^{-1}$,正丁醇为 $7.9g \cdot 100mL^{-1}$,高级醚难溶于水。一些醚的物理常数见表 7-3。

表 7-3　一些醚的物理常数

名　称	结构式	熔点/℃	沸点/℃	密度/(g·cm⁻³)
甲醚	CH₃—O—CH₃	−140	−24	0.661
乙醚	CH₃CH₂OCH₂CH₃	−116	34.6	0.714
异丙醚	(CH₃)₂CHOCH(CH₃)₂	−60	69	0.735
正丁醚	(CH₃CH₂CH₂CH₂)₂O	−95	142	0.769

名　称	结构式	熔点/℃	沸点/℃	密度/(g·cm^{-3})
乙基乙烯基醚	$CH_3CH_2OCH=CH_2$		36	0.763
苯甲醚	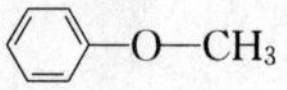 ⬡—O—CH_3	−37	155	0.994
二苯醚	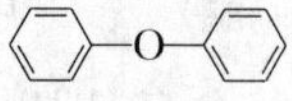 ⬡—O—⬡	27	259	1.072
四氢呋喃	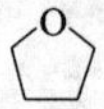 (五元环氧)	−108	66	0.889
1,4-二氧六环	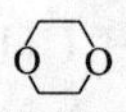 (六元双氧环)	11	101	1.034

三、醚的化学性质

由于醚键(C—O—C)相当稳定,故醚是一类相当稳定的化合物,其稳定性仅次于烷烃。醚与碱、氧化剂、还原剂、稀酸、金属钠等都不发生反应,但因醚键中氧原子含有孤对电子及氧原子的电负性较大,在一定的条件下,醚也能发生一些化学反应。

1. 𬭶盐的生成

醚分子中的氧原子上的孤对电子能与强酸中的质子结合,生成类似于盐类结构的化合物——𬭶盐,醚由于生成𬭶盐而溶于浓强酸,据此可区别醚与烷烃或卤代烃。

$$R\!-\!O\!-\!R' + H_2SO_4 \longrightarrow \left[\begin{array}{c} R\!-\!\ddot{O}\!-\!R \\ | \\ H \end{array} \right]^+ HSO_4^-$$

𬭶盐

醚接受质子的能力弱,必须与浓 H_2SO_4、浓 HCl 等强酸作用才能形成𬭶盐。醚的𬭶盐不稳定,在水中易水解,生成原来的醚。

$$\left[\begin{array}{c} R\!-\!\ddot{O}\!-\!R' \\ | \\ H \end{array} \right]^+ HSO_4^- + H_2O \longrightarrow R\!-\!O\!-\!R' + H_2SO_4$$

2. 醚键的断裂

醚与氢卤酸一起加热,发生碳氧键断裂,生成醇和卤代烃,生成的醇可进一步与氢卤酸作用,生成卤代烃。

$$R\!-\!O\!-\!R + HX \longrightarrow RX + ROH$$
$$ROH + HX \longrightarrow RX + H_2O$$

醚键断裂的反应机理属于亲核取代反应。反应中 X^- 作为亲核试剂进攻带部分正电荷的中心碳原子,其亲核性大小顺序为 $I^->Br^->Cl^-$,因而氢卤酸与醚的反应活性是

$$HI>HBr>HCl$$

氢碘酸是常用的一种断裂醚键的反应试剂。混合醚的醚键被氢碘酸断裂时,通常是较小的烷基与碘结合生成碘代烷。芳香醚断裂时生成酚和碘代烷,例如

$$(H_3C)_2HC—O—CH_3 \xrightarrow{HI} (CH_3)_2CHOH+CH_3I$$

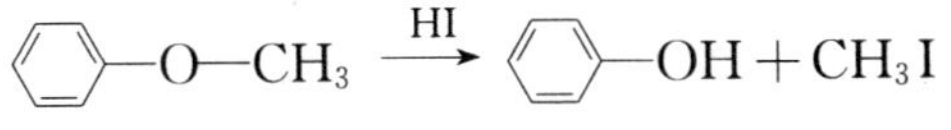

$$\text{⬡}—O—CH_3 \xrightarrow{HI} \text{⬡}—OH+CH_3I$$

3. 过氧化物的形成

醚与空气长期接触时,α-碳上的氢会被空气中的氧氧化,生成过氧化物。例如,乙醚被氧化成过氧化乙醚。

$$H_3CH_2C—O—CH_2CH_3 \xrightarrow{O_2} H_3CH_2C—O—\underset{\underset{O—O—H}{|}}{C}HCH_3$$

过氧化物不易挥发,且很不稳定,在外界条件(如加热或用有棱角的玻璃棒刮擦)下,会迅速分解而发生爆炸。因此,醚类化合物应保存在棕色瓶中,并尽量避免暴露于空气中,在蒸馏醚时不要蒸干。使用前,必须检验是否有过氧化物存在,并将其除去。

检验过氧化物的方法是将醚与 KI 的酸性溶液一起振摇,如有过氧化物存在,则 I^- 被氧化为黄色的 I_2,根据颜色的变化或进一步用淀粉试纸检验过氧化物是否存在。

过氧化物的除去可用亚硫酸钠、碘化钾、饱和 $FeSO_4$ 稀硫酸溶液等还原剂与醚充分振摇后分离出醚,经干燥后蒸馏即可。

第四节 硫醇与硫醚

一、硫醇、硫醚的结构

硫和氧在元素周期表中是同一主族的元素,如果醇和醚中的氧被硫取代,则形成了硫醇 RSH 和硫醚 $R—S—R(R')$。硫醇中的"—SH"称为巯基,是硫醇的官能团。

硫醇和硫醚的命名是在相应的醇和醚的名称中加"硫"字即可,例如

$$CH_3SH \qquad\qquad CH_3CH_2CH_2SH \qquad\qquad HOCH_2CH_2SH$$

甲硫醇 　　　　　　　丙硫醇 　　　　　　　2-巯基乙醇

$$CH_3SCH_3 \qquad\qquad CH_3CH_2SCH_2CH_3 \qquad\qquad CH_3SCH_2CH_2CH_3$$
　　　甲硫醚　　　　　　　　　乙硫醚　　　　　　　　　甲丙硫醚

二、硫醇、硫醚的物理性质

低级的硫醇具有极难闻的臭味,随着相对分子质量的增大,臭味逐渐减弱。低级硫醇常用作工业上的臭味剂,如在燃气中加入少量的叔丁硫醇,一旦泄漏即可发现。硫醇的沸点比相应的醇低,在水中的溶解度也比相应的醇小得多。例如,乙醇的沸点为 $78.5℃$,能与水互溶,而乙硫醇的沸点为 $37℃$,在水中的溶解度为 $1.5g \cdot 100mL^{-1}$,这是因为硫的原子半径比氧原子的大,电负性也比氧原子小,很难形成氢键。硫醇易溶于有机溶剂。

硫醚也具有难闻的臭味,但臭味不如硫醇那样强烈。

三、硫醇、硫醚的化学性质

1. 硫醇的弱酸性

硫醇的酸性比相应的醇强,如乙醇的 pK_a 为 15.9,而乙硫醇的 pK_a 为 10.5,乙醇不能与氢氧化钠作用,而乙硫醇则可与氢氧化钠作用生成盐而溶于稀氢氧化钠溶液中。这说明乙硫醇的酸性比乙醇强,是因为硫的原子半径较大,硫氢键(S—H)的键长比氧氢键(O—H)长,更易被极化,离解能力较强。

$$CH_3CH_2SH + NaOH \longrightarrow CH_3CH_2SNa + H_2O$$
　　　　　　　　　　　　　　乙硫醇钠

2. 硫醇与重金属盐(或氧化物)作用

硫醇可与汞、银、铝等重金属盐或金属氧化物发生反应,生成不溶于水的硫醇盐。

$$\begin{matrix} CH_2SH \\ | \\ CHSH \\ | \\ CH_2OH \end{matrix} + HgO \longrightarrow \begin{matrix} CH_2S \\ | \\ CHS \\ | \\ CH_2OH \end{matrix}\Big\rangle Hg \downarrow + H_2O$$

利用硫醇的这一性质,在临床上将硫醇用作重金属中毒的解毒剂。重金属进入人体后,可与体内的蛋白质和酶(如半胱氨酸残基或乳酸脱氢酶)中的巯基(—SH)作用,而使蛋白质变性,引起酶失活,导致人体中毒。常用的解毒剂有

$$\begin{matrix} CH_2—CH—CH_2 \\ | \quad\ | \quad\ | \\ OH \ \ SH \ \ SH \end{matrix} \qquad \begin{matrix} CH_2—CH—CH_2 \\ | \quad\ \ | \quad\ | \\ SO_3Na \ SH \ \ SH \end{matrix} \qquad \begin{matrix} NaOOC—CH—SH \\ | \\ NaOOC—CH—SH \end{matrix}$$

　　二巯基丙醇　　　　　　　二巯基丙磺酸钠　　　　　　　二巯基丁二酸钠

　　这些药物与金属结合的能力很强，不但可与进入人体的重金属结合，生成无毒性的化合物，从尿中排除，而且还能夺取已与体内酶结合的重金属，使酶的活性恢复。

3. 硫醇、硫醚的氧化反应

　　硫醇易被氧化，空气中的氧、过氧化氢等就能使硫醇脱氢氧化成二硫化合物。与醇氧化不同的是，氧化不是发生在 α-碳氢键上，而是在硫原子上。

$$R-SH \xrightleftharpoons[[H]]{[O]} R-S-S-R$$

　　二硫化合物中的—S—S—称为二硫键，在生物体内，二硫键对保持蛋白质的分子构型起着重要的作用。

　　二硫化合物在一定的条件下又可被还原为硫醇，在生物体中硫醇与二硫键之间的氧化还原作用，是一个非常重要的生理过程。

　　硫醚的化学性质比较稳定，但由于硫醚分子中硫原子上有两对孤对电子可被氧化成亚砜，亚砜进一步氧化成砜。例如，硫醚在室温下与过氧化氢氧化成亚砜。

$$R-S-R' \xrightarrow{30\% \ H_2O_2} R-\overset{\displaystyle O}{\underset{}{\overset{\|}{S}}}-R' \xrightarrow{[O]} R-\overset{\displaystyle O}{\underset{\underset{\displaystyle O}{\|}}{\overset{\|}{S}}}-R'$$

亚砜　　　　　　　　砜

【小资料】

白 藜 芦 醇

　　1989 年，世界卫生组织(WHO)世界心血管疾病控制系统，"莫尼卡项目"的流行病学调查证实，法国人的冠心病发病率和死亡率比其他西方国家，尤其是英国人和美国人要低得多。其标准人群(35～64 岁)中冠心病的死亡率男性约为英国的 1/2，为美国的 1/4；女性约为英国的 1/3，为美国的 1/4。但是令人不解的是，法国人的饮食中动物性脂肪含量高，胆固醇摄入量大，而且法国人吸烟嗜酒成性。由此只从饮食和生活方式的因素考虑，似乎法国人应该是一个有健康危险的群体，但调查结果出人意料，这就是所谓的"法兰西怪事"。"法兰西怪事"引出的结论是：法国人与英国人和美国人的饮食结构基本相同，显著区别是，英国人爱喝一种叫威士忌的烈性酒，美国人则爱喝啤酒，法国人则钟情于葡萄酒。法国的人均葡萄酒饮用量居世界首位。显然，差别和起作用的都是葡萄酒。研究人员已经破解了"法兰西怪事"之谜，即葡萄酒中含有可抗癌的抗氧化剂——白藜芦醇。下面简单介绍白藜芦醇的有关知识。

一、白藜芦醇的结构和来源

　　白藜芦醇(resveratrol，简写为 Res)又称芪三酚，化学名称为 3,4',5-三羟基二苯乙烯(3,4',

5-trihydroxystilbene)，属二苯乙烯芪类、非黄酮类的多酚类化合物。分子式 $C_{14}H_{12}O_3$，相对分子质量 228.25。1940 年，首次从毛叶藜芦的根部得到了这种物质，因此被命名为白藜芦醇。

白藜芦醇存在形式主要有两种：顺式白藜芦醇、反式白藜芦醇。反式异构体的生理活性强于顺式异构体，在自然界中主要以反式存在，两种异构体的结构式如下：

反式白藜芦醇　　　　　　　　　顺式白藜芦醇

白藜芦醇为无色针状结晶，熔点 256～257℃，261℃升华，易溶于乙醚、氯仿、甲醇、乙醇、丙酮、乙酸乙酯等有机溶剂。

白藜芦醇在植物中分布广泛，在 21 个科、31 个属的 72 种植物中都含有白藜芦醇。常见的含白藜芦醇的植物有葡萄科葡萄属植物、棕榈科海藻属植物、豆科的槐属、花生属、三叶草植物及虎杖、桑椹等。葡萄中白藜芦醇的含量因品种、部位不同有较大差异，果穗和果皮中含量较高，新鲜葡萄果皮中约含 $50 \sim 100 \mu g \cdot g^{-1}$。

花生根茎中白藜芦醇含量为 $80 \sim 100 \mu g \cdot g^{-1}$，花生仁中白藜芦醇含量为 $1.7 \sim 3.7 \mu g \cdot g^{-1}$。加工方法对白藜芦醇含量有影响，煮花生比烤花生中白藜芦醇含量要高，虎杖中白藜芦醇含量高于葡萄和花生，鲜根茎芽中的含量极高，说明植物中生长最旺盛的组织里白藜芦醇含量最高。

二、白藜芦醇的生物活性

1963 年，研究人员发现白藜芦醇是改善炎症、脂类代谢和凋亡、心脏疾病的有效成分。近些年来，国内外很多学者对白藜芦醇的生物学功能进行了深层研究。研究表明：白藜芦醇具有许多有益人类健康的生物药理活性，受到生物医学界研究的重视。

1. 改善心脑血管循环的作用

主要包括减少缺血-再灌注心肌损伤作用和对血管的调节作用，白藜芦醇通过一氧化氮合酶的表达，增加一氧化氮含量，松弛血管，发挥保护作用；同时通过强抗氧化、清除自由基及抗脂质过氧化作用，可减少缺血性心肌损伤。利用以上两种途径及增大钙激活的钙通道活动和雌激素样作用，起到调节血管作用。

2. 抗病毒、保肝作用

白藜芦醇可降低血清和肝脏的脂质，减少脂质过氧化物在体内的积累，保护肝脏免受损害。另外，白藜芦醇能完全抑制 ADP 和 NADPH 引起的脂质过氧化物的形成，还能降低谷丙转氨酶，产生抗肝炎作用。

3. 抗氧化、抗衰老作用

研究表明：$1.3 mg \cdot L^{-1}$ 的白藜芦醇能明显抑制大鼠红细胞的自氧化溶血过程和 HO 引起

的氧化溶血过程,且对小鼠心、肝、脑和肾中过氧化脂质的产生有明显抑制作用。白藜芦醇具有抑制脂质氧化酶过氧化作用的活性,同时,白藜芦醇与维生素 C 和维生素 E 结合,细胞的抗氧化性更强。因此被美国《抗衰老圣典》列为 100 种最有效的抗衰老物质之一。

4. 抗肿瘤、抗癌作用

实验发现,白藜芦醇对鼠肝细胞癌、乳腺癌、前列腺癌、结肠癌、胃癌、白血病、卵巢癌等多种肿瘤细胞均有显著抑制作用。目前,白藜芦醇成为抑制、治疗组织癌变和肿瘤最有前途的药物之一,已被喻为继紫杉醇之后的又一新的绿色抗癌药物。

5. 抗细菌和真菌作用

白藜芦醇是植物在恶劣环境下或遭到病原体侵害时,植物自身分泌的一种抗毒素,可抵御霉菌的感染,因而白藜芦醇对绿脓杆菌、福氏痢疾杆菌和雷极氏普罗维登氏菌等有良好的抗菌作用,对人的皮肤真菌和细菌具有抑制作用。国外将采用干葡萄籽与葡萄果肉混合物于 150 ℃ 经甘油提取的白藜芦醇提取物作为消毒剂,杀灭细菌、真菌及病毒。

6. 皮肤保健和美容作用

白藜芦醇可促进胶原蛋白的分泌,维持皮肤的弹性和厚度,促进 SOD 的活性,清除人体自由基,抗氧化,改善人体内循环,增加皮肤营养,减少皱纹,促进表皮细胞分化,抑制黑色素,美白肌肤。

此外,白藜芦醇还具有一定的抗辐射、抗糖尿病及非典制剂对 DNA 损伤的保护作用。

三、白藜芦醇的应用和开发前景

国内已将含白藜芦醇的植物提取物制成具有降脂、美容和减肥、抗癌的胶囊;还可将其添加到各种酒中,配制出对心血管疾病有良好预防作用的保健佐餐酒。美国把白藜芦醇作为一种膳食补充剂,日本将植物提取的白藜芦醇作为食品。大力开发富含白藜芦醇的各种天然保健食品,将具有良好的经济效益。

目前国内需解决并值得深入研究、开发的课题包括:进一步挖掘富含白藜芦醇的植物品种或通过人工栽培和育种手段获得高含量白藜芦醇的品种;通过诱导提高葡萄、花生等植物中白藜芦醇的含量,利用植物细胞克隆技术筛选白藜芦醇的高产细胞系;将芪合酶基因转入水稻、小麦、大豆等重要粮食作物和经济作物中,提高转基因植物抗病原体的能力;研究分离提取白藜芦醇的工艺方法;加强白藜芦醇的综合开发,研制天然、无毒副作用、纯度高且成本低廉的白藜芦醇,并开发出富含白藜芦醇的食品、药品、化妆品等。提高市场综合利用价值,并保护白藜芦醇资源的可持续开发利用。

参 考 文 献

李延华,王伟君,张兰威等.2008.白藜芦醇的研究现状与应用前景.中国酿造,(7):10~12

张宝红. 2008. 白藜芦醇药理研究进展. 现代医院, 8(3): 66~67

张兰胜, 刘光明. 2007. 白藜芦醇的研究概述. 大理学院学报. 6(4): 72~74

Falchetti R, Fuggetta M P, Lanzilli G, et al. 2001. Effect of resveratrol on human immune cell function. Life Sci, 70(1): 81~96

Jang M, Cai L, Udeani G O, et al. 1997. Cancer Chem oprevenrive activity of resveratrol, a natural product derived from grapes. Science, 275: 218~220

Sheng-Li Wu, Zhong-Jie Sun, Liang Yu, et al. 2004. Effect of resveratrol and in combination with 5-FU on murine liver cancer. World J Gastroenterol, 20: 3048~3052

习　题

1. 用系统命名法命名下列化合物。

(1)
$$H_3C-\underset{\underset{CH_3}{|}}{\overset{\overset{CH_2CH_3}{|}}{C}}-CH_2CH_2OH$$

(2)
$$H_3CHC \overset{\displaystyle H}{\underset{\displaystyle Cl}{\diagdown}} C=C \overset{\displaystyle \overset{OH}{|} CHCH_3}{\diagup} H$$

(3) $CH_3CH_2\underset{\underset{OCH_3}{|}}{C}HCH_2CH_2CH_3$

(4) $CH_3CH_2OC(CH_3)_3$

(5) $H_2C{=}CHCH_2OCH_2CH{=}CH_2$

(6) $(CH_3)_2CHSH$

(7) H_3C-⬡$-OH$

(8) ⬡$-OCH_2CH_3$

(9) $HO-$⬡$-OH$

(10) $HO-$⬡$-C(CH_3)_3$

2. 写出下列化合物的结构式。

(1) (Z)-3-戊烯-1-醇 　　　　　　　(2) 顺-1,2-环戊二醇

(3) 巯基乙醇 　　　　　　　　　　(4) 乙基异丁基醚

(5) 苦味酸 　　　　　　　　　　　(6) 儿茶酚

(7) 二甲亚砜 　　　　　　　　　　(8) 乙基环氧乙烷

3. 写出下列反应的主要产物。

(1) $CH_3CH_2CH_2OH \xrightarrow{浓\ H_2SO_4}$ $\begin{array}{c}\boxed{170℃}\\[4pt]\boxed{130\sim140℃}\end{array}$

(2) $CH_3\underset{\underset{OH}{|}}{\overset{\overset{CH_3}{|}}{C}}CH_2OH \xrightarrow{HIO_4}$

(3) ⬡$-OH \xrightarrow[H_2SO_4]{K_2Cr_2O_7}$

(4) $CH_3CH=CHCH_2CH_2OH \xrightarrow[\text{H}^+]{\text{KMnO}_4}$

(5) ⬡$-CH_2CHCH_2CH_3 \xrightarrow[\triangle]{\text{浓 H}_2\text{SO}_4}$
　　　　　　|
　　　　　 OH

(6) $HO-$⬡$-CH_2OH \xrightarrow{\text{HBr}}$

(7) $(CH_3CH_2)_2CHOCH_3 + HI(1mol) \longrightarrow$

(8) $HSCH_2CHCH_2SO_3Na + Hg^{2+} \longrightarrow$
　　　　　　　|
　　　　　　 SH

(9) $HO-$⬡$-OH \xrightarrow[\text{H}_2\text{SO}_4]{\text{K}_2\text{Cr}_2\text{O}_7}$

(10) H_3C-⬡$-OCH_3 + HI \longrightarrow$

4. 下列各组化合物在浓硫酸催化下加热发生分子内脱水,请从易到难排列其顺序。

(1) A. 正丁醇　　　　　　　　 B. 仲丁醇　　　　　　　　 C. 叔丁醇

(2) A. 2-甲基-2-丁醇　　　　　 B. 3-甲基-1-丁醇　　　　　 C. 3-甲基-2-丁醇

(3) A. ⬡$-\underset{\underset{OH}{|}}{\overset{\overset{CH_3}{|}}{C}}-CH_2CH_3$　　　 B. ⬡$-CH_2\underset{\underset{OH}{|}}{CH}CH_2CH_3$　　 C. ⬡$-CH_2\underset{\underset{CH_3}{|}}{CH}CH_2OH$

5. 试排列下列化合物与氢溴酸反应的活性顺序。

A. ⬡$-CH_2OH$　　 B. ⬡$-\underset{\underset{CH_3}{|}}{CH}OH$　　 C. ⬡$-\underset{\underset{CH_3}{|}}{CH}OH$　　 D. ⬡$-CH_2OH$

6. 将下列化合物按酸性由强到弱的顺序排列。

A. ⬡(OH, NO₂)　 B. ⬡(OH, NO₂)　 C. ⬡(OH, CH₃)　 D. ⬡(OH, NO₂, NO₂)　 E. ⬡(OH)　 F. ⬡(OH, CH₃)

7. 用化学方法鉴别下列各组化合物。

(1) 己烷,间苯二酚,乙醚,苄醇

(2) 苯酚,2-甲基-3-丁醇,1,2-丙二醇

8. 化合物 A 的分子式为 $C_5H_{12}O$,能与金属钠作用放出氢气,A 与浓硫酸共热生成化合物 B(C_5H_{10})。B 被冷的碱性高锰酸钾处理得 C。C 与高碘酸作用得到乙醛(CH_3CHO)和丙酮(CH_3COCH_3)。试推测 A、B、C 的结构。

9. 单选题。

(1) 下列化合物与金属钠反应最快的是_____。

A. $(CH_3)_3COH$　　　　　　　　　　 B. $CH_3CH_2CH_2CH_2OH$

C. $\begin{array}{l}CH_3CH_2\underset{\displaystyle |}{C}HCH_3\\ \qquad\quad OH\end{array}$　　D. CH_3OH

(2) 与 $Cu(OH)_2$ 反应,不产生绛蓝色的是______。

A. $\begin{array}{ll}CH_2 & CH_2\\ | & |\\ OH & OH\end{array}$　B. $\begin{array}{l}CH_2CH_2CH_2OH\\ |\\ OH\end{array}$　C. $\begin{array}{l}CH_3CHCH_2OH\\ \qquad |\\ \qquad OH\end{array}$　D.

(3) 薄荷醇的结构式如下所示,其可能的旋光异构体有______。

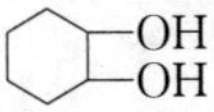

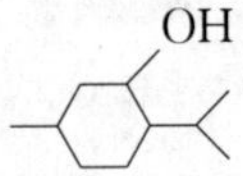

A. 4 个　B. 6 个　C. 8 个　D. 10 个

(4) 下列化合物与 $FeCl_3$ 显色的是______。

A. 　B. 　C. 　D.

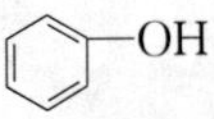

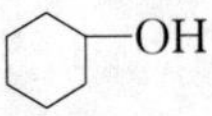

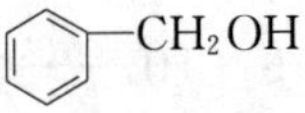

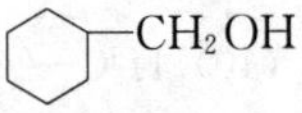

(5) 下列化合物在临床上可用作重金属解毒剂的是______。

A. 二巯基丙醇　B. 乙二醇　C. 甘油　D. 乙硫醇

(6) 2-己醇被铬酸试剂氧化的主要产物是______。

A. $CH_3(CH_2)_2COCH_2CH_3$　B. $CH_3(CH_2)_4COOH$

C. $CH_3(CH_2)_3COCH_3$　D. $CH_3(CH_2)_4CHO$

（华中科技大学　夏淑贞）

第八章 醛、酮和醌

醛(aldehyde)和酮(ketone)是有机化合物家族中非常重要的成员,它们是分子中含有羰基官能团的一大类化合物。学习醛和酮的结构和性质,有助于更好地理解糖类化合物在人体内的分解和代谢,以及体内其他含羰基的化合物的性质。醌是一类环状不饱和二酮,很多药物分子中含有醌型结构。

第一节 醛 和 酮

一、醛、酮的结构和分类

醛和酮的分子中都含有羰基官能团,即碳原子与氧原子以双键结合形成的原子团。当这个官能团处于碳链末端时称化合物为醛,当羰基位于碳链中间时则称为酮。

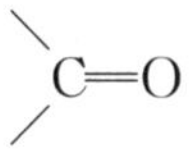

$$\underset{\text{羰基官能团}}{C=O} \qquad \underset{\text{醛}}{R-\overset{\displaystyle O}{\overset{\|}{C}}-H} \qquad \underset{\text{酮}}{R-\overset{\displaystyle O}{\overset{\|}{C}}-R}$$

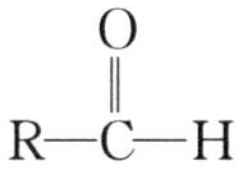

根据羰基连接的烃基是脂肪烃基或芳香烃基,醛和酮可分为脂肪醛酮和芳香醛酮。与羰基碳直接相连的烃基是脂肪烃的化合物称为脂肪醛或酮;如果与羰基碳直接相连的烃基是芳香烃的化合物称为芳香醛或酮。例如,乙醛是脂肪醛,丙酮是脂肪酮。

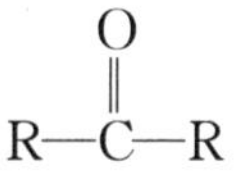

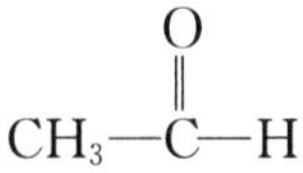

$$\underset{\text{乙醛}}{CH_3-\overset{\displaystyle O}{\overset{\|}{C}}-H} \qquad \underset{\text{丙酮}}{CH_3-\overset{\displaystyle O}{\overset{\|}{C}}-CH_3}$$

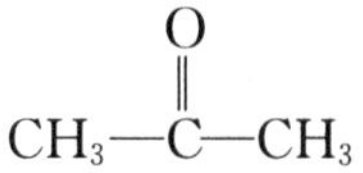

下面的醛和酮是芳香醛和芳香酮。

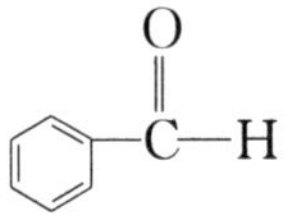

$$\underset{\text{苯甲醛}}{\text{〇}-\overset{\displaystyle O}{\overset{\|}{C}}-H} \qquad \underset{\text{苯乙酮}}{\text{〇}-\overset{\displaystyle O}{\overset{\|}{C}}-CH_3}$$

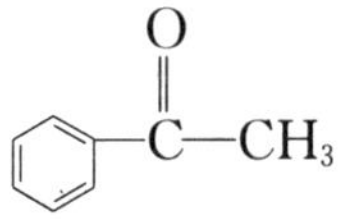

根据羰基连接的烃基是否饱和,醛和酮又可分为饱和醛酮和不饱和醛酮,例如

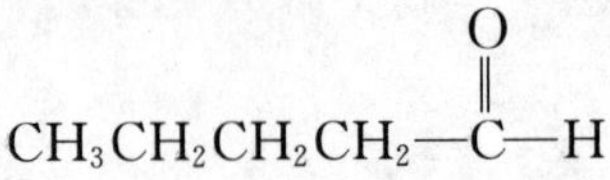

$$CH_3CH_2CH_2CH_2-\overset{\displaystyle O}{\overset{\|}{C}}-H$$

戊醛（饱和醛）

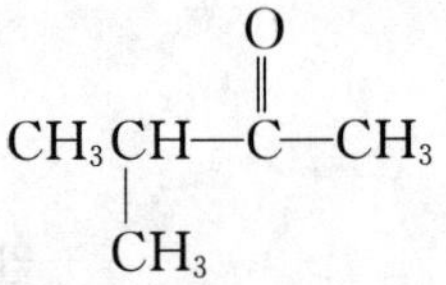

$$CH_3\underset{\underset{\displaystyle CH_3}{|}}{CH}-\overset{\displaystyle O}{\overset{\|}{C}}-CH_3$$

3-甲基丁酮（饱和酮）

$$CH_3CH=CHCH_2-\overset{\displaystyle O}{\overset{\|}{C}}-H$$

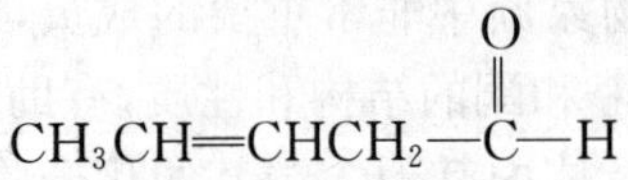

3-戊烯醛（不饱和醛）

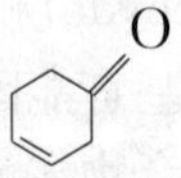

3-环己烯-1-酮（不饱和酮）

根据分子中所含的羰基数目，醛和酮还可以分为一元醛酮和多元醛酮。

二、醛、酮的命名

脂肪醛酮命名时，主链必须包含羰基碳原子，根据主链的碳原子数目称为"某醛"或"某酮"，其他命名原则与醇的命名相同，例如

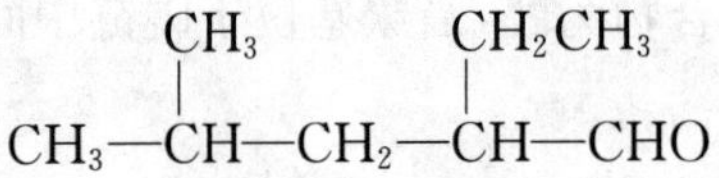

$$CH_3-\underset{\underset{\displaystyle CH_3}{|}}{CH}-CH_2-\underset{\underset{\displaystyle CH_2CH_3}{|}}{CH}-CHO$$

4-甲基-2-乙基戊醛

$$CH_3-\underset{\underset{\displaystyle CH_3}{|}}{CH}-CH_2-\overset{\displaystyle O}{\overset{\|}{C}}-CH_3$$

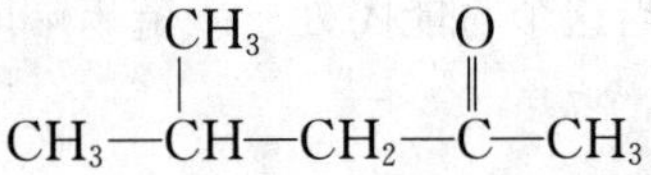

4-甲基-2-戊酮

值得注意的是醛羰基碳永远都处在"1"号位，而酮羰基碳必须指明位置。芳香醛酮命名时是以脂肪醛酮为母体，而芳香烃基作为取代基，例如

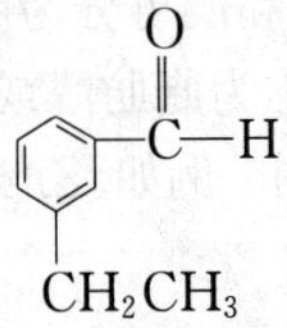

3-乙基苯甲醛

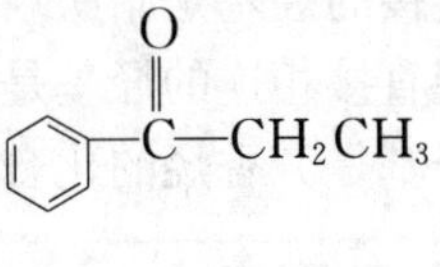

1-苯基-1-丙酮

有些醛酮根据其来源常采用俗名。

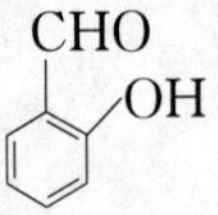

水杨醛
（邻羟基苯甲醛）

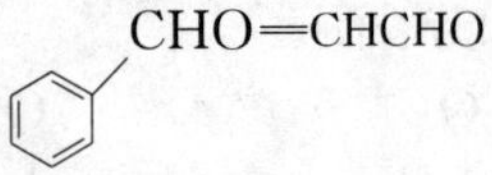

肉桂醛
（3-苯基丙烯醛）

$$CH_3CH=CHCHO$$

巴豆醛
（2-丁烯醛）

三、醛、酮的制备

醛、酮可由烯烃、炔烃、醇等制得。

1. 烯烃的氧化

烯烃经过臭氧氧化、还原可生成醛或酮。

$$CH_3C{=}CH_2 \ (上\ CH_3) \xrightarrow[\text{② Zn, H}_2O]{\text{① O}_3} CH_3C{=}O + HCH \ (上\ CH_3) \ (上\ O)$$

$$H_3CHCHC{=}CHCH_2CH_3 \ (上\ H_3C) \xrightarrow[\text{② Zn, H}_2O]{\text{① O}_3} CH_3CHCHO + CH_3CH_2CHO \ (上\ CH_3)$$

烯烃的臭氧化不仅可以制备醛、酮,还可以根据生成的醛、酮推断原来烯烃中双键的位置和碳架结构。

2. 炔烃的水合

乙炔水合产物是乙醛,这是工业上制备乙醛的方法之一。

$$HC{\equiv}CH + H_2O \xrightarrow[\text{H}_2SO_4]{\text{HgSO}_4} \left[\begin{array}{c} OH \\ | \\ HC{=}CH_2 \end{array} \right] \longrightarrow CH_3CHO$$

其他炔烃水合产物都是酮,例如

$$H_3CC{\equiv}CH + H_2O \xrightarrow[\text{H}_2SO_4]{\text{HgSO}_4} \left[\begin{array}{c} OH \\ | \\ H_3CC{=}CH_2 \end{array} \right] \longrightarrow H_3C{-}\overset{\displaystyle O}{\overset{\|}{C}}{-}CH_3$$

3. 醇的氧化

铬酸可使伯醇、仲醇氧化生成醛或酮。

$$CH_3CH_2CH_2OH \xrightarrow[\text{H}_2SO_4]{\text{Na}_2Cr_2O_7} CH_3CH_2CHO \quad 45\%{\sim}49\%$$

$$\text{（环己醇）} \xrightarrow[\text{H}_2SO_4]{\text{Na}_2Cr_2O_7} \text{（环己酮）} \quad 85\%$$

由于伯醇与铬酸等强氧化剂作用时,生成的醛很容易被氧化成羧酸,对于低相对分子质量的醇,可利用醛的沸点比醇的沸点低这一特性,把生成的醛立即从反应体系中蒸出来,以免被氧化成羧酸。

四、醛、酮的物理性质

在室温下,高级脂肪醛酮是固体,12 碳以下的是液体(只有甲醛是气体)。低级醛有臭味,而低级酮有令人愉快的气味,分子中含有 7~16 个碳原子的脂肪醛和酮有时用于化妆品中,因为它们往往具有花果香味或特殊的香味。低级醛较易溶于水,而多于 4 个碳的醛多数表现为只是微溶或不溶于水。除丙酮和丁酮外,其他酮都微溶或难溶于水,可见多数醛酮化合物的水溶性较差。因为虽然羰基氧原子可与水分子中的氢原子形成氢键,但是随着相对分子质量的增加,形成这种氢键的可能性减低,所以水溶性下降。

五、醛、酮的化学性质

1. 醛和酮的共同性质

醛和酮结构上的共同特点使得醛酮化合物具有一些共同的性质。但是醛羰基比酮羰基活泼,所以醛化合物还有自己的特性。

醛酮分子发生化学反应的部位如下:

$$R-\overset{\underset{\displaystyle|}{H}}{C}H-\overset{\underset{\displaystyle|}{H}}{C}=O$$

(1) 羰基的亲核加成反应
(2) 醛的特性
(3) α-氢的反应

(3)　(2)(1)

1) 羰基的亲核加成反应

羰基中的 π 键与 C═C 双键中的 π 键相似,易断裂发生加成反应,所不同的是,因为碳、氧电负性的差异,造成羰基中的 π 键电荷多分布在氧原子的周围,使得碳原子带部分正电荷,利于亲核试剂的进攻,发生亲核加成反应。亲核加成反应通式为

$$\underset{(R')H}{\overset{R}{\diagdown}}\overset{\delta^+}{C}=\overset{\delta^-}{O}+NuA\longrightarrow \underset{(R')H}{\overset{R}{\diagdown}}\underset{Nu}{\overset{O^-}{\diagup}}\overset{A^+}{\longrightarrow} \underset{(R')H}{\overset{R}{\diagdown}}\underset{Nu}{\overset{OA}{\diagup}}$$

(1) 与氢氰酸加成。醛、脂肪族甲基酮和分子中少于 8 个碳的脂环酮能与 HCN 酸发生加成反应,生成 α-羟基腈(α-氰醇),例如

$$H-\overset{O}{\overset{\|}{C}}-H \underset{}{\overset{H^+}{\rightleftharpoons}} H-\overset{OH}{\overset{|}{C}}-H \qquad CH_3-\overset{O}{\overset{\|}{C}}-CH_3 \underset{}{\overset{H^+}{\rightleftharpoons}} CH_3-\overset{OH}{\overset{|}{C}}-CH_3$$
$$\underset{CN^-}{\qquad} \qquad \underset{CN}{\qquad} \qquad \underset{CN^-}{\qquad} \qquad \underset{CN}{\qquad}$$

亲核加成反应机理及影响因素：

① 亲核试剂的负性基团首先进攻正性羰基碳原子，生成带有氧负离子的中间体；

② 氧负离子与氢离子结合形成羟基；

③ 碱性条件有利于亲核反应发生；

④ 羰基周围基团的空间位阻会影响亲核反应的发生。

当亲核试剂相同时，不同醛酮发生反应的难易顺序是

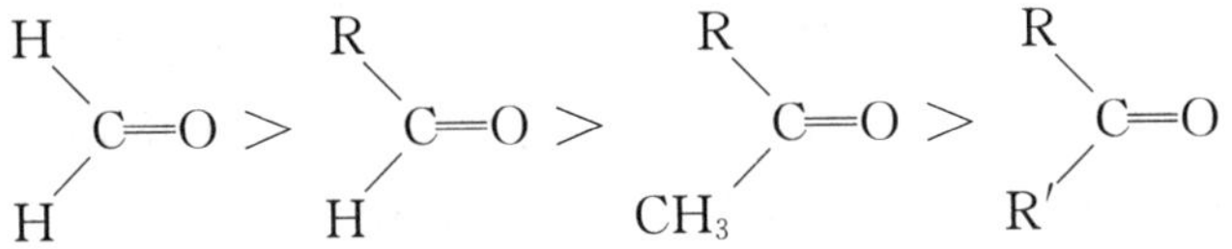

$$\underset{H}{\overset{H}{}}C{=}O > \underset{H}{\overset{R}{}}C{=}O > \underset{CH_3}{\overset{R}{}}C{=}O > \underset{R'}{\overset{R}{}}C{=}O$$

这是因为羰基旁边的烃基基团大小会影响亲核试剂进攻羰基碳原子，该影响因素又称空间效应。

羰基与氢氰酸的加成反应在有机合成中有重要地位，是增长碳链的方法之一。同时，产物羟基腈是一类活泼化合物，是重要的有机合成中间体，易于转化成其他化合物。例如，还原 α-羟基腈可以得到 β-羟基胺；α-羟基腈水解生成 α-羟基酸，α-羟基酸进一步失水，生成 α,β-不饱和酸。

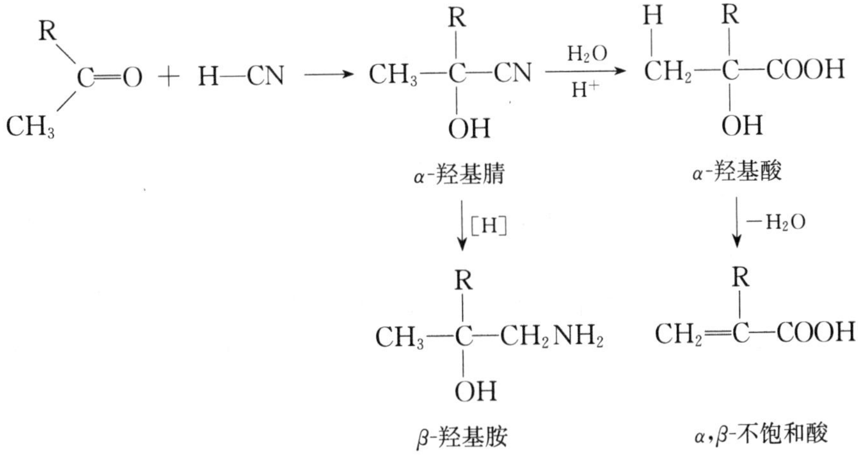

α-羟基腈　　　　α-羟基酸

β-羟基胺　　　　α,β-不饱和酸

（2）与亚硫酸氢钠的加成。醛、脂肪族甲基酮和分子中少于 8 个碳的脂环酮能与过量的饱和亚硫酸氢钠溶液发生加成反应，生成 α-羟基磺酸钠。

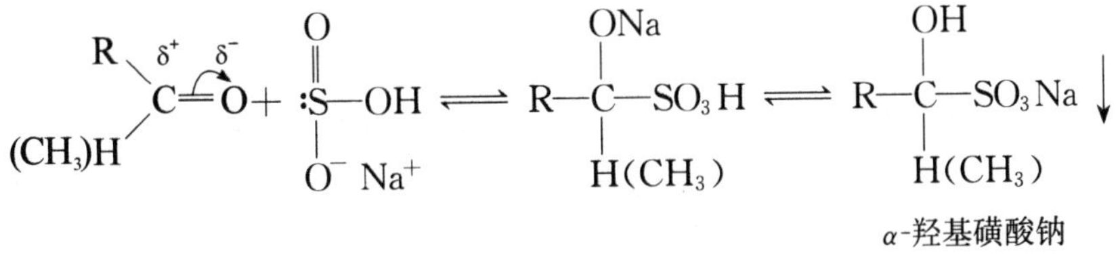

α-羟基磺酸钠

α-羟基磺酸钠易溶于水,难溶于饱和亚硫酸氢钠水溶液而析出白色结晶。所以,该反应常用于鉴别醛、脂肪族甲基酮和分子中少于 8 个碳原子的脂环酮。我们还要注意到,羰基周围的烃基大小会影响反应产率。例如,丙酮在 1h 内,产率是 56.2%,丁酮是 36.4%,而 3-戊酮只有 2%。苯基对这个反应的空间阻碍作用很大,如苯乙酮,产率只有 1%,所以这个反应对芳香酮没有用途。脂环酮之所以能发生反应,是因为成环以后连接羰基的两个基团的自由运动受到限制,空间位阻减少,从而产量提高。

醛、酮与亚硫酸氢钠的加成反应是可逆反应,如果在加成物中加稀酸或稀碱并加热时,反应平衡体系中的亚硫酸氢钠不断转化为二氧化硫或亚硫酸根,反应平衡被破坏,亚硫酸氢钠加成物不断分解而转变为原来醛、酮。因此可用此性质来鉴别、分离和纯化这些化合物。

例如,丙酮与亚硫酸氢钠的加成产物遇到酸和碱时就分解而转变为原来的丙酮。

$$
CH_3-\underset{\underset{CH_3}{|}}{\overset{\overset{OH}{|}}{C}}-SO_3Na
\begin{cases}
\xrightarrow{HCl} & \underset{CH_3}{\overset{CH_3}{}}C{=}O + NaCl + SO_2\uparrow + H_2O \\
\xrightarrow{Na_2CO_3} & \underset{CH_3}{\overset{CH_3}{}}C{=}O + Na_2SO_3 + NaHCO_3
\end{cases}
$$

醛和酮与亚硫酸氢钠的加成提醒人们可以向某些药物分子中引入磺酸基,从而增加药物的水溶性。

(3) 与醇的加成。在干燥氯化氢的催化下,醛很容易与醇发生亲核加成反应,生成半缩醛,继续反应生成缩醛。反应过程首先是一分子醛与一分子醇发生亲核加成反应,生成半缩醛。

$$
\underset{H}{\overset{R}{}}C{\overset{\delta^+}{=}}\overset{\delta^-}{O} + H-OR' \xrightarrow{\text{干燥 HCl}} R-\underset{\underset{H}{|}}{\overset{\overset{OH}{|}}{C}}-OR'
$$

半缩醛

半缩醛分子中,同一碳原子上既有羟基(半缩醛羟基),又有烷氧基,这样的结构一般是不稳定的,在酸性条件下,过量的醇与半缩醛进一步反应,失去一分子水而生成稳定的缩醛。

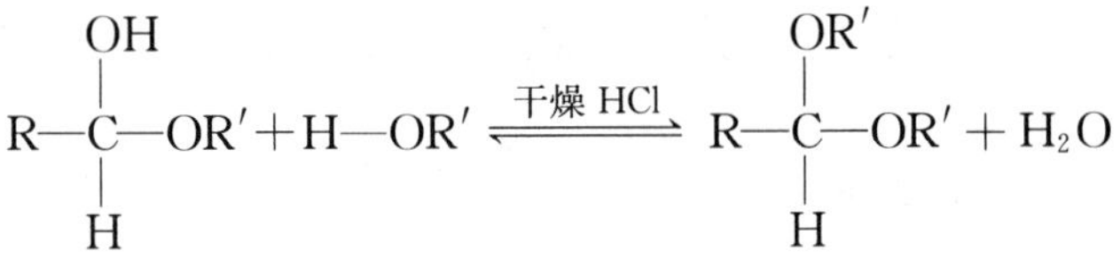

$$\underset{半缩醛}{R-\overset{\overset{OH}{|}}{\underset{\underset{H}{|}}{C}}-OR'}+H-OR' \underset{}{\overset{干燥\ HCl}{\rightleftharpoons}} \underset{缩醛}{R-\overset{\overset{OR'}{|}}{\underset{\underset{H}{|}}{C}}-OR'}+H_2O$$

缩醛为偕二醇类化合物,具有醚键结构,是比较稳定的一类化合物,不易被氧化。但缩醛与醚不同,它们在稀酸中会水解变为原来的醛和醇,所以缩醛的反应必须在无水的条件下进行。

在有机合成反应中常用这个性质来保护对碱极为敏感的活泼醛基,即先将醛转变为缩醛,然后再进行分子中其他基团的化学反应,最后水解而重新获得原来的醛。

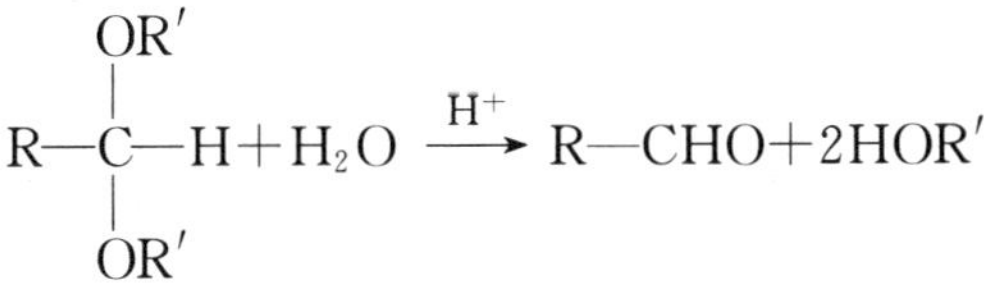

$$R-\overset{\overset{OR'}{|}}{\underset{\underset{OR'}{|}}{C}}-H+H_2O \overset{H^+}{\longrightarrow} R-CHO+2HOR'$$

酮在上述条件下,很难与醇反应生成半缩酮和缩酮。只有在特殊装置中,选择特殊的试剂,同时设法将反应产生的水除去,才会使平衡移向产物缩酮方向。例如,酮在酸催化下与乙二醇作用,并设法除去反应产生的水,可得到环状缩酮,这个方法也被用来保护邻二羟基类化合物和酮的羰基。例如

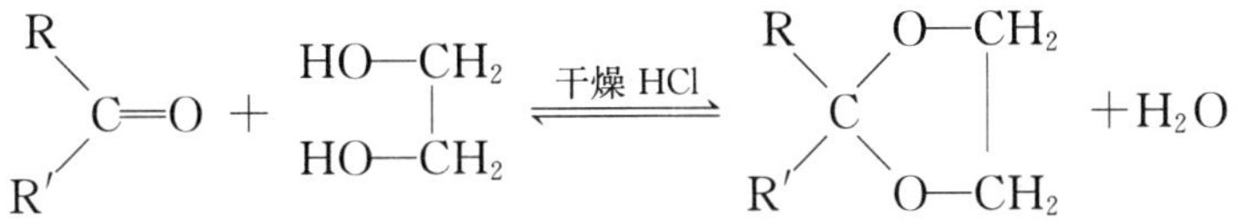

$$\underset{R'}{\overset{R}{\diagdown}}C=O + \underset{HO-CH_2}{\overset{HO-CH_2}{|}} \overset{干燥\ HCl}{\rightleftharpoons} \underset{R'}{\overset{R}{\diagdown}}C\underset{O-CH_2}{\overset{O-CH_2}{\diagup}}|\ +H_2O$$

多羟基醛、酮可在分子内形成环状的半缩醛、酮,其中以五元环或六元环的环状半缩醛、酮最稳定,如葡萄糖分子的链式结构通过分子内的羟基与羰基的加成,得到环式半缩醛结构的葡萄糖。

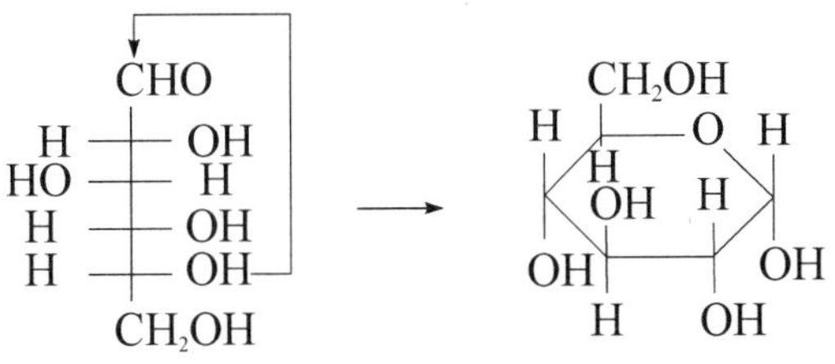

葡萄糖的开链结构   葡萄糖的环式结构

(4) 与氨的衍生物加成。因为氮原子上有孤对电子,使其有可能进攻正性羰基碳原子。常见的与醛酮反应的氨的衍生物有伯胺、羟胺、肼、苯肼、2,4-二硝

基苯肼和氨基脲等,生成的产物分别为席夫碱、肟、腙、苯腙、2,4-二硝基苯腙、缩氨脲等。

反应可用下列通式表示:

$$\underset{(R')H}{\overset{R}{C}}=O + H-\underset{H}{\overset{}{N}}-G \rightleftharpoons \underset{(R')H}{\overset{R}{\underset{\overset{|}{N}-H}{C}}}\overset{OH}{} \xrightarrow{-H_2O} \underset{(R')H}{\overset{R}{C}}=N-G$$

G 通常为

$$-OH, \quad -NH_2, \quad -NH-\bigcirc, \quad -NH-\underset{O_2N}{\bigcirc}-NO_2, \quad -NH-\underset{O}{\overset{}{C}}-NH_2$$

反应经历了加成-消除机理。第一步是氮原子进攻羰基碳原子发生亲核加成反应,但是加成产物不稳定,随即失水,生成稳定的产物。

$$\underset{H_3C}{\overset{H_3C}{C}}=O + NH_2OH \longrightarrow \underset{H_3C}{\overset{H_3C}{C}}=NOH + H_2O$$

　　　　羟胺　　　　　　　　　丙酮肟

$$\underset{H}{\overset{H_3C}{C}}=O + H_2NHN-\bigcirc \longrightarrow \underset{H}{\overset{H_3C}{C}}=NHN-\bigcirc + H_2O$$

　　　　苯肼　　　　　　　　　乙醛苯腙

$$\bigcirc=O + H_2NHN-\underset{O}{\overset{}{C}}-NH_2 \longrightarrow \bigcirc=NNH-\underset{O}{\overset{}{C}}-NH_2 + H_2O$$

　　　　氨基脲　　　　　　　　环己酮缩氨脲

醛酮与含氮衍生物反应有着很重要的实际用途。例如,很多醛酮在提纯时比较困难,所以在实验室中常把醛和酮制成上述含氮衍生物的一种。经提纯后,再进行酸性水解,就得到原来的醛和酮。因为这些衍生物多半是固体,很容易结晶,并具有一定的熔点,所以经常用来鉴别醛、酮。因而通常把这些氨的衍生物称为羰基试剂,其中以 2,4-二硝基苯肼试剂最为常用,所生成的 2,4-二硝基苯腙为黄色晶体,可从溶液中析出,易于观察和制取。

$$\underset{CH_3}{\overset{CH_3}{>}}C{=}O + NH_2NH{-}\underset{O_2N}{\underset{\displaystyle \bigcirc}{}}{-}NO_2 \longrightarrow \underset{CH_3}{\overset{CH_3}{>}}C{=}NNH{-}\underset{O_2N}{\underset{\displaystyle \bigcirc}{}}{-}NO_2 + H_2O$$

2,4-二硝基苯肼　　　　　　　　2,4-二硝基苯腙

(5) 与格氏试剂加成。格氏试剂分子中碳镁键(C—Mg)的极性很强,带部分负电荷的碳原子是很强的亲核试剂,可与大多数羰基化合物发生亲核加成反应。产物经水解后生成醇,产物分子中碳原子数目比反应物增多,可产生新的碳骨架结构。

$$\underset{(R')H}{\overset{R}{>}}\overset{\delta^+}{C}{=}\overset{\delta^-}{O} + \overset{\delta^-}{R'}{-}\overset{\delta^+}{MgX} \xrightarrow{\text{无水乙醚}} \underset{(R')H}{\overset{R}{\underset{R'}{>}}}\overset{OMgX}{\underset{}{C}} \xrightarrow[H^+]{H_2O} \underset{(R')H}{\overset{R}{\underset{R'}{>}}}\overset{OH}{\underset{}{C}}$$

格氏试剂与羰基化合物的加成反应在有机合成上应用广泛,尤其适用于合成复杂结构的醇。格氏试剂与甲醛作用生成伯醇,与其他醛作用生成仲醇,与酮作用则生成叔醇。

$$HCHO + CH_3CH_2MgBr \xrightarrow{\text{无水乙醚}} CH_3CH_2CH_2OMgBr \xrightarrow[H^+]{H_2O} CH_3CH_2CH_2OH$$
(伯醇)

$$CH_3CHO + CH_3CH_2MgBr \xrightarrow{\text{无水乙醚}} \underset{CH_2CH_3}{CH_3CHOMgBr} \xrightarrow[H^+]{H_2O} \underset{OH}{CH_3CHCH_2CH_3}$$
(仲醇)

$$\underset{O}{CH_3{-}C{-}CH_3} + CH_3MgBr \xrightarrow{\text{无水乙醚}} \underset{OMgBr}{\overset{CH_3}{CH_3{-}C{-}CH_3}} \xrightarrow[H^+]{H_2O} \underset{OH}{\overset{CH_3}{CH_3{-}C{-}CH_3}}$$
(叔醇)

格氏试剂与醛和酮的加成反应是不可逆反应。

2) α-活泼氢的反应

在醛和酮分子中,α-碳原子是指与羰基直接相连的碳原子,连在α-碳原子上的氢原子称为α-氢原子。α-氢原子由于受邻近羰基的吸电子效应的影响,C—H键的极性增大,α-氢原子易成为质子离去而显得较为活泼,因此称为活泼α-氢原子。

在碱的催化作用下,α-氢原子可发生解离,呈现出一定的酸性。在酸的催化下,羰基氧接受质子增强了羰基的吸电子诱导效应,有利于α-氢解离形成烯醇结构。

$$B-H + {}^-CH_2-C=O \rightleftharpoons H-CH_2-C=O \xrightarrow{H^+}$$

$$\alpha\text{-碳原子}$$

$$CH_2-C=O^+H \rightleftharpoons CH_2=C-OH + H^+$$

$$\alpha\text{-氢原子} \qquad\qquad 烯醇式$$

（1）卤代与碘仿反应。在碱的催化下,醛和酮与卤素(Cl_2、Br_2、I_2)原子发生 α-氢原子被卤素原子取代的反应,生成 α-卤代醛或酮。α-碳上有多个氢原子时,都可以被卤素原子取代。

$$-\overset{|}{\underset{H}{C}}-\overset{O}{\overset{\|}{C}}- + X_2 \xrightarrow{OH^-} -\overset{|}{\underset{X}{C}}-\overset{O}{\overset{\|}{C}}- + HX$$

α-碳上有三个氢原子的醛和酮(如乙醛和甲基酮)与卤素氢氧化钠溶液作用时,甲基上的三个 α-氢原子完全被卤素取代,生成的 α-三卤代物在碱性溶液不稳定,碳碳键断裂,最终产物为三卤甲烷(俗称卤仿)和羧酸盐,因此称该反应为卤仿反应。

$$CH_3-\overset{O}{\overset{\|}{C}}-H(R) + 3X_2 + 4NaOH \longrightarrow CHX_3 + (R)H-\overset{O}{\overset{\|}{C}}-ONa + 3NaX + 3H_2O$$

卤仿反应实际上是分成以下三步进行的:

$$X_2 + 2NaOH \longrightarrow NaOX + NaX + H_2O$$

$$CH_3-\overset{O}{\overset{\|}{C}}-H(R) + 3NaOX \longrightarrow CX_3-\overset{O}{\overset{\|}{C}}-H(R) + 3NaOH$$

$$CX_3-\overset{O}{\overset{\|}{C}}-H(R) + NaOH \longrightarrow CHX_3 + (R)H-\overset{O}{\overset{\|}{C}}-ONa$$

次卤酸钠具有氧化性,它可以将具有 α-甲基醇结构的化合物氧化成含 α-甲基的醛或酮。因此,分子中含有 α-甲基的醇也能发生卤代反应。

$$CH_3-\overset{OH}{\underset{H}{\overset{|}{\underset{|}{C}}}}-H(R) \xrightarrow{NaOX} CH_3-\overset{O}{\overset{\|}{C}}-H(R) \xrightarrow{NaOX} CX_3-\overset{O}{\overset{\|}{C}}-H(R)$$

$$\xrightarrow{\text{NaOH}} \text{CHX}_3 + (\text{R})\text{H}-\overset{\overset{\displaystyle O}{\|}}{\text{C}}-\text{ONa}$$

如果用次碘酸钠(碘和氢氧化钠溶液)作试剂,则生成难溶于水的淡黄色晶体碘仿,此时卤仿反应称为碘仿反应。

$$\text{CH}_3-\overset{\overset{\displaystyle OH}{|}}{\underset{\underset{\displaystyle H}{|}}{\text{C}}}-\text{H(R)} \xrightarrow{\text{NaOI}} \text{CH}_3-\overset{\overset{\displaystyle O}{\|}}{\text{C}}-\text{H(R)} \xrightarrow{\text{NaOI}} \text{CI}_3-\overset{\overset{\displaystyle O}{\|}}{\text{C}}-\text{H(R)}$$

$$\xrightarrow{\text{NaOH}} \text{CHI}_3\downarrow + (\text{R})\text{H}-\overset{\overset{\displaystyle O}{\|}}{\text{C}}-\text{ONa}$$

可利用碘仿反应来鉴别甲醇和乙醇,乙醇可发生碘仿反应,而甲醇不能。

(2) 醇醛缩合反应。在稀碱溶液中,两分子醛相互作用,其中一个醛分子中的 α-氢原子加到另一个醛分子的羰基氧原子上,其余部分则加到羰基碳原子上,生成 β-羟基醛:

$$\text{R}-\text{CH}_2-\overset{\overset{\displaystyle O}{\|}}{\text{C}}-\text{H} + \text{R}-\overset{\overset{\displaystyle H}{|}}{\text{CH}}-\overset{\overset{\displaystyle O}{\|}}{\text{C}}-\text{H} \xrightarrow{\text{稀碱}} \text{R}-\text{CH}_2-\overset{\overset{\displaystyle OH}{|}}{\underset{\underset{\displaystyle H}{|}}{\text{C}}}-\overset{}{\underset{\underset{\displaystyle R}{|}}{\text{CH}}}-\overset{\overset{\displaystyle O}{\|}}{\text{C}}-\text{H}$$

这类反应称为醇醛缩合反应或羟醛缩合反应,是指在此过程中生成含有羟基的醛,而不是指由醇与醛进行缩合。

因为 β-羟基醛分子中的 α-氢原子同时被羰基和 β-碳原子上的羟基活化,所以容易继续发生分子内脱水,生成具有共轭双键的 α,β-不饱和醛:

$$\text{R}-\text{CH}_2-\overset{\overset{\displaystyle \boxed{OH}}{|}}{\underset{\underset{\displaystyle H}{|}}{\text{C}}}-\overset{\overset{\displaystyle \boxed{H}}{}}{\underset{\underset{\displaystyle R}{|}}{\text{C}}}-\overset{\overset{\displaystyle O}{\|}}{\text{C}}-\text{H} \xrightarrow{\triangle} \text{R}-\text{CH}_2-\overset{\overset{\displaystyle }{}}{\underset{\underset{\displaystyle H}{|}}{\text{C}}}=\overset{}{\underset{\underset{\displaystyle R}{|}}{\text{C}}}-\overset{\overset{\displaystyle O}{\|}}{\text{C}}-\text{H} + \text{H}_2\text{O}$$

醇醛缩合反应仅适用于含有 α-氢原子的醛,如有两种不同醛进行缩合时,至少要有一种醛具有 α-氢原子用于形成亲核试剂。醇醛缩合反应在有机合成上具有重要的用途,也是增长碳链的一种有效方法。

在同样条件下,含有 α-氢原子的酮虽然也能发生这类缩合反应,但由于酮羰基周围的空间位阻较大,反应较难进行。

3) 还原反应

醛和酮都可以被还原,不同的试剂,在不同的条件下,可以得到不同的产物。一种是羰基还原成醇羟基,另外一种是羰基还原成亚甲基。

（1）羰基还原成醇羟基。

① 催化加氢。醛在 Ni、Cu、Pt 或 Pd 等金属催化剂存在下，可被金属还原成伯醇，而酮则被还原成仲醇。

$$R—CHO+H_2 \xrightarrow{Pt} R—CH_2—OH$$

$$R—\underset{O}{\overset{|}{C}}—R'+H_2 \xrightarrow{Pt} R—\underset{OH}{\overset{|}{CH}}—R'$$

② 用金属氢化物还原。在实验室中，常用金属氢化物还原醛和酮。通用的金属氢化物有硼氢化钠（NaBH$_4$）、氢化铝锂（LiAlH$_4$）等。

$$CH_3CH=CHCHO \xrightarrow[\text{② } H_2O,H^+]{\text{① } LiAlH_4,\text{无水乙醚}} CH_3CH=CHCH_2OH$$

$$\text{C}_6H_5—CH=CHCHO \xrightarrow[C_2H_5OH]{NaBH_4} \text{C}_6H_5—CH=CHCH_2OH$$

金属氢化物还原剂的最大优点是选择性高，当还原含有碳碳双键的不饱和醛、酮时，只有羰基被还原，而碳碳双键一般不被还原。因此，把不饱和醛、酮还原为不饱和醇时，常用此类还原剂。

（2）羰基还原成亚甲基。克莱门森（Clemmensen）反应：将醛、酮与锌汞齐和浓盐酸一起回流反应，羰基被还原为亚甲基。

$$\overset{}{C}=O \xrightarrow[HCl]{Zn\text{-}Hg} CH_2+H_2O$$

$$CH_3CH_2—\underset{H}{\overset{O}{\overset{\|}{C}}} \xrightarrow[\triangle]{Zn\text{-}Hg,HCl} CH_3CH_2CH_3$$

此方法只适用于对酸稳定的化合物。对酸不稳定的羰基化合物的还原，可用乌尔夫-凯惜纳（Wolff-Kishner）-黄鸣龙反应，又称为黄鸣龙改良法。即将醛、酮与 85%的水合肼在高沸点水溶性溶剂——缩乙二醇（HOCH$_2$CH$_2$）$_2$O 中与氢氧化钠一起加热，羰基先与肼作用生成腙，腙在碱性条件下加热失去氮，羰基被还原为亚甲基，例如

$$\xrightarrow[(HOCH_2CH_2)_2O,\triangle]{85\%H_2NNH_2,NaOH}$$

$$\xrightarrow[(HOCH_2CH_2)_2O,\triangle]{H_2NNH_2,NaOH} \xrightarrow[\triangle]{-N_2}$$

克莱门森还原法和黄鸣龙改良法都是把醛、酮的羰基还原成亚甲基。这两种方法可以互相补充,凡是对酸敏感的醛、酮,常用黄鸣龙改良法;而对碱敏感的醛、酮,一般则采用克莱门森还原法。

2. 醛的特殊反应

由于醛和酮在结构上存在着差别,醛的羰基至少连一个氢原子,而酮的羰基连有两个烃基,因此醛和酮的化学性质也存在着差异。在一般反应中,醛比酮具有更高的反应活性。例如,醛易发生氧化反应,而酮则难以被氧化。

1) 与弱氧化剂的反应

醛容易被氧化成羧酸,甚至弱氧化剂也可以将醛氧化。酮在相同条件下一般不能被氧化,这是醛与酮化学性质的主要区别。

在醛的氧化反应中,常用的弱氧化剂有土伦(Tollens)试剂、费林(Fehling)试剂和贝内迪克特(Benedict)试剂。

土伦试剂是由 Ag^+ 与氨溶液反应生成的无色配离子 $[Ag(NH_3)_2]^+$ 溶液,称为银氨溶液。醛与银氨溶液的反应为

$$RCHO + 2[Ag(NH_3)_2]^+ + 2OH^- \xrightarrow{\triangle} RCOONH_4 + 2Ag + 3NH_3 + H_2O$$

土伦试剂与醛作用时,醛被氧化成羧酸盐,而银离子被还原为金属银,可附着在洁净的试管内壁上,形成光亮的银镜,因此这个反应又称银镜反应。

费林试剂是由 A、B 两种溶液组成。费林试剂 A 是硫酸铜溶液,费林试剂 B 是氢氧化钠的酒石酸钾钠溶液,使用时将 A、B 等体积混合生成一种深蓝色溶液。在费林试剂中,铜离子与酒石酸根生成深蓝色的配离子。

贝内迪克特试剂是硫酸铜与碳酸钠和柠檬酸钠的混合溶液,该溶液比较稳定,不必分别储存。醛与这两种溶液反应的通式是

$$RCHO + 2Cu^{2+} + NaOH + H_2O \xrightarrow{\triangle} RCOONa + Cu_2O + 4H^+$$

氧化反应发生时,醛被氧化为羧酸盐,而铜离子则被还原为砖红色的氧化亚铜沉淀析出。

酮在相同条件下不能被土伦试剂、费林试剂和贝内迪克特试剂氧化,因此可利用上述反应鉴别醛和酮。应注意,费林试剂不能氧化芳香醛,因此费林试剂可用于脂肪醛与芳香醛的鉴别。

此外,这三种弱氧化剂都不能氧化不饱和键,因此是制备不饱和羧酸的方法,例如

$$\underset{CH_3}{\overset{CH_3}{|}}\ CH_3CHCH_2 - CH = CH - CHO \xrightarrow{\text{土伦试剂}} CH_3CHCH_2 - CH = CH - COOH$$

2）与品红亚硫酸试剂的反应

把二氧化硫通入粉红色的品红（一种红色的三苯甲烷染料）的水溶液中，至粉红色刚好褪去，所得的溶液称为品红亚硫酸试剂，又称席夫（Schiff）试剂。醛与席夫试剂作用显紫红色，酮无此反应，因此常用席夫试剂鉴别醛与酮。

甲醛与席夫试剂所显示的颜色加浓硫酸后不消失，而其他醛则颜色褪去。因此，利用这一反应还可以鉴别甲醛和其他醛。

醛与席夫试剂的显色反应不能加热，溶液中也不能有碱性物质和氧化剂存在，否则席夫试剂受热分解或因为消耗二氧化硫而恢复原来品红的粉红色，出现假阳性。

3）歧化反应

在浓碱作用下，两分子不含 α-氢原子的醛（如 HCHO、CR$_3$CHO、ArCHO 等）发生氧化-还原反应，结果一分子醛被氧化成羧酸，另一分子醛则被还原为醇，这个反应称为歧化反应，又称康尼扎罗（Cannizzaro）反应，例如

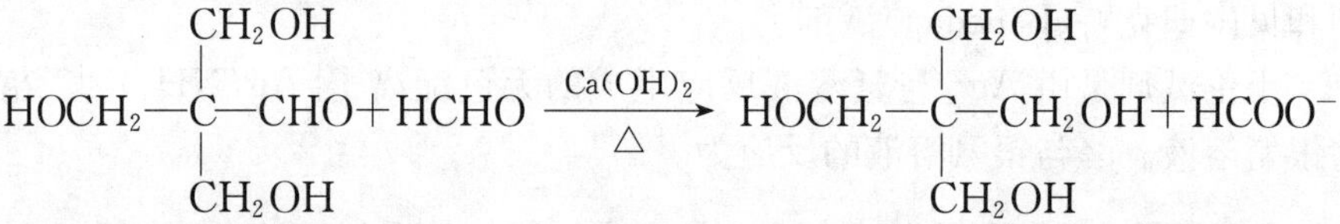

$$HOCH_2-\underset{\underset{CH_2OH}{|}}{\overset{\overset{CH_2OH}{|}}{C}}-CHO+HCHO \xrightarrow[\triangle]{Ca(OH)_2} HOCH_2-\underset{\underset{CH_2OH}{|}}{\overset{\overset{CH_2OH}{|}}{C}}-CH_2OH+HCOO^-$$

三羟甲基乙醛　　　　　　　　　　　　　　　　　季戊四醇

季戊四醇是一种重要的化工原料，多用于高分子工业。季戊四醇的硝酸酯——季戊四醇硝酸酯，是一种心血管扩张药。

第二节　醌

醌（quinone）广泛存在于自然界中。例如，辅酶是自然界分布很广的一类含苯醌结构的化合物，是生物体内氧化还原过程极为重要的物质；具有凝血作用的维生素 K$_1$ 和 K$_2$ 都是 1,4-萘醌的衍生物；蒽醌的衍生物大黄素是中药大黄的有效成分。多种动物和植物的色素、染料中也都含有醌的结构。

一、醌的结构、分类与命名

醌是一类特殊的环状 α,β-不饱和二酮，常见的有苯醌、萘醌、蒽醌及它们的羟基、烃基衍生物。

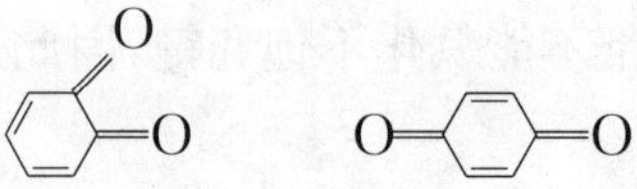

醌分子中的基本结构

常见的醌类化合物：

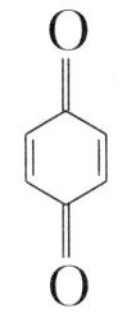

对苯醌(1,4-苯醌) 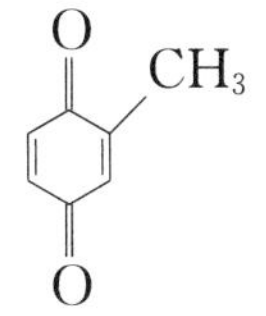　　2-甲基-1,4-苯醌 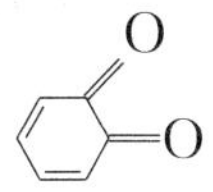　　邻苯醌(1,2-苯醌)　　α-萘醌(1,4-萘醌)

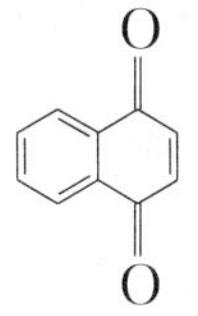

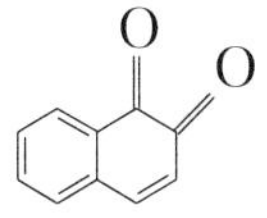

β-萘醌(1,2-萘醌) 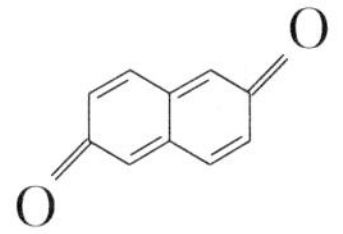　　　　2,6-萘醌 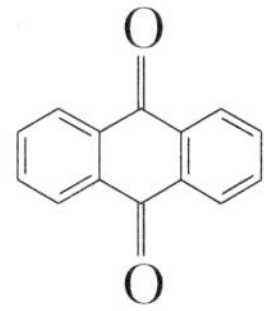　　　　　9,10-蒽醌

从上述醌的名称可看出,醌的名称是根据把醌看成相应的芳基的衍生物来命名的。命名时,在醌字前加上相应芳基的名称,同时注明两个羰基的相对位置。环上有取代基时,还要在醌字前注明取代基的位次、数目和名称。许多天然醌类化合物常用俗名。

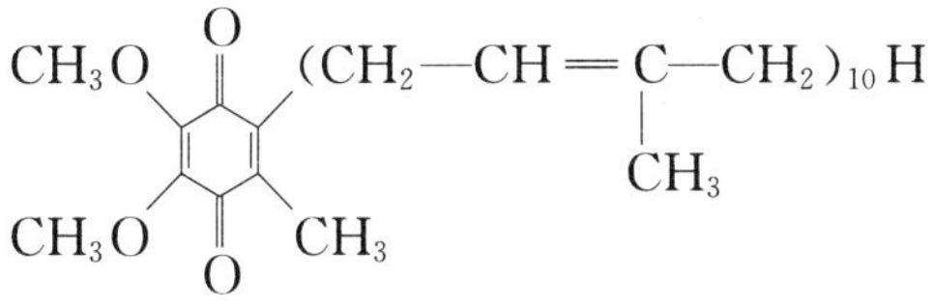

辅酶 Q_{10} 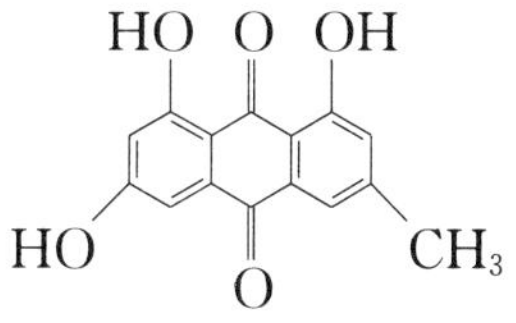　　　　　　　大黄素

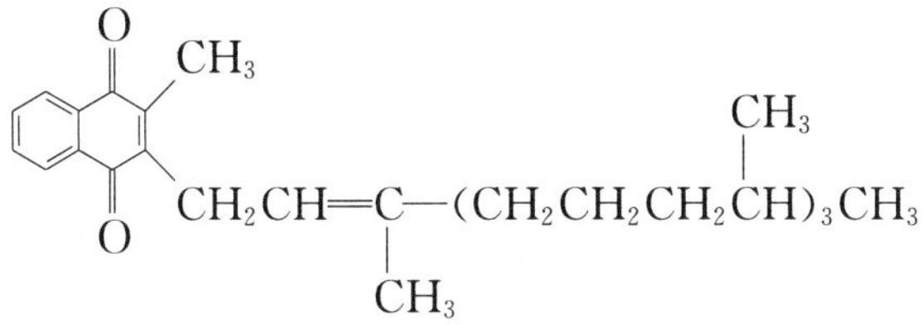

维生素 K_1 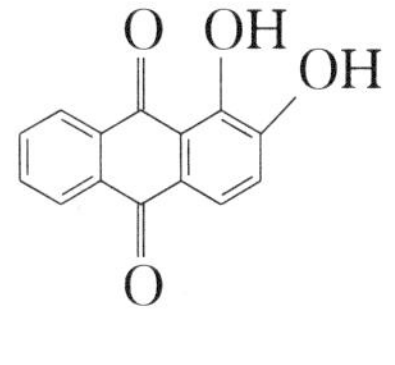　　　　　　　　茜素

二、醌的物理性质

醌类化合物都具有较深的颜色,如对苯醌、α-萘醌和 9,10-蒽醌等对位醌大多为黄色,β-萘醌等邻位醌大多为红色或橘红色。醌在常温下是固体。

三、醌的化学性质

醌的分子中含有碳碳双键和羰基,因此,醌同时具有双键的亲电加成和羰基的亲核加成的化学性质。实验证明,醌环没有芳香环的特性。例如,对苯醌分子中,碳碳键的键长 149pm 和 132pm,与碳碳单键(154nm)和碳碳双键(134pm)的键长十分接近,说明苯醌分子中不存在苯环结构。

1. 碳碳双键的亲电加成反应

醌类分子中的碳碳双键具有烯烃的性质,能与卤素、卤化氢等亲电试剂发生加成反应,生成相应的卤代化合物,例如

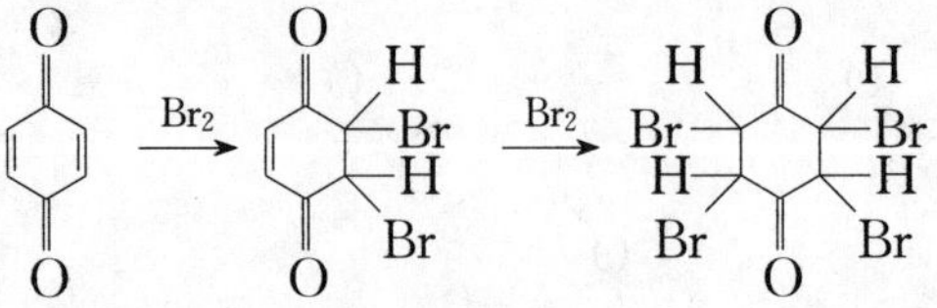

2. 羰基的亲核加成反应

醌能与羰基试剂、格氏试剂发生亲核加成反应。例如,对苯醌能与两分子羟胺加成缩合,生成双肟。

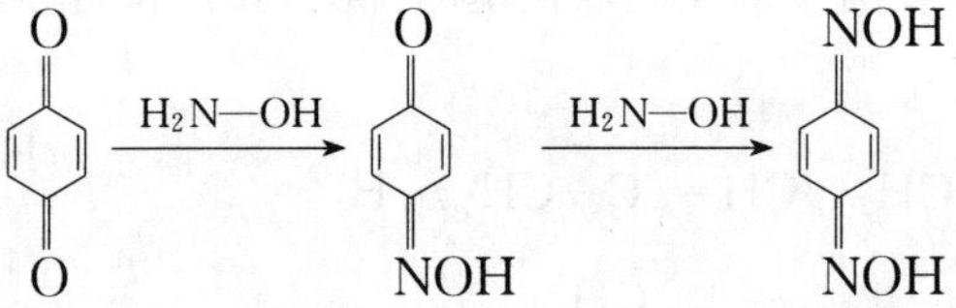

与醛和酮羰基发生亲核加成的试剂也能与醌的羰基发生亲核加成反应。例如,对苯醌也能与格氏试剂发生加成反应:

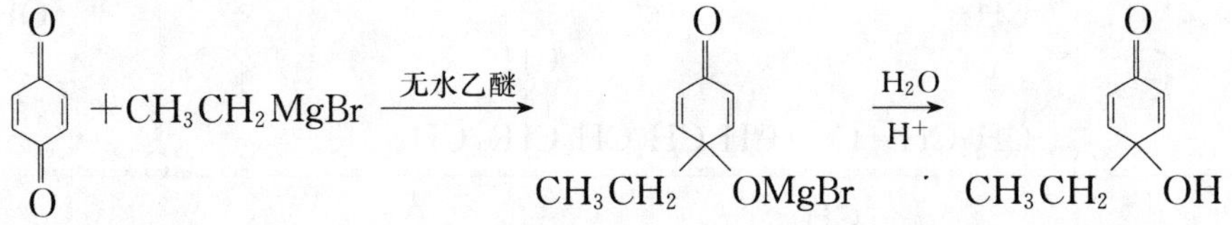

【小资料】

视黄醛与视觉

大千世界如此绚丽多彩和千姿百态,大家有没有想过眼睛是怎样真实地将世界反映出来的呢?

眼睛是人重要的感光器官,是由角膜、虹膜、晶状体、视网膜和神经系统组成的。眼睛的成像原理同照相机十分相似。虹膜构成的瞳孔相当于光圈,晶状体相当于镜头,视网膜相当于感光胶片,当光线经瞳孔进入眼球,在视网膜上形成物像,刺激神经冲动,经过视神经进入脑的视觉中枢,引起视觉。

视网膜是由高度分化的两种感光细胞——视杆细胞和视锥细胞组成。两种感光细胞各司

其职,视杆细胞司管暗光或弱光,不能辨别颜色。而视锥细胞司管强光,能辨别颜色。人眼有三种视锥细胞,分别识别三基色——红、黄、蓝。若缺少某种视锥细胞则会成为色盲。

关于视网膜的感光换能机制,1967 年的诺贝尔生理学奖得主沃特(Wald)等人对视紫红质和维生素 A 进行了深入的研究,提出了视紫红质的光化学反应机制,确认视紫红质是视杆细胞中的感光色素,视紫红质是由视黄醛与视蛋白结合而成的。视黄醛参与了视觉形成的起始过程。视黄醛主要有两种异构体,即全反式视黄醛和 11-顺式视黄醛。视黄醛是由维生素 A-视黄醇氧化而成的,具有感光性,11-顺式视黄醛是很强的光吸收体,因为它是多烯分子,它的 6 个单双键相互交替形成了一个长的共轭电子网络。当没有光时,视黄醛为了满足能与视蛋白形成稳定的排列,全反式视黄醛在视黄醛异构酶的催化下,异构化为 11-顺式视黄醛,11-顺式视黄醛的醛基很快的与视蛋白侧链中赖氨酸残基的 ε-NH$_2$ 发生亲核加成反应,生成的亚胺缩合物再发生质子化即为视紫红质。

在光线的照射下,光入射到视网膜上,视黄醛吸收光子,视杆细胞外段的视紫红质发生光化学反应,促使其成为电子激发态,在 200 皮秒内(10^{-12} s)恢复成电子基态的过程中,11-顺式视黄醛转变成伸直的全反式构型。这一异构化引起极大的几何结构的变化,视杆细胞动态性变形增长,视蛋白的构象随之发生变化,异构化生成的全反式视黄醛与视蛋白活性空腔不匹配,从而使之在视蛋白活性空腔中不能紧密的结合,被水解下来,这一变化过程导致产生电子脉冲,通过视神经传输到大脑中,再进行处理,我们就感觉到了光。

视紫红质对光极为敏感,据计算,一个光量子的能量就能使一个视紫红质分子开始分解。视紫红质的光化学反应是可逆的,视紫红质在暗处可重新合成。此外,全反式视黄醛有一部分在酶的作用下还原成全反式视黄醇(储存在色素上皮细胞中的维生素 A 也是全反式视黄醇),再转变成 11-顺式视黄醇和 11-顺式视黄醛,后者与视蛋白结合成视紫红质。视紫红质在分解和合成的过程中,有一部分视黄醛被消耗,最终必须靠血液中的维生素 A 来补充。当血液中维生素 A 含量过低时,就会影响视紫红质的合成及其光化学反应的正常进行,人对弱光的敏感度就降低,暗适应能力也就下降,严重的会引起夜盲症。

随着电脑在我们工作和生活中的普及,使得很多人长时间的面对电脑,眼睛过久注视电脑屏幕,可使视网膜上的感光物质视紫红质消耗过多,若未能及时补充其合成物质维生素 A 和相关营养素,会导致视力下降、眼痛、怕光、暗适应能力降低等。因此,电脑族应多食用含维生素 A 丰富的食物。

在暗处,视紫红质的合成超过分解,视网膜中视紫红质的浓度较高,视网膜对弱光的敏感度也就较高;反之,在亮处,视紫红质的浓度较低,这样视杆细胞几乎失去感光能力而由视锥细胞来承担光亮环境中的感光功能。视黄醛也是视锥细胞中的感光物质,因此视锥细胞和视杆细胞的感光色素的差异在于视蛋白。

令人感到惊奇的是,自然界中能够感受到光的生物,它们都采用视黄醛来刺激视觉系统,很显然视黄醛为这些生物能感受到光,提供了最佳的方法。

参 考 文 献

卢薇,张威. 2002. 视觉化学. 化工时刊,16(7):53～54

石磬. 2001. 视觉的奥秘. 国外科技动态,(3):34～36

http://en. wikipedia. org/wiki/Retinal

习　　题

1. 写出下列化合物的结构式。

(1) 苯乙醛　　　　　　　　　(2) 1-苯基-1-戊酮　　　　　　(3) 3-苯基-2-戊酮

(4) 4-乙基环己酮　　　　　　(5) 3-苯基丙烯醛　　　　　　(6) 乙醛苯腙

(7) 2-乙基-1,4-苯醌

2. 试用简便的化学方法鉴别下列各组化合物。

(1) 甲醛,乙醛,丁酮

(2) 2-戊酮,3-戊酮,环己酮

(3) 苯甲醛,苯乙酮,1-苯基-2-丙酮

3. 下列化合物中,哪些能进行羟醛缩合反应? 哪些能进行康尼扎罗反应?

(1) 2,2-二甲基戊醛　　　　　　(2) 2-苯基丙醛

(3) 对甲基苯甲醛　　　　　　　(4) 3-苯基-2-甲基丙醛

4. 命名下列化合物。

(1) 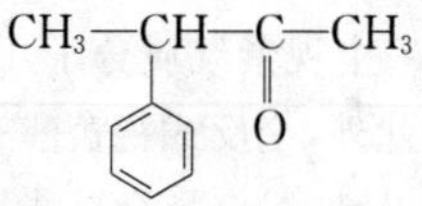 $CH_3-CH-C-CH_3$ （带苯基，羰基O）

(2) $CH_3CHCH_2CH_2CHO$ （支链 CH_2CHO）

(3) 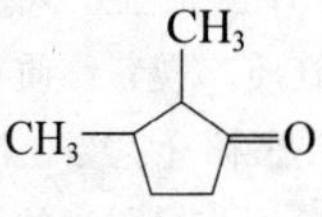 （环戊酮结构，2-甲基）

(4) $CH_3CH_2-CH-C-CH_3$ （OH，O）

(5) 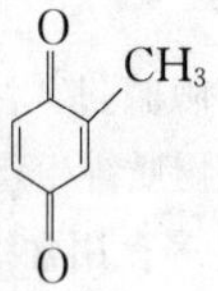 （对苯醌，甲基取代）

(6) 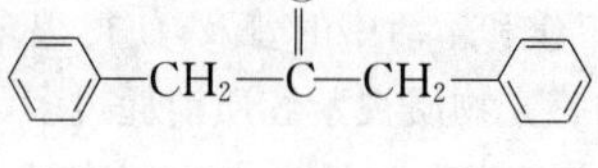 $PhCH_2-C-CH_2Ph$ （羰基O）

5. 写出下列反应的主要产物。

(1) $CH_3CHO + [Ag(NH_3)_2]^+ \xrightarrow{\triangle}$

(2) $CH_3CH_2—CH=CHCHO + NaBH_4 \longrightarrow$

(3) —$CHO + H_2NNH—\overset{\overset{\displaystyle O}{\|}}{C}—NH_2 \longrightarrow$

(4) $CH_3CH_2—\overset{\overset{\displaystyle O}{\|}}{C}—CH_3 + NaOI \longrightarrow$

(5) CH_3—$=O + HCN \longrightarrow$

(6) $CH_3CH_2—MgBr + HCHO \xrightarrow[\text{② } H_2O,H^+]{\text{① 乙醚}}$

(7) $2C_2H_5OH +$ $=O \xrightarrow{\text{干燥 } HCl}$

(8) $CH_3\overset{\overset{\displaystyle CH_3}{|}}{C}HCHO \xrightarrow{\text{稀 } NaOH}$

(9) $H_3C—\overset{\overset{\displaystyle O}{\|}}{C}—CH_2CH_2CH_3 + NaHSO_3$（饱和水溶液）$\longrightarrow$

(10) $\overset{\displaystyle H_3C}{\underset{\displaystyle H}{}}C=O + H_2NHN$—$—NO_2 \longrightarrow$

6. 某化合物 A,能与土伦试剂反应,形成银镜。A 与乙基溴化镁反应随即加稀酸得化合物 B,分子式为 $C_6H_{14}O$,B 经浓硫酸处理得 C,分子式为 C_6H_{12},C 与臭氧反应并继续在锌存在下与水作用,得到丙醛和丙酮两种产物。试写出 A、B、C 各化合物的结构式及上述各步反应式。

7. 化合物 A 的分子式为 $C_5H_{12}O$,氧化后得到分子式为 $C_5H_{10}O$ 的化合物 B,B 能与 2,4-二硝基苯肼反应,B 与碘的氢氧化钠溶液共热时生成黄色沉淀,A 与浓硫酸共热得到分子式为 C_5H_{10} 的化合物 C,C 用酸性高锰酸钾溶液氧化得丙酮和乙酸。试推测化合物 A、B、C 的结构式。

8. 化合物 A 的分子式为 $C_6H_{12}O$,不与土伦试剂或饱和亚硫酸氢钠溶液反应,但能与羟胺反应,A 经催化氢化得分子式为 $C_6H_{14}O$ 的化合物 B。B 与浓硫酸共热生成分子式为 C_6H_{12} 的化合物 C。C 经臭氧氧化再还原水解,生成分子式均为 C_3H_6O 的 D 和 E。D 能发生碘仿反应,但不能发生银镜反应;而 E 能发生银镜反应,但不能发生碘仿反应。试推测化合物 A~E 的结构式。

（天津医科大学 李纪红 潍坊医学院 盛继文）

第九章　羧酸及其衍生物

羧酸(carboxylic acids)是最常见的有机酸。除甲酸和乙二酸外,它们都可以看作是烃分子中的氢原子被羧基取代后的衍生物。羧酸的官能团羧基(—COOH)中的羟基,被某些原子或原子团取代后的产物称为羧酸衍生物。

羧酸及某些羧酸衍生物广泛存在于自然界,其中许多是动植物代谢的重要产物。羧酸在自然界中常以游离状态或以盐或酯的形式广泛存在于动植物体中,是与医药关系十分密切的有机化合物。

第一节　羧　　酸

一、羧酸的分类和命名

1. 羧酸的分类

根据烃基的种类不同,羧酸可分为脂肪酸和芳香酸,如乙酸和苯甲酸。

$$CH_3—COOH$$

乙酸(脂肪酸)

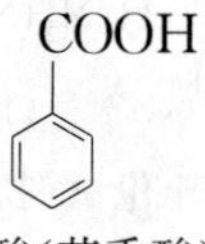

苯甲酸(芳香酸)

在脂肪酸中,根据烃基的饱和度不同又分为饱和羧酸与不饱和羧酸,如丙酸和丙烯酸。

$$CH_3—CH_2—COOH \qquad CH_2=CH—COOH$$

丙酸(饱和羧酸)　　　　　　　丙烯酸(不饱和羧酸)

根据分子中羧基的数目不同,羧酸还可以分为一元酸、二元酸及多元酸等,如甲酸、丙二酸和柠檬酸。

$$HCOOH \qquad HOOC—CH_2—COOH \qquad HOOCCH_2—\overset{\displaystyle OH}{\underset{\displaystyle COOH}{C}}—CH_2COOH$$

甲酸(一元酸)　　　丙二酸(二元酸)　　　　　柠檬酸(三元酸)

2. 羧酸的命名

羧酸常用的命名方法有两种,系统命名法和俗名。

羧酸的系统命名法与醛类相似。脂肪族一元羧酸命名时，首先选择包括羧基在内的最长碳链作为主链，根据主链碳原子数称为"某酸"。主链碳原子的编号从羧基碳原子开始，用阿拉伯数字表明碳原子的位次，位次也可以用希腊字母 α、β、γ 等表示，但此时编号须从羧基的邻位碳原子开始，例如

$$\overset{\gamma}{\underset{4}{CH_3}}-\overset{\beta}{\underset{3}{CH_3}}-\overset{\alpha}{\underset{2}{CH_2}}-\underset{1}{COOH}$$
$$\big|$$
$$CH_3$$

3-甲基丁酸或 β-甲基丁酸

不饱和脂肪酸的命名是选取包含重键和羧基在内的最长碳链作主链，根据主链碳原子数称为"某烯酸"或"某炔酸"，重键的位次写在"某"字的前面，例如

$$\underset{5}{CH_3}-\underset{4}{C}=\underset{3}{CH}-\underset{2}{CH}-\underset{1}{COOH}$$
$$\big| \qquad\qquad \big|$$
$$CH_3 \qquad\quad CH_3$$

2,4-二甲基-3-戊烯酸

脂肪族二元酸的命名要选择包含有两个羧基的最长碳链作主链根据主链上碳原子数目称为"某二酸"，例如

$$CH_2-COOH$$
$$\big|$$
$$CH_2-COOH$$

丁二酸(琥珀酸)

$$\begin{array}{cc} HOOC & H \\ & \diagdown \quad \diagup \\ & C=C \\ & \diagup \quad \diagdown \\ H & COOH \end{array}$$

反-丁烯二酸(延胡索酸)

脂环酸和芳香酸命名时，把环作为相应脂肪酸的取代基。二元羧酸要把两个羧基的位次都写在主体名称之前，例如

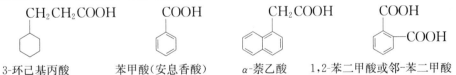

3-环己基丙酸　　　　苯甲酸(安息香酸)　　　α-萘乙酸　　　1,2-苯二甲酸或邻-苯二甲酸

许多羧酸最初是从天然产物中得到的，因此常根据其最初来源给予相应的俗名。例如，甲酸最初是蒸馏蚂蚁得到的，故称为蚁酸；乙酸最初发现于食醋中，故又称为醋酸；乙二酸最初由酸模草中得到，故称为草酸等。常见羧酸的俗名及主要物理性质列于表 9-1 中。

表 9-1　常见羧酸的俗名及主要物理性质

名称(俗名)	英文名称	熔点/℃	沸点/℃	溶解度 /[g·(100g 水)$^{-1}$]	pK_{a_1} (25℃)
甲酸(蚁酸)	formic acid	8.4	100.8	∞	3.75
乙酸(醋酸)	acetic acid	16.6	118.1	∞	4.76

续表

名称(俗名)	英文名称	熔点/℃	沸点/℃	溶解度 /[g · (100g 水)$^{-1}$]	pK_{a_1} (25℃)
丙酸(初油酸)	propanoic acid	−20.8	141.4	∞	4.87
丁酸(酪酸)	butyric acid	−5.5	164.1	∞	4.83
戊酸(缬草酸)	valeric acid	−34.5	186.4	3.3(16℃)	4.84
己酸(羊油酸)	hexanoic acid	−4.0	205.4	1.10	4.88
庚酸(毒水芹酸)	enanthic acid	−7.5	223.0	0.25(15℃)	4.89
辛酸(羊脂酸)	caprylic acid	16	239	0.25(15℃)	4.89
壬酸(天竺葵酸)	pelargonic acid	12.5	253～254	微溶	4.95
癸酸(羊蜡酸)	decanoic acid	31.4	268.7	不溶	—
十六烷酸(软脂酸)	palmitinic acid	62.8	271.5(13.3kPa)	不溶	—
十八烷酸(硬脂酸)	stearic acid	69.6	291(14.6kPa)	不溶	—
乙二酸(草酸)	oxalic acid	186～187(分解)	>100(升华)	10	1.27
丙二酸(缩苹果酸)	malonic acid	130～135(分解)	—	138(16℃)	2.86
丁二酸(琥珀酸)	succinic acid	189～190	235(分解)	6.8	4.21
戊二酸(胶酸)	glutaric acid	97.5	200(2.66kPa)	63.9	4.34
己二酸(肥酸)	adipic acid	151～153	265(1.33kPa)	1.4(15℃)	4.43
庚二酸(蒲桃酸)	pimelic acid	103～105	272(13.3kPa)	2.5(14℃)	4.50
辛二酸(软木酸)	suberic acid	140～144	279(13.3kPa)	0.14(16℃)	4.52
壬二酸(杜鹃花酸)	azelaic acid	106.5	286.5(13.3kPa)	0.20	4.53
癸二酸(皮脂酸)	sebacic acid	134.5	294.5(13.3kPa)	0.10	4.55
顺-丁烯二酸(马来酸)	maleic acid	130.5	135(分解)	79	1.94
反-丁烯二酸(延胡索酸)	fumaric acid	286～287*	200(升华)	0.7(17℃)	3.02
苯甲酸(安息香酸)	benzoic acid	122.4	250.0	0.21(17.5℃)	4.21
苯乙酸(苯醋酸)	phenyl acetic acid	76～77	265.5	加热可溶	4.31
邻苯二甲酸(酞酸)	phthalic acid	191*	>191(分解)	0.54(14℃)	2.95
对苯二甲酸	terephthalic acid	425*	>300(分解)	不溶	3.54

*封管和急剧加热。

二、羧酸的制备

羧酸的制备主要有如下几种方法。

1. 氧化法

(1) 烃的氧化。

$$RCH{=}CHR \xrightarrow[H^+]{KMnO_4} 2RCOOH$$

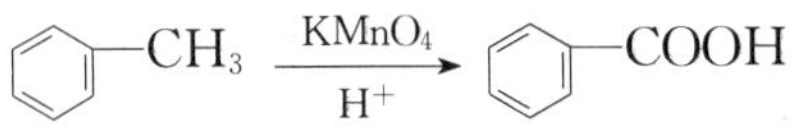

$$\underset{}{\bigcirc}{-}CH_3 \xrightarrow[H^+]{KMnO_4} \underset{}{\bigcirc}{-}COOH$$

(2) 醇和醛的氧化。

$$RCH_2OH \xrightarrow{KMnO_4} RCOOH$$

$$RCHO \xrightarrow{KMnO_4} RCOOH$$

2. 由格氏试剂合成

$$RCH_2X+Mg \xrightarrow{乙醚} RCH_2MgX \xrightarrow[\textcircled{2}\ H^+/H_2O]{\textcircled{1}\ CO_2} RCH_2COOH$$

3. 腈的水解

$$RCN+H_2O \xrightarrow{H^+或OH^-} RCOOH$$

三、羧酸的物理性质

　　十个碳原子以下的饱和一元羧酸是具有刺激性或腐败气味的液体;高级脂肪酸是无味蜡状固体;二元羧酸和芳香酸都是结晶固体。

　　羧酸的沸点比相对分子质量相近的醇沸点高。例如,正丙醇与乙酸的相对分子质量都是 60,正丙醇的沸点为 97.2℃,而乙酸的沸点却是 118.1℃,其原因就是羧酸分子间的氢键比醇分子间的氢键稳定。

　　同烷烃类似,直链饱和一元羧酸和二元羧酸的熔点随分子中碳原子数的增加而呈锯齿形变化,即具有偶数碳原子羧酸的熔点比其相邻的两个具有奇数碳原子羧酸的熔点都高,这是由于在含偶数碳原子的羧酸中,链端甲基和羧基(在二元酸中是两个羧基)分布在碳链异侧,而含奇数碳原子的羧酸链端甲基和羧基分布在碳链的同侧,前者的分子在晶体中排列较紧密,分子间的作用力比较大,需要较高温度才能使它们彼此分开,故熔点较高。

$$CH_3\diagdown\diagup\diagdown COOH$$
己酸(m.p. −4℃)

$$CH_3\diagdown\diagup\diagdown\diagup COOH$$
庚酸(m.p. −7.5℃)

低级脂肪酸易溶于水,但随着相对分子质量的增大在水中的溶解度迅速减小。高级脂肪酸难溶或不溶于水,而易溶于有机溶剂。一些常见羧酸的物理常数见表9−1。

四、羧酸的化学性质

羧酸是由羧基和烃基组成的,羧基包括羰基和羟基两个部分,因此羧酸具备羰基和羟基的某些性质。但羧基的性质并非是两个基团性质的简单加和,由于羰基和羟基的协同作用,羧酸表现出许多新的性质。

用物理方法测定甲酸中 C ═O 键长为 0.1245nm,比普通羰基的键长(0.122nm)略长一点;C—OH 中的碳氧键长为 0.131nm,比醇中的键长(0.143nm)短得多。这表明羧酸中羰基与羟基间发生了相互影响。

在羧酸分子中,羰基碳原子的三个 sp^2 杂化轨道,依次与氧、羟基氧和氢或烃基碳成键,这三个杂化轨道在同一个平面上,键角约 120°;碳原子上未参与杂化的 p 轨道与 C ═O 中氧原子的 p 轨道构成了 π 键。但羧基中 C—OH 氧原子上有一对孤对电子,可与 π 键形成 p-π 共轭体系,如图 9−1 所示。

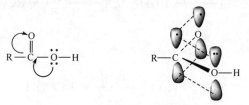

图 9−1　羧基中 p-π 共轭示意图

由于 p-π 共轭效应的影响,一方面使羰基失去了典型性质,另一方面—OH 氧原子的电子云向羰基移动,电子云密度降低,有利于氢的离解,故羧酸的酸性强于醇。

经 X 射线对甲酸酸离子的测定表明,它的两个碳氧键的键长都是 0.127nm。这说明氢以质子形式脱离羧基后,p-π 共轭作用更完全,发生了键的平均化。这样,—COO⁻ 上的负电荷不再集中于一个氧原子,而是平均分配在两个氧原子上,所以羧酸根离子更稳定。

根据羧酸的构造,羧酸的化学性质主要表现在四种键的断裂上。

①处的键断裂表示酸性,酸性随 R 基的吸电子诱导效应的增强而增加;②处的键断裂表示羧基中的羟基被取代而生成羧酸衍生物;③处的键断裂表示羧基离去即脱羧,若 R 基团是吸电子基团则有利于脱羧反应;④处的键断裂表示 α-H 可被卤素原子取代,发生卤代反应。

1. 酸性

羧酸在水中可离解出质子而显酸性,其 pK_a 值一般为 4~5,属于弱酸。

$$RCOOH \Longleftrightarrow RCOO^- + H^+$$

羧酸的酸性虽比盐酸、硫酸等无机酸弱得多,但比碳酸($pK_a = 6.35$)和一般的酚类($pK_a = 10$)强。故羧酸能分解碳酸盐和碳酸氢盐,放出二氧化碳,而酚类不能,利用这个性质可以区别羧酸和酚类化合物。

$$2RCOOH + Na_2CO_3 \longrightarrow 2RCOONa + CO_2 \uparrow + H_2O$$
$$RCOOH + NaHCO_3 \longrightarrow RCOONa + CO_2 \uparrow + H_2O$$

羧酸的钾盐、钠盐及铵盐一般易溶于水,故制药工业上常利用此性质,将不溶于水或在水中溶解度不好的一些含羧基的药物制成羧酸盐,以增加其在水中的溶解度,便于做成水剂或注射剂使用。

在羧酸(RCOOH)分子中,与羧基直接或间接相连的原子团对羧酸的酸性有不同程度的影响(表 9-2)。甲酸的酸性比其他脂肪羧酸强,二元羧酸的酸性比对应的一元脂肪羧酸强。羧酸的酸性受诱导效应、共轭效应和空间效应的影响。脂肪羧酸中,羧基连接吸电子基团时,酸性增强;羧基连接供电子基团时,酸性减弱。

表 9-2 一些羧酸的电离常数

化合物	构造式	pK_a
甲酸	HCOOH	3.77
乙酸	CH_3COOH	4.76
氯乙酸	$ClCH_2COOH$	2.86
二氯乙酸	$Cl_2CHCOOH$	1.29
三氯乙酸	Cl_3CCOOH	0.65
溴乙酸	$BrCH_2COOH$	2.90
碘乙酸	ICH_2COOH	3.18
氟乙酸	FCH_2COOH	2.66
三氟乙酸	F_3CCOOH	强酸
丁酸	$CH_3CH_2CH_2COOH$	4.82
α-氯丁酸	$CH_3CH_2\overset{\displaystyle Cl}{\overset{\displaystyle |}{C}}HCOOH$	2.84
β-氯丁酸	$CH_3\overset{\displaystyle Cl}{\overset{\displaystyle |}{C}}HCH_2COOH$	4.06
γ-氯丁酸	$ClCH_2CH_2CH_2COOH$	4.52

参见表 9-2 中所示可做如下总结:在脂肪羧酸中,与羧基相连的烷基具有供电诱导效应(+I),使羧基上的氢较难离解,酸性较甲酸弱。当卤素取代羧酸分子中烃基上的氢后,由于卤原子的吸电子诱导效应(−I),酸性增强。烃基某个碳上引入的卤原子的数目越多,酸性越强;当卤原子相同时,卤原子距羧基越近,酸性越强。当卤原子的种类不同时,它们对酸性的影响是 F>Cl>Br>I,所以酸性强弱是氟乙酸>氯乙酸>溴乙酸>碘乙酸。

2. 羧基中的羟基被取代的反应

羧基中的羟基可以被烷氧基、卤素、酰氧基及氨基等原子或原子团取代,生成酯、酰卤、酸酐及酰胺等羧酸衍生物。

1) 酯化反应

羧酸与醇反应生成酯和水的反应称为酯化反应(esterification reaction)。

$$RCOOH + R'OH \underset{}{\overset{H^+}{\rightleftharpoons}} RCOOR' + H_2O$$

(1) 酯化反应是可逆反应。酯化反应速率很慢,一般需用酸作催化剂或加热,以加快反应速率。羧酸与醇的酯化反应是可逆的,反应平衡时,一般只有 2/3 的转化率。为提高酯化率可增加反应物的浓度(一般是加过量的醇)或除去产物中的水。

(2) 成酯方式。羧酸与醇的酯化反应,键的断裂方式有两种。

I
$$R-\overset{\overset{\displaystyle O}{\|}}{C}-\boxed{O-H + H}-O-R' \overset{H^+}{\rightleftharpoons} R-\overset{\overset{\displaystyle O}{\|}}{C}-O-R' + H_2O$$
酰氧断裂

验证:

$$R-\overset{\overset{\displaystyle O}{\|}}{C}-O-H + H-O^{18}-R' \overset{H^+}{\rightleftharpoons} R-\overset{\overset{\displaystyle O}{\|}}{C}-O^{18}-R' + H_2O$$

H_2O 中无 O^{18},说明反应为羧酸的酰氧键断裂。

II
$$R-\overset{\overset{\displaystyle O}{\|}}{C}-O\boxed{-H + H-O}-R' \overset{H^+}{\rightleftharpoons} R-\overset{\overset{\displaystyle O}{\|}}{C}-O-R' + H_2O$$
烷氧断裂

验证:

$$R-\overset{\overset{\displaystyle O}{\|}}{C}-O-H + H-O^{18}-R' \overset{H^+}{\rightleftharpoons} R-\overset{\overset{\displaystyle O}{\|}}{C}-O-R' + H_2O^{18}$$

H_2O 中有 O^{18},说明反应为醇的烷氧键断裂。

（3）酯化反应机理。1°醇和绝大多数 2°醇为酰氧断裂机理，3°醇（叔醇）一般为烷氧断裂机理。例如

① 酰氧断裂机理。

$$CH_3-\overset{O}{\overset{\|}{C}}-OH \rightleftharpoons CH_3-\overset{\overset{+}{O}H}{\overset{\|}{C}}-OH \xrightarrow{\overset{18}{H}OCH_2CH_3} CH_3-\overset{OH}{\underset{\overset{18}{O}HCH_2CH_3}{\overset{|}{C}}}-OH \rightleftharpoons$$

$$CH_3-\overset{OH}{\underset{\overset{18}{O}CH_2CH_3}{\overset{|}{C}}}-\overset{+}{O}H_2 \underset{-H_2O}{\rightleftharpoons} CH_3-\overset{\overset{+}{O}H}{\overset{\|}{C}}-\overset{18}{O}CH_2CH_3 \rightleftharpoons CH_3-\overset{O}{\overset{\|}{C}}-\overset{18}{O}CH_2CH_3+H^+$$

② 烷氧断裂机理。

$$(CH_3)_3C\overset{18}{O}H \xrightleftharpoons{H^+} (CH_3)_3\overset{+}{C}+H_2\overset{18}{O}$$

$$CH_3-\overset{O}{\overset{\|}{C}}-OH+(CH_3)_3\overset{+}{C} \rightleftharpoons CH_3-\overset{O}{\overset{\|}{C}}-\underset{H}{\overset{+}{O}}-C(CH_3)_3 \rightleftharpoons CH_3COOC(CH_3)_3+H^+$$

（4）羧酸与醇的结构对酯化速率的影响。

酸的酯化速率：$HCOOH>RCH_2COOH>R_2CHCOOH>R_3CCOOH$。

醇的酯化速率：$CH_3OH>RCH_2OH>R_2CHOH>R_3COH$。

2）酰卤的生成

羧酸（除甲酸外）能与三卤化磷、五卤化磷或亚硫酰氯（$SOCl_2$）反应，羧基中的羟基被卤素取代生成相应的酰卤。

$$3RCOOH+PX_3 \longrightarrow 3RCOX+H_3PO_3$$

$$RCOOH+PX_5 \longrightarrow RCOX+POX_3+HX$$

$$RCOOH+SOCl_2 \longrightarrow RCOCl+SO_2+HCl$$

用 $SOCl_2$ 制备酰卤时，副产物都是气体，便于处理及提纯，因而产率高，是一种合成酰卤的好方法，例如

$$m\text{-}NO_2C_6H_4COOH+SOCl_2 \longrightarrow m\text{-}NO_2C_6H_4COCl+SO_2\uparrow+HCl\uparrow$$
$$90\%$$

$$CH_3COOH+SOCl_2 \longrightarrow CH_3COCl+SO_2\uparrow+HCl\uparrow$$
$$100\%$$

3) 酸酐的生成

除甲酸外,一元羧酸与脱水剂(如五氧化二磷)共热时,两分子羧酸可脱去一分子水,生成酸酐(anhydride),但这个反应产率很低,一般是将羧酸与乙酸酐共热,生成较高级的酸酐。

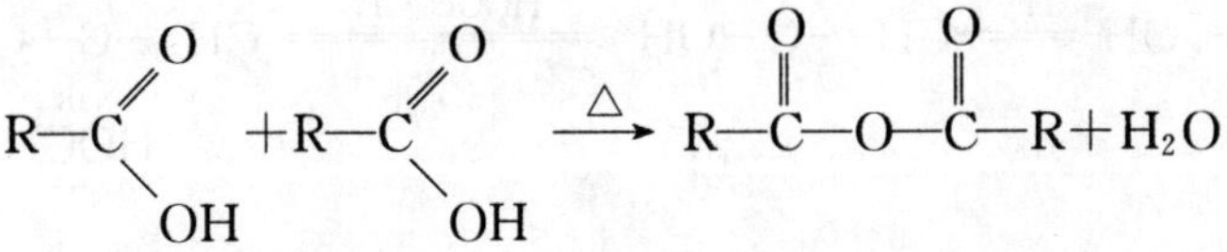

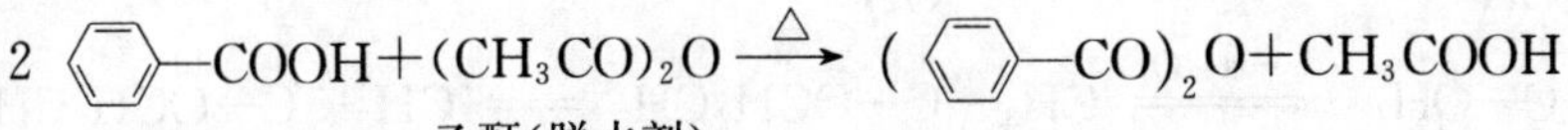

$$R{-}\overset{O}{\underset{OH}{C}} + R{-}\overset{O}{\underset{OH}{C}} \xrightarrow{\triangle} R{-}\overset{O}{C}{-}\overset{O}{C}{-}R + H_2O$$

$$2\ \langle\bigcirc\rangle{-}COOH + (CH_3CO)_2O \xrightarrow{\triangle} (\langle\bigcirc\rangle{-}CO)_2O + CH_3COOH$$
乙酐(脱水剂)

1,4-和 1,5-二元羧酸不需要任何脱水剂,加热就能脱水生成环状(五元或六元)酸酐,例如

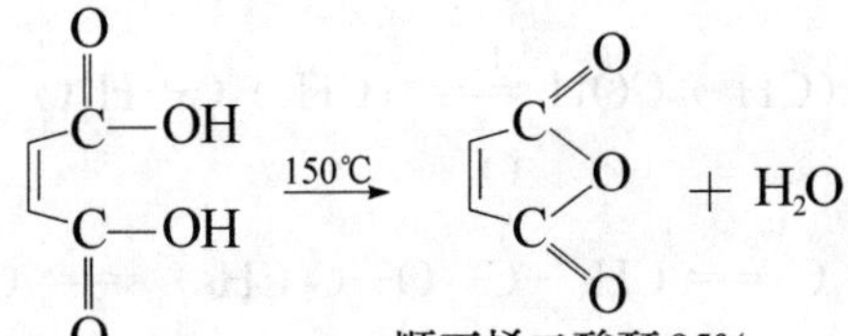

$$\xrightarrow{150℃} \quad + H_2O$$
顺丁烯二酸酐95%

4) 酰胺的生成

在羧酸中通入氨气或加入碳酸铵,可以得到羧酸的铵盐。将固体的羧酸铵加热,分子内失去一分子水生成酰胺(amide)。酰胺是很重要的一类化合物。

$$CH_3COOH + NH_3 \longrightarrow CH_3COONH_4 \xrightarrow{\triangle} CH_3CONH_2 + H_2O$$

3. 脱羧反应

羧酸失去羧基放出 CO_2 的反应称为脱羧反应。除甲酸外,一元羧酸较稳定,直接加热时难以脱羧,但在特殊条件下也可发生脱羧反应。例如,无水乙酸钠和碱石灰混合后强热生成甲烷,是实验室制取甲烷的方法。

$$CH_3COONa + NaOH(CaO) \xrightarrow{热熔} CH_4 + NaCO_3$$
$$99\%$$

其他直链羧酸盐与碱石灰热熔的产物复杂,无制备意义。

当一元羧酸的 α-碳原子上连有强吸电子基团时,使得羧基变得不稳定,当加热到 $100\sim200℃$ 时,容易发生脱羧反应,例如

$$CCl_3COOH \xrightarrow{\triangle} CHCl_3 + CO_2 \uparrow$$

$$\underset{\displaystyle \overset{O}{\parallel}}{CH_3CCH_2COOH} \xrightarrow{\triangle} \underset{\displaystyle \overset{O}{\parallel}}{CH_3CCH_3} + CO_2 \uparrow$$

生物体内发生的许多重要的脱羧反应是在脱羧酶的作用下进行的。

4. 二元羧酸的受热反应

有些二元酸对热不稳定,在加热或与脱水剂共热的条件下,随两个羧基间距不同而发生脱羧反应或脱水反应,这是二元羧酸的特性。

1) 乙二酸和丙二酸的受热反应

乙二酸、丙二酸受热脱羧生成一元酸。

$$\underset{\displaystyle COOH}{\overset{\displaystyle COOH}{|}} \xrightarrow{\triangle} HCOOH + CO_2$$

$$H_2C \underset{\displaystyle COOH}{\overset{\displaystyle COOH}{}} \xrightarrow{\triangle} CH_3COOH + CO_2$$

$$R_2C \underset{\displaystyle COOH}{\overset{\displaystyle COOH}{}} \xrightarrow{\triangle} R_2CHCOOH + CO_2$$

2) 丁二酸、戊二酸及邻苯二甲酸的受热反应

这三种二元羧酸不需要任何脱水剂,加热就能脱水生成环状(五元或六元)酸酐。

$$\begin{array}{c} CH_2-\overset{\displaystyle O}{\overset{\parallel}{C}} \\ | \qquad\quad OH \\ | \qquad\quad OH \\ CH_2-\underset{\displaystyle O}{\underset{\parallel}{C}} \end{array} \xrightarrow{\triangle} \begin{array}{c} CH_2-\overset{\displaystyle O}{\overset{\parallel}{C}} \\ | \qquad\qquad O + H_2O \\ CH_2-\underset{\displaystyle O}{\underset{\parallel}{C}} \end{array}$$

丁二酸酐

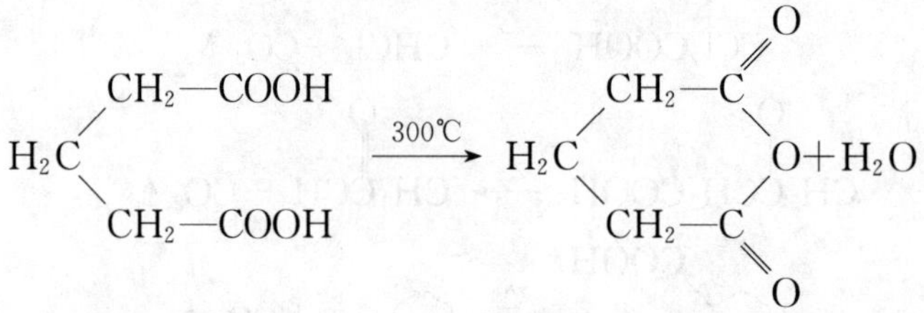

戊二酸酐

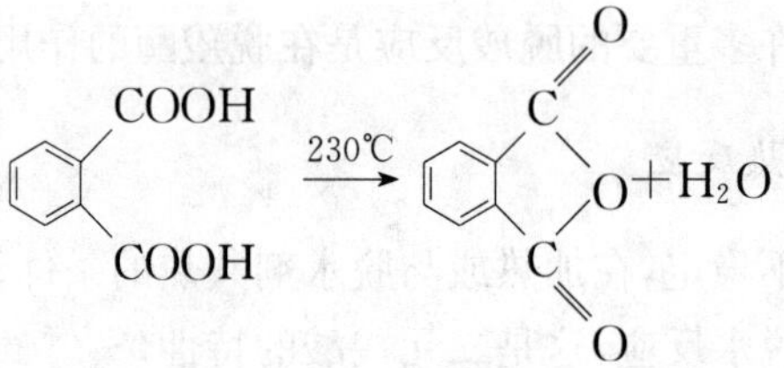

邻苯二甲酸酐
~100%

3）己二酸、庚二酸的受热反应

己二酸、庚二酸与氢氧化钡共热时，既失水又脱羧，生成环酮。

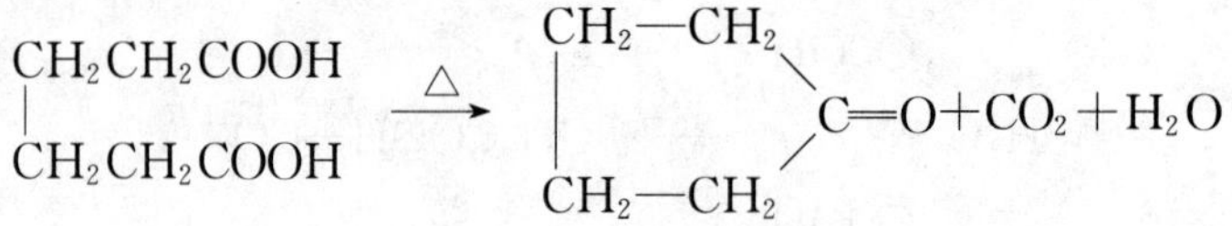

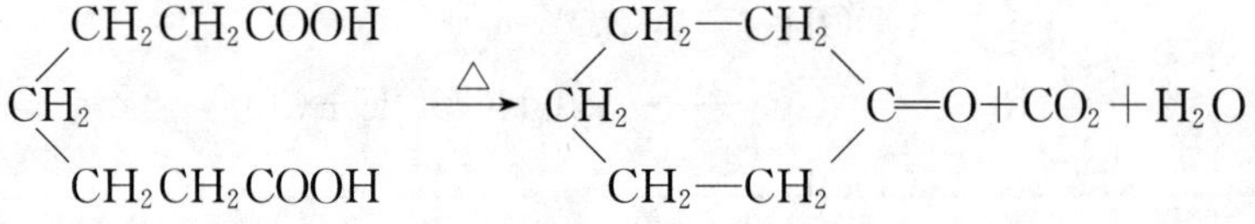

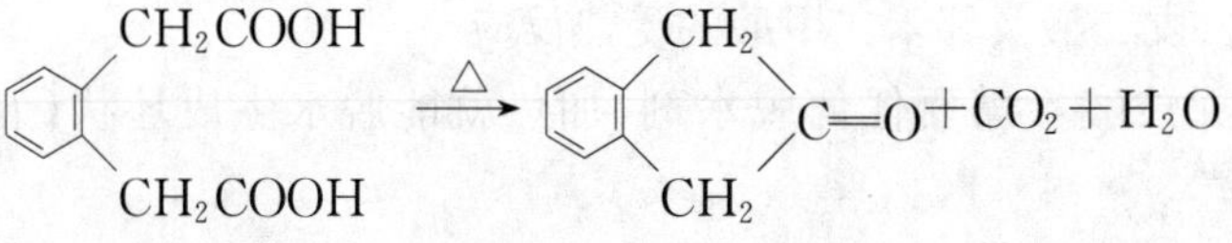

多于七个碳原子的直链二元羧酸受热时生成大分子缩合酸酐。脱羧反应在动植物体内普遍存在，不过它们是在酶催化下进行的。

5. α-H 的卤代反应

羧基与羰基一样能使 α-H 活化，但其致活作用比羰基小得多，α-H 的卤代需要在红磷、硫或碘等作催化剂或在光照下才逐步反应。

例如，羧酸的 α-H 可在少量红磷催化下被溴或氯取代生成卤代酸。

$$RCH_2COOH \xrightarrow[\triangle]{Br_2,P} R\underset{\underset{Br}{|}}{CH}COOH \xrightarrow[\triangle]{Br_2,P} R\overset{\overset{Br}{|}}{\underset{\underset{Br}{|}}{C}}COOH$$

控制条件,反应可停留在一取代阶段。例如

$$CH_3CH_2CH_2CH_2COOH+Br_2 \xrightarrow[70℃]{P} CH_3CH_2CH_2\underset{\underset{Br}{|}}{CH}COOH+HBr$$

$$80\%$$

α-卤代酸很活泼,常用来制备 α-羟基酸和 α-氨基酸。

五、羧酸的代表化合物

1. 甲酸

甲酸(俗称蚁酸)是无色有刺激性气味的液体,沸点 100.5℃,熔点 8.4℃,可与水、乙醇、乙醚等混溶。在饱和一元羧酸中,甲酸的酸性最强,并具有极强的腐蚀性。

甲酸的结构比较特殊,分子中的羧基和氢原子直接相连,因此,它既有羧基的结构,又具有醛基的结构:

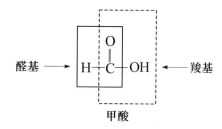

醛基 ⟶ $H{-}\overset{\overset{O}{\|}}{C}{-}OH$ ⟵ 羧基

甲酸

甲酸的特殊结构决定了它具有一些特殊的性质。例如,甲酸具有还原性,能和土伦试剂及费林试剂发生反应,能使高锰酸钾溶液褪色,它本身则被氧化成二氧化碳和水。

$$H{-}\overset{\overset{O}{\|}}{C}{-}OH+[O] \longrightarrow [HO{-}\overset{\overset{O}{\|}}{C}{-}OH] \longrightarrow CO_2\uparrow+H_2O$$

甲酸与浓硫酸共热则分解生成一氧化碳和水,这是实验室制备少量一氧化碳的方法。

$$HCOOH \xrightarrow[60\sim80℃]{浓\ H_2SO_4} CO\uparrow+H_2O$$

甲酸在工业上用作橡胶的凝聚剂和印染时的酸性还原剂,也是合成甲酸酯类和某些染料的原料。

2. 乙二酸

乙二酸俗称草酸,以盐的形式存在于多种植物的细胞膜中,最常见的为钾盐和钙盐。纯净的乙二酸为无色晶体,常含两分子结晶水,加热至 $100℃$ 即可失水而得无水乙二酸,熔点为 $189℃$(分解),易溶于水,难溶于乙醚等非极性溶剂中。

乙二酸是酸性最强的二元羧酸,其钙盐溶解度极小,故常利用这一性质来检验钙离子或乙二酸。乙二酸易被氧化,在定量分析中常用它来标定高锰酸钾。

$$5HO-\underset{\parallel}{\overset{O}{C}}-\underset{\parallel}{\overset{O}{C}}-OH+2KMnO_4+3H_2SO_4 \longrightarrow 2MnSO_4+K_2SO_4+10CO_2\uparrow+8H_2O$$

此外,乙二酸还有很强的络合能力,能同许多金属离子形成可溶性的络离子,例如

$$Fe^{3+}+3H_2C_2O_4 \rightleftharpoons [Fe(C_2O_4)_3]^{3-}+6H^+$$

因此,乙二酸可用来除去铁锈或蓝墨水的污迹,同时也常用来抽提稀有元素。在工业中,乙二酸用作媒染剂和漂白剂。

3. 山梨酸

山梨酸($CH_3CH=CHCH=CHCOOH$)的系统名称为 2,4-己二烯酸。一般产品为反,反异构体,白色针状晶体,熔点为 $134.5℃$,难溶于水,易溶于乙醇和乙醚。在空气中长期放置则氧化变色。山梨酸对霉菌、酵母和细菌等有较好的抑制作用,在 $pH=8$ 以下防腐和杀菌作用稳定,并且 pH 越低,抗菌作用越强。由于它的钾盐具有很强的抑制腐败菌和霉菌的作用,并且其毒性远比其他防腐抗菌剂低,故现在已成为世界上食品工业中主要的防腐抗菌剂。

4. 苯甲酸

苯甲酸俗称安息香酸,白色晶体,熔点 $122.4℃$,难溶于冷水,易溶于沸水、乙醇、氯仿和乙醚中。苯甲酸有抑制霉菌的作用,故苯甲酸及其钠盐常用作食物和某些药物制剂的防腐剂,但现在逐渐为山梨酸钾所替代。

苯甲酸的某些衍生物在农业上用作除草剂及植物生长调节剂。例如,2,3,5-三碘代苯甲酸能刺激番茄生长和结实,也能使马铃薯增产。

第二节　羧酸衍生物

羧基中—OH 被—X、$-O-\overset{\displaystyle O}{\overset{\|}{C}}-R$、—OR、—NH$_2$ 置换产生羧酸衍生物——酰卤、酸酐、酯和酰胺,可用下列通式表示:

$$R-\overset{\displaystyle O}{\overset{\|}{C}}-X \qquad R-\overset{\displaystyle O}{\overset{\|}{C}}-O-\overset{\displaystyle O}{\overset{\|}{C}}-R' \qquad R-\overset{\displaystyle O}{\overset{\|}{C}}-OR' \qquad R-\overset{\displaystyle O}{\overset{\|}{C}}-NH_2$$

　　　　酰卤　　　　　　　酸酐　　　　　　　　　酯　　　　　　酰胺

一、羧酸衍生物的命名

酰卤在命名时看作是酰基的卤化物,用酰基名称后加卤素名称命名,例如

$$CH_3-\overset{\displaystyle O}{\overset{\|}{C}}-Cl \qquad O_2N-\langle\ \rangle-\overset{\displaystyle O}{\overset{\|}{C}}-Br \qquad \langle\ \rangle-\overset{\displaystyle O}{\overset{\|}{C}}-Cl$$

　　　乙酰氯　　　　　　　　对硝基苯甲酰溴　　　　　　　苯甲酰氯

酸酐可以看作两分子羧酸失去一分子水后的产物,两分子羧酸相同的为单酐,命名是在羧酸名称后加"酐"字,也可以把羧酸的"酸"字去掉;若两分子羧酸不同则为混酐,命名时将简单的羧酸名称放前,复杂的羧酸名称放后,称"某某酸酐",例如

$$CH_3-\overset{\displaystyle O}{\overset{\|}{C}} \diagdown O \diagup \overset{\displaystyle}{\underset{\displaystyle O}{\overset{\|}{C}}}-CH_3 \qquad CH_3-\overset{\displaystyle O}{\overset{\|}{C}} \diagdown O \diagup \overset{\displaystyle}{\underset{\displaystyle O}{\overset{\|}{C}}}-CH_2-CH_3$$

　　乙酸酐(或醋酐)　　　　　　　乙丙酸酐　　　　　　邻苯二甲酸酐(邻苯二甲酐)

酯可看作羧酸氢原子被烃基取代的产物,命名时把羧酸名称放在前面,烃基名称放在后面,再加一个"酯"字称为"某酸某酯",例如

$$CH_3-\overset{\displaystyle O}{\overset{\|}{C}}-OCH_2CH_3 \qquad HO-\langle\ \rangle-\overset{\displaystyle O}{\overset{\|}{C}}-OCH_3 \qquad (CH_3)_2CH-\overset{\displaystyle O}{\overset{\|}{C}}-OCH(CH_3)_2$$

　　　乙酸乙酯　　　　　　　对羟基苯甲酸甲酯　　　　　　异丁酸异丙酯

酰胺的命名与酰卤相似,也是根据它们所含的酰基命名的。氮原子直接与酰基相连,称为酰胺;当酰胺氮原子上有取代基时,用 N-加取代基名称写在前面,例如

$$CH_3-\overset{\overset{\displaystyle O}{\|}}{C}-NH_2 \qquad H-\overset{\overset{\displaystyle O}{\|}}{C}-N(CH_3)_2 \qquad \text{—}NH-\overset{\overset{\displaystyle O}{\|}}{C}-CH_3$$

乙酰胺　　　N,N-二甲基甲酰胺(DMF)　　　乙酰苯胺　　　邻-苯二甲酰亚胺

二、羧酸衍生物的物理性质

低级酰氯和酸酐是有刺鼻气味的液体,高级的为固体。低级酯大部分是具有愉快香味的液体,常存在于花及水果中,有些可作为香料。

酰卤、酸酐和酯由于分子间不能通过氢键缔合,因此它们的沸点比相对分子质量相近的羧酸要低得多。酰胺分子间能形成氢键,并且缔合程度较大,故酰胺的沸点比相应的羧酸高。大多数酯的相对密度小于1,而酰氯、酸酐和酰胺的相对密度几乎都大于1。表 9-3 列出了常见羧酸衍生物的某些物理常数。

表 9-3　常见羧酸衍生物的物理常数

名　称	熔点/℃	沸点/℃	相对密度 d_4^{20}
乙酰氯	−112.0	51～52	1.105
乙酰溴	−96.5	76(750mm*)	$1.663\left(\dfrac{16℃}{4}\right)$
丁酰氯	−89	101～102	1.028
苯甲酰氯	−0.6	197.9	1.212
甲酸乙酯	−79.4	54.2	0.923
乙酸甲酯	−98.7	57.3	0.933
乙酸乙酯	−83.6	77.2	0.901
乙酸丁酯	−73.5	126.1	0.882
乙酸异戊酯	—	142(757mm**)	$0.876\left(\dfrac{15℃}{4}\right)$
苯甲酸乙酯	−34.7	212.4	$1.052\left(\dfrac{15℃}{15}\right)$
乙酸酐	−73	140.0	1.081
丁二酸酐	119.6	261	1.503
顺-丁烯二酸酐	52.8	202(升华)	1.500

续表

名　称	熔点/℃	沸点/℃	相对密度 d_4^{20}
苯甲酸酐	42	360	$1.199\left(\frac{15℃}{4}\right)$
邻苯二甲酸酐	131.5~132	284.5	1.527(4℃)
N,N-二甲基甲酰胺	−61	153	0.9445
乙酰胺	81	221.2	1.159
乙酰苯胺	113~114	305	1.21(4℃)
苯甲酰胺	130	290	1.341
邻苯二甲酰亚胺	238	升华	—

* 750×133Pa。

** 757×133Pa。

三、羧酸衍生物的化学性质

不同羧酸衍生物的化学活性不同,主要化学性质是水解、醇解和氨解等反应。

1. 水解反应

酰卤、酸酐、酯和酰胺水解反应的主要产物是相应的羧酸。

$$R-\overset{O}{\underset{||}{C}}-Cl+H-OH \longrightarrow R-\overset{O}{\underset{||}{C}}-OH + HCl$$

$$R-\overset{O}{\underset{||}{C}}-O-\overset{O}{\underset{||}{C}}-R'+H-OH \overset{\triangle}{\longrightarrow} R-\overset{O}{\underset{||}{C}}-OH+R'-\overset{O}{\underset{||}{C}}-OH$$

$$R-\overset{O}{\underset{||}{C}}-OR'+H-OH \overset{H^+ 或 OH^-}{\underset{\triangle}{\longrightarrow}} R-\overset{O}{\underset{||}{C}}-OH+R'OH$$

$$R-\overset{O}{\underset{||}{C}}-NH_2+H-OH \overset{H^+ 或 OH^-}{\underset{\triangle}{\longrightarrow}} R-\overset{O}{\underset{||}{C}}-OH+NH_3$$

它们水解的难易程度不同。酰氯极易水解,且反应猛烈;酸酐一般需加热才能水解;酯和酰胺水解不仅需要长时间加热回流,还需要加入无机酸(或碱)作催化剂。它们水解的活性大小次序为

酰卤＞酸酐＞酯＞酰胺

酯的水解在理论上或生产实践上都有重要的意义。酸和碱都能催化酯的水解。酸催化的酯水解反应是酯化反应的逆反应,按照微观可逆性原则,在相同的条件下,正反应和逆反应的途径相同,所以酯水解反应的机理是酸同醇反应机理的逆过程,中间生成相同的中间体。不同的是中间体最后消去醇而不是水。

$$\begin{array}{c}O\\\parallel\\R-C-OR'\end{array}\underset{}{\overset{H^+}{\rightleftharpoons}}\begin{array}{c}\overset{+}{O}H\\\parallel\\R-C-OR'\end{array}\underset{}{\overset{H_2O,慢}{\longrightarrow}}\begin{array}{c}OH\\\vert\\R-C-OR'\\\vert\\\overset{}{O}H_2\\+\end{array}\rightleftharpoons$$

$$\begin{array}{c}OH\\\vert\\R-C-\overset{+}{O}R'\\\vert\\H\\\vert\\OH\end{array}\underset{}{\overset{快}{\rightleftharpoons}}\begin{array}{c}O\\\parallel\\R-C-OH\end{array}+R'OH+H^+$$

碱催化的酯双分子水解反应一般也是按酰氧键断裂的方式进行的。其机理分为两步：首先，亲核试剂（HO⁻）向羰基碳原子进攻，形成一个氧负离子中间体；然后，这个中间体消去烷氧负离子（R'O⁻），生成羧酸。由于 RCOO⁻ 的碱性小于 R'O⁻，因此羧酸把质子转移给烷氧负离子，最后得到醇和羧酸根负离子（RCOO⁻）。

$$HO^-+\begin{array}{c}O\\\parallel\\R-C-OR'\end{array}\underset{}{\overset{慢}{\rightleftharpoons}}\begin{array}{c}\bar{O}\\\vert\\R-C-OR'\\\vert\\OH\end{array}\overset{快}{\longrightarrow}\begin{array}{c}O\\\parallel\\R-C-OH\end{array}+R'O^-$$
$$中间体$$

$$\begin{array}{c}O\\\parallel\\R-C-OH\end{array}+R'O^-\longrightarrow RCOO^-+R'OH$$

酰卤、酸酐、酯和酰胺的水解都属于加成-消除反应机理，可用通式表示如下：

$$\begin{array}{c}O\\\parallel\\R-C-Y\end{array}+OH^-\underset{}{\overset{加成}{\rightleftharpoons}}\begin{array}{c}\bar{O}\\\vert\\R-C-OH\\\vert\\Y\end{array}\overset{消除}{\longrightarrow}\begin{array}{c}O\\\parallel\\R-C-OH\end{array}+Y^-$$

$$Y=X,\ O-\overset{O}{\overset{\parallel}{C}}-R',OR',NH_2$$

从上述机理可以看出，羰基碳原子的正电性越强，水解反应时，氢氧根负离子向羰基进攻越容易。如果羧酸衍生物的 R 相同，则 Y 的 -I 效应越强，p-π 共轭效应越弱，羰基碳原子的正电性就越强，其水解反应的活泼性就越大。基团 Y 的 -I 效应和 p-π 共轭效应大小次序如下：

$$-I\ 效应\quad -Cl>-O-\overset{O}{\overset{\parallel}{C}}-R'>-OR'>-NH_2$$

$$p\text{-}\pi \text{ 共轭效应}\quad \overset{..}{\underset{..}{Cl}} < -\overset{O}{\underset{}{\overset{\|}{\underset{..}{\overset{..}{O}}}}}-C-R' < -\overset{..}{\underset{..}{O}}R' < -\overset{..}{N}H_2$$

总的结果是,氯使羧基碳原子的正电性增加,故酰氯最容易发生水解,而 —NH_2 却恰恰相反,使羧基碳原子的正电性减少,所以酰胺最难水解。酸酐和酯的水解活性居中。

2. 醇解反应

酰卤、酸酐和酯都能发生醇解反应,生成酯。

$$R-\overset{O}{\overset{\|}{C}}-Cl + H-OR^1 \longrightarrow R-\overset{O}{\overset{\|}{C}}-OR^1 + HCl$$

$$R-\overset{O}{\overset{\|}{C}}-O-\overset{O}{\overset{\|}{C}}-R^2 + HOR^1 \xrightarrow{\triangle} R-\overset{O}{\overset{\|}{C}}-OR^1 + R^2-\overset{O}{\overset{\|}{C}}-OH$$

$$R-\overset{O}{\overset{\|}{C}}-OR^2 + H-OR^1 \underset{\text{回流}}{\overset{H_2SO_4}{\rightleftharpoons}} R-\overset{O}{\overset{\|}{C}}-OR^1 + R^2OH$$

它们进行醇解反应的活性次序与水解反应相同。

酯的醇解又称酯交换反应,即酯分子中的烷氧基被另一种醇的烷氧基所取代,结果生成了新的酯和新的醇。酯交换反应不但需要催化剂,而且反应是可逆的。

在生物体内由乙酰辅酶 A 参与的乙酰基转移反应与酯交换反应极其类似。例如,乙酰辅酶 A 与胆碱形成乙酰胆碱的反应。

$$CH_3-\overset{O}{\overset{\|}{C}}-S-CoA + HOCH_2CH_2\overset{+}{N}(CH_3)_3OH^- \longrightarrow$$

　　　　　乙酰辅酶A　　　　　　　　　　　　　　胆碱

$$CH_3-\overset{O}{\overset{\|}{C}}-OCH_2CH_2\overset{+}{N}(CH_3)_3OH^- + HSCoA$$

　　　　　乙酰胆碱　　　　　　　　　　　　辅酶A

其中,乙酰辅酶 A 相当于硫原子取代了乙酸酯中氧原子后得到的硫代羧酸酯

$$\left[CH_3-\overset{O}{\overset{\|}{C}}-S-R\right]。$$

3. 氨解反应

酰卤、酸酐和酯都能进行氨解反应,生成酰胺。

$$R-\overset{\overset{\displaystyle O}{\|}}{C}-Cl+2NH_3 \longrightarrow R-\overset{\overset{\displaystyle O}{\|}}{C}-NH_2+NH_4Cl$$

$$R-\overset{\overset{\displaystyle O}{\|}}{C}-O-\overset{\overset{\displaystyle O}{\|}}{C}-R'+2NH_3 \longrightarrow R-\overset{\overset{\displaystyle O}{\|}}{C}-NH_2+R'-\overset{\overset{\displaystyle O}{\|}}{C}-ONH_4$$

$$R-\overset{\overset{\displaystyle O}{\|}}{C}-OR'+NH_3 \longrightarrow R-\overset{\overset{\displaystyle O}{\|}}{C}-NH_2+R'OH$$

它们进行氨解反应的活性次序与水解和醇解相同。

在上面三类反应中,水、醇和氨分子的氢原子被酰基取代了,这种在化合物分子中引入酰基的反应称为酰基化反应,而能使其他分子引入酰基的试剂称为酰基化试剂,乙酰氯和乙酸酐是常用的乙酰化试剂。

酰化反应在药物合成中具有重要意义。在某些药物中引入一个酰基,常可增加药物的脂溶性,改善体内吸收,降低毒性,提高或延长药效。

4. 羧酸衍生物的还原反应

在一定条件下,与还原剂作用,酰卤、酸酐和酯被还原成伯醇,酰胺被还原为胺。若用氢化铝锂作还原剂,碳碳双键可不受影响。

$$R-\overset{\overset{\displaystyle O}{\|}}{C}-Cl \xrightarrow{\text{LiAlH}_4} RCH_2OH+HCl$$

$$R-\overset{\overset{\displaystyle O}{\|}}{C}-O-\overset{\overset{\displaystyle O}{\|}}{C}-R' \xrightarrow{\text{LiAlH}_4} RCH_2OH+R'CH_2OH$$

$$R-\overset{\overset{\displaystyle O}{\|}}{C}-O-R' \xrightarrow{\text{LiAlH}_4} RCH_2OH+HO-R'$$

$$R-\overset{\overset{\displaystyle O}{\|}}{C}-NH_2 \xrightarrow{\text{LiAlH}_4} RCH_2NH_2$$

四、羧酸衍生物的代表化合物

1. 尿素

尿素 $\left[H_2N-\overset{\overset{\displaystyle O}{\|}}{C}-NH_2 \right]$ 又称脲,是哺乳动物体内蛋白质代谢的最终产物,成年人每日排出的尿中约含 30g 尿素。尿素是白色晶体,熔点 132.7℃,易溶于水和乙醇,不溶于乙醚。除了用作肥料外,也是合成药物、农药和塑料的原料。

在酰胺分子中,由于氮原子上的未共用电子对与碳氧双键发生了 p-π 共轭,结果降低了氮原子上的电子云密度,因此酰胺显中性。氨分子中两个氢原子被酰基取代后生成的酰亚胺甚至显弱酸性。

尿素是碳酸的二酰胺,由于含有两个氨基,因此显碱性,但碱性很弱,故不能用石蕊试纸检验。它能与硝酸、草酸等形成不溶性的盐 $CO(NH_2)_2 \cdot HNO_3$ 和 $2CO(NH_2)_2 \cdot (COOH)_2$,常利用这种性质从尿中分离尿素。

尿素的化学性质与酰胺相似,能发生以下反应:

(1) 水解反应。尿素在酸或碱的作用下发生水解。

$$\underset{\substack{\| \\ O}}{H_2N-C-NH_2} + H_2O \xrightarrow{H^+} 2NH_4^+ + CO_2$$

$$\underset{\substack{\| \\ O}}{H_2N-C-NH_2} + H_2O \xrightarrow{OH^-} 2NH_3 + CO_3^{2-}$$

在土壤中,尿素受脲酶的作用水解成铵离子而被植物吸收利用。

(2) 放氮反应。尿素与亚硝酸反应放出氮气。

$$\underset{\substack{\| \\ O}}{H_2N-C-NH_2} + 2HNO_2 \longrightarrow CO_2\uparrow + 2N_2\uparrow + H_2O$$

这个反应是定量完成的,可用来测定尿素的含量。

(3) 生成缩二脲和缩二脲反应。将尿素加热至熔点以上时,两分子尿素脱去一分子氨,缩合成缩二脲。

$$\underset{\substack{\| \\ O}}{H_2N-C-NH_2} + \underset{\substack{\| \\ O}}{H-NH-C-NH_2} \xrightarrow{\triangle} \underset{\substack{\| \ \ \ \ \| \\ O \ \ \ \ O}}{H_2N-C-NH-C-NH_2} + NH_3\uparrow$$
$$\text{缩二脲}$$

缩二脲在碱性溶液中与稀硫酸铜溶液反应产生紫红色,这个反应称为缩二脲反应。凡含有两个以上酰胺键 $\left[\underset{\substack{\| \\ O}}{-C-NH-} \right]$ 的化合物,如多肽、蛋白质,都能在稀硫酸铜的碱性溶液中发生这种颜色反应。因此,这个反应常用来鉴定多肽和蛋白质。

2. 巴比妥酸

丙二酰脲在水溶液中存在酮式-烯醇式互变异构平衡,烯醇式有酸性,故称为巴比妥酸。

巴比妥酸的亚甲基上的两个氢被烃基取代后有镇静催眠的生理活性，这些巴比妥酸的衍生物总称为巴比妥类药物。

【小资料】

抗高血压药——血管紧张素转化酶抑制剂

高血压是一种常见的心血管疾病，患病率高，并发症严重，常危及生命，最新调查显示目前全球有高血压患者超过 10 亿。高血压患病率也较高，全球高血压状况报告指出 1/3 美国人患高血压，英国、瑞典和意大利均有 38% 的成人患高血压，西班牙患病比率为 45%，德国竟高达 55%。而拥有众多人口的我国，自 1969 年至 2004 年的四次高血压流行病学调查显示，高血压患病人数逐年上升，已由 3000 万增至 1.6 亿，每年死于高血压引起的脑卒中人数超过 250 万，由高血压引发心脑血管病致死率在国内居首位。

高血压致病因素及发病机制比较复杂，一般认为主要与中枢神经系统、肾上腺素能神经系统、肾素-血管紧张素-醛固酮系统（RAAS）、血管舒张肽-激肽-前列腺素系统、血管内皮松弛因子-收缩因子系统等调节血压系统功能失调有关。

抗高血压药是一类能降低血压、减轻靶器官损伤的药物，根据主要作用部位及作用机制可分为八类。血管紧张素转化酶抑制药是其中的一大类，它是 WHO 和 ISH 推荐的一线抗高血压药。ACEI 在临床上用于各种程度高血压、慢性充血性心力衰竭、冠心病及急性心肌梗死的治疗，以及逆转或延缓高血压病人的血管重塑，进而起到保护血管的作用，而且有改善糖代谢、逆转左室肥厚、保护心肌、改善心功能等良好作用，被专家们认为是"今后心脑血管疾病治疗药物的一个重要的研究方向"。

血管紧张素转化酶抑制药主要作用于肾素-血管紧张素系统（renin-angiotensin system, RAS），抑制血管紧张素转化酶（angiotensin converting enzyme, ACE, EC3. 4. 15. 1）活性。肾素-血管紧张素系统在调节血压的过程中起着重要作用。血管紧张素转化酶是一种膜固定的金属蛋白酶。它含有 1306 个氨基酸，研究结果表明活性中心中含有一个 Zn^{2+}、质子化的精氨酸和疏水空腔。在生理作用上，它是体内调节血压的肾素-血管紧张素系统的关键酶。血管紧张素源为一种糖蛋白，经肾素作用后，由 453 个氨基酸组成的血管紧张素源裂解释放出 10 个氨基酸的无活性的多肽血管紧张素 I（Ang. I），但经血管紧张素转换酶酶解，得到八肽的血管紧张素 II（Ang. II），而血管紧张素 II 能刺激肾上腺释放醛固酮和血管收缩，导致血压升高。Ang. II 是已知最强的升压活性物质。

另外，ACE 又有降解失活缓激肽的功能，缓激肽有扩张血管、利尿、降低血压的作用。ACE 大量存在于血管内皮细胞的膜表面，血液中内源性 Ang. I 和缓激肽均可被其转化，从两个方面作用导致血压上升。人们根据 ACE 的这一结构特点设计和合成了许多的血管紧张素转换酶抑制剂,通过抑制血管紧张素转化酶而起到抗高血压作用。

ACEI 降压机理如下:

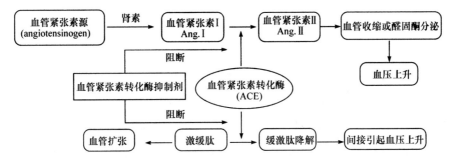

经过几十年的研究与临床实验,目前已有 30 余种 ACEI 类药品上市,临床应用的 ACEI 根据与体内 ACE 活性中心结合位点不同,可分为三类:

第一类为含巯基的 ACEI,如卡托普利(captopril)、佐芬普利(zofenopril)、阿拉普利(alacepril),卡托普利是 1981 年在美国首次上市的第一个用于临床口服有效的含巯基 ACE 抑制药。

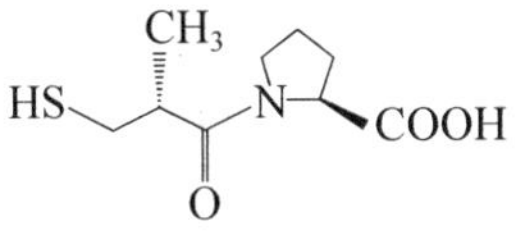

卡托普利 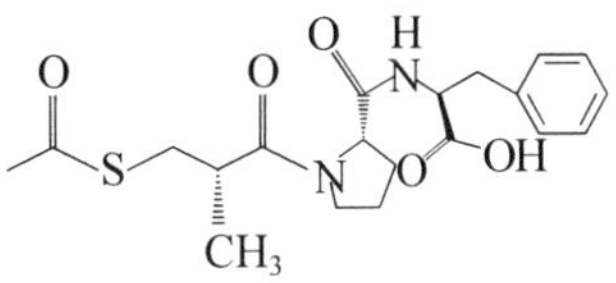　　　　　　　　　阿拉普利

第二类为含羧基的 ACEI,如依那普利(enalapril)、赖诺普利(lidinopril)、希拉普利(cilazapril)、雷米普利(ramipril)、贝那普利(benazepril)、喹那普利(quinapril),其中只有赖诺普利结构中的羧基没被酯化,不需要代谢激活。

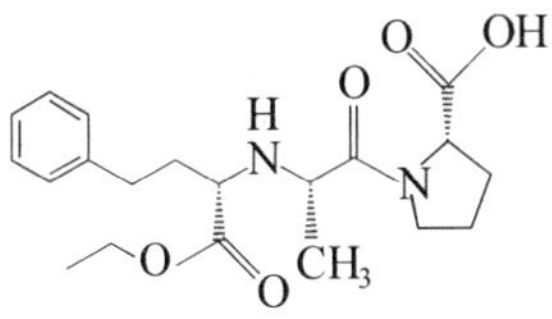

依那普利 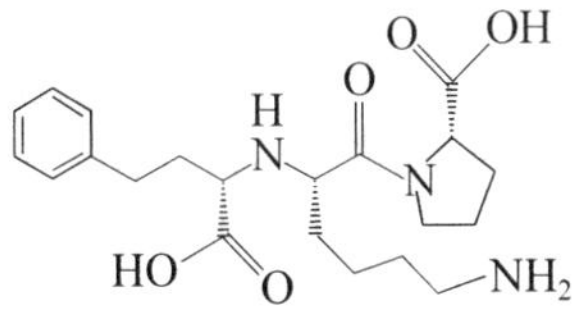　　　　　　　　　赖诺普利

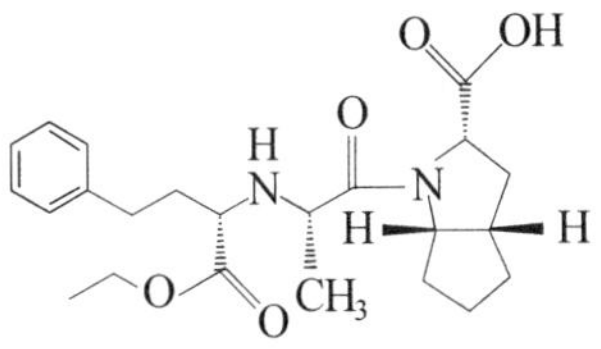

雷米普利 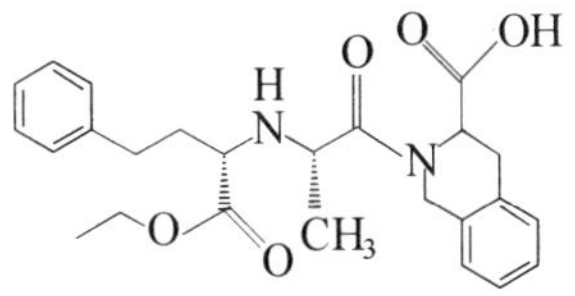　　　　　　　　　喹那普利

　　一般将含羧基的药物酯化后,口服生物利用度会增加,毒性会减小。例如,依那普利拉(enalaprilat)其活性比卡托普利强 10 倍,但口服生物利用度低,将其酯化后生成依那普利(enalapril),依那普利是一种良好口服生物利用度的药物。在体内被酯酶作用后又生成依那普利拉发挥作用。

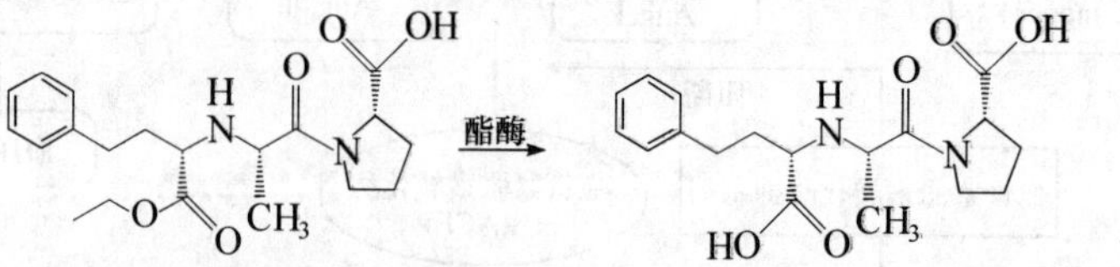

依那普利　　　　　　　　　　　　　**依那普利拉**

　　含羧基的 ACEI 同卡托普利相比优点是长效、强效、缓效、不良反应少(不含巯基)。第三类为含磷酰基的 ACEI,如福辛普利(fosinpril)。

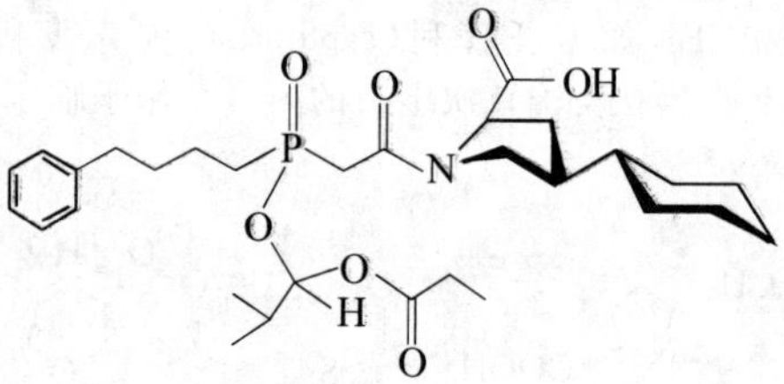

福辛普利

　　这些药物在生物利用度、血浆半衰期、排泄途径、分布、与组织结合 ACE 的亲和体等方面各有所不同。尽管 ACEI 以口服有效、抗高血压效果好而持久、治疗范围广等优点受到了国际国内医药界的广泛关注,但也不乏负面报道,有些患者服用后,出现了一些与化合物结构相关的药物的不良反应,如干咳,以卡托普利和依那普利最常见,发生率在 5%～15%,各个国家稍有不同:其中美国 19%,日本 10%,中国 16.8%;哮喘、骨髓抑制、血管神经性水肿、瘙痒及嗜酸细胞增多症等,已引起了人们越来越多的关注。如何寻找和合成优秀的 ACEI 是研究心血管疾病的一个十分活跃的领域。

参 考 文 献

葛才荣,齐玉琴. 2003. 血管紧张素转换酶抑制剂(ACEI)的临床应用. 中国医学研究与临床,10:41～42
陆鎏. 2004. 血管紧张素转换酶抑制剂致咳嗽副作用分析. 中国心血管病研究杂志,1:43～44
郑虎. 2004. 药物化学. 北京:人民卫生出版社
Barthelemy Christiane,Eurin Joelle,Lechat Philippe,et al. 2002. The mechanism of the angiotensin-converting enzyme inhibitor quinapril is not related to bradykinin level in heart tissue. Peptides,23:1161～1169
Tan L B,Williams S G,Goldspink D F. 2004. From CONSENSUS to CHARM——how do ACEI and ARB produce clinical benefits in CHF? International Journal of Cardiology,94:137～141

习 题

1. 用系统命名法命名下列化合物。

$$
\text{(1)} \quad \underset{\underset{\text{Br}}{|}}{CH_3CHCH}\underset{\underset{CH_3}{|}}{}COOH
$$

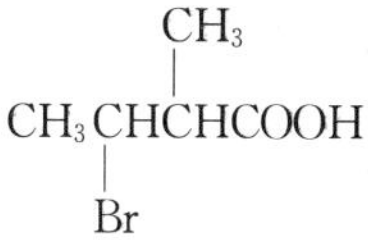

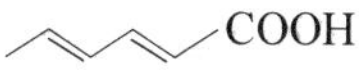

(2) (结构式) COOH

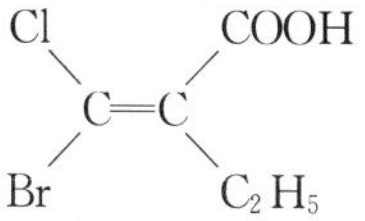

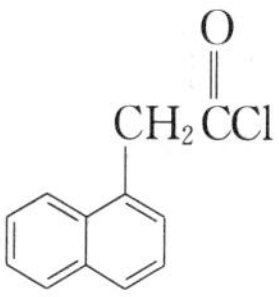

(3) $\underset{\underset{Br}{}}{\overset{Cl}{}}C=\underset{\underset{C_2H_5}{}}{\overset{COOH}{}}$

(4) (萘环) CH_2CCl，上方 O

(5) $\underset{|}{CH_2COOCH_3}$
$CH_2COOCH_2CH_3$

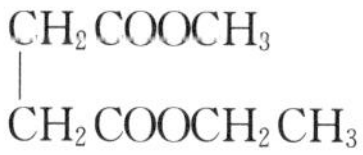

(6) 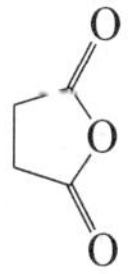 (环状酸酐结构)

(7) 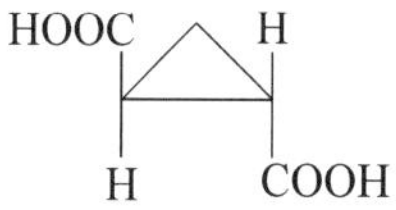 $\underset{\underset{H}{}}{\overset{HOOC}{}}\triangle\underset{\underset{COOH}{}}{\overset{H}{}}$ (环丙烷)

(8) 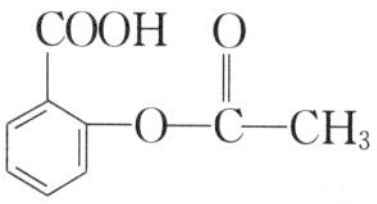 (苯环) COOH，O—C—CH₃，上方 O

(9) 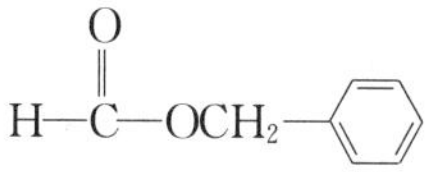 $H-\overset{O}{\underset{||}{C}}-OCH_2-$(苯环)

(10) 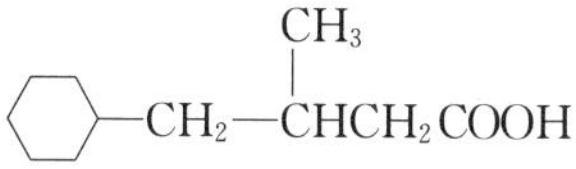 (环己基)$CH_2-\underset{\underset{}{\overset{CH_3}{|}}}{CH}CH_2COOH$

(11) 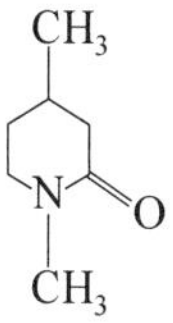 (六元内酰胺环) CH₃ 取代，N—CH₃，环上 =O

(12) 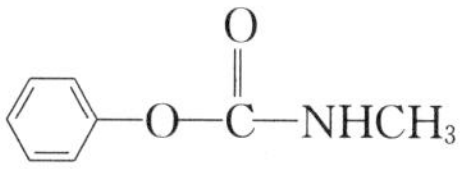 (苯环)$O-\overset{O}{\underset{||}{C}}-NHCH_3$

2. 写出下列化合物的结构式。

(1) 2,3-二甲基戊酸

(2) 间苯二甲酸

(3) 2-甲基-2-环己基丙酸

(4) (S)-α-溴丙酸

(5) 顺-12-羟基-9-十八碳烯酸

(6) 乙二酸

(7) 丙二酸甲乙酯

(8) 丙酸酐

(9) 3-甲基-1,2-苯二甲酸酐

(10) 2-氯乙酰氯

3. 排出下列化合物酸性由强到弱的顺序。

(1) 甲酸,乙酸,三氯乙酸,苯甲酸

(2) α-氯代丙酸,α-氟代丙酸,α-溴代丙酸,α-碘代丙酸

(3) α-羟基丁酸,β-羟基丁酸,γ-羟基丁酸,乙二酸

(4) 甲酸,乙二酸,丙二酸,丁二酸

4. 选择题。

(1) 下列化合物中酸性最强的是_____。

　　A. 三氯乙酸　　　　B. 二氯乙酸　　　　C. 一氯乙酸　　　　D. 乙酸

(2) 下列化合物中,在室温下最易水解的是_____。

　　A. 乙酰胺　　　　B. 乙酸乙酯　　　　C. 乙酸酐　　　　D. 乙酰氯

(3) 下列物质中不能与 $FeCl_3$ 发生显色反应的是_____。

　　A. 苯甲醇　　　　B. 2,4-戊二酮　　　　C. 水杨酸　　　　D. 苯酚

(4) 下列化合物中,难以与甲醇发生酯化反应的是_____。

　　A. 甲酸　　　　B. 异丁酸　　　　C. 丙酸　　　　D. 三甲基乙酸

(5) 从苯酚中除去少量苯甲酸的方法是_____。

　　A. 用水重结晶　　　　　　　　B. 用乙醚萃取

　　C. 用稀 NaOH 洗涤　　　　　　D. 用饱和 $NaHCO_3$ 洗涤

(6) 羧基中的羟基之所以与醇羟基性质不同,主要是因为_____。

　　A. 分子之间氢键结合较强

　　B. 其氧原子发生了不等性 sp^2 杂化

　　C. C=O 双键中碳原子上的电子云密度较大

　　D. 其氧原子 p 轨道上的未共用电子对与 C=O 双键形成 p-π 共轭体系

5. 写出下列反应的主要产物。

(1) $CH_3CHCH_2COOH \xrightarrow{SOCl_2}$
　　　　|
　　　CH_3

(2) ⬡—COOH + $(CH_3)_2CH$—OH $\underset{\triangle}{\overset{浓 H_2SO_4}{\rightleftharpoons}}$

(3) 邻-OH,COOH苯 + $NaHCO_3$(过量) ⟶

(4) $HOOCCH_2CHCH_2CH_2COOH \xrightarrow{\triangle}$
　　　　　　　　|
　　　　　　　CH_3

(5) $(CH_3)_2C$=$CHCOOH \xrightarrow{LiAlH_4}$

(6) ⬡(四氢萘) $\xrightarrow[H^+]{KMnO_4}$? $\xrightarrow{P_2O_5}$ ⟶△

(7) ⬡(—COOH, —CH_2OH) + $(CH_3CO)_2O \xrightarrow{\triangle}$

(8) CH_3—CH_2—$\overset{\overset{\displaystyle O}{\|}}{C}$—$Cl \xrightarrow{NH_3}$

(9) CH_3—(内酯 O, =O) + $CH_3OH \xrightarrow{H^+}$

(10) ⬡(—CH_2COOH, —CH_2COOH) $\xrightarrow{\triangle}$

6. 用化学方法分离苯甲醇、苯甲酸和苯酚的混合物。

7. 用化学方法鉴别下列化合物。

    (1) 甲酸,乙酸,乙二酸

    (2) 乙二酸,丙二酸,丁二酸

    (3) 苄醇,水杨酸,苯甲酸

8. 试推测具有 $C_6H_{10}O_4$ 的下列二元酸的结构式。

    (1) 加热易脱羧生成 2-甲基丁酸;

    (2) 加热至 300℃ 脱水生成乙基丁二酸酐;

    (3) 与 P_2O_5 共热生成 2,3-二甲基丁二酸酐。

9. 完成下列合成(其他原料任选)。

    (1) 由 $CH_3CH_2CH_2OH$ 合成 $CH_3\underset{\underset{\displaystyle OH}{|}}{C}HCOOH$;

    (2) 由 $CH_3CH_2CH_2OH$ 合成 $(CH_3)_2CHCOOH$;

    (3) 由丙酸合成丁酸。

10. 某化合物分子式为 $C_5H_8O_4$,有手性碳原子,与 $NaHCO_3$ 作用放出 CO_2,与 NaOH 溶液共热得 A 和 B 两种都没有手性的化合物,试写出该化合物的结构式。

11. 化合物 A、B、C 分子式均为 $C_4H_6O_4$,A、B 可溶于 $NaHCO_3$ 溶液,A 加热生成 $C_4H_4O_3$,B 加热生成 $C_3H_6O_2$,化合物 C 用稀酸处理可得 D 和 E,用高锰酸钾氧化 D 和 E 均只生成二氧化碳和水。写出 A、B、C 的结构式。

(石河子大学　鲁建江)

第十章　羟基酸和酮酸

羧酸分子中烃基上的氢原子被其他原子或原子团取代后的生成物称为取代羧酸,分为卤代酸、羟基酸、醛酸、酮酸和氨基酸等。它们都具有两种不同类型的官能团,故称为复合官能团化合物,既具有两类不同官能团的性质,又具有因官能团之间相互影响而产生的独特性质。本章主要讨论羟基酸和酮酸。

第一节　羟　基　酸

一、羟基酸的结构和分类

羟基酸是分子中同时具有羟基和羧基两种官能团的化合物,根据—OH 所连烃基的不同又可分为醇酸和酚酸两类。

1. 醇酸

羟基连在脂肪烃基上的羟基酸称为醇酸,例如

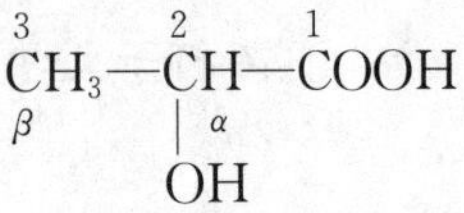

$$\overset{3}{C}H_3\underset{\beta}{}-\overset{2}{C}H\underset{\alpha}{}-COOH \qquad HOOC-\overset{1}{\underset{\alpha}{C}}H\overset{2}{}-\overset{3}{C}H_2\overset{4}{}-COOH$$
$$\qquad\qquad | \qquad\qquad\qquad\qquad\qquad |$$
$$\qquad\qquad OH \qquad\qquad\qquad\qquad\qquad OH$$

2-羟基丙酸或 α-羟基丙酸　　　　2-羟基丁二酸或 α-羟基丁二酸
　　　（乳酸）　　　　　　　　　　　　（苹果酸）

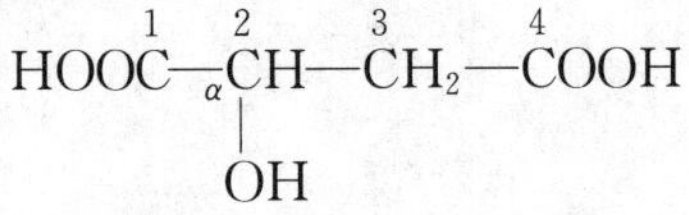

$$\overset{5}{C}H_3\underset{\delta}{}-\overset{4}{C}H_2\underset{\gamma}{}-\overset{3}{C}H\underset{\beta}{}-\overset{2}{C}H_2\underset{\alpha}{}-\overset{1}{C}OOH$$
$$\qquad\qquad\qquad\qquad | $$
$$\qquad\qquad\qquad\qquad OH$$

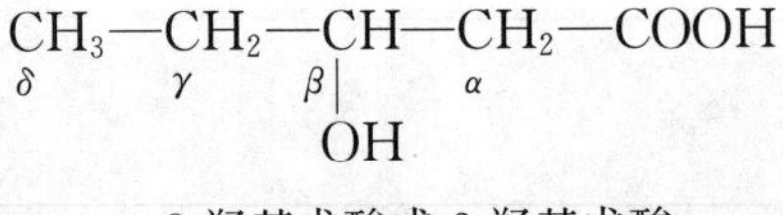

3-羟基戊酸或 β-羟基戊酸

醇酸还可以根据羟基与羧基的相对位置,分为 α-,β-,γ-,δ-羟基酸。

2. 酚酸

羟基连在芳香环上的羟基酸,称为酚酸,例如

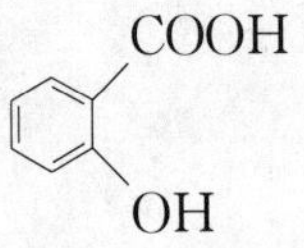

邻羟基苯甲酸 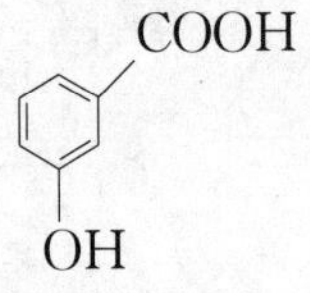　　　　　间羟基苯甲酸 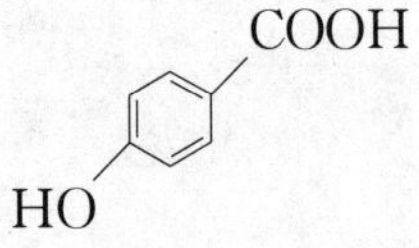　　　　　对羟基苯甲酸

二、羟基酸的命名

对于羟基酸和酮酸这类具有复合官能团化合物,用系统命名法命名时,应选择其中一种官能团作为主官能团,并以相对应的化合物作为母体,其他的官能团都看作取代基来命名,选择主官能团的优先顺序依次为

$$-COOH > -SO_3H > (RCO)_2O > -COOR > -COX > -CONH_2 >$$

$$-CN > -CHO > -CO- > -OH > ArOH > -NH_2 > C-O-C >$$

$$\overset{\diagdown}{\diagup}C=C\overset{\diagup}{\diagdown} > -C\equiv C- > -X$$

注意:—R、—X、—NO$_2$ 不能作为母体基团,只能作为取代基命名。

因此,只要是分子中含有羧基,该化合物一般即以相应的羧酸为母体,其他官能团作为取代基来命名。

采用系统命名法命名羟基酸时,选择羧基作为主官能团,羟基为取代基,选择含有羧基和与羟基相连的碳原子的最长碳链作为主链,按照羧酸的命名原则来命名。

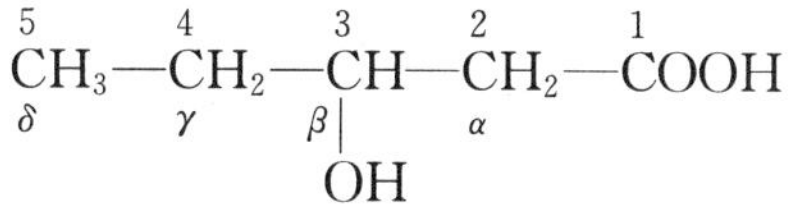

$$\overset{5}{CH_3}-\overset{4}{CH_2}-\overset{3}{\underset{\underset{OH}{|}}{CH}}-\overset{2}{CH_2}-\overset{1}{COOH}$$
$$\quad\ \ \delta\qquad\ \ \gamma\qquad\ \beta\qquad\ \alpha$$

3-羟基戊酸或 β-羟基戊酸

羟基酸广泛存在于动植物中,常根据其来源而用俗名,其应用往往比系统名称更为广泛。

三、羟基酸的物理性质

醇酸一般是黏稠的液体或晶体,易溶于水,由于分子中同时含有羟基和羧基两个极性基团,都能与水形成氢键,因此其溶解度通常都大于相应的脂肪酸。醇酸不易挥发,在常压下蒸馏时会发生分解。很多醇酸具有旋光性。

酚酸大多为晶体,其熔点比相应的芳香酸高。有些酚酸易溶于水,如没食子酸;有的微溶于水,如水杨酸。

四、羟基酸的化学性质

复合官能团化合物含有两种或两种以上官能团,因此具备各官能团基本的化学性质,同时多种官能团之间也会相互作用,相互影响。

1. 醇酸的化学性质

1) 酸性

羟基酸中的羧基能电离,能与碱反应生成盐。由于羟基-I效应,故醇酸的

酸性较相应的羧酸强,但羟基吸引电子的能力弱于卤原子,因此对酸性的影响不如卤原子大。随着羟基与羧基间距离加大,诱导效应强度减小,酸性也相应减弱。例如,丁酸的 pK_a 为 4.83,α-羟基丁酸的 pK_a 为 3.65,β-羟基丁酸的 pK_a 为 4.41。

2) 氧化反应

由于 α-醇酸中的羟基受羧基的影响比醇中的羟基容易氧化。例如,土伦试剂不能氧化醇,但能把 α-醇酸氧化成酮酸:

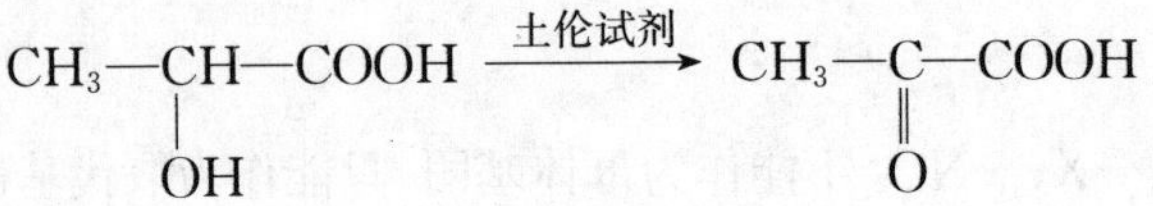

$$CH_3-\underset{\underset{OH}{|}}{CH}-COOH \xrightarrow{\text{土伦试剂}} CH_3-\underset{\underset{O}{\|}}{C}-COOH$$

稀硝酸一般也不能氧化醇,但能氧化醇酸,例如

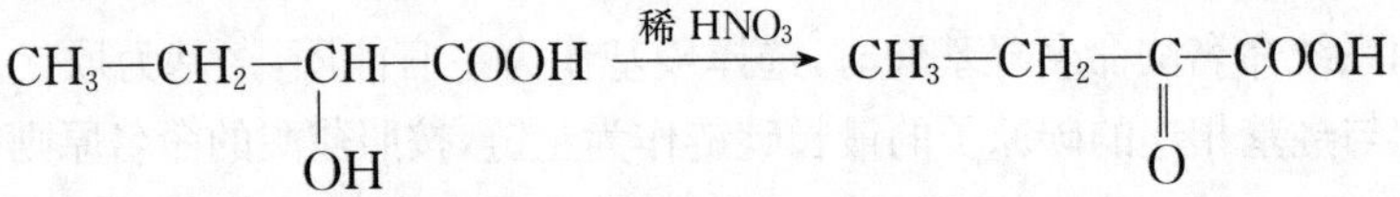

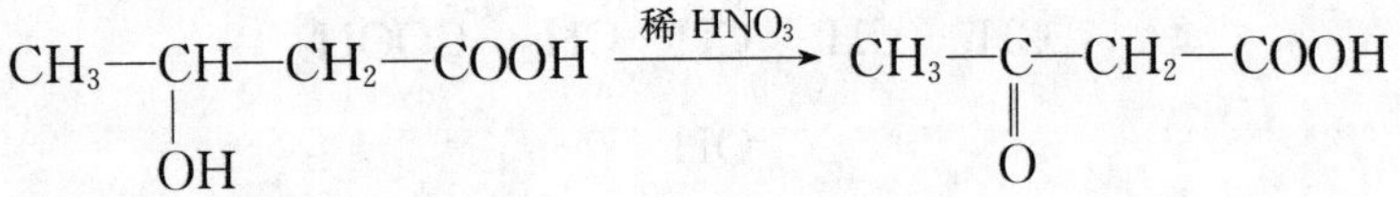

$$CH_3-CH_2-\underset{\underset{OH}{|}}{CH}-COOH \xrightarrow{\text{稀 } HNO_3} CH_3-CH_2-\underset{\underset{O}{\|}}{C}-COOH$$

$$CH_3-\underset{\underset{OH}{|}}{CH}-CH_2-COOH \xrightarrow{\text{稀 } HNO_3} CH_3-\underset{\underset{O}{\|}}{C}-CH_2-COOH$$

在生物体内,羟基酸和酮酸的氧化还原反应是重要的生化反应,反应一般在酶的催化下进行,例如

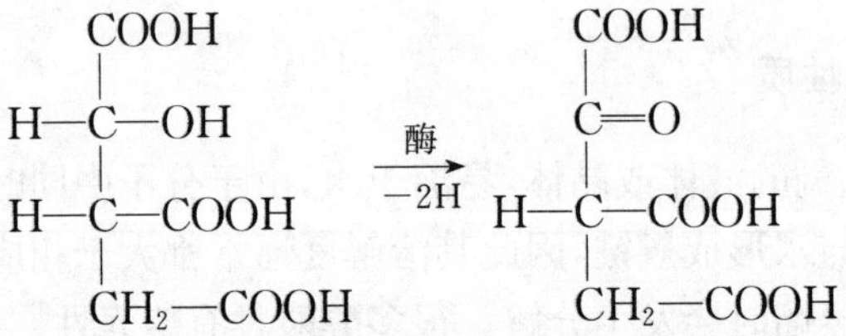

异柠檬酸　　　　　　　　草酰琥珀酸

3) 脱水反应

(1) α-羟基酸的脱水反应。α-羟基酸受热时,发生双分子间的脱水反应,两分子交叉酯化,生成环状化合物的交酯。

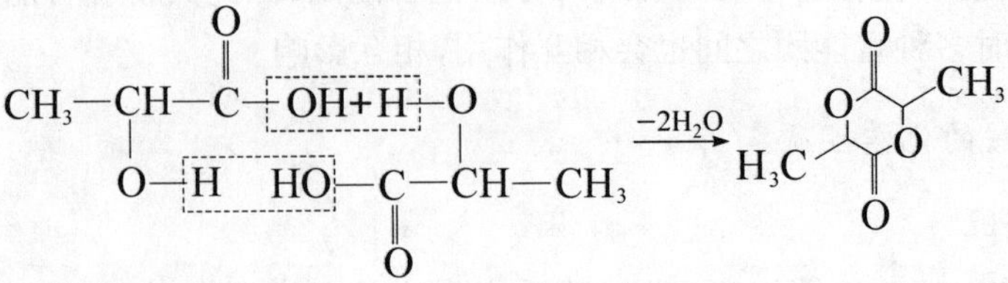

（2）β-羟基酸的脱水反应。β-羟基酸受热时，发生分子内脱水反应，主要产物是 α,β-不饱和酸。

$$CH_3-\underset{\underset{OH}{|}}{CH}-\underset{\underset{H}{|}}{CH}-COOH \xrightarrow{\triangle} CH_3CH=CHCOOH+H_2O$$

　　　　β-羟基丁酸　　　　　　　　　　　　2-丁烯酸（巴豆酸）

在酶催化条件下生物体内某些 β-醇酸也发生类似的反应，例如

$$\underset{\underset{H-CH-COOH}{|}}{HO-CH-COOH} \xrightarrow{酶} \underset{\underset{HOOC-C-H}{||}}{H-C-COOH} +H_2O$$

　　苹果酸　　　　　　　　　延胡索酸（反丁烯二酸）

（3）γ- 及 δ-羟基酸的脱水反应。γ- 或 δ-羟基酸受热时，发生分子内的酯化反应，生成五元或六元环状内酯。

$$\underset{\gamma\text{-羟基丁酸}}{\begin{matrix}CH_2-C=O\\ |\qquad |\\ CH_2\quad OH\\ |\\ CH_2-OH\end{matrix}} \xrightarrow{\triangle} \underset{\gamma\text{-丁内酯}}{\begin{matrix}CH_2-C=O\\ |\qquad\\ CH_2\\ |\\ CH_2-O\end{matrix}} +H_2O$$

$$\underset{\delta\text{-羟基戊酸}}{\begin{matrix}H_2C-CH_2-C=O\\ |\qquad\qquad |\\ \qquad\qquad OH\\ H_2C-CH_2-OH\end{matrix}} \xrightarrow{\triangle} \underset{\delta\text{-戊内酯}}{\begin{matrix}CH_2-C=O\\ |\qquad\quad\\ CH_2\qquad O\\ |\quad\ |\\ CH_2-CH_2\end{matrix}} +H_2O$$

实验证明，γ-内酯比 δ-内酯更容易生成。

许多天然产物中也含有五元或六元内酯环结构，如维生素 C 和山道年的分子结构中都含有五元内酯环。

交酯、内酯和其他酯类一样，在中性溶液中较稳定，在酸或碱性溶液中则水解生成原来的羟基酸或它们的盐。

4）α-醇酸的分解反应

α-醇酸与稀硫酸共热时，由于羟基和羧基都有－I 效应，使羧基和羟基之间的电子云密度降低，有利于键的断裂，生成一分子醛或酮和一分子甲酸，例如

$$\underset{\underset{OH}{|}}{RCHCOOH} \xrightarrow{稀硫酸} RCHO+HCOOH$$

$$\underset{\underset{OH}{|}}{\overset{\overset{R}{|}}{RCCOOH}} \xrightarrow{稀硫酸} RCOR+HCOOH$$

2. 酚酸的化学性质

1）酸性

酚酸的酸性受诱导效应、共轭效应、邻位效应和氢键的影响，其酸性随羟基与羧基的相对位置不同而表现出明显的差异。例如，在三种羟基苯甲酸中，邻羟基苯甲酸的酸性最强（$pK_a=3.00$），间羟基苯甲酸的酸性其次（$pK_a=4.12$），对羟基苯甲酸的酸性最弱（$pK_a=4.54$）。

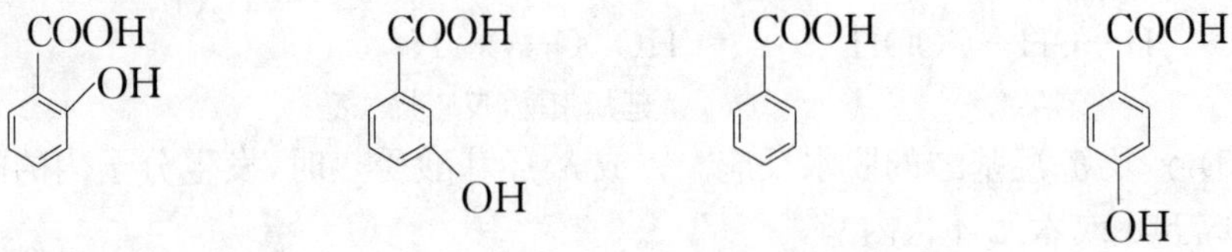

pKₐ:3.00　　　　pKₐ:4.12　　　　pKₐ:4.08　　　　pKₐ:4.54

2）与三氯化铁显色反应

酚酸中含有酚羟基，能与 $FeCl_3$ 水溶液发生颜色反应。例如，$FeCl_3$ 与水杨酸呈紫红色，与没食子酸显蓝黑色。

3）脱羧反应

酚酸的羧基处于羟基的邻位或对位时，受热后易发生脱羧反应。

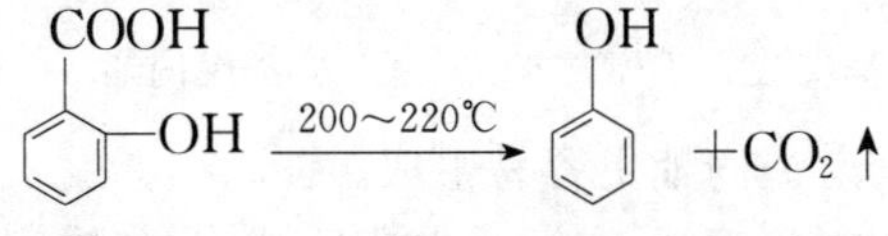

水杨酸　　　　　　　　苯酚

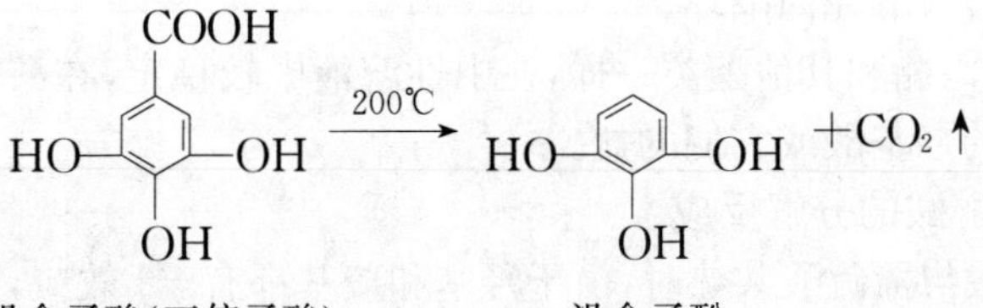

没食子酸（五倍子酸）　　　　没食子酚

4）酰化反应

水杨酸和乙酸酐在浓硫酸中共热，发生酰化反应，可以得到乙酰水杨酸（俗称阿司匹林）。

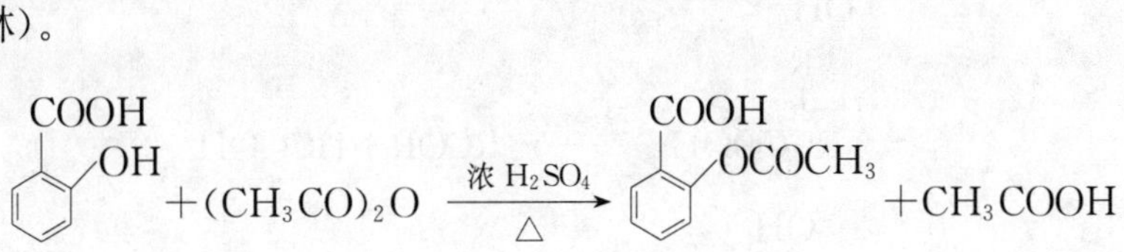

五、羟基酸的代表化合物

1. 乳酸

乳酸 CH_3—$\overset{\overset{OH}{|}}{CH}$—$COOH$ 存在于酸牛奶中,也是肌肉中糖原的代谢产物。纯净的乳酸是无色黏稠液体,熔点 $18℃$,有强的吸水性,溶于水、乙醇和乙醚。乳酸的用途极广泛,在医药上可用于空气消毒,其钙盐用作治疗佝偻病等缺钙症,钠盐可作为解除酸中毒的药物。乳酸还大量用在食品、饮料及皮革工业中。

2. β-羟基丁酸

β-羟基丁酸是无色晶体,熔点 $49\sim50℃$,吸湿性强,一般为糖浆状;易溶于水、乙醇和乙醚,不溶于苯。它是人体脂肪酸代谢的中间产物,易氧化为乙酰乙酸。受热时,脱水生成 2-丁烯酸。

3. 酒石酸

酒石酸 $HOOC$—$\overset{\overset{}{|}}{CH}$—$\overset{\overset{}{|}}{CH}$—$COOH$ (2,3-二羟基丁二酸)存在于多种水果
　　　　　　　　　　　　OH　OH
中,其钾盐存在于葡萄中,当用葡萄汁发酵酿酒时,能以结晶形状析出,故名酒石。从自然界得到的酒石酸是无色晶体,熔点 $170℃$,易溶于水。

酒石酸分子中有两个手性碳原子,但由于分子的对称性只有三种旋光异构体,天然产的为右旋酒石酸。它是无色半透明晶体或粉末,熔点 $170℃$。

酒石酸钾钠可用于配制费林试剂,酒石酸氧锑钾(又名吐酒石)是医治血吸虫病的一种特效药。

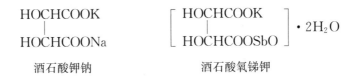

酒石酸钾钠　　　　　　　　酒石酸氧锑钾

4. 柠檬酸

柠檬酸($HOOCCH_2$—$\overset{\overset{OH}{|}}{\underset{\underset{COOH}{|}}{C}}$—$CH_2COOH$)又名枸橼酸,存在于柑橘类果实中,以柠檬和柑橘类的果实中含量较多。柠檬酸是无色晶体,熔点为 $137℃$,易溶于水和

酒精。柠檬酸是糖代谢的中间产物,常用于配制饮料,其钠盐为抗血凝药,铁铵盐可用于治疗儿童缺铁性贫血。

柠檬酸加热到150℃时,发生分子内脱水,生成顺-乌头酸。顺-乌头酸加水又可生成柠檬酸或异柠檬酸两种异构体。

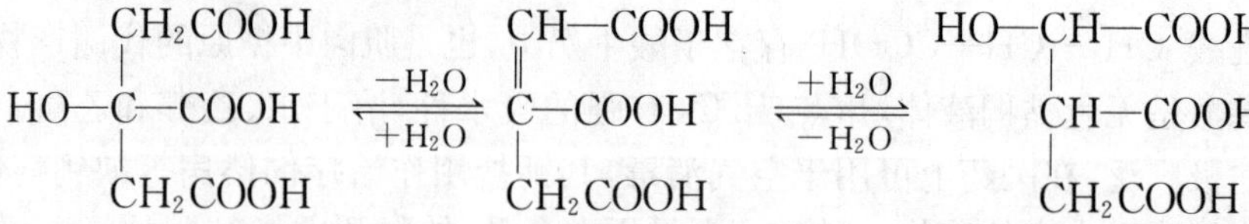

$$
\begin{array}{ccc}
\text{CH}_2\text{COOH} & \text{CH}-\text{COOH} & \text{HO}-\text{CH}-\text{COOH} \\
| & \| & | \\
\text{HO}-\text{C}-\text{COOH} & \text{C}-\text{COOH} & \text{CH}-\text{COOH} \\
| & | & | \\
\text{CH}_2\text{COOH} & \text{CH}_2\text{COOH} & \text{CH}_2\text{COOH} \\
\text{柠檬酸} & \text{顺-乌头酸} & \text{异柠檬酸}
\end{array}
$$

反应中间: $\xrightleftharpoons[+\text{H}_2\text{O}]{-\text{H}_2\text{O}}$ 和 $\xrightleftharpoons[-\text{H}_2\text{O}]{+\text{H}_2\text{O}}$

上面的相互转化反应是生物体内糖、脂肪和蛋白质代谢过程中的重要生化反应。

柠檬酸在食品工业上用作调味剂。在医药上,其钠盐为抗凝血剂,镁盐为温和的泻剂,钾盐为祛痰剂和利尿剂,铁铵盐为补血剂。在化学实验室中常用柠檬酸及其盐作缓冲剂。

5. 水杨酸

水杨酸(⌬—COOH / OH)又称柳酸,系统名称为邻羟基苯甲酸。纯净的水杨酸为无色针状晶体,熔点158.3℃(升华),微溶于冷水,易溶于乙醇、乙醚、氯仿和沸水中。

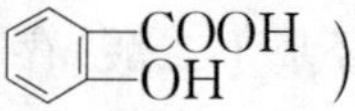

水杨酸具有酚和酸的特性。例如,水杨酸遇三氯化铁呈紫红色。

水杨酸具有杀菌能力,其酒精溶液可以治疗由霉菌引起的皮肤病。它的钠盐可用作食品的防腐剂,同时也是治疗风湿性关节炎的药物。

水杨酸的某些衍生物和水杨酸甲酯是冬青油的主要成分,用作扭伤的外擦药;乙酰水杨酸是常用的解热止痛药。

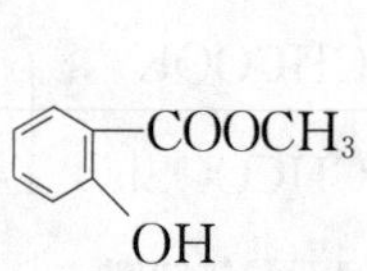

水杨酸甲酯(冬青油) 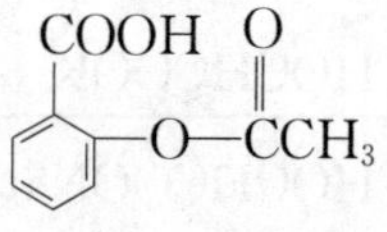　　　　　乙酰水杨酸(阿司匹林)

第二节　酮　酸

一、酮酸的结构、分类和命名

酮酸(keto acid)是分子中既含有酮基又含有羧基官能团的化合物。最简单的酮酸是丙酮酸。

酮酸的命名是以羧酸为母体,酮基作取代基,并用阿拉伯数字或希腊字母 α、β、γ-标明酮基的位置;也可以羧酸为母体,用"氧代"表示酮基,例如

$$H_3C—\overset{\overset{\displaystyle O}{\|}}{C}—COOH \qquad H_3C\overset{\overset{\displaystyle O}{\|}}{C}CH_2COOH \qquad HOOC\overset{\overset{\displaystyle O}{\|}}{C}CH_2COOH$$

α-丙酮酸 β-丁酮酸 α-丁酮二酸

2-氧代丙酸   3-氧代丁酸   2-氧代丁二酸

有些酮酸尚有医学上的习惯名称,如丙酮酸、乙酰乙酸及 α-酮戊二酸等,它们都是与人体代谢有重要关系的化合物。油脂、糖和蛋白质在体内代谢时可产生 α-酮酸和 β-酮酸。

二、酮酸的化学性质

由于酮基和羧基之间的相互影响,酮酸除了具有酮和羧酸的基本性质外,还具有自己的特殊性质。

1. 酸性

由于酮基吸电子能力强于羟基,因而酮酸的酸性比相应醇酸的酸性强,更强于相应的羧酸。

2. α-酮酸和 β-酮酸的化学性质

1) α-酮酸的性质

(1) 脱羧反应。在一定条件下, α-酮酸能脱羧生成醛。

$$CH_3—\overset{\overset{\displaystyle O}{\|}}{C}—COOH \xrightarrow[\triangle]{\text{稀 } H_2SO_4} CH_3—\overset{\overset{\displaystyle O}{\|}}{C}—H+CO_2\uparrow$$

(2) α-酮酸的氨基化反应。在体内 α-酮酸在酶催化下可转变成 α-氨基酸。

$$H_3C—\overset{\overset{\displaystyle O}{\|}}{C}—COOH \xrightarrow[-H_2O]{NH_3/Pt(\text{或酶})} [H_3C—\overset{\overset{\displaystyle NH}{\|}}{C}—COOH] \xrightarrow{+[H]} H_3C—\overset{\overset{\displaystyle \overset{+}{N}H_3}{|}}{CH}—COO^-$$

丙氨酸

(3) α-酮酸与稀硫酸或浓硫酸共热时可发生分解反应,例如

$$R—\overset{\overset{\displaystyle O}{\|}}{C}—COOH \begin{cases} \xrightarrow[\triangle]{\text{稀 } H_2SO_4} RCHO+CO_2\uparrow \quad \text{脱羧反应} \\ \xrightarrow[\triangle]{\text{浓 } H_2SO_4} RCOOH+CO\uparrow \quad \text{脱羰反应} \end{cases}$$

2) β-酮酸的性质

（1）酮式分解。β-酮酸微热即发生脱羧反应，放出 CO_2，生成酮。这一反应称为 β-酮酸的酮式分解（ketonic cleavage）。

$$CH_3COCH_2COOH \xrightarrow{\text{微热}} CH_3COCH_3 + CO_2\uparrow$$

（2）酸式分解。β-酮酸与浓氢氧化钠共热时，α-碳原子和 β-碳原子之间发生键的断裂，生成两分子羧酸盐，这一反应称为 β-酮酸的酸式分解反应（acid cleavage）。

$$\underset{O}{R-\overset{\displaystyle \text{O}}{\overset{\|}{C}}|CH_2COOH} + 2NaOH(\text{浓}) \xrightarrow{\triangle} RCOONa + CH_3COONa$$

生物体内的 α-酮酸和 β-酮酸在酶催化下也能发生类似的脱羧反应，例如

$$\begin{array}{c} COOH \\ | \\ C=O \\ | \\ CH_2COOH \end{array} \xrightarrow{\text{酶}} \begin{array}{c} COOH \\ | \\ C=O \\ | \\ CH_3 \end{array} + CO_2\uparrow$$

　　　草酰乙酸　　　　　　　　丙酮酸

在临床检验中，把 β-丁酮酸、β-羟基丁酸和丙酮统称为酮体，它是临床检验糖尿病人晚期酸中毒的重要指标。

三、酮式-烯醇式互变异构现象

化合物 β-丁酮酸乙酯，常称乙酰乙酸乙酯，是乙酸乙酯在乙醇钠的作用下发生克莱森酯缩合反应（Claisen condensation reaction）制得的。

$$CH_3-\overset{\displaystyle O}{\overset{\|}{C}}-OC_2H_5 + H-CH_2-\overset{\displaystyle O}{\overset{\|}{C}}-OC_2H_5 \xrightarrow{C_2H_5ONa}$$

$$CH_3-\overset{\displaystyle O}{\overset{\|}{C}}-CH_2-\overset{\displaystyle O}{\overset{\|}{C}}-OC_2H_5 + C_2H_5OH$$

　　　　　乙酰乙酸乙酯

乙酰乙酸乙酯比乙酰乙酸稳定得多。在常温下，它是无色液体，有愉快的香味，微溶于水，易溶于乙醇、乙醚等有机溶剂。

乙酰乙酸乙酯具有特殊的化学性质，能发生多种反应，是一种十分重要的有机合成原料。

乙酰乙酸乙酯是 β-酮酸酯，具有脂肪甲基酮的典型反应。它能与氢氰酸、亚硫酸氢钠等加成；与 2,4-二硝基苯肼等羰基试剂反应。乙酰乙酸乙酯还能使溴的

四氯化碳溶液褪色(说明分子中含有不饱和的碳碳键),能同金属钠反应放出氢气(说明分子中含有羟基等活泼氢),能与三氯化铁水溶液发生颜色反应,说明分子中含有烯醇式结构(—C=C—OH)等。乙酰乙酸乙酯的上述性质必然是由它的结构决定的。通过物理和化学方法证明,乙酰乙酸乙酯是由酮式和烯醇式两种异构体组成的一个平衡混合物。

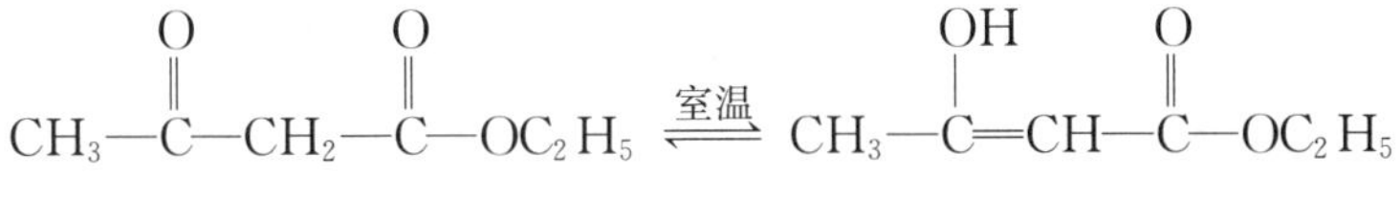

$$CH_3-\overset{O}{\overset{\|}{C}}-CH_2-\overset{O}{\overset{\|}{C}}-OC_2H_5 \underset{室温}{\rightleftharpoons} CH_3-\overset{OH}{\overset{|}{C}}=CH-\overset{O}{\overset{\|}{C}}-OC_2H_5$$

酮式(92.5%)　　　　　　　　　烯醇式(7.5%)

因此,乙酰乙酸乙酯具有酮和烯醇的双重反应性能。因为室温下两种异构体互变速率极快,所以不能将它们分离开来。在溶液中,两种同分异构体能通过氢原子及双键位置的互相转变而相互转化,同时存在并达到动态平衡状态,这种现象称为互变异构现象。具有这样性质的异构体称为互变异构体。上面由酮式和烯醇式异构体所组成的互变异构称为酮式-烯醇式互变异构。

一般,烯醇式结构是不稳定的。乙酰乙酸乙酯所以能形成比较稳定的烯醇式结构,一是由于在羰基和酯基的影响下,处于它们中间的亚甲基的氢特别的活泼;二是由于形成的烯醇式结构中存在 π-π 共轭体系,使体系能量降低;三是由于在形成的烯醇式中,羟基与羰基可形成分子内的氢键,组成一个较稳定的六元闭合环也能使体系能量降低。

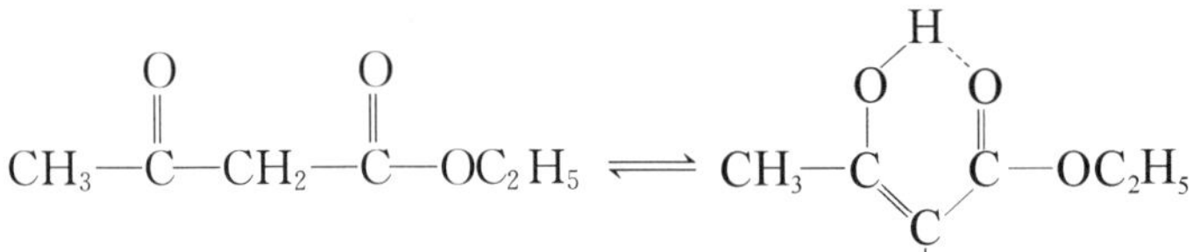

烯醇式分子内的氢键

酮式和烯醇式两种异构体在室温下的相互转化,可用以下实验证明:在乙酰乙酸乙酯溶液中加入几滴三氯化铁溶液,即出现紫红色,这说明它的烯醇式与三氯化铁生成了络合物;如果再向紫红色溶液滴加溴,紫红色消失,这说明溴与烯醇式中的双键发生了加成,烯醇式异构体已被消耗掉。但过一段时间后,紫红色又慢慢出现,这是由于酮-烯醇平衡又向生成烯醇式的方向发生了移动,重新建立了新的平衡体系。这种平衡移动可以表示如下:

$$CH_3-\overset{O}{\overset{\|}{C}}-CH_2-\overset{O}{\overset{\|}{C}}-OC_2H_5 \rightleftharpoons CH_3-\overset{OH}{\overset{|}{C}}=CH-\overset{O}{\overset{\|}{C}}-OC_2H_5 \underset{FeCl_3}{\rightleftharpoons} 紫红色络合物$$

$$\downarrow Br_2(CCl_4)$$

$$CH_3-\overset{OH}{\underset{Br}{\overset{|}{C}}}-\overset{}{\underset{Br}{\overset{|}{C}}H}-\overset{O}{\overset{\|}{C}}-OC_2H_5$$

除乙酰乙酸乙酯外,凡分子中含有"$-\overset{O}{\overset{\|}{C}}-CH_2-G$"(G 为 $-\overset{O}{\overset{\|}{C}}-R$,

$-\overset{O}{\overset{\|}{C}}-OR$,$-CN$,$-\overset{O}{\overset{\|}{C}}-H$,$-NO_2$等吸电子原子团)结构的化合物都能发生酮式-烯醇互变异构。亚甲基上的氢越活泼,烯醇式异构体的含量越高。

生物体内的一些物质,如丙酮酸、草酰乙酸、嘧啶和嘌呤的某些衍生物等,都能发生互变异构现象。

四、酮酸的代表化合物

1. 丙酮酸

丙酮酸($CH_3COCOOH$)是无色具有刺激性臭味的液体,沸点 167℃,能与水混溶,其酸性强于丙酸及乳酸。丙酮酸及其烯醇式(烯醇式丙酮酸$CH_2=\overset{OH}{\overset{|}{C}}-COOH$)是人体糖代谢的重要中间产物。在酶的作用下,丙酮酸可还原为乳酸,也可以脱羧生成乙醛。

2. 乙酰乙酸

乙酰乙酸(CH_3COCH_2COOH)是无色黏稠液体,不稳定,很易脱羧为丙酮,也能还原为 β-羟基丁酸。乙酰乙酸、β-羟基丁酸及丙酮是脂肪酸在人体内不完全氧化的中间产物,合称为酮体。正常情况下,人血中酮体的含量很少($0.8\sim5mg \cdot 100mL^{-1}$)。正常人每昼夜从尿中排出约 40mg 酮体。在某些情况下,如饥饿时、患糖尿病等,血液中酮体的含量增加($300\sim400mg \cdot 100mL^{-1}$)。由于乙酰乙酸及 β-羟基丁酸的酸性,会使血液的 pH 下降乃至引起酸中毒。

3. 草酰乙酸

草酰乙酸($HOOCCH_2COCOOH$)是能溶于水的晶体,具有一般二元酸及酮的性质,也有酮式-烯醇式互变异构,它也是人体内糖代谢的中间产物。

$$\underset{\text{（O）}}{HOOCC}—CH_2COOH \rightleftharpoons \underset{\text{（OH）}}{HOOCC}=CHCOOH$$

4. α-酮戊二酸

α-酮戊二酸($HOOCCOCH_2CH_2COOH$)是晶体,熔点 $109\sim111℃$,溶于水。它具有 α-酮酸的一般性质,也是人体内糖代谢的中间产物。

【小资料】

水杨酸、乙酰水杨酸和乳酸的应用简介

一、水杨酸

水杨酸(salicylic)是一种白色的结晶粉状物,存在于自然界的柳树皮、白珠树叶及甜桦树中。Salicylic 取自拉丁文 Salix,即柳树的拉丁文植物名。水杨酸是重要的精细化工原料。在医药工业中,水杨酸本身就是一种用途极广的消毒防腐剂。作为医药中间体,它可用于合成抑氮磺胺、水杨酸偶氮磺胺二甲嘧啶、解热止痛药阿司匹林、水杨酸钠、水杨酰胺、乙氧酰苯氨、扑炎痛、二氟苯水杨酸、水杨酸萘酯、乙酰水杨酰胺、罗匹宁、芬胺呋、沙利芬、醋醚水杨胺、如芦伐腙、阿尼拉酯水杨酸,又称为 B 氢氧基酸(BHA)、B 柔肤果酸。

在临床上水杨酸使用很广,湿疹、干癣、青春痘、去头皮屑都可能用到水杨酸,浓度在 $3\%\sim6\%$ 的水杨酸可以用来去角质,高于 6% 则对组织有破坏性;40% 浓度以下则适于治疗鸡眼、厚茧、病毒疣,也可以添加在治疗青春痘及去头皮屑的药物中。时下很多化妆品都将其作为添加剂,因为它具有优秀的去角质、清理毛孔能力,安全性高,且对皮肤的刺激较果酸更低,从而成为保养品新宠儿。同时,它还可以淡化色素斑、缩小毛孔、去除细小皱纹及改善日晒引起的老化等效果。

在植物体内水杨酸也发挥着重要的生理作用,称为植物的"消炎药"。在严寒条件下,植物的花序可产热以保持局部高温而有利于开花结实,后来证明这一变化是因水杨酸激活了抗氧呼吸途径。植物在受到病毒、细菌侵染后,被侵染部位的水杨酸水平会显著增加,出现坏死病斑防止感染部位的扩散。另外非感染部位的水杨酸含量也会升高,从而使其对病原菌的再侵染产生抗性。水杨酸对于植物抗病的生理效应主要是其可诱导植物产生某些病原相关蛋白。另外水杨酸还可以诱导开花、影响黄瓜的性别表达及增加植物分枝数量等生理效应。

二、乙酰水杨酸

阿司匹林名为乙酰水杨酸,是水杨酸的衍生物之一,具有解热镇痛等作用。复方阿司匹林

由阿司匹林、非那西汀和咖啡因三种药物组成,因为这三种药的拉丁文字头分别为 A、P、C,所以又称 APC。阿司匹林从发明至今已有百年的历史,最初是一个治疗头痛的药物,直至被飞往月球的"太阳神十号"作为急救药品之一。阿司匹林具有十分广泛的用途,其最基本的药理作用是解热镇痛,通过发汗增加散热作用,从而达到降温目的。同时,它可以有效地控制由炎症、手术等引起的慢性疼痛,如头痛、牙痛、神经痛、肌肉痛等,且不会产生药物依赖性。阿司匹林的另一个重要作用是抗炎、抗风湿,是治疗风湿热、风湿性关节炎的首选药物。近年来,随着医学科学的发展,阿司匹林越来越多的新用途被逐步发现,因此被称为"神奇药"。临床上可用来治疗胆道蛔虫病;阿司匹林可抑制前列腺素的产生而降低肠癌的发生率;对长有肠息肉的人,服用阿司匹林,可以预防息肉癌变;临床上,阿司匹林还可用于治疗脚癣、偏头痛、糖尿病、老年性白内障、妊娠高血压、老年性痴呆、下肢静脉曲张引起的溃疡等。

阿司匹林是在预防心血管系统疾病中被广泛应用的药物。可是,许多人并不知道它的正确用法和某些新的用途,因而影响效果。近年来发现,在心脑血管病猝发时服用阿司匹林,可减少缺血性卒中和急性心肌梗死的死亡率。例如,在心梗发生后早期服用 150mg 以上剂量的阿司匹林,可减少死亡率 23%;而在脑梗死发生后 48 小时内,口服 150~325mg 阿司匹林,不仅可以降低死亡率,还可以减少致残率。不过,这种"起死回生"作用,用药越早越好,在家中或救护车上就随时服用,服肠溶片时还应嚼碎服下才能尽快起到抗栓作用。

近年来又发现,阿司匹林和血管紧张素转换酶抑制剂(ACEI)联合应用,治疗慢性充血性心衰的效果,比单用 ACEI 明显。有轻、中度高血压而同时服用阿司匹林作为预防心血管事件者,睡前用药有利于协同降压。

阿司匹林因其具有疗效确切、适用范围广及价廉等优点,至今仍被各国药典所收载。阿司匹林经过 100 余年临床考验,对其研究工作得到了不断深入,发现了不少新的用途,使这个"老药"焕发了"青春",随着医药科学的发展,阿司匹林将会为人类的健康事业发挥更大的作用。

三、乳酸

乳酸有两种光学异构体,分为 L 型和 D 型,其中 L 型天然存在于人体之中,人体可以代谢吸收。1780 年在酸奶中发现了乳酸。1808 年发现了肌肉内的乳酸,1873 年澄清了其结构。1895 年勃林格殷格翰公司发明了使用细菌制造乳酸的方法,从而开始了工业化的生物制造技术。自然来源:左旋的乳酸在汗、血、肌肉、肾和胆中出现。混合的乳酸来自酸奶制品、番茄汁、啤酒、鸦片和其他高等植物。

乳酸有很多衍生物,包括其盐和酯,盐类溶解度都较高,是很好的矿物元素补充剂,也是很多药物的成分之一,其酯类由于具有天然降解的优势,广泛用于各种工业技术和日常生活中。

在食品行业的用途:乳酸有很强的防腐保鲜功效,能够调节 pH、抑菌、延长保质期、调味、保持食品色泽、提高产品质量等作用;天然乳酸是乳制品中的天然固有成分,它有着乳制品的口味和良好的抗微生物作用,已广泛用于调配型酸奶奶酪、冰淇淋等食品中,成为备受青睐的乳制品酸味剂;乳酸粉末是用于生产荞头的直接酸味调节剂。乳酸是一种天然发酵酸,可令面包具有独特口味;乳酸作为天然的酸味调节剂,在面包、蛋糕、饼干等焙烤食品用于调味和抑菌作用,并能改进食品的品质,保持色泽,延长保质期。

在医药方面的用途:在医药方面广泛用作消毒剂、防腐剂、载体剂、助溶剂、药物制剂、pH 调节剂等;乳酸聚合得到聚乳酸,聚乳酸可以抽成丝纺成线,这种线是良好的手术缝线,缝口愈合后不用拆线,能自动降解成乳酸被人体吸收,无不良后果。尤其是体内手术缝线,免除二次手术拆线的麻烦。这种高分子化合物可做成粘接剂在器官移植和接骨中应用;乳酸可以直接配制成药物或制成乳酸盐使用。

在工业中的使用:在发酵工业中用于控制 pH 和提高发酵物纯度;在卷烟行业中可以保持烟草湿度,除去烟草中杂质,改变口味,提高烟草档次,乳酸还可中和尼古丁烟碱,减少对人体有害成分,提高烟草品质;在纺织行业中用来处理纤维,可使纤维易于着色,增加光泽,使触感柔软;在涂料墨水工业中用作 pH 调节剂和合成剂;在塑料纤维工业中是可降解新型材料聚乳酸(PLA)的首选原料;也可作为聚乳酸的起始原料,生产新一代的全生物降解塑料;在制革工业中,乳酸可脱去皮革中的石灰和钙质,使皮革柔软细密,从而制成高级皮革;乳酸由于对镍具有独一无二的络合常数,常被用于镀镍工艺,它同时可作为电镀槽里的酸碱缓冲剂和稳定剂。在微电子工业中,其独特的高纯度及低金属含量满足了半导体工业对高质量的要求,它作为一种安全的有机溶解剂可用于感光材料的清洗;乳酸作为 pH 调节剂和合成剂可应用于各种水基涂层的粘合系统。例如,电织物的涂层。乳酸产品沸点低,非常适用于为高固体涂层制定的安全溶解系统。乳酸产品系列为生产具有良好流体性能的含高固形物的涂料提供了机会;乳酸具有清洁去垢等作用,用于洗涤清洁产品比传统的有机除垢剂性能更佳,因此它可应用于众多除垢产品中,如厕所、浴室、咖啡机的清洁剂。乳酸具有抗微生物性,当它与其他抗微生物剂如乙醇配合使用,可产生协同作用。

在化妆品工业中的使用:广泛用作许多护肤品的滋润剂;护发产品的 pH 调节剂;作为保湿剂用于各种浴洗用品中,如沐浴液、条状肥皂和润肤蜜。此外,乳酸添加在条状肥皂中可减少储藏过程中水分的流失,因而防止肥皂的干裂。

在农产品及农业上的用途:在农药方面可用于生产缓释农药,如除草剂,具有对农作物和土壤无毒无害且高效的特点;乳酸聚合物用于生产农用薄膜,可用其取代塑料地膜,能被细菌分解后让土壤吸收,利于环保;乳酸还用于青饲料储藏剂、牧草成熟剂;在猪禽饲料中作为生长促进剂。乳酸可以降低胃内的 pH,起到活化消化酶、改善氨基酸消化能力的作用,并对肠道上皮的生长有好处。乳酸可以作为饲料的防腐剂并增进饲料、谷物和肉类加工产品副产品的微生物稳定剂。

参 考 文 献

崔小明.2002.乳酸的生产应用及市场前景.四川化工与腐蚀控制,5(2):37~41

李乾学,邓旭明,于录.2004.水杨酸及其相关化合物对细菌耐药性影响研究进展.国外医药抗生素分册,25(6):266~269

曾炜,陈丰秋,詹晓力.2006.乳酸的生产技术及其研究进展.化工进展,25(7):744~749

郑艳彬,印杰,钱莉敏.2004.阿司匹林临床应用新进展.上海医药,25(6):273~274

周琪,李倩楠,唐清华.2008.水杨酸对植物生理的作用以及在农业生产上的应用.安徽农学通报,14(14):149~150

习　题

1. 命名下列化合物。

   (1) $CH_3CH_2CH(OH)CH_2COOH$　　　　(2) $HOCH_2CH(CH_3)CH_2COOH$

   (3) $CH_3COCH_2CH_2COOH$　　　　　　(4) $CH_3CO(CH_3)CHCOOH$

   (5) $HOOCCH_2COCH_2COOH$　　　　　　(6)

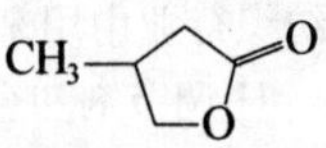

2. 写出下列化合物的结构式。

   (1) 乙酰乙酸　　　　　　　　　　　(2) 草酰琥珀酸

   (3) 柠檬酸　　　　　　　　　　　　(4) 乙酰乙酸乙酯

   (5) (2R,3R)-酒石酸　　　　　　　(6) 苹果酸

   (7) 对-氨基水杨酸　　　　　　　　(8) 丙酮酸

3. 按酸性由强到弱排列下列化合物。

   (1) A. $CH_3COCOOH$　　　　　　　B. $CH_3CHCOOH$ (OH)

   　　C. CH_3CH_2COOH　　　　　　　D. CH_2OHCH_2COOH

   (2) A. 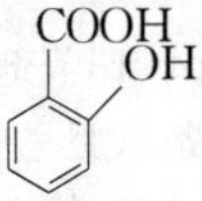　　　　　B. 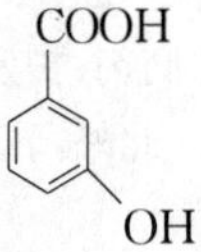　　　　　C.

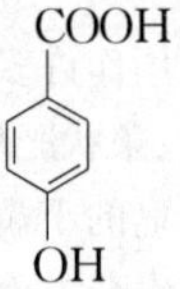

   　　D. 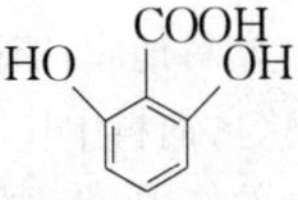　　　　　　　　　　　E.

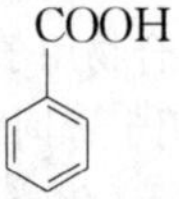

4. 写出下列各反应的主要产物。

   (1) CH_3CHCH_2COOH (OH) $\xrightarrow{PBr_3}$

   (2) 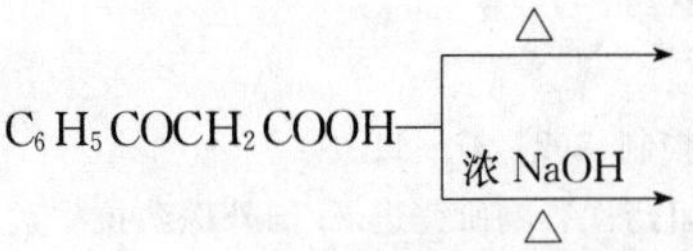 $C_6H_5COCH_2COOH$ $\longrightarrow$ 〔△〕/〔浓 NaOH △〕

   (3) 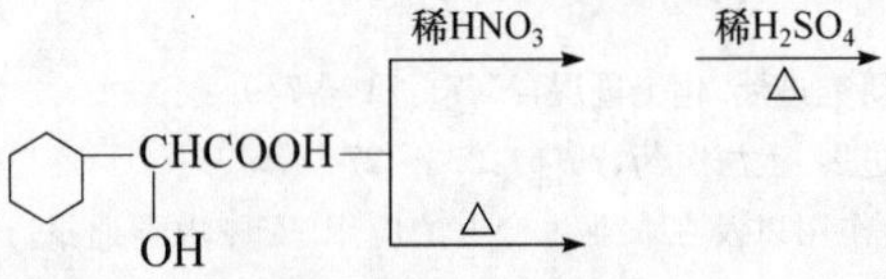 环己基—CHCOOH (OH) $\longrightarrow$ 〔稀HNO_3 △〕$\xrightarrow{稀H_2SO_4 △}$

   (4) $HOOCCH_2COCOOH \xrightarrow{\triangle}$

   (5) $CH_3COCOOH + NH_3 \xrightarrow{酶} [H]$

(6)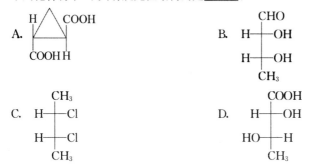

5. 选择题。

(1) 下列化合物中,不具有旋光性结构的是_____。

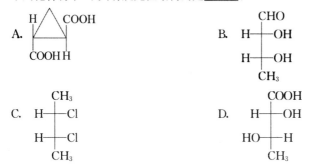

(2) 下列化合物中既能与 $FeCl_3$ 显色,又能使溴水褪色的是_____。

A. $CH_3COCH_2COOC_2H_5$ B. $CH_3COCH_2CH_2CHO$

C. $CH_3—CH=CH—COCH_3$ D. $CH_3CH=CH—CH(OH)CH_3$

(3) 酒石酸分子有两个手性碳原子,它的立体异构体的数目为_____。

A. 2 个   B. 3 个   C. 4 个   D. 6 个

(4) 下列羧酸在加热时可得到酮的是_____。

A. 丁二酸   B. 丙二酸   C. 戊二酸   D. 己二酸

(5) 下列化合物的烯醇式最稳定的是_____。

A. CH_3COCH_2CHO B. $CH_3COCH_2COOC_2H_5$

C. $CH_3COCH_2COCH_3$ D. $CH_3COC_2H_5$

6. 下列化合物中,哪些能形成稳定的烯醇型? 试写出它们的酮型和烯醇型互变平衡式。

(1) CH_2OHCH_2COOH (2) $C_6H_5COCH(COOCH_3)_2$

(3) $HOOCCOCH_2COOH$ (4) $CH_3COC(CH_3)_2COOCH_3$

7. 用化学方法鉴别下列化合物。

(1) 乙酰水杨酸,水杨酸,水杨酸甲酯和乙酰乙酸乙酯

(2) 丙酮酸,草酰乙酸甲酯,2,4-戊二酮和丙酮

(3)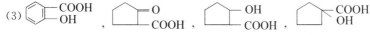

8. 写出下列化合物的酮式与烯醇式互变平衡体系。

(1) CH_3COCH_2CHO (2) $CH_3CH_2COCH(CO_2C_2H_5)_2$

(3) $CH_3CH_2C\!\!=\!\!CHCOOCH_3$ (4) $CH_3COCHCOCH_3$
         $|$ $|$
        OH CH_3

9. 完成下列合成(其他原料任选):由乙烷合成乙酸乙酯。

10. 某化合物分子式为 $C_7H_6O_3$,能溶于 NaOH 及 $NaHCO_3$,与 $FeCl_3$ 有颜色反应,与 $(CH_3CO)_2O$ 作用生成 $C_9H_8O_4$,在 H_2SO_4 催化下,与甲醇作用生成具有杀菌作用的物质 $C_8H_8O_3$,此物质硝化后仅得一种一元硝化产物。试推测该化合物的结构式,并写出有关的反应式。

11. 某含 C、H、O 的有机化合物 A，经实验有以下性质：①A 呈中性，且在酸性溶液中水解得 B 和 C；②将 B 在稀硫酸中加热得到丁酮；③C 是甲乙醚的同分异构体，并且有碘仿反应。写出 A 的结构式。

（石河子大学　鲁建江　闫豫君）

第十一章　含氮有机化合物

含氮有机化合物是指氮原子与碳原子直接相连而成的有机化合物,包含的种类较多,其中重要的有胺、重氮化合物、偶氮化合物、生物碱、含氮杂环化合物和氨基酸等。本章主要介绍胺、酰胺、重氮化合物和生物碱等。

第一节　胺

一、胺的分类和命名

1. 胺的分类

胺(amine)可看作是 NH_3 分子中的氢原子被烃基取代的衍生物。按与氮原子相连的烃基数目的不同,可将胺分为伯胺(primary amine)、仲胺(secondary amine)和叔胺(tertiary amine)。

$$
胺类
\begin{cases}
伯胺 & R{-}NH_2 \\
仲胺 & R{-}NH{-}R' \\
叔胺 & R{-}\underset{\underset{R''}{|}}{N}{-}R'
\end{cases}
$$

氢氧化铵或铵盐中的铵离子上所连的四个氢原子被烃基取代,形成的化合物分别称为季铵碱(quaternary ammonium base)和季铵盐(quaternary ammonium salt),季铵碱和季铵盐属于季铵类化合物。

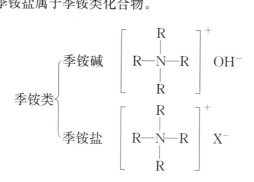

胺根据氮原子上连接的烃基种类不同,又可分为脂肪胺(aliphatic amine)和芳香胺(aromatic amine)。

$$脂肪胺\quad 如\ CH_3NH_2、\ \underset{}{\bigcirc}—CH_2NH_2$$

胺类

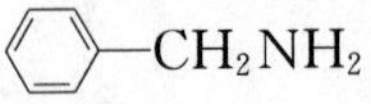

$$芳香胺\quad 如\ \underset{}{\bigcirc}—NH—CH_3$$

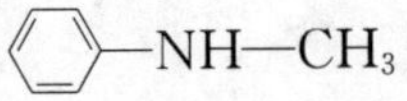

注意：

（1）伯、仲、叔胺与伯、仲、叔醇的分类根据不同。胺的分类是依据 N 上所连烃基的数目；醇的分类依据是羟基所连碳原子的类型，例如

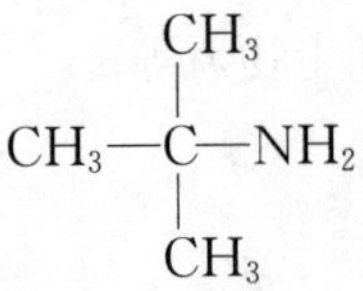

$$CH_3—\underset{\underset{CH_3}{|}}{\overset{\overset{CH_3}{|}}{C}}—NH_2 \qquad\qquad CH_3—\underset{\underset{CH_3}{|}}{\overset{\overset{CH_3}{|}}{C}}—OH$$

　　　　　　叔丁胺（伯胺） 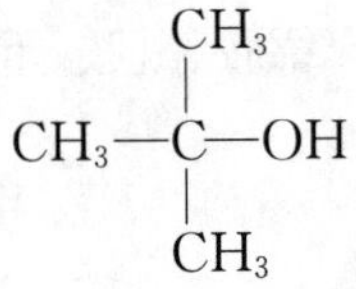　　　　　　　　　叔丁醇（叔醇）

（2）氨、胺和铵的用法不同。"氨"字表示气态氨或基团，如氨基（—NH_2）、亚氨基（—NH—）、甲氨基（CH_3NH—）、氨甲基（H_2NCH_2—）等；"胺"字表示氨的烃基衍生物，如甲胺（CH_3NH_2）等；"铵"字表示胺的盐类及季铵盐或季铵碱，如氯化甲铵[$CH_3NH_3^+ Cl^-$]、氢氧化四乙铵 [$(CH_3CH_2)_4N^+ OH^-$]等。

2. 胺的命名

（1）简单胺的命名以胺为母体，把与氮原子相连的相同烃基的数目和名称写在"胺"字前面。如果与氮原子相连的烃基不同，则将次序规则优先的写在后面，不优先的烃基写在前面，例如

$$CH_3NH_2 \qquad\qquad CH_3NHCH_2CH_3 \qquad\qquad CH_3—\underset{\underset{CH_2CH_2CH_2CH_3}{|}}{N}—CH_2CH_3$$

　　甲胺　　　　　　　　　　甲乙胺　　　　　　　　　　　甲乙丁胺

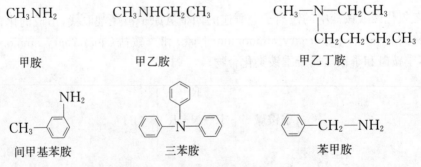

　　间甲基苯胺　　　　　　　　　三苯胺　　　　　　　　　　苯甲胺

（2）氮原子上连有脂肪烃基的芳香仲胺和叔胺，以芳香胺为母体，脂肪烃基为取代基，并在脂肪烃基名称前标上"*N*-"，例如

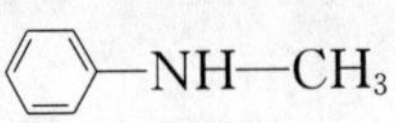

$$\underset{}{\bigcirc}—NH—CH_3 \qquad\qquad \underset{}{\bigcirc}—NH—CH_2CH_3 \qquad\qquad \underset{}{\bigcirc}—\underset{\underset{CH_3}{|}}{N}—CH_3$$

　　N-甲基苯胺 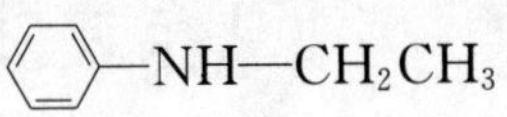　　　　　　　*N*-乙基苯胺 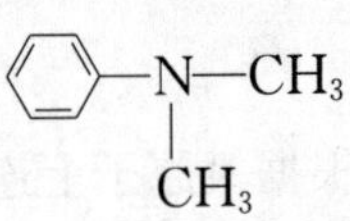　　　　　　　*N*,*N*-二甲基苯胺

（3）复杂胺的命名则以烃为母体，把氨基作为取代基。命名时，取代基按"优先基团后列出"原则排列。

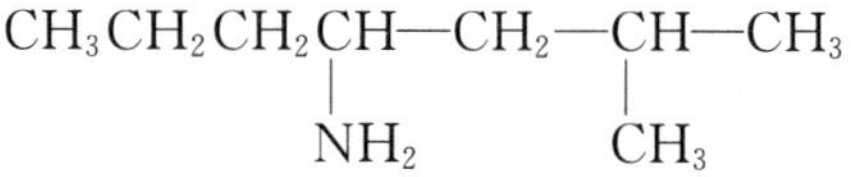

$$CH_3CH_2CH_2\underset{\underset{NH_2}{|}}{CH}-CH_2-\underset{\underset{CH_3}{|}}{CH}-CH_3$$

2-甲基-4-氨基庚烷

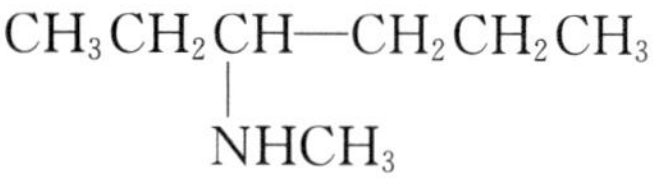

$$CH_3CH_2\underset{\underset{NHCH_3}{|}}{CH}-CH_2CH_2CH_3$$

3-甲氨基己烷

$$CH_3-\underset{\underset{CH_3}{|}}{CH}-\underset{\underset{CH_3}{|}}{CH}-\overset{\overset{CH_3}{|}}{\underset{\underset{CH_3}{|}}{C}}-CH_2-\underset{\underset{NH_2}{|}}{CH}-CH_2CH_3$$

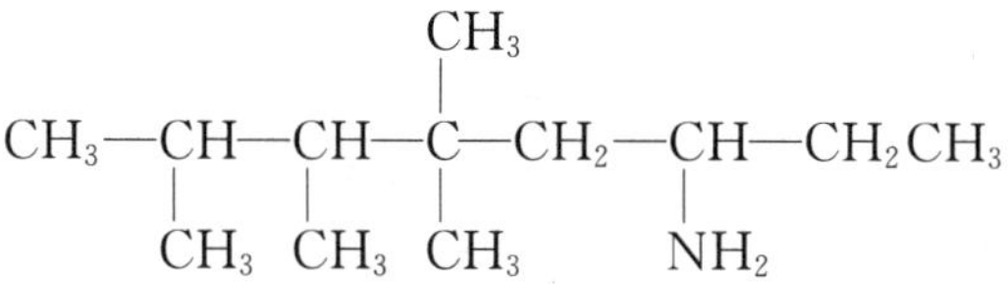

2,3,4,4-四甲基-6-氨基辛烷

（4）季铵盐和季铵碱的命名同无机铵类化合物相似，例如

NH_4Cl　　　　　　　$(CH_3)_4N^+Cl^-$　　　　　$[(CH_3)_3N^+CH_2CH_3]OH^-$

氯化铵　　　　　　　　氯化四甲铵　　　　　　　氢氧化三甲基乙基铵

二、胺的制备

1. 硝基化合物还原

硝基化合物还原，可得到相应的胺。一般利用金属铁、锡等在强酸介质中进行还原反应，例如

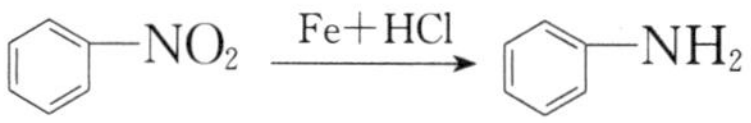

实验室中还可采用催化氢化还原硝基化合物来制备。

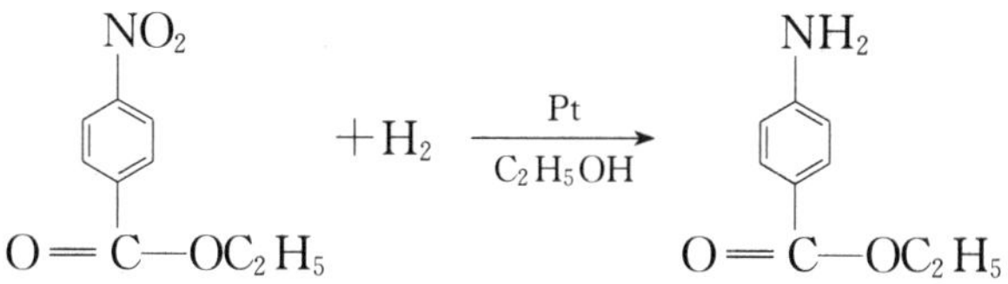

对-氨基苯甲酸乙酯

2. 腈的还原

$$RC{\equiv}N \xrightarrow{2H_2,\text{催化剂}} RCH_2NH_2$$

通过还原腈来合成胺的方法具有增长碳链的特点，生成一个比原卤代物多一个碳原子的伯胺，例如

$$\langle\!\!\!\!\bigcirc\!\!\!\!\rangle\!-\!CH_2Cl \xrightarrow{NaCN} \langle\!\!\!\!\bigcirc\!\!\!\!\rangle\!-\!CH_2CN \xrightarrow[\triangle]{H_2,Ni} \langle\!\!\!\!\bigcirc\!\!\!\!\rangle\!-\!CH_2CH_2NH_2$$

$$ClCH_2(CH_2)_2CH_2Cl \xrightarrow{NaCN} NCCH_2(CH_2)_2CH_2CN$$

$$\xrightarrow{H_2,Ni} H_2NCCH_2(CH_2)_4CH_2CNH_2$$

三、胺的结构

　　氨分子中氮原子为不等性 sp^3 杂化,氮原子外层五个电子分布在四个不等性杂化轨道上,其中三个 sp^3 杂化轨道与三个氢原子的 s 轨道重叠,形成三个 σ 键。整个分子呈棱锥形结构,氮原子的另一个 sp^3 杂化轨道被一对孤对电子所占用,且位于棱锥体的顶端,如同第四个基团,所以氮原子是四面体结构,但不是正四面体。

　　胺类化合物的结构与氨相似,也具有棱锥形的结构(图 11 - 1)。

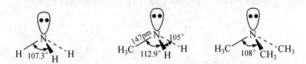

图 11 - 1　氨、甲胺和三甲胺的结构

　　苯胺的分子结构根据实验测定,苯胺 C—N 键长为 140pm,明显比脂肪胺中的 C—N 键长短,这表明 N 原子上的孤电子对参与了苯环的共轭,使芳胺 C—N 键具有部分双键的性质。但苯胺并非平面型分子(图 11 - 2)。

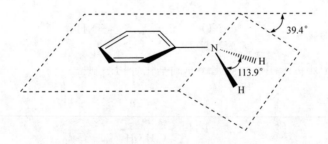

图 11 - 2　苯胺的结构

　　一般认为苯胺中的氮原子仍为不等性的 sp^3 杂化,但孤对电子所占据的轨道含有更多 p 轨道的成分。以氮原子为中心的四面体比脂肪胺中更扁平一些。尽管苯胺分子中氮原子的孤对电子所占据的 sp^3 杂化轨道与苯环上的 p 轨道不平行,但仍能与苯环的大 π 键相互重叠,形成共轭体系。这种共轭体系的形成使芳香胺与脂肪胺在性质上出现较大的差异,如图 11 - 3 所示。

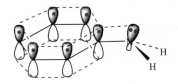

图 11-3 苯胺的电子结构

四、胺的物理性质

脂肪胺中甲胺、二甲胺、三甲胺和乙胺在常温下为气体,丙胺以上为液体,高级胺为固体。低级胺具有氨的气味,易溶于水。二甲胺有鱼腥味,高级胺不易挥发,几乎没有气味。二元胺中乙二胺为黏稠液体,丁二胺以上为固体。胺为极性分子,除叔胺外,都能形成分子间氢键,所以它们的沸点比相对分子质量相近的烷烃要高,又由于氮的电负性比氧小,胺分子间的氢键较醇分子间的氢键弱,因此胺的沸点比相应的醇要低。叔胺不能形成分子间氢键,其沸点就与相对分子质量相近的烷烃相差不大。

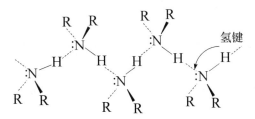

所有的三类胺都能与水形成氢键,因此六个碳原子以下的低级胺通常都溶于水,但随着相对分子质量的增加,其溶解度迅速降低。

芳香胺为高沸点的液体或低熔点的固体,具有特殊的气味,一般均难溶于水,易溶于有机溶剂。芳香胺一般具有毒性,液体芳香胺透过皮肤或长期吸入其蒸气都能引起中毒,某些芳香胺还具有致癌作用。

五、胺的化学性质

胺类的大部分化学性质与氮原子上未共用电子对有关,由于这对未共用电子,胺具有亲核性,能与一些亲电性化合物如 H^+、卤烷、羰基化合物等发生反应。

1. 碱性与成盐

(1)弱碱性。胺和氨相似,在水溶液中呈碱性。这是由于氮原子上的孤对电子易与水中的质子结合的缘故。

$$NH_3 + H_2O \rightleftharpoons NH_4^+ + OH^-$$

$$R{-}NH_2 + H_2O \rightleftharpoons R{-}NH_3^+ + OH^-$$

胺在水溶液中的碱性强弱主要取决于电子效应、空间效应和溶剂化效应的影响。

电子效应对碱性的影响：在脂肪胺中由于 R 的 +I 效应，N 原子上的电子云密度增高，N 原子上连接的烃基越多，N 原子上的电子云密度越高，N 结合质子的能力增强，碱性增强；芳香胺中由于 N 原子上的孤对电子与苯环 π 电子的共轭，使 N 原子上的电子云向苯环分散，N 结合质子的能力降低，碱性减弱。

故电子效应造成不同结构胺的碱性由强至弱顺序为

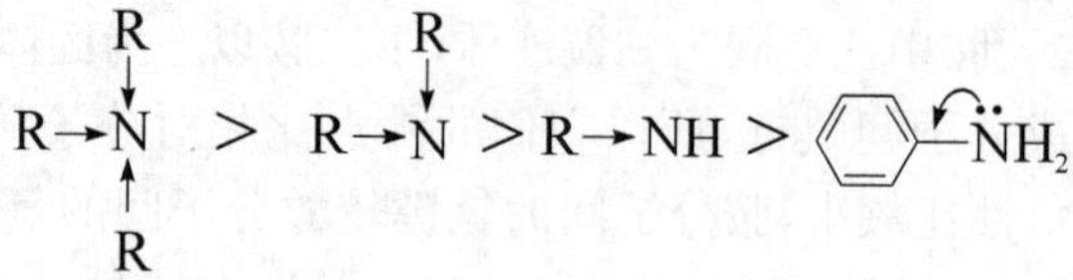

空间效应对碱性的影响：胺的碱性表现为胺分子中 N 原子上的孤对电子与质子的结合，N 原子上连接的基团越多、越大，对 N 原子上孤对电子的屏蔽作用越大，N 原子上孤对电子与 H^+ 结合就越难，碱性就越弱。

溶剂化效应对碱性的影响：胺在水溶液中的碱性还取决于铵正离子稳定性的大小。铵正离子越稳定，胺在水溶液中的离解越偏向生成铵离子和 OH^- 的一方。而铵正离子的稳定性大小又取决于它与水形成的氢键的机会多少。伯胺氮上的氢最多，其铵正离子最稳定。

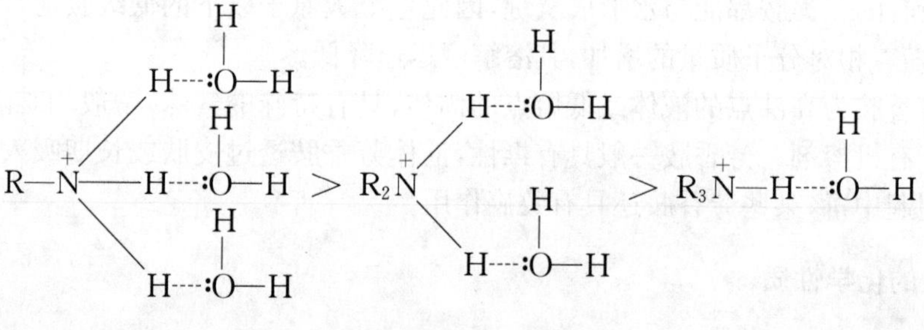

所以溶剂化效应的影响，使不同结构胺的碱性强弱顺序为伯胺＞仲胺＞叔胺。

水溶液中胺的碱性强弱是以上所有因素影响的综合结果。各类胺的碱性强弱顺序大致为

脂肪族仲胺 ＞ $\begin{matrix}\text{脂肪族伯胺}\\\text{脂肪族叔胺}\end{matrix}$ ＞ 氨 ＞ 芳香伯胺 ＞ 芳香仲胺 ＞ 芳香叔胺

季铵碱（$R_4N^+OH^-$）为离子化合物，其碱性表现为 OH^- 的碱性，故季铵碱的

碱性与 NaOH 相当,是强碱,碱性比胺类强。

$$R_4N^+OH^- + HCl \longrightarrow R_4N^+Cl^- + H_2O$$

（2）成盐。胺可与强酸成盐,所生成的盐与铵盐相似,它们可以有两种写法和名称。例如,由二甲胺与氢溴酸所成的盐可以写成$[(CH_3)_2NH_2]^+Br^-$,称为溴化二甲铵;也可写成$(CH_3)_2NH \cdot HBr$,称为二甲胺氢溴酸盐。胺的盐与强碱溶液作用时,可重新游离出原来的胺。

胺与酸形成的盐,一般都是易溶于水和乙醇的晶形固体。实验室中,常利用胺的盐易溶于水而遇强碱又重新离析出的性质来分离和提纯胺。此外,胺(特别是芳胺)易被氧化,而胺的盐则很稳定,故在制药过程中,也常把难溶于水的胺类药物变成可溶于水的盐,以增加其水溶性和稳定性。季铵盐与伯、仲、叔胺的盐不同,季铵盐与碱作用得不到游离的胺,而是得到含有季铵碱的平衡混合物。

$$[R_4N]^+X^- + KOH \rightleftharpoons [R_4N]^+OH^- + KX$$

2. 与亚硝酸的反应

胺与亚硝酸的反应无论是在鉴别或有机合成上都很重要,反应的产物因胺的种类不同而异。由于亚硝酸不稳定,反应中一般用亚硝酸钠和盐酸或硫酸作用产生。

（1）伯胺与亚硝酸反应。脂肪伯胺与亚硝酸反应生成脂肪重氮盐正离子,即使低温下的酸性溶液中也立即分解,定量放出氮气,可作为氨基(—NH_2)的定量测定;也可鉴定脂肪伯胺的存在,例如

$$CH_3CH_2NH_2 + HNO_2 \xrightarrow{\text{强酸}} CH_3CH_2OH(混合物) + N_2\uparrow + H_2O$$

芳香伯胺与亚硝酸在低温(一般小于5℃)及过量强酸水溶液中反应,生成芳香族重氮盐,该反应称为重氮化反应(diazotization)。重氮盐是有机合成中非常重要的中间体,可以发生多种化学反应,合成许多有用的产品。将芳香族重氮盐加热至室温则分解放出氮气,例如

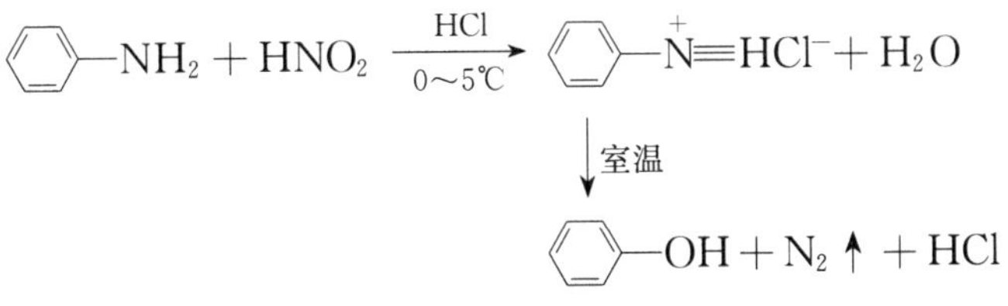

利用此反应可区别芳香伯胺与脂肪伯胺,脂肪伯胺即使在0℃时也分解放出氮气。

（2）仲胺与亚硝酸的反应。脂肪仲胺和芳香仲胺与亚硝酸反应,都是在氮上进行亚硝基化,生成 N-亚硝基化合物。

$$(CH_3)_2NH + HO{-}N{=}O \longrightarrow (CH_3)_2N{-}NO + H_2O$$

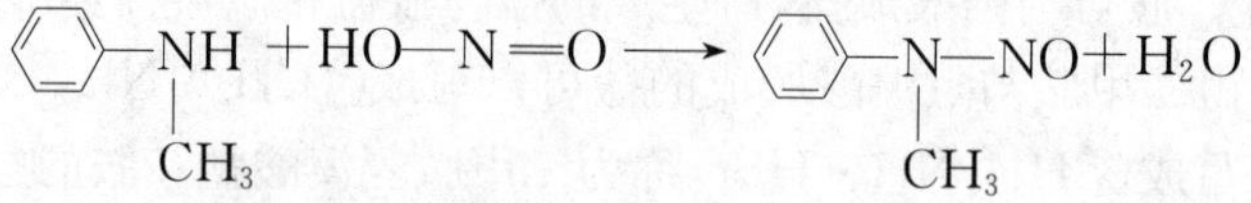

$$\underset{CH_3}{\underset{|}{C_6H_5{-}N}}H + HO{-}N{=}O \longrightarrow \underset{CH_3}{\underset{|}{C_6H_5{-}N}}{-}NO + H_2O$$

N-亚硝基胺为中性黄色油状液体或黄色固体,绝大多数不溶于水,而溶于有机溶剂。亚硝基胺类化合物主要用于实验室、橡胶和化工生产中。

亚硝基胺类（nitrosoamines）化合物现已被《中国医学百科全书》列为化学致癌物。肉类加工中作为着色剂和防腐剂的亚硝酸盐,以及天然存在的硝酸盐还原为亚硝酸盐后,在胃肠道会和仲胺作用生成亚硝胺。因此,亚硝酸盐、硝酸盐等进入人体内,都是潜在的危险因素。实验表明,维生素 C 能对亚硝酸钠起还原作用,阻断亚硝胺在体内的合成。

（3）叔胺与亚硝酸的反应。脂肪叔胺的氮原子上没有氢,与亚硝酸作用生成不稳定、易水解的亚硝酸盐,若以强碱处理,则重新游离析出叔胺。

$$R_3N + HNO_2 \longrightarrow R_3NH^+NO_2^- \xrightarrow{NaOH} R_3N + HaNO_2 + H_2O$$

芳香叔胺因为氨基有的强活化作用,使芳环易于发生亲电取代反应,与亚硝酸反应生成芳环对位或邻位（当对位已有取代基时）上的氢被亚硝基取代的产物。

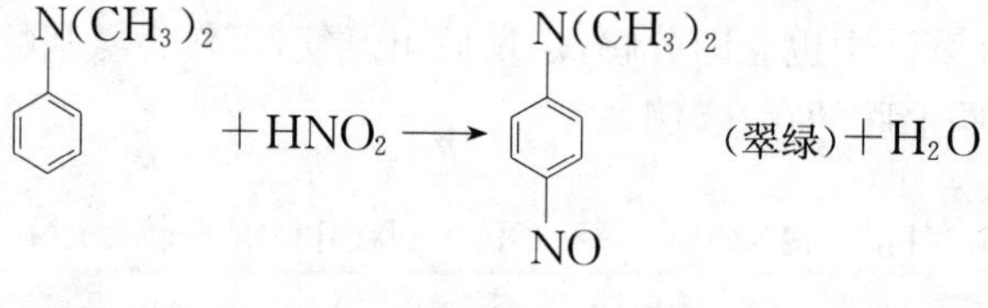

$$\text{（结构式）} + HNO_2 \longrightarrow \text{（结构式）（翠绿）} + H_2O$$

因为反应是在强酸性条件下进行的,产物呈橘黄色,只有用碱中和后才会显出翠绿色。

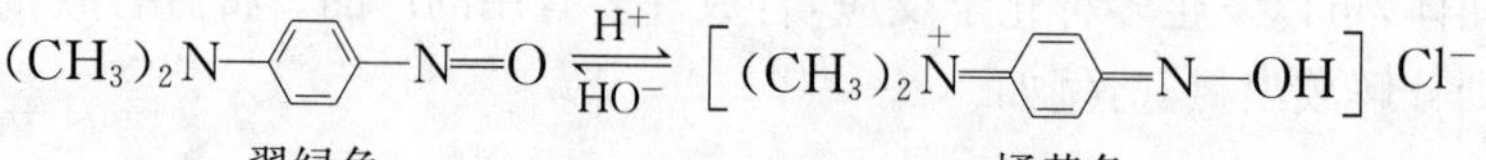

$$(CH_3)_2N{-}C_6H_4{-}N{=}O \underset{HO^-}{\overset{H^+}{\rightleftharpoons}} \left[(CH_3)_2\overset{+}{N}{=}C_6H_4{=}N{-}OH\right]Cl^-$$

　　　　　翠绿色　　　　　　　　　　　　橘黄色

综上所述,可以利用亚硝酸与脂肪族及芳香族伯、仲、叔胺的不同反应现象来鉴别胺类。

3. 酰化反应

伯胺和仲胺能与酰氯、酸酐等酰化剂发生反应,胺分子中氮上的氢被酰基取代生成酰胺。叔胺氮原子上没有可以被取代的氢原子,故不发生酰化反应。

$$\text{苯胺（伯胺）}\quad \underset{}{\bigcirc}-NH_2 + R-\overset{O}{\overset{\|}{C}}-Cl \longrightarrow \bigcirc-NH-\overset{O}{\overset{\|}{C}}-R + HCl$$

$$CH_3CH_2NHCH_3 + (RCO)_2O \longrightarrow CH_3CH_2\overset{CH_3}{\underset{}{N}}-\overset{O}{\overset{\|}{C}}-R + RCOOH$$

甲乙胺（仲胺）

胺的酰化反应实际上就是羧酸衍生物的氨解反应。生成的酰胺为具有一定熔点的晶形固体。酰胺在酸或碱催化下水解，可以除去酰基恢复氨基，因此在有机合成中，酰化反应常用以保护氨基。例如，在苯胺上引入硝基时，硝酸能使苯胺氧化成苯醌，则可利用酰化反应保护氨基，待反应完后将酰胺水解，便可得到硝基苯胺。

$$\bigcirc-NH_2 \xrightarrow{(CH_3CO)_2O} \bigcirc-NH-\overset{O}{\overset{\|}{C}}-CH_3 \xrightarrow[H_2SO_4]{HNO_3} O_2N-\bigcirc-NH-\overset{O}{\overset{\|}{C}}-CH_3$$

$$\xrightarrow[\triangle]{H_2O,H^+} O_2N-\bigcirc-NH_2$$

4. 磺酰化反应

在碱存在下，伯胺或仲胺分子中氮原子上的氢原子可被苯磺酰氯（benzenesulfonyl chloride）或对甲苯磺酰氯（tosyl chloride）的磺酰基取代，生成 N-取代的苯磺酰胺或对甲苯磺酰胺，叔胺则不发生反应。伯胺生成的苯磺酰胺，由于亚氨基上的氢原子受苯磺酰基吸电子基团的影响呈弱酸性，与碱成盐而能溶于水；仲胺生成的苯磺酰胺，由于氮上未结合氢原子，故不能与碱成盐，而以结晶析出，且具有一定的熔点，例如

$$\underset{\text{苯磺酰氯}}{\bigcirc-SO_2Cl} + \underset{\text{伯胺}}{RNH_2} \longrightarrow \underset{\text{结晶}}{\bigcirc-SO_2NHR} \xrightarrow{NaOH} \underset{\text{可溶于水的盐}}{[\bigcirc-SO_2NR]^-Na^+}$$

$$\underset{\text{对甲基苯磺酰氯}}{H_3C-\bigcirc-SO_2Cl} + \underset{\text{二乙胺（仲胺）}}{(C_2H_5)_2NH} \longrightarrow \underset{\text{不溶于 NaOH 溶液的结晶}}{H_3C-\bigcirc-SO_2N(C_2H_5)_2}$$

由于伯、仲和叔胺与这些试剂作用的结果不同，故常用来鉴别和分离三种胺类化合物。

5. 芳香胺环上的亲电取代反应

氨基是很强的邻、对位定位基，因此芳胺的邻、对位容易发生苯环上的取代反

应,反应活性与酚相似。

(1) 卤代。苯胺与卤素的反应非常快,在水溶液中,苯胺与氯或溴可以迅速反应,生成三卤代苯胺。

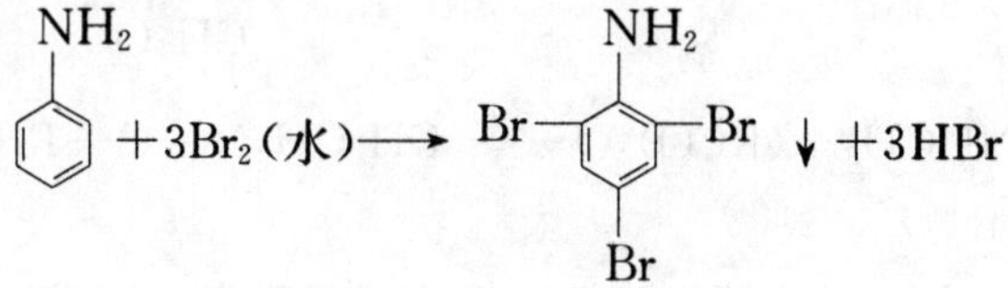

由于溴原子的－I效应,三溴苯胺的碱性减弱,在水中不能与溴氢酸成盐,因此生成2,4,6-三溴苯胺产生白色沉淀。此反应是定量的,不仅可以用来检验苯胺的存在,也可用于苯胺的定量分析。

除苯胺外,其他芳伯胺分子中若有未被其他基团取代的邻、对位,都可被卤素取代。

(2) 硝化。苯胺与硝酸作用时,常有氧化作用相伴发生。为了避免这个副反应,可将苯胺溶于浓硫酸中再硝化。在浓硫酸中,苯胺成为盐,$-NH_3^+$是间位定位基,并能使苯环稳定,可防止被硝酸氧化。因此硝化的主要产物是间位取代产物。

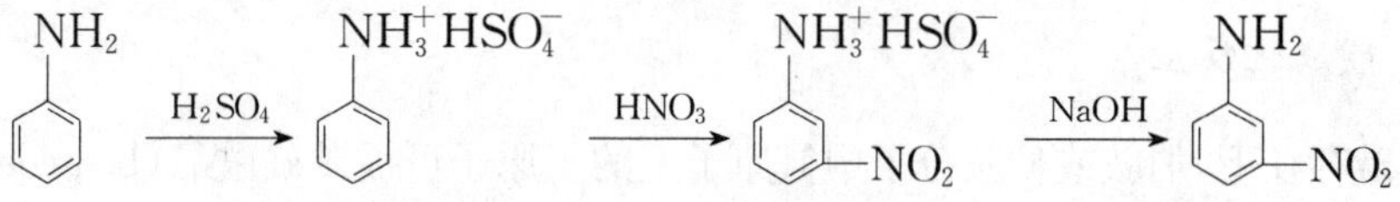

也可将苯胺乙酰化后再硝化,最后水解去乙酰基。

(3) 磺化。苯胺与浓硫酸混合,生成苯胺硫酸盐。苯胺硫酸盐在$180\sim190℃$加热数小时,即得对氨基苯磺酸。

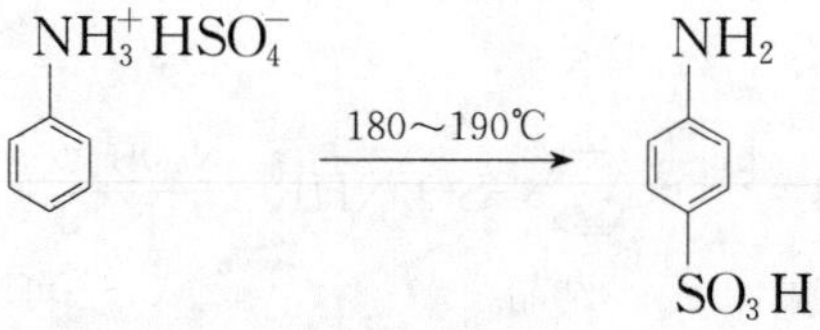

对氨基苯磺酸为白色结晶,是合成染料的中间体。而对氨基苯磺酰胺及其衍生物则是医药上一类很重要的药物,通称磺胺类药物。

第二节 重氮化合物和偶氮化合物

重氮化合物(diazo compound)和偶氮化合物(azo compound)的分子中都含有N_2原子团,这个原子团的两端都和烃基相连的化合物称为偶氮化合物,官能团为

偶氮基—N＝N—，可用通式 R—N＝N—R 表示，其中 R 可以是脂肪族烃基或芳香族烃基，例如

$$CH_3—N＝N—CH_3$$

偶氮甲烷　　　　　　　　　　　　　　　　　　偶氮苯

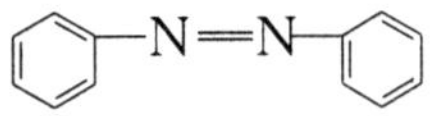

重氮化合物分子中，原子团 N_2 的一端与烃基相连，官能团为重氮基 $—N^+\equiv N$。通式为 $[R—N\equiv N]^+ X^-$，例如

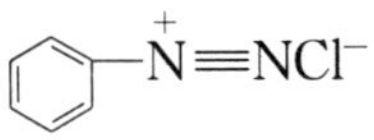

氯化重氮苯　　　　　　　　　　　　　　　　硫酸重氮苯
（重氮苯盐酸盐）　　　　　　　　　　　　　　（重氮苯硫酸盐）

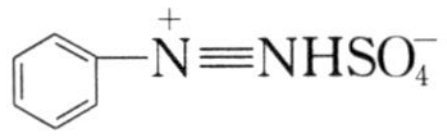

一、重氮化反应

芳香伯胺在低温和强酸（常用的是盐酸和硫酸）溶液中与亚硝酸作用，生成重氮盐。例如

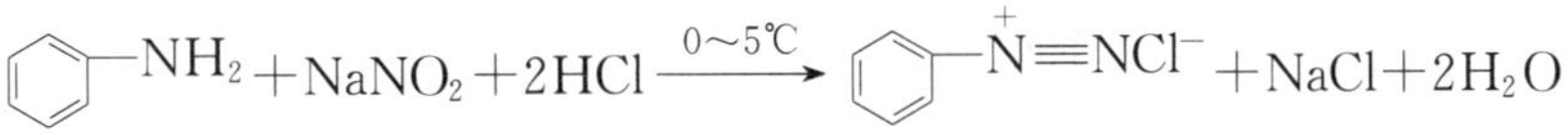

重氮盐具有盐的典型性质，它们是易溶于水的固体。干燥的重氮盐极不稳定，当受热或震动时，易发生爆炸。在水溶液中或低温时则比较稳定。

二、重氮盐的化学性质

1. 取代反应（放氮反应）

带正电荷的重氮基 $—N^+\equiv N$ 有较强的吸电子能力，使 C—N 键极性增强，容易异裂而放出氮气。在不同条件下，重氮基可以被卤素（—Cl、—Br、—I）、—CN、—OH 和—H 等取代，生成相应的芳香族衍生物。利用这一反应，可以从芳香烃开始合成一系列芳香族化合物，例如

先由芳烃制备重氮盐：

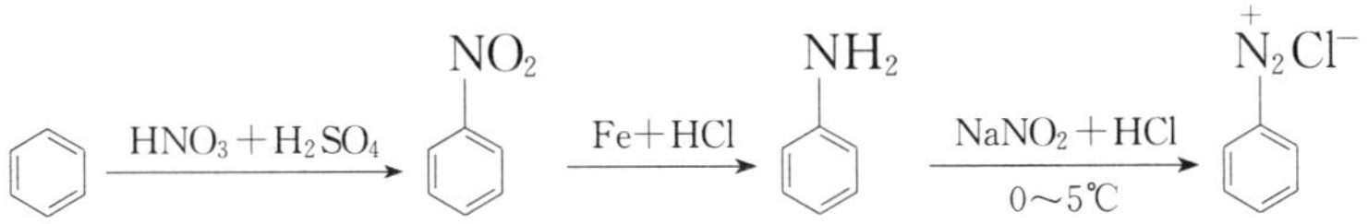

再合成芳香族衍生物：

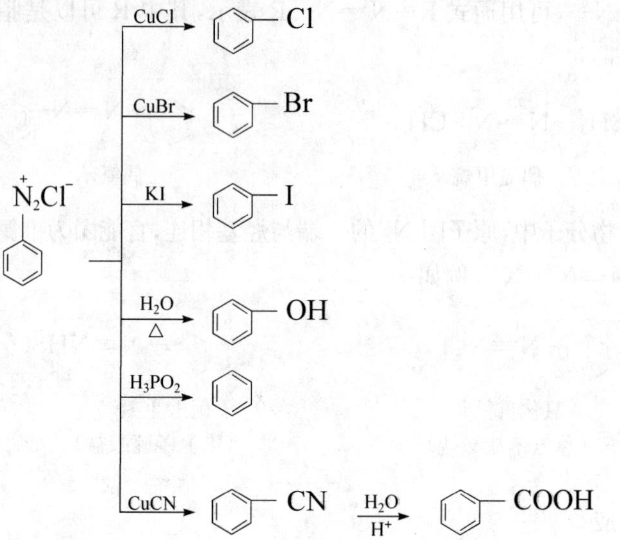

2. 偶联反应（保留氮的反应）

在适当条件下，重氮盐与芳胺或酚类作用生成偶氮化合物的反应称为偶联反应。偶氮化合物大都具有鲜艳的颜色。

在碱性溶液中，重氮离子存在下列平衡：

$$\overset{+}{ArN}\equiv N \underset{H^+}{\overset{OH^-}{\rightleftharpoons}} ArN=N-OH \underset{H^+}{\overset{OH^-}{\rightleftharpoons}} ArN=N-O^-$$

　　　　　　　重氮酸 pH 9～11　　　重氮酸盐 pH 11～13

重氮酸和重氮酸盐都不能进行偶联反应。

苯重氮正离子是较弱的亲电试剂，只能进攻芳胺或酚类这类活性较强的芳环，发生亲电取代反应。反应常发生在羟基或氨基的对位，对位被占据时，则发生在邻位。

重氮盐与酚偶联时，在弱碱性溶液中进行最快。因为在碱性溶液中，酚生成酚离子（ArO⁻），酚离子比游离的酚更容易发生环上的亲电取代反应，因而有利于偶联反应的进行。

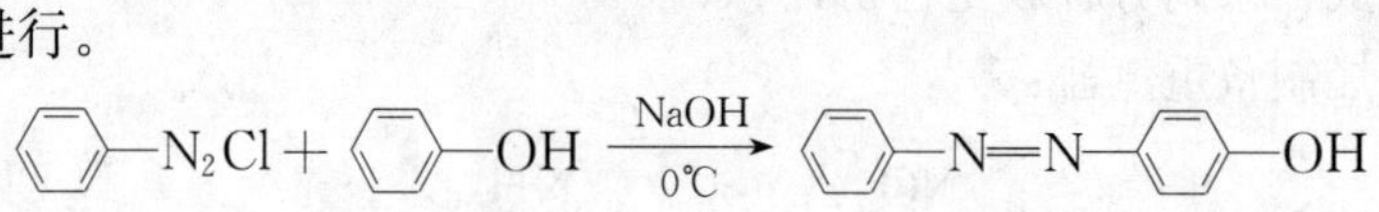

对羟基偶氮苯

重氮盐与芳胺偶联时是在微酸性溶液中进行最快，例如

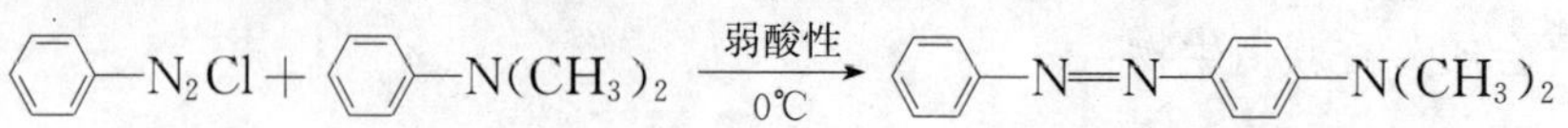

4-二甲氨基偶氮苯

第三节　酰　　胺

一、酰胺的结构、分类和命名

酰胺(amide)是羧酸中的羟基被氨基($-NH_2$)或烃氨基($-NHR$、$-NR_2$)取代的化合物。酰胺也可看作是氨(NH_3)或胺(RNH_2、R_2NH)分子中氮上的氢原子被酰基($R-CO-$)取代的产物。

$$
\text{分类}\begin{cases}
\text{伯酰胺} & R-\overset{\displaystyle O}{\overset{\|}{C}}-NH_2 \\[2ex]
\text{仲酰胺} & R-\overset{\displaystyle O}{\overset{\|}{C}}-NHR \\[2ex]
\text{叔酰胺} & R-\overset{\displaystyle O}{\overset{\|}{C}}-NR_2
\end{cases}
$$

(1) 对于 $R-\overset{O}{\overset{\|}{C}}-NH_2$，称为某酰胺，例如

$$CH_3-\overset{O}{\overset{\|}{C}}-NH_2 \qquad\qquad C_6H_5-\overset{O}{\overset{\|}{C}}-NH_2$$

　　　　乙酰胺　　　　　　　　　　　苯甲酰胺

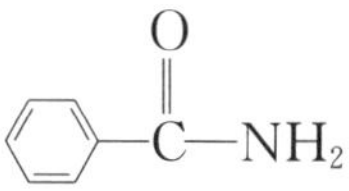

(2) 若酰胺氮原子连有取代基如 $R-\overset{O}{\overset{\|}{C}}-NHR'$ 和 $R-\overset{O}{\overset{\|}{C}}-\overset{R''}{\underset{|}{N}}-R'$，在取代基名称前加"$N$-"。

$$CH_3CH_2-\overset{O}{\overset{\|}{C}}-NHCH_3 \quad C_6H_5-\overset{O}{\overset{\|}{C}}-NHCH_3 \quad CH_3CH_2-\overset{O}{\overset{\|}{C}}-N(CH_3)_2$$

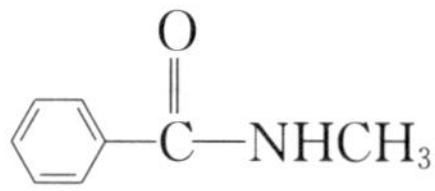

　　N-甲基丙酰胺　　　　　　　N-甲基苯甲酰胺　　　　　　N,N-二甲基丙酰胺

二、酰胺的物理性质

酰胺具有特别高的熔点和沸点。例如，乙酰胺熔点 81℃，沸点 222℃；苯甲酰胺，熔点 130℃，沸点 290℃，分别比相应的乙酸和苯甲酸高。酰胺在水中的溶解度也比相同相对分子质量的醇和脂高些，这是因为酰胺分子中氨基上的氢原子可以生成氢键，而且酰胺分子的极性比较大，两者都使其沸点升高，在水中的溶解度增

大。因此,具有 R—$\overset{\overset{\textstyle O}{\|}}{C}$—NH$_2$ 结构的酰胺,除甲酰胺为液体外,都为结晶固体。脂

肪族 N 烷基取代酰胺 R—$\overset{\overset{\textstyle O}{\|}}{C}$—NHR′ 和 R—$\overset{\overset{\textstyle O}{\|}}{C}$—$\overset{\overset{\textstyle R''}{\|}}{N}$—R′ 常为液体。液态酰胺是
有机物及无机物的优良溶剂。例如,N,N-二甲基甲酰胺能与水和多数有机溶剂
混溶,是一个重要的溶剂。

三、酰胺的化学性质

酰胺有类似于酯的一些化学性质,也能发生相似的一些反应,但反应更加缓慢。

1. 酸碱性

酰胺是近中性化合物,由于氮原子上的未共用电子对与羰基上的 π 电子形成
共轭体系,电子云向羰基方向移动,降低了氮原子的电子云密度,使其结合质子的
能力减弱。

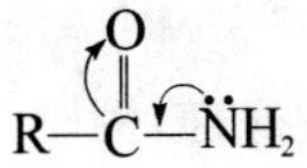

$$R—\overset{\overset{\textstyle O}{\|}}{C}—\ddot{N}H_2$$

2. 水解反应

酰胺在酸、碱或酶的作用下,可发生水解反应。酰胺在实验室水解反应比酯水
解困难,需要较强烈的条件。

$$R—\overset{\overset{\textstyle O}{\|}}{C}—NH_2 + H_2O \longrightarrow
\begin{cases}
\xrightarrow[\triangle]{HCl} & RCOOH + NH_4Cl \\
\xrightarrow[\triangle]{NaOH} & RCOONa + NH_3 \uparrow \\
\xrightarrow{酶} & RCOOH + NH_3 \uparrow
\end{cases}$$

3. 霍夫曼(Hoffman)降解反应

伯酰胺可与次卤酸钠发生反应,反应结果相当于除去酰胺分子中的羰基,得到
伯胺,此反应常用于制备伯胺。

$$RCONH_2 \xrightarrow[H_2O]{NaOH+Br_2} RNH_2$$

4. 与亚硝酸作用

酰胺与亚硝酸反应生成相应的羧酸,并放出氮气。

$$R-\overset{\overset{\displaystyle O}{\|}}{C}-NH_2 + HNO_2 \longrightarrow R-\overset{\overset{\displaystyle O}{\|}}{C}-OH + N_2\uparrow + H_2O$$

四、磺胺类药物

　　磺胺类药物在化学治疗史上曾占有很重要的地位,是治疗多种细菌感染疾病的药物。磺胺类药物的基本结构是对氨基苯磺酰胺(p-sulfanilamide),简称磺胺。

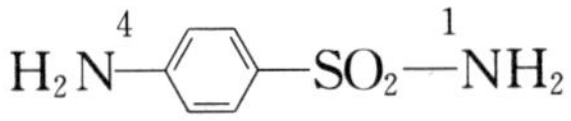

$$H_2\overset{4}{N}-\!\!\!\!\!\!\bigcirc\!\!\!\!\!\!-SO_2-\overset{1}{N}H_2$$

对氨基苯磺酰胺(磺胺)

　　在磺胺基本结构中,有两个氮原子,一般将对氨基的氮原子作为 N^4,而将磺酰胺基中的氮原子作为 N^1。当 N^1 上的氢原子被某些基团取代后,将会不同程度地增强抑菌作用。当 N^4 上的氢原子被其他基团取代后,则降低甚至丧失其抑菌作用(除非取代基在体内分解或还原为原来的游离氨基)。

　　磺胺本身是抑菌的药物,大多数磺胺药是 N^1 上的一个氢原子被某些基团取代的产物,这些取代基团多是杂环化合物,例如

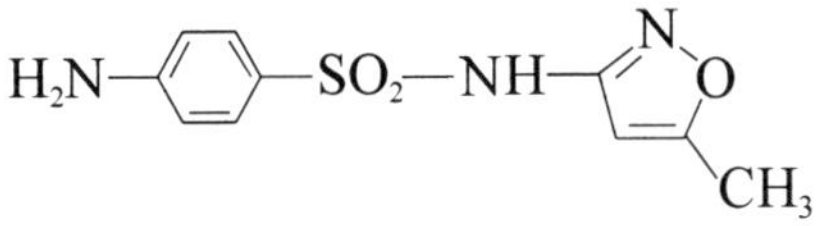

$$H_2N-\!\!\!\!\!\!\bigcirc\!\!\!\!\!\!-SO_2-NH-\!\!\bigcirc\!\!\!-CH_3$$

磺胺甲基异噁唑(sulfamethoxazole, SMZ, 新诺明)

　　磺胺类药物为两性化合物,既能与酸成盐,也能与氢氧化钠或氢氧化钾成盐,因而既可溶于酸性溶液,也可溶于碱性溶液中。

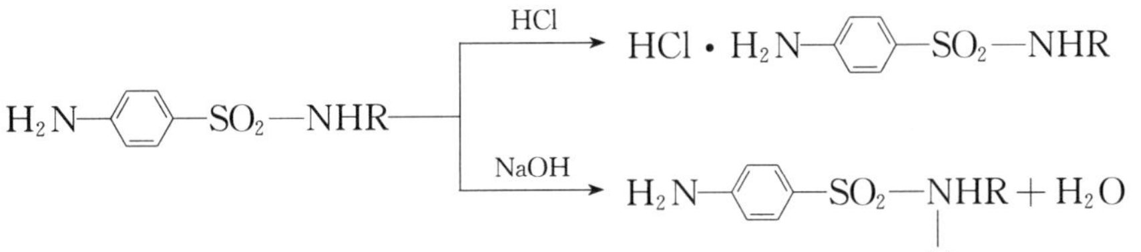

$$H_2N-\!\!\!\bigcirc\!\!\!-SO_2-NHR \begin{cases} \xrightarrow{HCl} HCl \cdot H_2N-\!\!\!\bigcirc\!\!\!-SO_2-NHR \\ \xrightarrow{NaOH} H_2N-\!\!\!\bigcirc\!\!\!-SO_2-\underset{Na}{N}R + H_2O \end{cases}$$

第四节　生　物　碱

一、生物碱的概念

　　生物碱(alkaloid)是生物体内一类含氮的具有显著生理活性的有机碱性化合物。生物碱大多存在于植物中,故又称植物碱。生物碱的分子结构多属于仲胺、叔胺或季铵类,少数为伯胺类,常含有含氮杂环。大多数生物碱由于分子结构中都含

有氮原子,而氮原子有一孤电子对,能与质子结合生成盐,因此呈碱性。游离生物碱极性较小,但生物碱的盐易溶于水,常将临床上使用的生物碱药物制成生物碱的盐类。生物碱盐遇碱仍可变为不溶于水的生物碱。

$$\text{生物碱(难溶于水)} \underset{OH^-}{\overset{H^+}{\rightleftharpoons}} \text{生物碱盐(易溶于水)}$$

二、生物碱的一般性质

生物碱大多为无色固体,少数为液体,具有旋光性,多为左旋体,难溶于水,易溶于乙醇、乙醚、苯等有机溶剂。

生物碱遇一些试剂能发生沉淀反应或颜色反应,可利用这些试剂来检出生物碱的存在,但必须将生物碱提纯,反应才灵敏、准确。常用的沉淀剂有苦味酸、磷钨酸、碘化汞钾或碘化铋钾等。

三、常见重要生物碱的结构特点

1. 烟碱(尼古丁)

烟草中含有十多种生物碱,主要是烟碱(nicotine),有旋光性,天然存在的是左旋体。烟碱极毒,少量能兴奋中枢神经,增高血压,大量则抑制中枢神经,使心肌麻痹以至死亡。烟碱结构式为

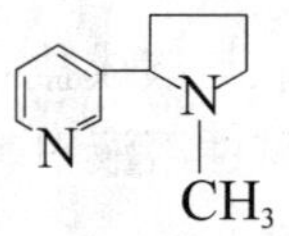

2. 麻黄碱

麻黄碱(epherdrine)是一种脂肪仲胺结构,结构式为

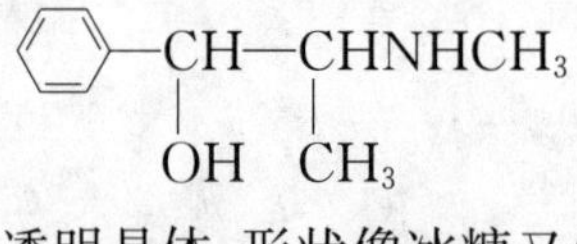

去氧麻黄素是一种无味透明晶体,形状像冰糖又似冰,故又称"冰毒",是国际、国内严禁的毒品。它对人体的损害更甚于海洛因,吸食或注射 0.2g 即可致死。一般吸食 1～2 周,即产生严重的依赖性而成瘾。对心、肺、肝、肾及神经系统有毒害作用。

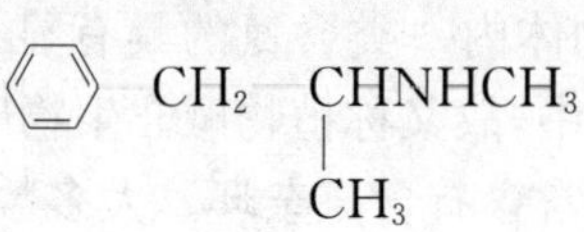

3. 阿托品

阿托品(atropine)在临床上可用作抗胆碱药,具有解平滑肌痉挛的作用,也是有机磷中毒的解毒剂。

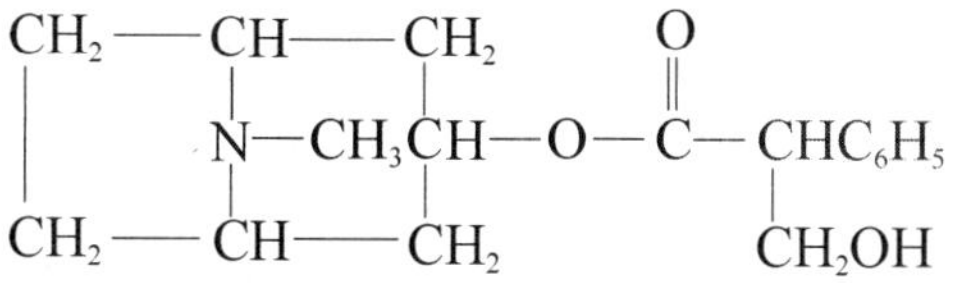

$$CH_2-CH-CH_2$$
$$|\qquad\qquad|\qquad\qquad|$$
$$N-CH_3CH-O-C-CHC_6H_5$$
$$|\qquad\qquad|\qquad\qquad\overset{\displaystyle O}{}\qquad |$$
$$CH_2-CH-CH_2\qquad\qquad CH_2OH$$

4. 吗啡和可待因

罂粟是一种一年生或两年生草本植物,其带籽的蒴果含有一种浆液,在空气中干燥后形成棕黑色黏性团块,这就是中药阿片(opium),旧称鸦片。阿片中含 20 种以上的生物碱,其中最重要的是吗啡(morphine)、可待因(codeine)和罂粟碱(papaverine)等,尤其是前两者在临床上应用较多。吗啡及其重要衍生物具有以下结构通式:

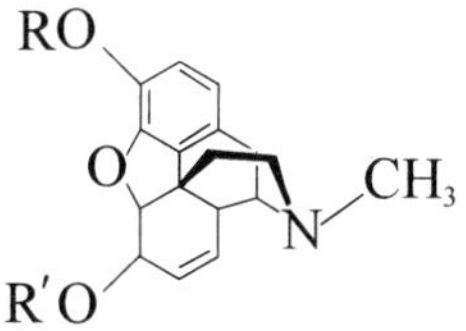

	R	R′
吗啡	—H	—H
可待因	—CH₃	—H

吗啡是阿片中最重要、含量最多的有效成分。因分子结构中同时含有叔氮原子和酚羟基,为两性化合物。临床用药一般为吗啡的盐酸盐及其制剂。它是强烈的镇痛药物,能持续 6 小时,也能镇咳,但容易成瘾,一般只为解除晚期癌症病人的痛苦而使用。可待因主要为镇咳剂,其镇痛作用较小,强度为吗啡的 1/4,成瘾倾向也较小。

【小资料】

苯丙胺类药物

苯丙胺类药物是苯丙胺及其衍生物的统称,是一种中枢神经兴奋剂,属于精神药物。它具有药物依赖(主要是精神依赖)、中枢神经兴奋、致幻、食欲抑制和拟交感效应等药理学、毒理学特性,是联合国精神药品公约管制的精神活性物质。它包括三大类:

(1) 传统型苯丙胺类:主要代表药物为甲基苯丙胺和苯丙胺。1887 年,第一个人工合成的兴奋剂硫酸苯丙胺诞生,1919 年日本化学家绪芳(Ogata)首次合成了甲基苯丙胺,1932 年用于医疗,作为治疗鼻充血和哮喘的非处方药。1937 年其片剂用于治疗发作性睡眠病、脑炎后帕金森症、抑郁、昏睡病。甲基苯丙胺和苯丙胺主要是由麻黄碱或伪麻黄碱合成而来，但也可以苯基丙酮为原料合成。甲基苯丙胺进入体内后，在肝脏代谢分解为苯丙胺，继续代谢为去氧麻黄素，又称为苯丙醇胺(PPA)。2000 年前 PPA 被广泛应用在治疗感冒的药物中，普遍使用的"康泰克"、"感冒灵"等都含有 PPA。2000 年 10 月，美国食品与药物管理局的一个顾问委员会发出紧急建议，要求把 PPA 列为不安全类药物，随后又于 11 月发布了停用含有 PPA 成分的感冒药的通知。因为一项研究结果表明，服用含有 PPA 成分的制剂容易引起过敏、心律失常、高血压、失眠等严重的不良反应，甚至引发心脏病和脑中风。研究结果发现，服用含有 PPA 药品的病人比不服用 PPA 的病人患脑中风的机会高出 50%，而服用含有 PPA 的感冒、咳嗽类药物的病人比服用其他药物的病人患脑中风的机会高出 23%。这一禁药风波不仅在美国的众多药厂药店以及公众中引起强烈反响，更迅速波及全世界。墨西哥在当年的 11 月禁售 53 种与 PPA 有关的药品。加拿大、马来西亚和新加坡等国家也纷纷做出了类似的禁售决定。2000 年 11 月 16 日，国家药品监督管理局发布紧急通知，要求立即暂停使用和销售所有含 PPA 的药品制剂。至此，使用了 50 多年的 PPA 退出了药品舞台。

(2) 致幻性苯丙胺类兴奋剂：主要代表药物为甲基苯丙胺、替甲基苯丙胺、替苯丙胺、二甲基苯乙胺，后三种药物均是制造"摇头丸"的主要成分。"摇头丸"并不是单一成分的致幻性苯丙胺兴奋剂，而是多种致幻性苯丙胺类兴奋剂的混合物，常见的为替甲基苯丙胺和替苯丙胺等，而且掺杂了大量的其他物质。而甲基苯丙胺，俗称"冰毒"，又因苯丙胺(amphetamine)有其译音名安非他明或安非它命之称，故甲基苯丙胺也有甲基安非他明之称。二次大战时，日本侵略者给士兵服用冰毒以提高战斗力。20 世纪 50 年代在我国称为"抗疲劳素片"，1957 年在重庆曾出现过吸食冰毒的成瘾人群。1962 年，在山西、内蒙古等地也发生过滥用的问题。后来国家禁止了去氧麻黄素的生产、销售与使用。该药小剂量时有短暂的兴奋抗疲劳作用，故其丸剂又有"大力丸"之称。甲基苯丙胺的作用机理是在吸食者大脑中枢神经内分泌一种称为二羟基苯基丙氨酸的物质，虽然此种物质可使人产生愉悦的感觉，让人精力充沛，它对于调节记忆、维持大脑功能具有重要的生理功效。但它的作用是建立在损伤大脑结构的基础之上的，甲基苯丙胺对于释放这种递质的神经元有极大的损伤作用。使服食者大脑中这种神经递质的代谢水平低下，而且代谢水平越低，记忆损伤就越重。吸食冰毒在精神上可产生强烈的依赖性，可导致精神恍惚、抑郁、睡眠障碍、焦虑和偏执等。对身体的损伤包括肌肉紧张、不由自主的咬牙、恶心、疼痛、寒战或盗汗等，并可使心率加快、血压升高，对于具有循环系统疾病或心脏病的人尤其危险，故"冰毒"被称为"毒品之王"。1996 年 11 月 25 日，联合国禁毒署在上海召开的国际兴奋剂专家会议上，一致认为苯丙胺类兴奋剂将逐步取代 20 世纪流行的鸦片、海洛因、大麻、可卡因等常用毒品，成为 21 世纪全球范围滥用最为广泛的毒品。我国不生产苯丙胺类药物，也严禁在临床上使用。

$$\text{C}_6\text{H}_5\text{—CH}_2\text{—CHCH}_3$$
$$\overset{|}{\text{NHCH}_3} \cdot \text{HCl}$$

甲基苯丙胺盐酸盐

(3) 减肥型苯丙胺类兴奋剂：苯丙胺是在 20 世纪 30 年代治疗发作性睡眠过程中，发现它具有抑制食欲的作用而被第一个用于治疗肥胖症的药物。主要代表药物有甲基苯丙胺、芬氟拉明、苯丁胺和硫酸苯丙胺。在一般人的认识中，很难将食欲抑制剂减肥药和冰毒、迷幻药苯丙胺联系起来。实际上,一些食欲抑制剂和冰毒、苯丙胺迷幻药同属一个大家族。在对减肥药的开发研究和实际应用中,苯丙胺类兴奋剂一直是医药商人追逐的对象。从苯丙胺和甲基苯丙胺的出现到以这种化学结构为母体改造出来的各种衍生物,都是以中枢食欲抑制作为主要的药理机理。最初用于减肥目的而开发出来的药物就是苯丙胺和甲基苯丙胺。早在 20 世纪 20 年代,药理学家就发现苯丙胺和甲基苯丙胺具有抑制食欲、减轻体重的作用。通过研究,他们发现苯丙胺和甲基苯丙胺可以对人体下丘脑的摄食中枢产生抑制作用,而对饱食中枢没有作用,结果使用者的摄取食物欲望得到抑制,可以较长时期没有饥饿感。另外,苯丙胺和甲基苯丙胺能增强使用者的活动性,消耗大量的能量。这样,使用者体内的脂肪细胞可以逐步消耗,达到减肥目的。一般来说,减肥药都具有中枢神经兴奋的作用,尤其是苯丙胺和甲基苯丙胺的中枢兴奋性作用更为明显。所以,药理学家不断对苯丙胺和甲基苯丙胺的结构进行改造,增强新化合物的中枢食欲抑制作用,减低中枢兴奋性作用。这种改造的结果,出现了几种众所周知的减肥药——芬氟拉明（商品名 Pondimin）、右旋芬氟拉明（商品名 Redux）和芬太明。芬氟拉明是在甲基苯丙胺的苯环结构上增加一个氟离子而合成。1997 年美国的一家医疗机构首次报道芬氟拉明可以对使用者的心脏瓣膜造成严重的损伤,该报告称至少有 24 名患者在服用芬氟拉明和芬太明减肥药半年至一年后,患者的心脏二尖瓣和多个瓣膜出现严重的出血性坏死。不少患者需要进行一种称为"心脏瓣膜置换术"的临床手术治疗,即将人工瓣膜替代坏死的心脏瓣膜。1997 年 8 月,美国 FDA 发现了更多的相同病历报道,在美国至少有 66 人因服用减肥药被确诊患有这种瓣膜损伤性疾病。很快,美国食品与药物管理局发出通令,要求收回这两种减肥药。世界各国也相继发出类似的通令,禁止使用含芬氟拉明和芬太明的药物。但是虽然芬氟拉明和芬太明被禁用,但现在使用的许多减肥药与芬氟拉明和芬太明一样,都属于中枢食欲抑制剂,属于苯丙胺类兴奋剂大家族的一员或同类物。因此,如何评价现在使用的许多减肥药,仍然是临床医师密切关注的问题。

习　　题

1. 命名下列化合物。

(1) $CH_3NHCH(CH_3)_2$

(2) ⟨苯基⟩—$N(CH_2CH_2CH_3)_2$

(3) ⟨苯基⟩—$\overset{+}{N_2}Cl^-$

(4) $\underset{\underset{CH_2CH_3}{|}}{CH_3}\overset{\overset{CH_3}{|}}{-}CH-\overset{\overset{CH_2CH_3}{|}}{C}-NH_2$

(5) ⟨苯基⟩—$N=N$—⟨苯基⟩—$N\overset{CH_3}{\underset{CH_2CH_3}{}}$

(6) H_3C—⟨苯基⟩—CH_2NH_2

(7) $[(C_2H_5)_2N(CH_3)_2]^+Br^-$

(8) ⟨苯基⟩—$\overset{\overset{O}{\|}}{C}$—NH—⟨苯基⟩

2. 写出下列化合物的结构式。

(1) 2-甲基-5-二甲氨基己烷

(2) 反-1,4-环己二胺

(3) N-丙基苯乙酰胺 (4) 对硝基苯胺盐酸盐

(5) 氢氧化四甲铵 (6) N,N-二甲基-2,4-二乙基苯胺

3. 完成下列反应方程式(写出主要产物)。

(1) $CH_3CH_2NH_2 + HNO_2 \xrightarrow{H^+}$

(2) $CH_3(CH_2)_3NH_2 + CH_3\overset{\overset{O}{\|}}{C}Cl \longrightarrow$

(3) ⬡—$NHCH_3$ + $HNO_2 \longrightarrow$

(4) ⬡—$\overset{+}{N_2}Cl^- + H_3C$—⬡—$OH \xrightarrow[0℃]{NaOH}$

(5) ⬡—$\overset{+}{N_2}Cl^- \xrightarrow[\triangle]{H_2O}$

(6) $CH_3(CH_2)_4NH_2 + C_6H_5SO_2Cl \longrightarrow$

(7) $CH_3CH_2CONH_2 + H_2O \xrightarrow{H^+}$

(8) $CH_3\overset{\overset{CH_3}{|}}{C}HCH_2CONH_2 \xrightarrow{NaOCl}$

4. 用化学方法鉴别下列各组化合物。

(1) $CH_3CH_2NH_2$ 和 CH_3CONH_2

(2) ⬡—NH_2 和 ⬡NH

(3) ⬡—$\overset{+}{N}H_3Cl^-$ 和 Cl—⬡—NH_2

(4) ⬡$\overset{NH_2}{\underset{CH_3}{}}$ 、 ⬡—$NHCH_3$ 和 ⬡—$N(CH_3)_2$

(5) $CH_2=CHCH_2NH_2$ 和 $CH_3CH_2CH_2NH_2$

5. 写出对硝基氯化重氮苯与下列试剂反应的主要产物。

(1) KI (2) H_3PO_2 (3) KCN/CuCN (4) 对甲苯酚(弱碱性/0℃) (5) HBr/CuBr

6. 按碱性强弱次序将下列各组化合物排列起来。

(1) 苯胺、乙胺、二乙胺、二苯胺

(2) 苯胺、丙胺、乙酰胺、邻苯二甲酰亚胺

(3) 苯甲胺、对硝基苯胺、对甲基苯胺、氢氧化四甲铵

7. 以苯为原料,合成1,3,5-三溴苯(无机试剂任取)。

8. 某化合物 A 的分子式为 C_7H_9N,有碱性,A 的盐酸盐与亚硝酸作用生成 $C_7H_7N_2Cl(B)$,B 加热后能放出氮气而生成对甲苯酚。在弱碱性溶液中,B 与苯酚作用生成具有颜色的化合物 $C_{13}H_{12}ON_2(C)$。写出 A、B、C 的结构式。

9. 解释下列现象。

(1) 医药上将一些胺类药物制成盐使用。

(2) 对硝基苯胺难以与重氮盐反应生成偶氮化合物。

10. 选择题。

(1) 下列化合物:①苯胺②二甲胺③乙酰胺④氢氧化四甲铵,按碱性由强到弱顺序排列_____。

    A. ①②③④　　B. ④②③①　　C. ③④②①　　D. ④②①③

(2) 在0~5℃时,能与亚硝酸作用,生成重氮盐的是_____。

    A. 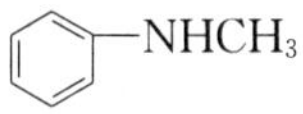 ⟨⟩—NHCH₃

    B. 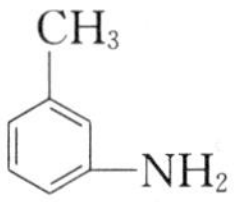 CH₃-⟨⟩—NH₂

    C. 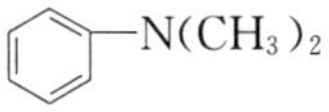 ⟨⟩—N(CH₃)₂

    D. 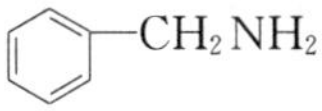 ⟨⟩—CH₂NH₂

(3) 下列化合物可发生重氮化反应,且产物能与酚类发生偶联作用的是_____。

    A. CH₃—C(=O)—NH₂

    B. 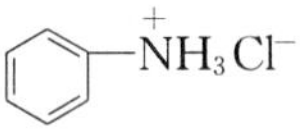 ⟨⟩—$\overset{+}{N}H_3Cl^-$

    C. $(CH_3)_4\overset{+}{N}OH^-$

    D. (CH₃CH₂)₂NH

（潍坊医学院　王雪耘）

第十二章 糖 类

糖类(saccharide)是植物光合作用的产物,是在自然界分布最广泛的一类化合物,与人们的生活密切相关,其中最重要的有葡萄糖、果糖、蔗糖、淀粉与纤维素等。另外,哺乳动物乳汁中的乳糖,肝脏和肌肉中的糖原,也都是人类生命活动所必需的化合物。

糖类化合物由 C、H、O 三种元素组成,分子中 H 和 O 的比例通常为 2:1,可用通式 $C_m(H_2O)_n$ 表示。因此,曾把这类化合物称为碳水化合物(carbohydrate)。但是后来发现有些化合物按其构造和性质应属于糖类化合物,可是它们的组成并不符合 $C_m(H_2O)_n$ 通式,如鼠李糖($C_6H_{12}O_5$)、脱氧核糖($C_5H_{10}O_4$)等;而有些化合物如乙酸($C_2H_4O_2$)、乳酸($C_3H_6O_3$)等,其组成虽符合通式 $C_m(H_2O)_n$,但结构与性质却与糖类化合物完全不同。所以,碳水化合物这个名称并不确切,但因使用已久,迄今仍在沿用。

从化学结构上看,糖类是多羟基醛或多羟基酮,或者是通过水解后能生成多羟基醛或多羟基酮的化合物。

糖类根据结构和性质,可以分为单糖、寡糖(低聚糖)和多糖三类。单糖(monosaccharides)是最简单的糖,不能水解成更简单的多羟基醛(酮)的糖,如葡萄糖、果糖等。寡糖(oligosaccharides)又称低聚糖,能水解成 2~10 个单糖,如蔗糖、乳糖和棉子糖等。

多糖(polysaccharides)是能水解成 10 个以上单糖,如淀粉、纤维素等。

第一节 单 糖

单糖根据分子中含有醛基或酮基分为醛糖(aldoses)和酮糖(ketoses);也可根据分子中所含碳原子数目分为丙糖、丁糖、戊糖和己糖等。可以将两种分类方法结合起来使用,称为某醛糖或某酮糖。例如,葡萄糖为己醛糖,果糖为己酮糖。自然界中最简单的醛糖是甘油醛,最简单的酮糖是甘油酮,它们分别为丙醛糖和丙酮糖。自然界中的单糖以戊醛糖、己醛糖和己酮糖分布最为普遍。

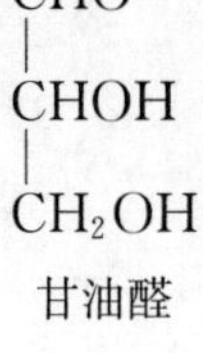

$$
\begin{array}{ll}
\text{CHO} & \text{CH}_2\text{OH} \\
| & | \\
\text{CHOH} & \text{C}{=}\text{O} \\
| & | \\
\text{CH}_2\text{OH} & \text{CH}_2\text{OH} \\
\text{甘油醛} & \text{甘油酮}
\end{array}
$$

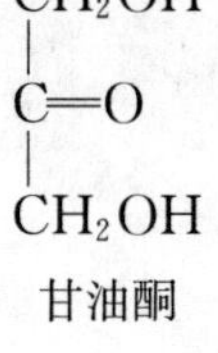

单糖常以俗名命名,如葡萄糖、果糖、核糖和脱氧核糖等。

一、单糖的开链结构和构型

在单糖中除丙酮糖外,所有的单糖分子中都含有手性碳原子,因此都有旋光异构体。葡萄糖是最重要的单糖之一,我们以葡萄糖为例,介绍单糖的结构和构型。

葡萄糖分子式为 $C_6H_{12}O_6$,属于己醛糖,分子中有四个手性碳原子,有 $2^4 = 16$ 个旋光异构体,自然界存在的葡萄糖是其中的一种。

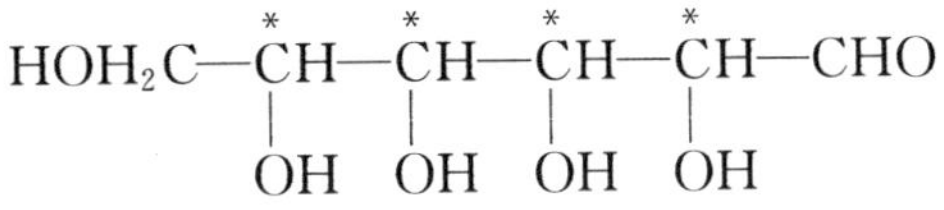

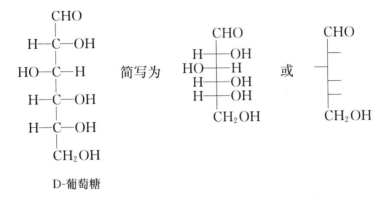

$$HOH_2C—\overset{*}{C}H—\overset{*}{C}H—\overset{*}{C}H—\overset{*}{C}H—CHO$$

2,3,4,5,6-五羟基己醛

葡萄糖(glucose)的开链结构用费歇尔投影式表示如下:

D-葡萄糖

在糖的化学中,采用 D/L 标记法来标记单糖的构型。单糖构型的确定以甘油醛为标准。距羰基最远的手性碳与 D-(＋)-甘油醛的手性碳构型相同时,为 D 型;与 L-(－)-甘油醛构型相同时,为 L 型。

D 型的丙、丁、戊、己醛糖的费歇尔投影式和名称如下:

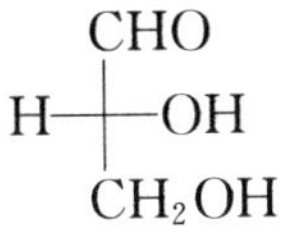

D-(＋)-甘油醛

```
        CHO                        CHO
  H ——— OH                   HO ——— H
  H ——— OH                    H ——— OH
     CH2OH                       CH2OH
```
　　D-(−)-赤藓糖　　　　　D-(−)-苏阿糖

```
     CHO          CHO          CHO          CHO
 H —— OH     HO —— H      H —— OH     HO —— H
 H —— OH      H —— OH     HO —— H     HO —— H
 H —— OH      H —— OH      H —— OH      H —— OH
   CH2OH        CH2OH        CH2OH        CH2OH
```
　D-(−)-核糖　　D-(−)-阿拉伯糖　D-(+)-木糖　　D-(−)-来苏糖

```
     CHO          CHO          CHO          CHO
 H —— OH     HO —— H      H —— OH     HO —— H
 H —— OH      H —— OH     HO —— H     HO —— H
 H —— OH      H —— OH      H —— OH      H —— OH
 H —— OH      H —— OH      H —— OH      H —— OH
   CH2OH        CH2OH        CH2OH        CH2OH
```
　D-(+)-阿洛糖　D-(+)-阿卓糖　D-(+)-葡萄糖　D-(+)-甘露糖

```
     CHO          CHO          CHO          CHO
 H —— OH     HO —— H      H —— OH     HO —— H
 H —— OH      H —— OH     HO —— H     HO —— H
 HO —— H      HO —— H     HO —— H     HO —— H
 H —— OH      H —— OH      H —— OH      H —— OH
   CH2OH        CH2OH        CH2OH        CH2OH
```
　D-(−)-古罗糖　D-(−)-艾杜糖　D-(+)-半乳糖　D-(+)-塔罗糖

　　上列化合物均有一个 L 型的对映体,因而也可以列出同量的 L 型醛糖。自然界中存在的单糖绝大多数是 D 型的,但现在 L 型的醛糖均已人工合成。

二、葡萄糖的环状结构和变旋光现象

　　葡萄糖的开链结构能解释许多单糖的化学性质,如具有醛基,能发生氧化、还原反应等,具有醇羟基,则能发生成酯、成醚反应,但不能解释另外一些实验现象。例如,葡萄糖有两种不同的结晶,一种是从乙醇中结晶出来的,熔点 146℃,新配制的水溶液经测定比旋光度为 +112°,此溶液经放置后比旋光度逐渐下降,达到 +52.5° 维持不变。另一种是从吡啶中结晶出来的,熔点 150℃,新配制的水溶液比旋光度为 +18.7°,此溶液放置后比旋光度逐渐上升,也达到 +52.5° 后维持不变。在溶液中糖的比旋光度自行转变的现象称为变旋光现象。显然葡萄糖的开链结构不能解释此现象。

经过 X 射线晶体衍射证明,结晶状态的单糖以环状结构存在。D-葡萄糖的环状结构主要是由 C_1 醛基和 C_5 羟基形成半缩醛。

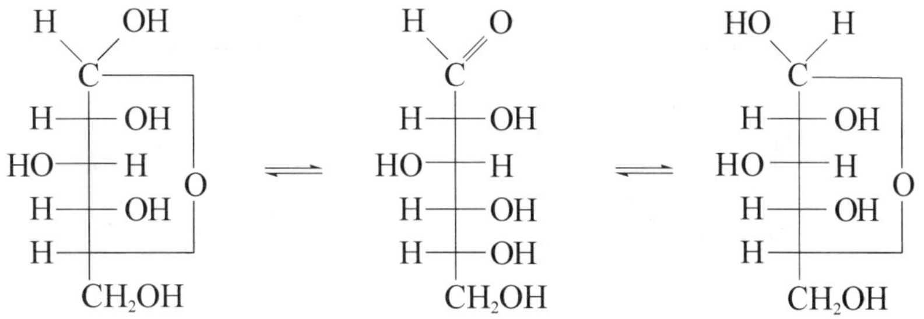

α-D-(+)-葡萄糖　　　　　　　开链醛式　　　　　　　β-D-(+)-葡萄糖

$[\alpha]_D^{20} = +112°$　　　平衡值 $[\alpha]_D^{20} = +52.5°$　　　$[\alpha]_D^{20} = +18.7°$

在 D 型糖中,半缩醛羟基在投影式右边的称为 α 型,半缩醛羟基在投影式左边的称为 β 型。α-D-(+)-葡萄糖的熔点 146℃,$[\alpha]_D^{20} = +112°$;β-D-(+)-葡萄糖的熔点 150℃,$[\alpha]_D^{20} = +18.7°$。葡萄糖的两种环状结构与开链结构的互变可以解释变旋光现象。平衡混合物中,α 型约占 36%,β 型约占 64%,而开链醛式仅有微量(约占 0.005%),达到平衡时,$[\alpha]_D^{20} = +52.5°$。

两个环状结构的葡萄糖是一对非对映异构体,因为它们只有端基碳原子构型不同,称为端基异构体,又称异头物。

三、葡萄糖环状结构的哈沃斯式和构象

葡萄糖的上述环状结构称为直立氧环式结构,用费歇尔投影式表示。从环的稳定性来看,这种过长的氧桥键是不合理的,为了接近真实和形象地表达糖的氧环结构,英国化学家哈沃斯(Haworth)提出用平面六元环的透视式代替费歇尔投影式,称为葡萄糖的哈沃斯式。

现将 D-葡萄糖开链投影式改变成哈沃斯式的过程表示如下:

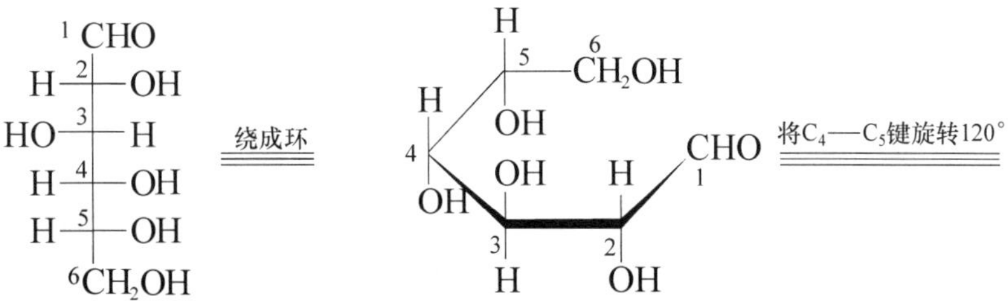

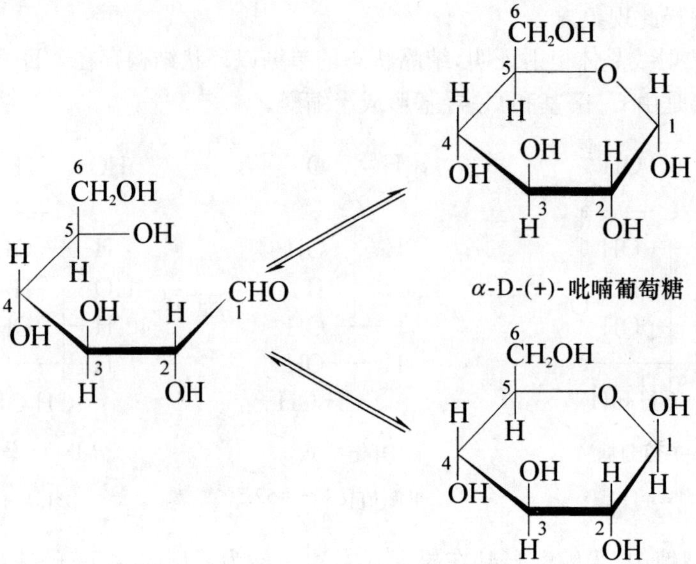

α-D-(+)-吡喃葡萄糖

β-D-(+)-吡喃葡萄糖

在糖的环状结构中,六元环中含有五个碳原子和一个氧原子,与杂环化合物中吡喃环 ⬡O 相似,因此六元环的糖称为吡喃糖;五元环的糖,环中含有四个碳原子和一个氧原子,与呋喃环 ⬠O 相似,五元环的糖称为呋喃糖。

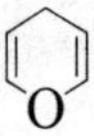

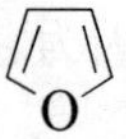

用哈沃斯式表示葡萄糖的环状结构时,是六元含氧杂环,所以将其称为吡喃糖,通常把环中的氧原子写在右上角,碳原子编号按顺时针方向排列。投影式中原来在左边的基团,处于环平面的上方;右边的基团处于环平面的下方;而 C_5 上的羟甲基在环平面上方者为 D 型。在 D 型糖中,半缩醛羟基在环平面下方者为 α 型,在环平面上方者为 β 型。糖的呋喃环表示方法与吡喃环的相似,只是氧原子写在上面。

哈沃斯式是假定环上所有的原子在一个平面上,实际上,环上的原子并不在一个平面上。哈沃斯式仍不能真实地反映单糖的三维空间结构。吡喃糖六元环的空间排列与环己烷类似,也具有稳定的椅式构象。α- 和 β-D-吡喃葡萄糖的构象式如下:

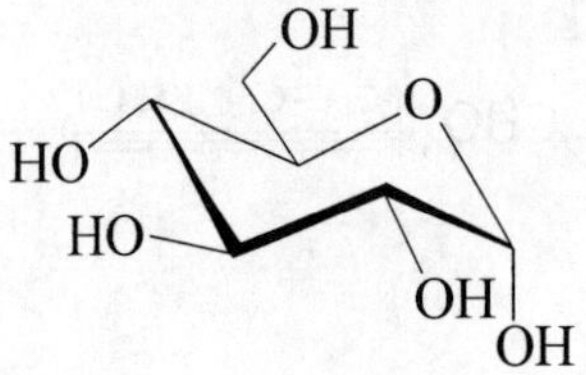

α-D-吡喃葡萄糖 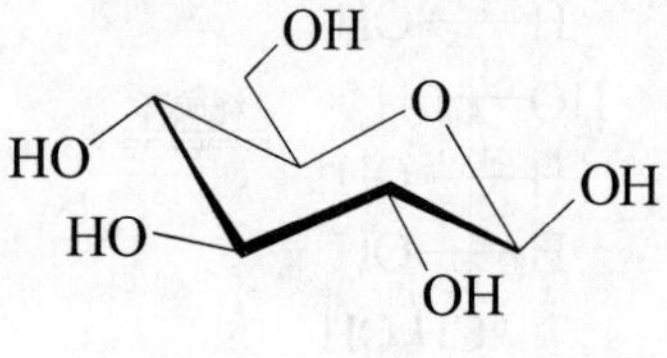　　　　　　　　　　　　β-D-吡喃葡萄糖

在 β-D-吡喃葡萄糖的椅式构象中,四个羟基和一个羟甲基都以 e 键与环相连,在 α-D-吡喃葡萄糖的椅式构象中,C_1 上的羟基以 a 键与环相连,其稳定性不如β-D-吡喃葡萄糖。这就是葡萄糖的互变平衡混合物中,β-D-吡喃葡萄糖占优势的主要原因。

四、果糖、核糖的结构

1. 果糖

果糖和葡萄糖是同分异构体。果糖是一个己酮糖,有三个手性碳原子,有 $2^3=8$ 个旋光异构体。天然果糖只是其中的一个,它的构型是 D 型的,为左旋体,它的开链式用费歇尔投影式表示为

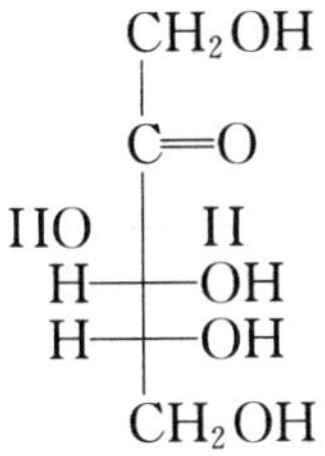

D-果糖

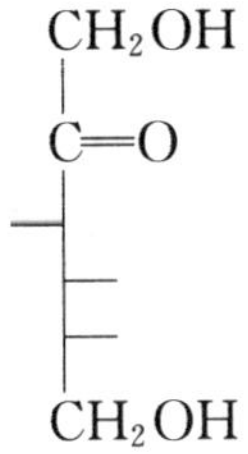

果糖同样也有 α 型和 β 型,果糖有两种不同的环状结构,一种是六元含氧杂环,称为吡喃果糖;另一种是五元含氧杂环,称为呋喃果糖。自然界中以游离状态存在的果糖是 β-D-吡喃果糖,而以结合状态存在的果糖是 β-D-呋喃果糖。果糖的开链结构和环状结构的互变可表示如下:

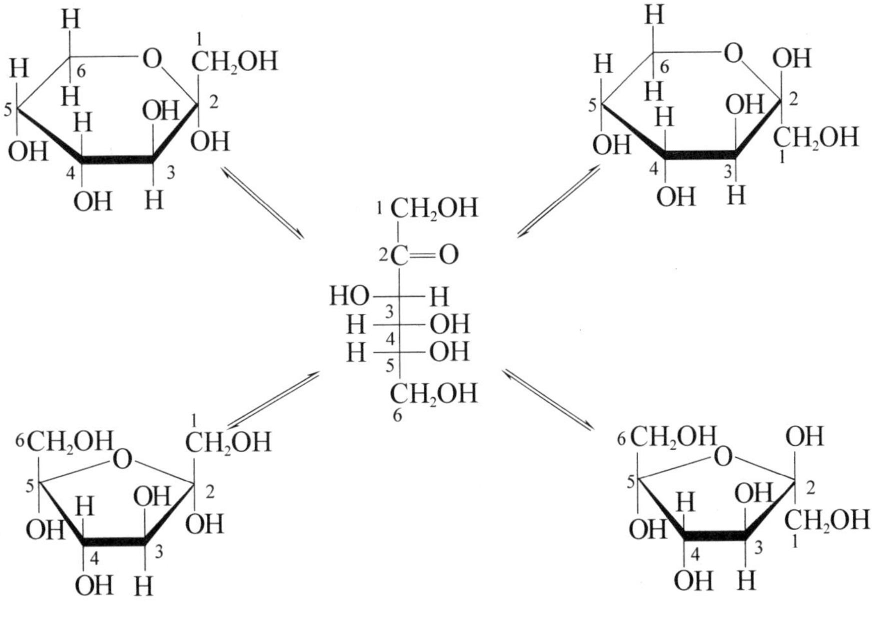

果糖在溶液中可以通过开链结构互变而成一个平衡体系。果糖也有变旋光现象,各种异构体达到平衡时的比旋光度为-92°。

2. D-核糖和 D-2-脱氧核糖

D-核糖和 D-2-脱氧核糖(D-脱氧核糖)是戊醛糖,它们是生物体内遗传物质——核酸的重要组成物质,在核苷类物质、蛋白质、脂肪代谢中处于枢纽位置,具有重要的生理功能及广阔的应用前景。

D-核糖和 D-脱氧核糖同样也有 α 型和 β 型,在核酸中都为 β 型,它们的开链结构和 β 型环状结构如下:

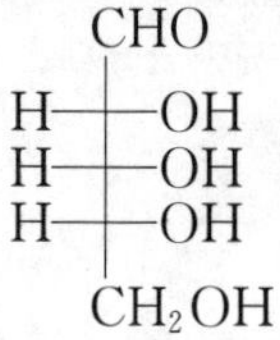

D-核糖 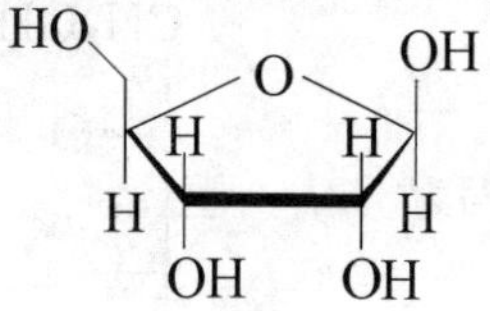 β-D-呋喃核糖 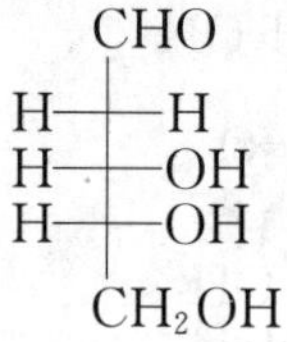   D-脱氧核糖 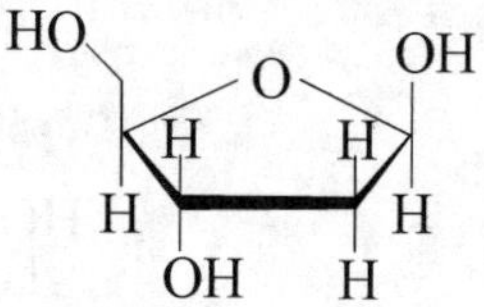 β-D-呋喃脱氧核糖

D-核糖和 D-脱氧核糖也可以通过开链结构互变为 α 型和 β 型平衡体系。它们也有变旋光现象,D-核糖的比旋光度为-23.7°,D-脱氧核糖的比旋光度为-59°。

凡是具有半缩醛(酮)结构的糖分子,都有变旋光现象。

五、单糖的物理性质

单糖都是白色晶体。由于单糖分子中有多个羟基,易溶于水,尤其在热水中溶解度极大,但难溶于醇,不溶于乙醚、丙酮等有机溶剂。单糖多有甜味,但甜度各不相同。

单糖除丙酮糖外,都有旋光性。旋光性是鉴别糖的一种重要指标。一些单糖的物理性质见表 12-1。

表 12-1 一些单糖的物理性质

糖	熔点/℃	比旋光度/(°)
D-核糖	87	-23.7
D-2-脱氧核糖	90	-59
D-葡萄糖	146	+52.7
D-果糖	104	-92.4
D-半乳糖	167	+80.2
D-甘露糖	132	+14.6

六、单糖的化学性质

单糖是多羟基醛或多羟基酮,具有醇和醛、酮的某些性质,可发生成酯、成醚和氧化等反应。由于分子内羟基和羰基的相互影响,单糖还具有一些特殊的性质。

1. 脱水反应

单糖在较浓的强酸中可发生分子内脱水反应。例如,戊醛糖和己醛糖与 6mol HCl 共热时,经多步脱水,分别生成 α-呋喃甲醛(糠醛)及 5-羟甲基糠醛。

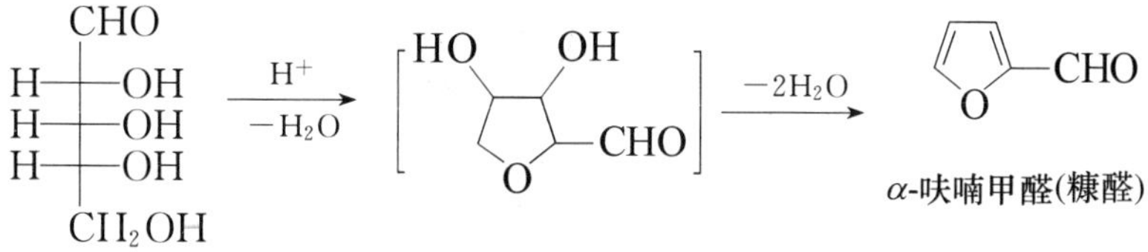

α-呋喃甲醛(糠醛)

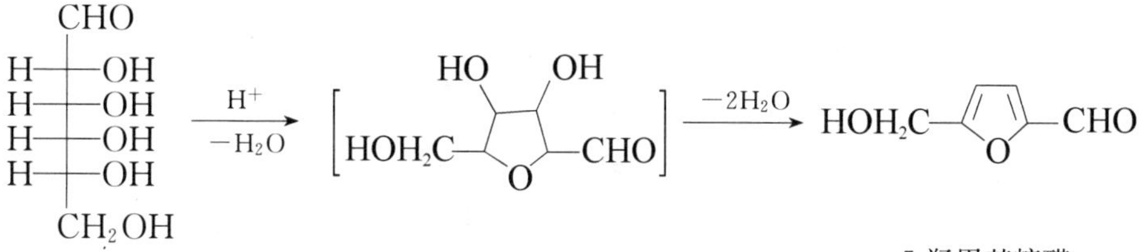

5-羟甲基糠醛

糠醛及 5-羟甲基糠醛可与酚类缩合产生有色化合物。例如,莫利许(Molisch)反应,是用浓硫酸作脱水剂,使单糖脱水成糠醛或其衍生物后,再与两分子 α-萘酚缩合显紫色的反应。酮糖也能发生类似的反应,一般来说酮糖比醛糖更易脱水,显色反应快。

多糖在硫酸存在下部分水解产生的单糖,也能发生显色反应,因此,此反应常用来鉴定糖类。

2. 在稀碱性溶液中的互变异构

单糖用稀碱水溶液处理时,可发生异构化反应。例如,D-葡萄糖用稀碱处理,可部分转变成 D-甘露糖和 D-果糖,这可能是通过"烯二醇"的结构互变异构来实现的,最后形成三种异构体的平衡混合物,如图 12-1 所示。

用稀碱处理 D-甘露糖或 D-果糖,同样会得到三者的互变平衡混合物。

含多个手性碳原子的旋光异构体,若只有一个手性碳原子构型不同,其他构型均相同,这样的旋光异构体被称为差向异构体。差向异构体间的互相转化称为差向异构化(epimerism)。D-葡萄糖和 D-甘露糖仅在 C_2 位构型不同,互称为 C_2 差向异构体,它们之间的转化称为差向异构化。而 D-葡萄糖或 D-甘露糖与 D-果糖

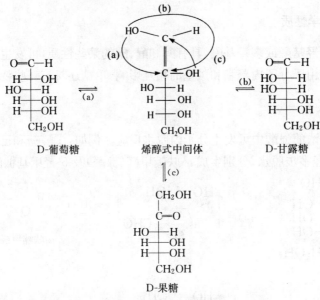

图 12-1　葡萄糖、果糖、甘露糖的互变异构

之间的转化,则是醛糖和酮糖之间的转化。在人体内糖代谢过程中,在酶的催化下,6-磷酸葡萄糖异构化为 6-磷酸果糖,即是醛糖和酮糖之间的转化。

需要注意的是图 12-1 只列出三种单糖间以开链结构表示的互变异构反应,实际上它们在溶液中各有开链结构与环状端基异构体的互变平衡。

3. 氧化反应

糖分子中的醛基和羟基都可以被氧化,最后的氧化产物可因氧化剂不同而异,常用的氧化剂有碱性弱氧化剂、溴水、稀硝酸等。

常见碱性弱氧化剂有土伦试剂、费林试剂、贝内迪克特试剂。醛糖具有醛基,能被碱性弱氧化剂氧化。酮糖能在弱碱性条件下转变为醛糖,所以酮糖也能被碱性弱氧化剂氧化。因此,单糖都可与土伦试剂、费林试剂和贝内迪克特试剂反应,分别生成银镜和氧化亚铜红棕色沉淀。

$$
\begin{array}{c}
\text{CHO} \\
\text{H}\!-\!\!-\!\text{OH} \\
\text{HO}\!-\!\!-\!\text{H} \\
\text{H}\!-\!\!-\!\text{OH} \\
\text{H}\!-\!\!-\!\text{OH} \\
\text{CH}_2\text{OH}
\end{array}
\xrightarrow[\triangle]{\text{Cu}^{2+},\text{OH}^-}
\begin{array}{c}
\text{COO}^- \\
\text{H}\!-\!\!-\!\text{OH} \\
\text{HO}\!-\!\!-\!\text{H} \\
\text{H}\!-\!\!-\!\text{OH} \\
\text{H}\!-\!\!-\!\text{OH} \\
\text{CH}_2\text{OH}
\end{array}
+\text{Cu}_2\text{O}\downarrow
$$

凡能被土伦试剂、费林试剂和贝内迪克特试剂氧化的糖称为还原性糖(reducing sugar)。不能被氧化的糖称为非还原性糖(nonreducing sugar)。单糖都是还原性糖。可以利用这两个反应来区别还原性糖和非还原性糖。

溴水为酸性弱氧化剂,醛糖可被溴水氧化,生成相应的糖酸,而酮糖在室温下不被氧化。因此可以利用溴水是否褪色来鉴别醛糖和酮糖。

$$
\begin{array}{c}
\text{CHO} \\
\text{H}\!-\!\!-\!\text{OH} \\
\text{HO}\!-\!\!-\!\text{H} \\
\text{H}\!-\!\!-\!\text{OH} \\
\text{H}\!-\!\!-\!\text{OH} \\
\text{CH}_2\text{OH}
\end{array}
\xrightarrow[\text{pH}=5]{\text{Br}_2/\text{H}_2\text{O}}
\begin{array}{c}
\text{COOH} \\
\text{H}\!-\!\!-\!\text{OH} \\
\text{HO}\!-\!\!-\!\text{H} \\
\text{H}\!-\!\!-\!\text{OH} \\
\text{H}\!-\!\!-\!\text{OH} \\
\text{CH}_2\text{OH}
\end{array}
$$

D-葡萄糖　　　　　　　D-葡萄糖酸

稀硝酸的氧化作用比溴水强,能使醛糖氧化成糖二酸,例如

$$
\begin{array}{c}
\text{CHO} \\
\text{H}\!-\!\!-\!\text{OH} \\
\text{HO}\!-\!\!-\!\text{H} \\
\text{H}\!-\!\!-\!\text{OH} \\
\text{H}\!-\!\!-\!\text{OH} \\
\text{CH}_2\text{OH}
\end{array}
\xrightarrow[100\text{℃}]{\text{稀 HNO}_3}
\begin{array}{c}
\text{COOH} \\
\text{H}\!-\!\!-\!\text{OH} \\
\text{HO}\!-\!\!-\!\text{H} \\
\text{H}\!-\!\!-\!\text{OH} \\
\text{H}\!-\!\!-\!\text{OH} \\
\text{COOH}
\end{array}
$$

D-葡萄糖　　　　　　　D-葡萄糖二酸

酮糖与强氧化剂作用,碳链断裂,生成小分子的羧酸混合物。

在生物体内的代谢过程中,醛糖在酶作用下发生羟甲基的氧化反应,生成糖醛酸,例如

$$
\begin{array}{c}
\text{CHO} \\
\text{H}\!-\!\!-\!\text{OH} \\
\text{HO}\!-\!\!-\!\text{H} \\
\text{H}\!-\!\!-\!\text{OH} \\
\text{H}\!-\!\!-\!\text{OH} \\
\text{CH}_2\text{OH}
\end{array}
\xrightarrow[\text{酶}]{[\text{O}]}
\begin{array}{c}
\text{CHO} \\
\text{H}\!-\!\!-\!\text{OH} \\
\text{HO}\!-\!\!-\!\text{H} \\
\text{H}\!-\!\!-\!\text{OH} \\
\text{H}\!-\!\!-\!\text{OH} \\
\text{COOH}
\end{array}
\rightleftharpoons
$$

葡萄糖醛酸

葡萄糖醛酸在肝脏中可与某些醇、酚等有毒物质结合，排出体外，从而起到解毒和保护肝脏的作用。

4. 成脎反应

糖分子中的羰基可与苯肼作用生成苯腙，当苯肼过量时，可进一步氧化相邻碳原子上的羟基生成新的羰基，再与第三分子苯肼作用在糖的 1,2-位形成二苯腙，称为糖脎(osazone)，例如

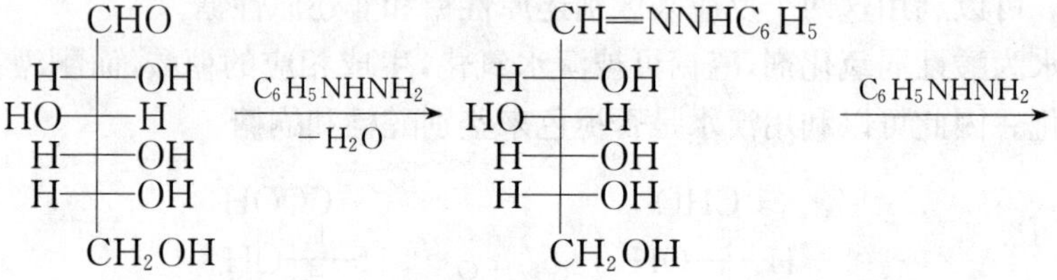

D-葡萄糖

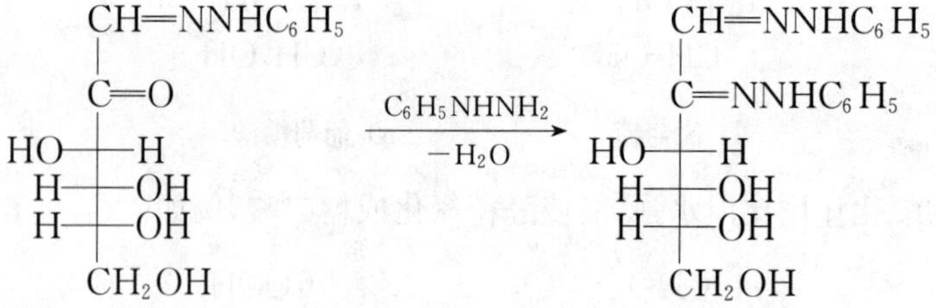

D-葡萄糖脎

不同的糖生成糖脎所需要的时间不同，一般单糖快些，二糖慢些。糖脎是难溶于水的黄色结晶，有一定的熔点，而且晶形随糖的不同而异，常利用糖脎的这些性质来分离和鉴别不同的糖。

生成糖脎的反应是发生在 C_1 和 C_2 上。不涉及其他的碳原子，因此 C_2 以下相同的糖生成同一个糖脎。例如，D-葡萄糖、D-甘露糖、D-果糖的 C_3、C_4、C_5 的构型都相同，因此它们生成同一个糖脎。

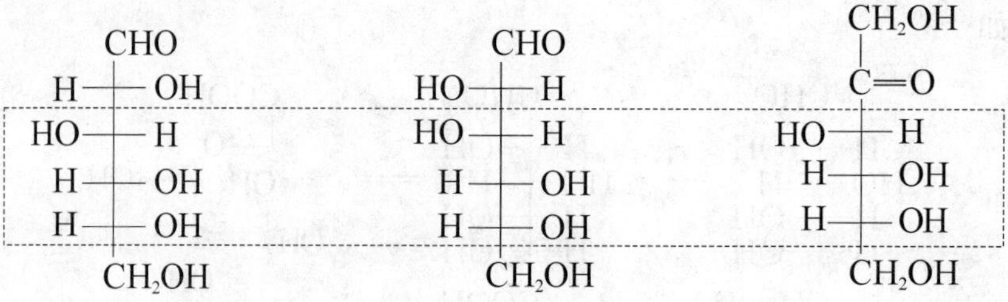

D-(+)-葡萄糖　　　　D-(+)-甘露糖　　　　D-(−)-果糖

5. 成酯反应

单糖分子中的羟基都可酯化。例如

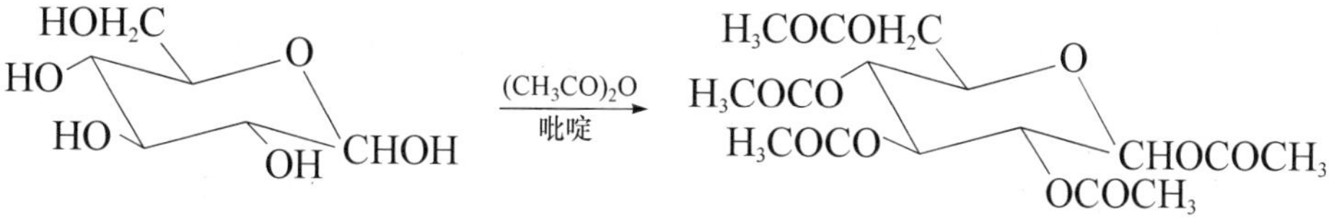

D-葡萄糖　　　　　　　　　　　　　　　　　五乙酰基-D-葡萄糖

葡萄糖酯中最重要的是磷酸酯,它们在生命活动中有特殊的重要性,是许多代谢过程的中间体。例如,葡萄糖在代谢过程中经磷酸酯化转变为葡萄糖-1-磷酸酯(俗称 1-磷酸葡萄糖,用 G-1-Ⓟ表示)和葡萄糖-6-磷酸酯(6-磷酸葡萄糖,用 G-6-Ⓟ表示),在酶的作用下,可相互转变。

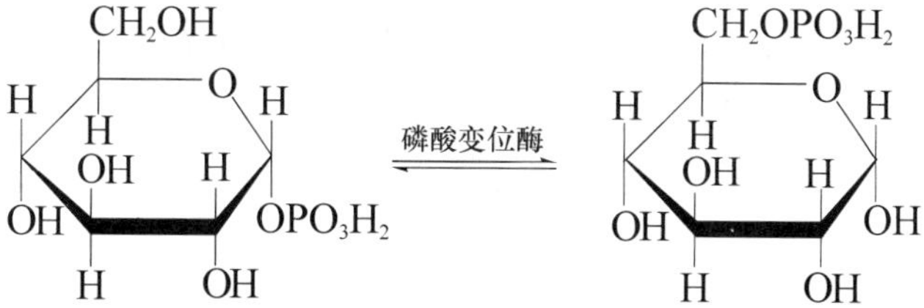

1-磷酸葡萄糖　　　　　　　　　　　　　　　6-磷酸葡萄糖

核糖和脱氧核糖的磷酸酯是核酸的组成部分。β-D-呋喃核糖和 β-D-呋喃脱氧核糖与某些碱性杂环化合物形成的 β-糖苷,称为核苷。核苷分子中糖的 5-位 C 上的羟基与磷酸所形成的酯称为核苷酸,它是构成核酸的结构单元分子。

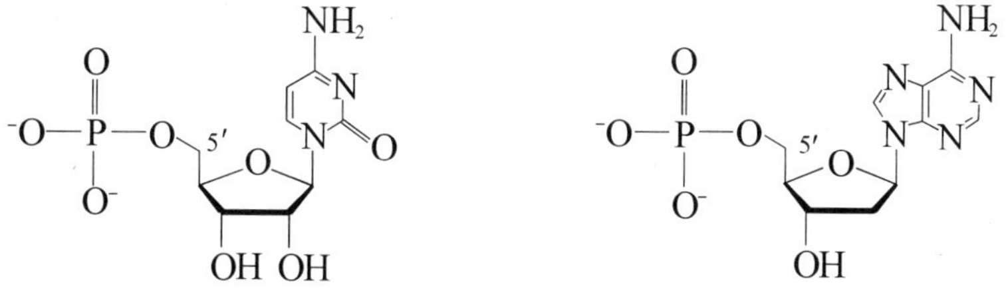

胞苷酸　　　　　　　　　　　　　　　　　脱氧腺苷酸

6. 成苷反应

单糖环状结构中含有半缩醛(酮)羟基,在酸的存在下,容易与醇、酚的羟基或含活泼氢的化合物脱去一分子水,生成具有缩醛(酮)结构的化合物。糖的缩醛(酮)称为糖苷,也称糖甙(glycoside)。此反应称为成苷反应,糖的半缩醛(酮)羟基又称为苷羟基,例如

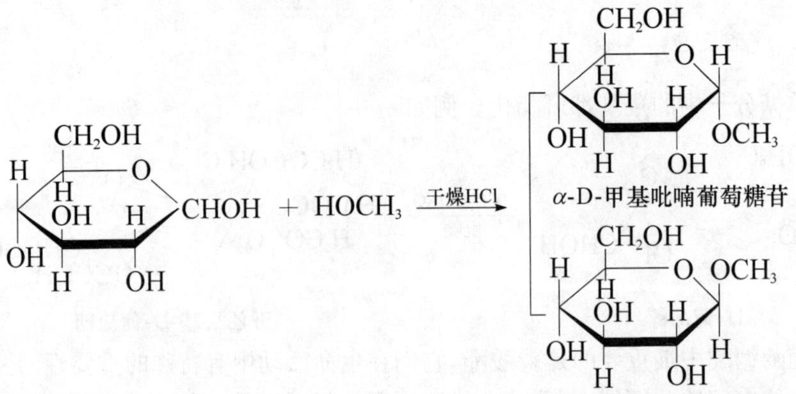

α-D-甲基吡喃葡萄糖苷

β-D-甲基吡喃葡萄糖苷

　　糖苷是由糖和非糖部分通过苷键连接而成的一类化合物。糖的部分称为糖苷基,非糖部分称为苷元或配糖基,糖苷基和苷元之间结合的键称为苷键。由氧原子把糖苷基和苷元结合起来的键称为氧苷键。此外,还有糖苷基与苷元之间通过氮或硫原子连接的氮苷键、硫苷键等。由于半缩醛(酮)羟基有 α- 和 β- 两种构型,则成苷反应后生成相应的 α-苷键和 β-苷键。

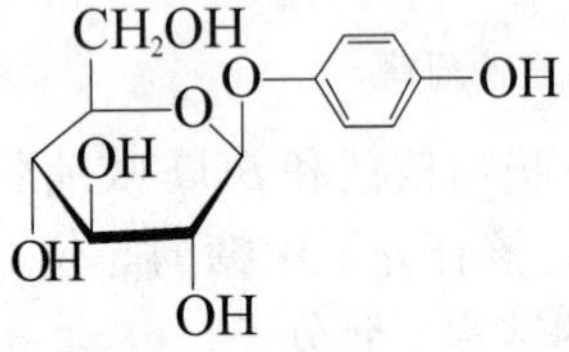

氧苷 (熊果苷) 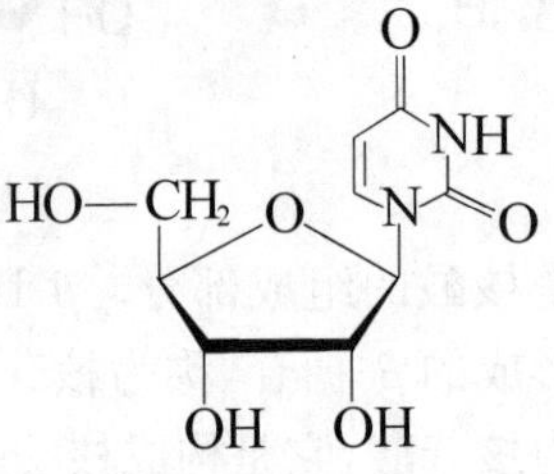　　　　　　氮苷 (尿苷) 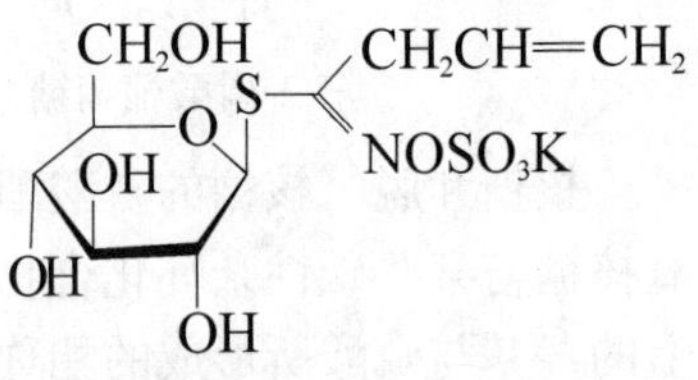　　　　　硫苷 (黑芥子苷)

　　糖苷分子中已没有苷羟基,不可能转变为开链结构而产生醛(酮)基,所以糖苷无还原性。它也不可能通过开链结构发生 α- 和 β- 两种环状结构的互变,因而也没有变旋光现象。糖苷是缩醛或缩酮,在碱中稳定,但在酸或酶存在下,则水解成糖和苷元,例如

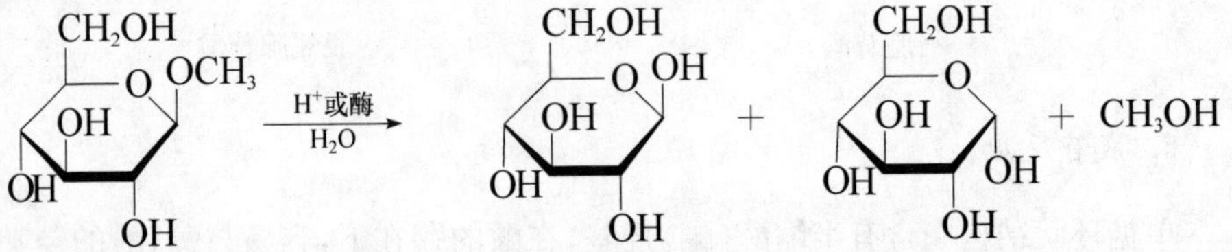

β-D-甲基葡萄糖苷　　　　　β-D-葡萄糖　　　　α-D-葡萄糖

　　糖苷广泛分布在自然界中,大多具有生物活性,也是中草药的有效成分之一。糖苷为白色、无臭、味苦的结晶性粉末,具有吸湿性,能溶于水和乙醇,难溶于乙醚。

第二节 双 糖

双糖(disaccharide)是水解后能生成两分子单糖的糖,又称为二糖,两分子单糖可以相同也可以不同。双糖可以认为是两分子单糖之间脱水缩合的产物,常见的双糖大多数是己糖脱水的产物,如蔗糖、麦芽糖和乳糖等,它们的分子式均为$C_{12}H_{22}O_{11}$。

从分子结构上看,双糖是由一分子单糖的苷羟基(半缩醛羟基)与另一分子单糖的羟基(醇羟基或苷羟基)脱水形成的糖苷。根据形成双糖分子中是否保留有苷羟基,分为还原性双糖和非还原性双糖两类。

单糖环状结构有α-和β-两种构型,相应的苷羟基脱水生成的苷键就有α-苷键和β-苷键两种,常见的苷键有α-1,4-苷键、β-1,4-苷键和α-1,6-苷键。

一、还原性双糖

一分子单糖的苷羟基与另一分子单糖的醇羟基脱水形成的双糖称为还原性双糖。分子中还保留着一个苷羟基,能通过互变生成开链糖,因此具有还原性和变旋光现象,并能与苯肼成脎。常见的还原性双糖有麦芽糖、乳糖和纤维二糖等。

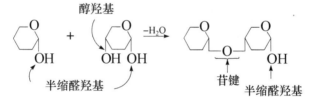

1. 麦芽糖

麦芽糖(maltose)是淀粉在淀粉糖化酶(或稀酸)的作用下部分水解的产物。因麦芽中含有淀粉糖化酶,故常用麦芽使淀粉水解成麦芽糖,其名称也由此而得。

麦芽糖为还原性双糖,是由一分子α-D-葡萄糖的苷羟基与另一分子D-葡萄糖C_4上的醇羟基脱水后,通过α-1,4-苷键连接而成的双糖。麦芽糖在麦芽糖化酶(或稀酸)作用下水解可生成两分子D-葡萄糖。麦芽糖结构式为

CH₂OH的结构式

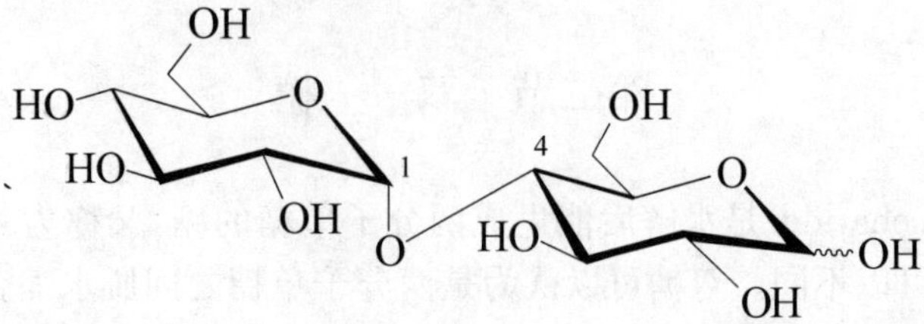

麦芽糖为白色晶体,晶体麦芽糖含一分子结晶水,易溶于水,比旋光度$[\alpha]_D^{20}=+136°$,有变旋光现象。麦芽糖是市售饴糖的主要成分,有营养价值,可作糖果,也可作细菌的培养基。

2. 乳糖

乳糖(lactose)存在于哺乳动物的乳汁中,人乳中含 7% 左右,牛奶中含 5% 左右,其名称也由此而来。乳糖是婴儿发育必需的营养物质。

乳糖为还原性双糖,是由一分子 β-D-半乳糖的苷羟基与另一分子 D-葡萄糖 C_4 上的醇羟基脱水后,通过 β-1,4-苷键连接而成的双糖。乳糖在苦杏仁酶(或稀酸)作用下水解可生成等量的 D-半乳糖和 D-葡萄糖。乳糖结构式为

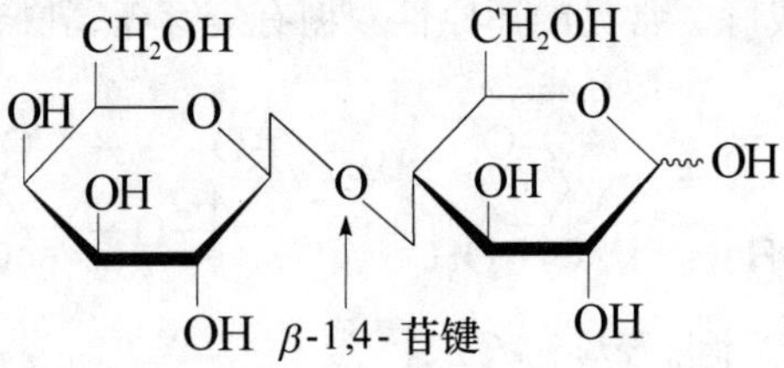

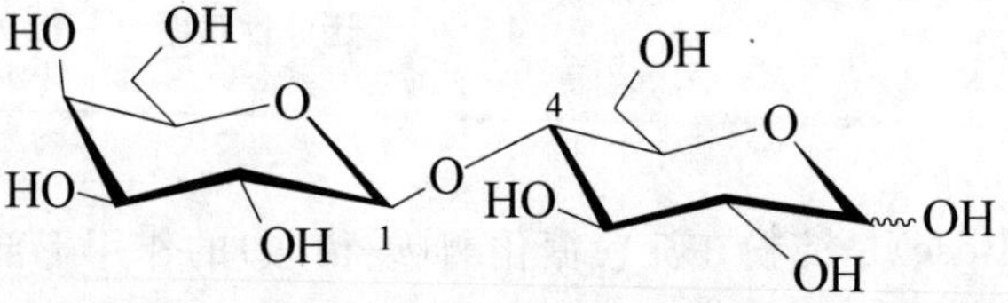

乳糖为白色结晶,晶体乳糖含一分子结晶水,溶于水,比旋光度$[\alpha]_D^{20}=+53.5°$。医药上常利用其吸湿性小作为药物的稀释剂以配制散剂和片剂。

3. 纤维二糖

纤维二糖(cellobiose)是由纤维素部分水解生成的双糖,其名称也由此而来。它与麦芽糖一样,水解后生成两分子 D-葡萄糖。纤维二糖是由一分子 β-D-葡萄糖的苷羟基与另一分子 D-葡萄糖的 C_4 醇羟基脱水后,通过 β-1,4-苷键连接而成的双糖,也是还原性双糖。纤维二糖结构如下:

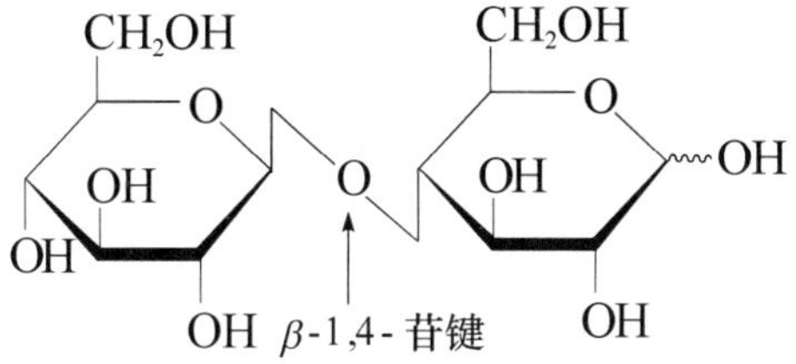

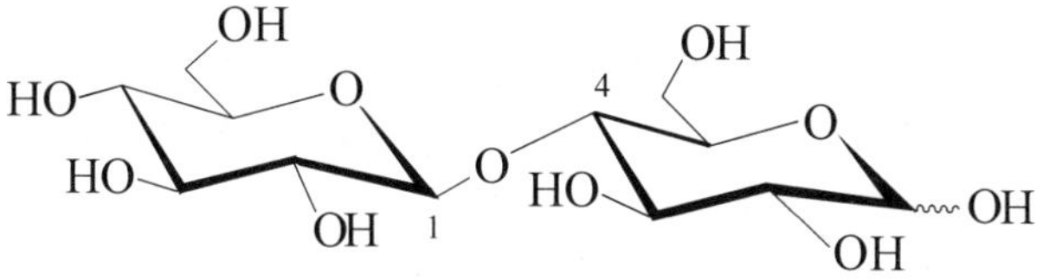

β-1,4-苷键

纤维二糖为白色结晶粉末,溶于水,微溶于乙醇,几乎不溶于乙醚,不溶于丙酮,比旋光度$[\alpha]_D^{20}=+34°$。纤维二糖在生理上与麦芽糖有很大差别。(＋)-麦芽糖有甜味,可在人体内分解消化,而(Ⅰ)-纤维二糖既无甜味,又不能被人体消化吸收,而食草动物却能以纤维二糖作为营养饲料。

二、非还原性双糖

一分子单糖的苷羟基与另一分子单糖的苷羟基脱水形成的双糖称为非还原性双糖。非还原性双糖分子中无苷羟基,不能通过互变生成开链糖,因此没有还原性和变旋光现象,也不能与苯肼成脎。常见的非还原性双糖有蔗糖等。

蔗糖(sucrose)广泛分布在各种植物中,甘蔗中含有 16%～26%,甜菜中含有12%～15%,故俗称蔗糖或甜菜糖。

从结构上看,蔗糖是由一分子α-D-葡萄糖的苷羟基与一分子β-D-果糖的苷羟基脱去一分子水后,通过α,β-1,2-苷键连接而形成的双糖。分子中既含有α-1,2-苷键又含有β-1,2-苷键。蔗糖的结构如下:

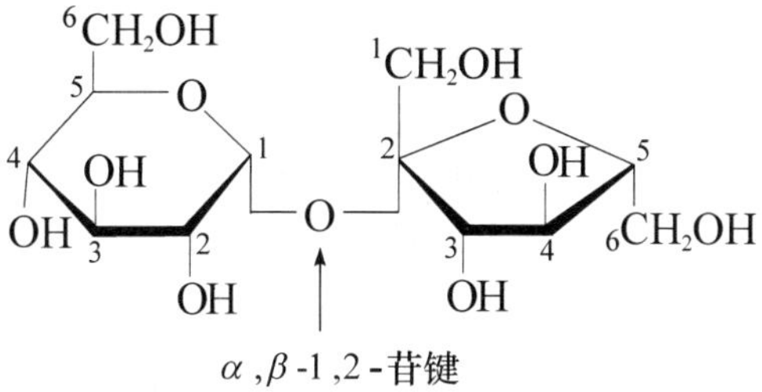

α,β-1,2-苷键

由于蔗糖分子中已无半缩醛(酮)羟基,因此蔗糖为非还原性双糖,它没有变旋光现象,也不能成脎。用酸或酶水解蔗糖,可生成等分子的 D-葡萄糖和 D-果糖。

蔗糖本身是右旋糖,$[\alpha]_D^{20}=+66.7°$,蔗糖水解后原来右旋糖的溶液变成了左旋,其$[\alpha]_D^{20} = -19.75°$。也就是说,水解前后,旋光方向发生了改变。因此,常把蔗糖的水解反应称为转化反应,而水解后生成的 D-葡萄糖和 D-果糖的混合物称为转化糖(invert sugar)。

第三节　多　　糖

多糖广泛存在于自然界中,是重要的天然高分子化合物,水解的最终产物是很多个单糖分子。有些多糖水解后只生成一种单糖,如淀粉、纤维素、糖原等,这类多糖称为匀多糖;另一类多糖的最终水解产物是两种或两种以上的单糖或单糖的衍生物,这类多糖称为杂多糖,如黏多糖等。

多糖也可看作是由许多单糖或单糖的衍生物分子中的苷羟基和醇羟基脱水缩合物,因此多糖结构单位是单糖或单糖的衍生物。结构单位之间以苷键相连接,常见的苷键主要有 α-1,4-苷键、α-1,6-苷键、β-1,4-苷键和 β-1,3-苷键等。由于连接方式不同,可以形成直链多糖、支链多糖,有时也能形成环状多糖等。

多糖的性质与单糖、双糖有较大的区别。多糖一般为无定形粉末,无甜味,大多数不溶于水,个别能与水形成胶体溶液。多糖无还原性,无变旋光现象,不能成苷,不能成脎,能水解。

多糖是与生命现象有关的一类化合物。例如,淀粉是植物体内储存的养料,也是人类食物的主要成分;糖原是动物体内血糖的储存形式;纤维素是植物骨干的原料等。

一、淀粉

淀粉(starch)是植物体中储藏的养分,存在于植物的茎、叶、根和种子中,如大米含 75%～80%、小麦含 60%～65%、玉米约含 65%、马铃薯约含 20%、芋头含 13%～38%。用 α-淀粉酶水解可得到麦芽糖;在酸的作用下,彻底水解为葡萄糖。

淀粉是白色、无臭、无味的粉末状物质,其颗粒的形状和大小因来源不同而异。天然淀粉可分为直链淀粉(amylose)和支链淀粉(amylopectin),前者的含量为 20%～25%,后者的含量为 75%～80%。直链淀粉不易溶于冷水,在热水中有一定的溶解度;支链淀粉在热水中也不溶,但可膨胀成糊状。二者的最终水解产物都是 D-葡萄糖。

1. 直链淀粉

直链淀粉也称糖淀粉,因来源、分离提纯方法不同,相对分子质量不同。直链淀粉一般由 250~300 个 D-葡萄糖结构单位主要以 α-1,4-苷键连接而成,为线状聚合物,支链很少,可被 α-淀粉酶水解为麦芽糖。其结构如下:

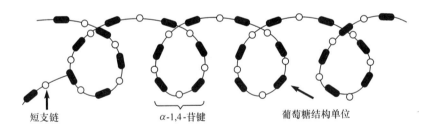

由于 α-1,4-苷键的氧原子有一定的键角,且单键可以自由转动,尤其分子中的羟基可形成氢键,因此直链淀粉的链状分子具有规则的螺旋状空间排列。每一圈螺旋有六个 D-葡萄糖结构单位,其形状如图 12-2 所示。

图 12-2 直链淀粉的形状示意图

淀粉溶液与碘液显蓝色反应,目前认为是由于直链淀粉螺旋状结构中的空穴大小,恰好适合碘分子进入,分子间引力使碘和淀粉形成一种蓝色配合物,从而改变了碘原来的颜色。这个反应很灵敏,常用来检验淀粉或碘的存在。

2. 支链淀粉

支链淀粉也称胶淀粉,其相对分子质量因来源不同而异,一般含有 6000~40000 个 D-葡萄糖结构单位。支链淀粉分子中主要由 α-1,4-苷键连接而成,分支处为 α-1,6-苷键连接。其结构式如下:

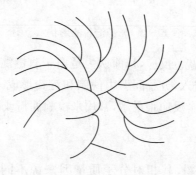

支链淀粉是多个葡萄糖单元通过α-1,4-糖苷键和α-1,6-糖苷键形成的树枝状聚合物,带有分支,大约相隔20～25个D-葡萄糖单位有一个分支。支链淀粉的结构比直链淀粉复杂,其形状如图12-3所示。

图12-3　支链淀粉的分支状结构示意图

支链淀粉与碘分子络合呈红紫色。

淀粉在酸或酶的催化下可以逐步水解,生成与碘呈现不同颜色的糊精、麦芽糖,最后水解为 D-葡萄糖。

水解产物：　淀粉　蓝糊精　红糊精　无色糊精　麦芽糖　葡萄糖

与碘显色：　蓝　　蓝紫　　红色　　碘色　　　碘色　　碘色

二、纤维素

纤维素(cellulose)是自然界中分布最广、存在量最大的物质之一。它是植物骨架和细胞的主要成分,棉花中含纤维素约 98%,木材含纤维素约 50%。

纤维素完全水解也生成 D-葡萄糖,但部分水解则生成纤维二糖。所以,纤维素的构成单元是 D-葡萄糖纤维素一般由 8000～10000 个 D-葡萄糖单位以 β-1,4-苷键连接成直链,在纤维素分子中,为保持 β-1,4-苷键的正常键角,D-葡萄糖单位的构象平面交替反转,使直链成为一种稳定的空间排列,其结构式如下：

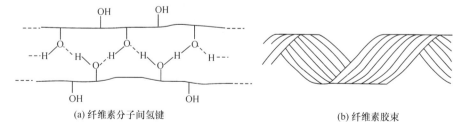

纤维素链间借助于分子间氢键形成纤维素胶束。这些胶束再扭曲缠绕形成像绳索一样的结构,如图 12-4 所示,使纤维素具有良好的机械强度和化学稳定性。

(a) 纤维素分子间氢键　　(b) 纤维素胶束

图 12-4　纤维素分子间氢键和纤维素胶束

纤维素可用酸水解成 D-葡萄糖,也可以在纤维素酶的作用下水解成 D-葡萄糖。对于人类来说,纤维素不是营养物质,因为人体内不存在能够水解 β-1,4-葡萄糖苷键的纤维素酶。但纤维素对人又是必不可少的,因为纤维素可帮助肠胃蠕动,提高消化和排泄能力。牛、羊、马等食草动物肠道内可以消化纤维素。

纤维素的用途很广,医用脱脂棉、纱布是临床上的必需品。纤维素还用来制造纸张、纺织品、火棉胶、电影胶片等。

三、糖原

糖原(glycogen)是人和脊椎动物体内储存的一种多糖,又称动物淀粉。人体中约含 400g 糖原,以颗粒形式存在于肝细胞和肌肉组织中。糖原由食物消化所得的 D-葡萄糖转变而成。当机体需要时,糖原可经一系列酶的催化而分解为 D-葡萄糖以保持血糖的水平,为各种组织提供所需能量。

糖原的结构单位是 D-葡萄糖,它是由 D-葡萄糖通过 α-1,4-苷键和 α-1,6-苷键连接而成的多糖。糖原能溶于水,不溶于乙醇及其他有机溶剂,遇碘显紫红色。糖原也可以被酸或酶水解。

糖原的结构与支链淀粉相似,但分支更多,支链淀粉中每隔 20～25 个葡萄糖残基出现一个 α-1,6-苷键,而糖原中只相隔 8～10 个葡萄糖残基就出现一个 α-1,6-苷键。糖原的形状如图 12 - 5 所示。

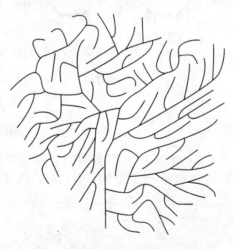

图 12 - 5　糖原的分支状结构示意图

四、黏多糖

黏多糖(mucopolysaccharide)又称氨基多糖,是一类杂多糖,一般是由氨基己糖与己糖醛酸所组成的双糖结构单位聚合而成的含氮多糖。有些黏多糖还含有乙酰基、硫酸酯等结构。因其中很多具有黏性,所以称为黏多糖。黏多糖是结缔组织、细胞间质及腺体分泌黏液的重要成分。黏多糖可通过共价键与蛋白质结合,形成具有复杂结构的黏蛋白。一个蛋白质分子常可连接数分子黏多糖，因此，黏蛋白中糖的比例常超过蛋白质，故称为蛋白多糖。

1. 透明质酸

透明质酸(hyaluronic acid)是黏多糖中结构最简单的一种，由 β-D-葡萄糖醛酸和 N-乙酰基-β-D-氨基葡萄糖通过 β-1,3-苷键连接而成的双糖结构单位聚合物，其结构可表示为

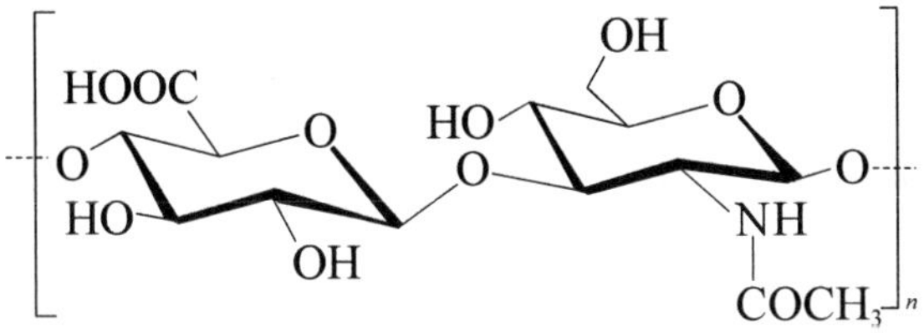

透明质酸与蛋白质结合，存在于眼球玻璃体、角膜及关节液中，结缔组织中也有。它与水形成黏稠的凝胶，有润滑和保护细胞的作用。

2. 肝素

肝素(heparin)分布在肝、肺、血管壁、肠黏膜等组织中，因最初在肝中发现，故名肝素。肝素是人和动物体内的一种天然抗凝血物质，是凝血酶的对抗物。肝素有 α-肝素、β-肝素、ω-肝素之分，通常所指的肝素是 α-肝素。临床上利用肝素的抗凝血作用，广泛用作血液的抗凝剂，也用于防止某些手术后可能发生的血栓及脏器的黏连。

肝素的结构比较复杂。例如，α-肝素的形成：首先由 α-L-艾杜糖醛酸-2-硫酸酯的苷羟基与 N-磺酸基-α-D-氨基葡萄糖-6-硫酸酯的 C_4 醇羟基，通过 α-1,4-苷键连接成一个双糖；然后 D-葡萄糖醛酸的苷羟基与 N-磺酸基-α-D-氨基葡萄糖-6-硫酸酯的 C_4 醇羟基，通过 β-1,4-苷键连接成另一个双糖。再以前者双糖的苷羟基与后者双糖分子中 D-葡萄糖醛酸的 C_4 醇羟基通过 α-1,4-苷键连接成结构单位的聚合物，即 α-肝素。其结构可表示为

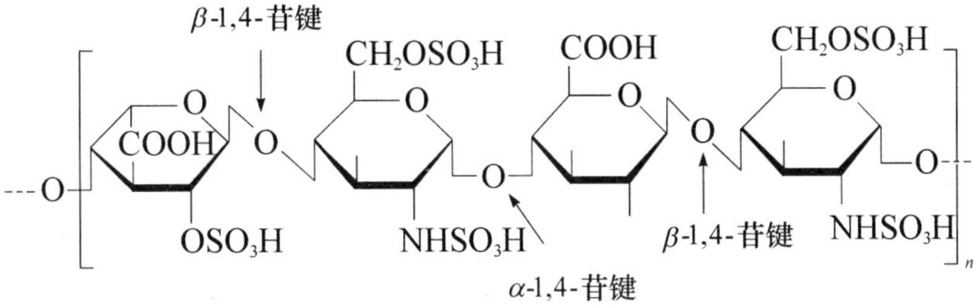

【小资料】

糖类物质与人体健康

从 20 世纪 80 年代后期起,对糖类物质的研究从有机化学范围发展到生物学领域。糖的相关研究表明:糖类物质在细胞的相互识别、细胞分化、免疫等方面起着重要的作用,其生理作用已远远超出了"生物体的能源物质及组织组成物质"的传统认识。这一研究领域近十年来进展极为迅速,已成为继蛋白质、核酸之后生物化学中的重大科学前沿。

糖类在生物体中不仅作为能源(如淀粉和糖原)或结构组分(如蛋白聚糖或纤维素),而且担负着极为重要的生物功能。越来越多的事实证明,糖复合物(糖类和蛋白质或脂类形成的共价结合物)中的寡糖是体内重要的信息分子,对人类的疾病的发生、发展和预防起着重要的作用,同时也是一类重要的治疗药物。

糖类物质作为药物的主要功能有以下几点。

一、对免疫系统的影响

糖类物质能维持机体免疫系统的动态平衡,当机体免疫系统受损或功能低下时,多糖和寡糖能刺激各种免疫细胞成熟、分化和繁殖,使机体免疫系统恢复平衡,免疫系统又能行使正常的监视、消灭外源性异物的功能,这些异物包括病原微生物、癌细胞、自身衰老死亡的细胞等。

二、多糖、寡糖药物降血糖的作用

有些多糖是 β 受体激动剂,通过第二信使将信息传递到线粒体,使糖的氧化利用加速,引起血糖降低。糖类物质降血糖的另一个机理是由于糖类药物都极易溶于水,口服后在肠道内吸水膨胀,占据肠道空间并形成膜覆盖肠道,减缓食物的吸收速率,控制餐后血糖的飙升。德国拜耳集团研制开发的阿卡波糖是一种肠道 α-葡萄糖苷酶抑制剂,它抑制肠道 α-葡萄糖苷酶,阻断从食物中水解单糖,降低胰岛对 α-葡萄糖苷酶的负担。

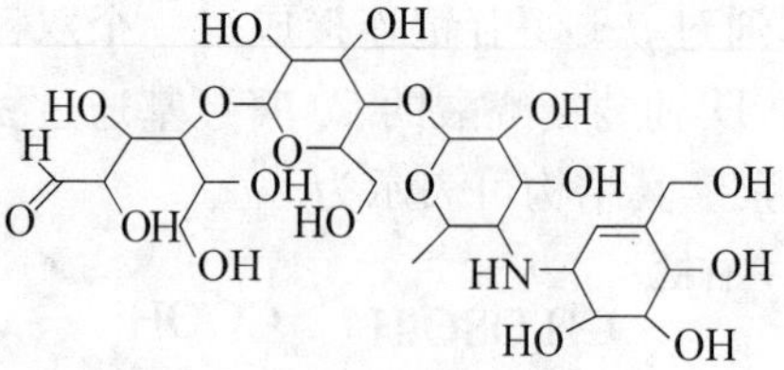

阿卡波糖

三、抗辐射作用

动物实验证明,有些多糖能刺激造血干细胞、粒细胞-聚噬细胞集落和脊髓中造血细胞的产生,所以具有抗辐射升高白细胞的作用。

四、抗病毒作用

多糖具有抗艾滋病病毒的作用。HIV-1 病毒对人体的侵袭首先是对辅助性淋巴细胞(CD4 细胞)的吸附,某些硫酸化的多糖能阻断 HIV 对辅助性淋巴细胞的黏附,起到屏蔽效应。对幽门螺旋杆菌的抗菌作用与抗病毒机理相似,也是阻止幽门螺旋杆菌依附胃肠道,防止细菌的感染。

五、抗类风湿关节炎的糖类药物

缺乏免疫球蛋白 G(IgG)半乳糖型分子的人是类风湿关节炎侵袭的对象。临床上常用氨糖疗法治疗骨关节疾病,氨糖是天然的氨基单糖,是关节器官的核心物质,被医学界视为迄今为止仅有的可以根本治疗骨关节疾病的物质。氨糖疗法就是通过外源性补充氨糖来治疗骨关节疾病的一种全新的方法。

六、以糖类化合物为基础的疫苗

寡糖与载体蛋白质偶合所得的疫苗,被验证是高度有效的。例如,b 型流感嗜血杆菌(Hib)引起幼儿急性下呼吸道感染,这种流感病毒致死率达 10%,还在 60% 的患儿中引起细菌性脊髓灰质炎,存活下来的儿童也往往带有终身残疾。在 20 世纪 90 年代,研究开发了一种由 Hib 衍生的寡糖和蛋白质载体偶合缀合物形式的疫苗。Hib 疫苗在发达国家已成为计划免疫的疫苗,Hib 感染的发病率下降了 95%。另外,癌疫苗也是以糖为基础的疫苗,这些疫苗是用癌细胞表面存在的寡糖免疫制成的。

人们把生命科学的最新进展、研究成果、新技术应用到糖类药物研究与开发上,不断创造出为人类健康做出贡献的新药。

参 考 文 献

张树政. 1999. 糖生物学:生命科学中的新前沿. 生命的化学,19(3):103～107
张树政. 2001. 人免疫缺陷病毒(HIV)与糖基化. 生物工程进展,21(1):4～10

习　题

1. 名词解释。
   (1) 差向异构体　　(2) 变旋光现象
   (3) 苷键　　(4) 还原性糖
   (5) 多糖　　(6) 转化糖
2. 用葡萄糖的结构式说明 D、L;(+)、(-);α、β 的意义。
3. 下面是四种单糖的结构式,请回答。

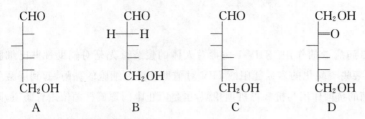

A　　　　　　B　　　　　　C　　　　　　D

(1) 写出它们的构型和名称;

(2) 写出 A 和 C 的 α-吡喃型环状结构的哈沃斯式和构象式;

(3) 写出 B 和 D 的 β-呋喃型环状结构的哈沃斯式。

4. 写出 D-核糖与下列试剂的反应式。

    (1) 苯肼　　　　　　　　(3) 稀硝酸

    (2) 溴水　　　　　　　　(4) 甲醇(干燥 HCl)

5. 用化学方法区别下列各组化合物。

    (1) 蔗糖和葡萄糖　　　　(2) 乳糖和蔗糖

    (3) 麦芽糖和淀粉　　　　(4) 葡萄糖和果糖

6. 异麦芽糖(A)和乳糖(B)的结构分别为

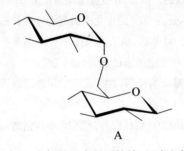

A　　　　　　　　　　　　　　　B

(1) 它们是否为还原性糖,组成它们的单糖是什么?

(2) 它们分别含哪种苷键?

(3) 它们经酸水解后产物分别是什么?

7. 指出直链淀粉、支链淀粉、糖原、纤维素的分子结构中各存在哪些类型苷键。

8. 有四个己醛糖,其 C_2、C_3、C_4 和 C_5 的立体构型分别为

    (1) $2R$、$3R$、$4R$、$5R$　　　　(2) $2R$、$3S$、$4R$、$5S$

    (3) $2S$、$3R$、$4R$、$5R$　　　　(4) $2S$、$3R$、$4S$、$5R$

    请写出(1)、(2)、(3)、(4)的费歇尔投影式,并指出哪些互为对映体,哪些互为差向异构体。

9. 选择题。

    (1) 不能产生变旋光现象的化合物是_____。

    　　A. 纤维二糖　　　B. 乳糖　　　C. 蔗糖　　　D. 麦芽糖

    (2) 既能和土伦试剂反应,又能发生水反解应的是_____。

    　　A. 麦芽糖　　　B. D-半乳糖　　　C. D-甘露糖　　　D. 己醇

    (3) 与 D-甘露糖互为差向异构体的是_____。

    　　A. D-果糖　　　B. D-葡萄糖　　　C. D-甘露糖　　　D. D-核糖

(4) 能和土伦试剂反应,又能和溴水反应的是_____。

    A. 丙醛　　　　　　B. 苯甲醛　　　C. D-葡萄糖　　D. D-果糖

(5) 可以由单糖脱水制备的化合物是_____。

    A. 吡啶　　　　　　B. 吡咯　　　　C. α-呋喃甲醛　D. β-呋喃甲醛

(6) 使 D-葡萄糖生成 D-葡萄糖二酸的条件是_____。

    A. 土伦试剂　　　　B. 溴水　　　　C. 稀碱溶液　　D. 稀硝酸

(7) 下列单糖中哪种不具有旋光性_____。

    A. D-核糖　　　　　B. 甘油酮　　　C. D-甘油醛　　D. D-果糖

(8) D-葡萄糖的一个对映体构型为 $2S,3S,4R,5R$,下列哪个是它的差向异构体_____。

    A. $2R,3S,4S,5R$　　　　　　　　B. $2S,3R,4S,5S$

    C. $2S,3S,4S,5S$　　　　　　　　D. $2R,3S,4R,5R$

(9) 还原性糖由于分子中存在着_____,因此可产生变旋光现象。

    A. 苷羟基　　　　　B. 醛基　　　　C. 醇羟基　　　D. 苷键

(10) 能用于区别葡萄糖溶液和淀粉溶液的试剂是_____。

    A. $FeCl_3$　　　　　B. 碘　　　　　C. 费林试剂　　D. NaOH 溶液

10. D-醛糖 A 和 B 均有旋光性,但与过量苯肼作用生成不同的糖脎。如以硝酸氧化 A 和 B,则分别得到六碳二元羧酸 C 和 D,C 和 D 均无旋光性。试写出 A~D 的费歇尔投影式。

11. 某单糖衍生物 A 分子式为 $C_9H_{18}O_6$,无还原性,水解后生成 B 和 C 两种产物。B 的分子式为 $C_6H_{12}O_6$,可被溴水氧化生成 D-甘露糖酸。C 的分子式为 C_3H_8O,能发生碘仿反应。请写出 A 的结构式。

12. 简述还原性双糖和非还原性双糖在结构和性质上有何相同点和不同点。

13. 为什么 β-D-葡萄糖比 α-D-葡萄糖更稳定?

(山东大学　庞　华)

第十三章 脂 类

脂类(lipid)是存在于生物体内,不溶于水而溶于有机非极性溶剂,并能被机体利用的有机化合物。这些化合物在化学组成、化学结构和生理功能上都具有很大差异。它们的共同特征包括:①具有脂溶性;②难溶于水,易溶于乙醚、氯仿和苯等极性小的有机溶剂,可以用乙醚、氯仿和苯等极性小的有机溶剂把它们从细胞和组织中提取出来;③脂类是构成生物体的重要组成,在生物体内具有重要的生理功能。

脂类有不同的分类法,根据它们的化学组成和结构特点可将脂类分为简单脂类(如油脂和蜡)、复合脂类(如磷脂和糖脂)、类脂(如甾族化合物等)。

脂类是生物维持正常生命活动必不可少的物质。油脂是动物体生命活动的能量来源,每克油脂氧化可供给 38.91kJ 热能,是糖类物质的两倍。脂肪还有保护脏器和防止热量散失的作用。生命活动不可缺少的脂溶性维生素 A、D、E 和 K 常与脂类共存。脂类是构成细胞膜的重要成分,还与糖、蛋白质等结合成糖脂。类脂中的激素,具有调节代谢、控制生长发育的功能。由于脂类这个词只是从物理性质角度而不是根据化学结构或化学性质去定义的,因此脂类化合物是包罗种类极广的化合物。本章只重点讨论构成脂类高级脂肪酸的结构、油脂、磷脂和糖脂的结构和性质以及甾族化合物的组成、结构和一些性质。

第一节 油 脂

一、油脂的结构、组成和命名

油脂又称三酰甘油,从化学结构上,可看作是一分子甘油与三分子高级脂肪酸酯化生成的酯,医学上又称作甘油三酯。若三酰甘油中的三个脂肪酸相同,称单三酰甘油,否则称混三酰甘油。自然界存在的混三酰甘油都具有 L-构型,即在费歇尔投影式中 C_2 上的脂酰基在甘油基碳链的左侧。它们的结构如下:

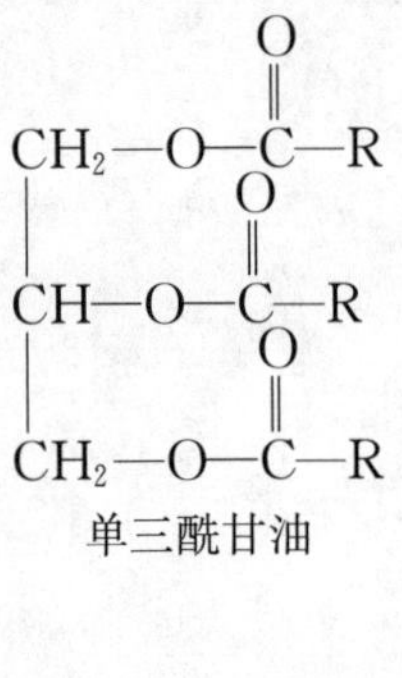

单三酰甘油 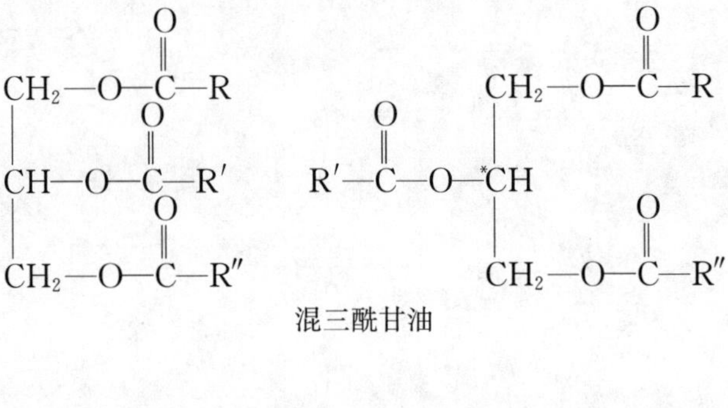　　　　　　　　　混三酰甘油

习惯上常把在常温下呈固态或半固态的三酰甘油称为脂肪(fat),而呈液态的三酰甘油称为油(oil)。脂肪和油统称为油脂(oil and fat)。天然油脂是各种混三酰甘油的混合物。固态脂肪中含饱和脂肪酸较多,而液态油中含不饱和脂肪酸较多,此外还含有少量游离脂肪酸、高级醇、高级烃、维生素和色素等。因此,天然油脂是混三酰甘油的复杂混合物。

单三酰甘油命名时称为"三某脂酰甘油"或"甘油某脂酸酯"。混三酰甘油用α、β和α'标明脂肪酸的位次和名称,例如

三硬脂酰甘油
(甘油三硬脂酸酯)

α-硬脂酰-β-棕榈酰-α'-油酰甘油
(甘油-α-硬脂酸-β-棕榈酸-α'-油酸酯)

二、脂类中的脂肪酸

脂类中的脂肪酸(fatty acid)是一类具有长碳氢链的羧酸。自然界中的脂肪酸以游离形式存在的数量并不多,大多数脂肪酸以结合成酯键或酰胺键的形式存在于脂类中。从各种动物、植物和微生物中已分离得到一百多种脂肪酸。脂肪酸形成的磷脂和糖脂中的脂类可提供亲脂性的非极性尾部,是构成生物膜脂类的成分。

脂肪酸的名称常用俗名,如月桂酸、软脂酸、油酸和花生四烯酸等。脂肪酸的系统命名法与一元羧酸的系统命名法基本相同,不同之处是脂肪酸的碳原子有三种编码体系,并且系统名称可用简写符号表示。脂肪酸碳原子的三种编码体系见表 13-1。

表 13-1 脂肪酸碳原子的三种编码体系

编码体系	CH_3	CH_2	CH_2	CH_2	CH_2	CH_2	CH_2	CH_2	CH_2	CH_2	CH_2	CH_2	CH_2	COOH
Δ 编码体系	14	13	12	11	10	9	8	7	6	5	4	3	2	1
ω 编码体系	1	2	3	4	5	6	7	8	9	10	11	12	13	14
希腊字母编号	ω	....								δ	γ	β	α	

Δ 编码体系从脂肪酸羧基端的羧基碳原子开始计数编号;ω 编码体系是从脂肪酸的甲基端的甲基碳原子开始计数编号;希腊字母编号规则与羧酸相同,离羧基

最远的甲基碳原子称为 ω 碳原子。

　　脂肪酸系统名称的简写符号书写原则：用阿拉伯数字写出脂肪酸碳原子的总数，然后在冒号后写出双键的数目，最后在 Δ 或 ω 右上角标出双键的位置。例如

亚油酸　　$CH_3(CH_2)_4CH\!=\!CHCH_2CH\!=\!CH(CH_2)_7COOH$

　　Δ 编码体系的系统名称为 $\Delta^{9,12}$-十八碳二烯酸，简写符号 $18:2\Delta^{9,12}$，表示亚油酸有 18 个碳原子，从羧基碳原子开始计数的第 9 和 10 位碳原子之间以及 12 和 13 位碳原子之间各有一个双键。ω 编码体系的系统名称为 $\omega^{6,9}$-十八碳二烯酸，简写符号 $18:2\omega^{6,9}$，表示有 18 个碳原子，自甲基端数起第 6 和 7 位碳原子、9 和 10 位碳原子之间各有一个双键。脂肪酸的系统名称通常用 Δ 编码体系。

　　脂类中重要的脂肪酸见表 13-2。

表 13-2　脂类中重要的脂肪酸

习惯名称	系统名称	简写符号	结构式
月桂酸	十二烷酸	$12:0$	$CH_3(CH_2)_{10}COOH$
棕榈酸(软脂酸)	十六烷酸	$16:0$	$CH_3(CH_2)_{14}COOH$
硬脂酸	十八烷酸	$18:0$	$CH_3(CH_2)_{16}COOH$
油酸	9-十八碳烯酸	$18:1\omega^9$	$CH_3(CH_2)_7CH\!=\!CH(CH_2)_7COOH$
亚油酸	9,12-十八碳二烯酸	$18:2\omega^{6,9}$	$CH_3(CH_2)_4(CH\!=\!CHCH_2)_2(CH_2)_6COOH$
α-亚麻酸	9,12,15-十八碳三烯酸	$18:3\omega^{3,6,9}$	$CH_3CH_2(CH\!=\!CHCH_2)_3(CH_2)_6COOH$
γ-亚麻酸	6,9,12-十八碳三烯酸	$18:3\omega^{6,9,12}$	$CH_3(CH_2)_4(CH\!=\!CHCH_2)_3(CH_2)_3COOH$
花生四烯酸	5,8,11,14-二十碳四烯酸	$20:4\omega^{6,9,12,15}$	$CH_3(CH_2)_4(CH\!=\!CHCH_2)_4(CH_2)_2COOH$
EPA	5,8,11,14,17-二十碳五烯酸	$20:5\omega^{3,6,9,12,15}$	$CH_3CH_2(CH\!=\!CHCH_2)_5(CH_2)_2COOH$
DHA	4,7,10,13,16,19-二十二碳六烯酸	$20:6\omega^{3,6,9,12,15,18}$	$CH_3CH_2(CH\!=\!CHCH_2)_6CH_2COOH$

　　脂肪酸可分为饱和脂肪酸和不饱和脂肪酸两类。分子中只含有一个双键的脂肪酸称为单烯脂肪酸，含有多个双键的脂肪酸称为多烯脂肪酸。人体内的不饱和脂肪酸按 ω 体系可分为四族(表 13-3)，各族的名称根据各族母体脂肪酸从甲基碳原子数起的第一个双键位置数命名。

表 13-3　人体内不饱和脂肪酸的分类

族	母体脂肪酸名称	族	母体脂肪酸名称
ω-7	棕榈油酸	ω-6	亚油酸
ω-9	油酸	ω-3	α-亚麻酸

同族内的不饱和脂肪酸都能以本族的母体脂肪酸为原料在体内衍生,而不同族的脂肪酸不能在体内相互转化。例如,ω-6 族的亚油酸在体内可以转化为 ω-6 族的花生四烯酸,而 ω-9 族的油酸不能在体内转化成 ω-6 族的花生四烯酸。

ω-6 族的母体化合物亚油酸和 ω-3 族的母体化合物 α-亚麻酸在人体内不能自身合成,只能从食物中获得,故称为必需脂肪酸(essential fatty acid)。虽然人体自身能合成花生四烯酸,但自身合成的数量不能满足人体生理上的需求,还需要从食物中供给,所以花生四烯酸也可称为必需脂肪酸。人体从食物中获得这些必需脂肪酸后就能合成同族的其他不饱和脂肪酸。人体缺少必需脂肪酸将导致细胞膜和线粒体结构异常改变,甚至引起癌变,所以必需脂肪酸对人体健康是必不可少的。

高等动植物的脂肪酸链长一般为 14～20 个碳原子,并且绝大多数都是偶数,以含 16 和 18 个碳的羧酸分布最广,也很少带支链。绝大多数天然存在的不饱和脂肪酸中的双键是顺式构型。大多数多烯脂肪酸的双键之间被一个亚甲基隔开,为非共轭烯酸。

三、油脂的物理性质

油脂是无色、无味的中性化合物。大多数天然油脂,尤其是植物油,由于含有多种类胡萝卜素而呈黄色至红色;另外,因还含有某些有气味的物质,所以天然油脂具有特殊的气味,如葫麻油有香味,而鱼油有腥臭味。三酰甘油比水轻,不溶于水,易溶于石油醚、氯仿、丙酮、苯和乙醚及热的乙醇。

油脂的熔点高低取决于所含不饱和脂肪酸的数目,含有不饱和脂肪酸多的油脂有较高的流动性和较低的熔点。这是因为油脂中的不饱和脂肪酸的碳碳双键大多数是顺式构型,这种构型使脂肪酸的碳链弯曲(图 13 - 1),分子之间作用力减小,熔点降低。油脂是混三酰甘油的混合物,无固定的熔点,植物油中含有大量的不饱和脂肪酸,因此常温下呈液态,而牛、羊等动物脂肪中含饱和脂肪酸较多,常温下呈固态。

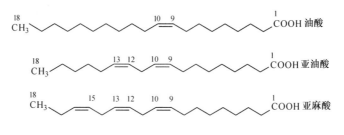

图 13 - 1　不饱和脂肪酸中伸展的碳链

四、油脂的化学性质

1. 水解、皂化

三酰甘油在酸、碱或酶的作用下,可水解生成一分子甘油和三分子脂肪酸。油脂在碱性条件下水解,则得到高级脂肪酸的钠盐,这种盐俗称肥皂,故油脂在碱性溶液中的水解又称皂化(saponification)。"皂化"一词现在广义指代酯的碱性水解反应。

$$
\begin{array}{l}
CH_2-O-\overset{\displaystyle O}{\overset{\|}{C}}-R \\[2mm]
CH-O-\overset{\displaystyle O}{\overset{\|}{C}}-R' \quad + \quad 3NaOH \longrightarrow \\[2mm]
CH_2-O-\overset{\displaystyle O}{\overset{\|}{C}}-R''
\end{array}
\qquad
\begin{array}{ll}
CH_2-OH & RCOONa \\[2mm]
CH-OH & + \quad R'COONa \\[2mm]
CH_2-OH & R''COONa
\end{array}
$$

肥皂

1g 油脂完全皂化时所需氢氧化钾的质量(用 mg 表示)数值称为皂化值(saponification number)。根据皂化值的大小,可以判断油脂中三酰甘油的平均相对分子质量。皂化值越大,油脂中三酰甘油的平均相对分子质量越小。皂化值是衡量油脂质量的指标之一,并可反映油脂皂化时所需碱的用量。常见油脂的皂化值见表 13 - 4。

表 13 - 4　常见油脂中脂肪酸的含量(%)和皂化值(mg)、碘值(g)

油脂名称	棕榈酸	硬脂酸	油酸	亚油酸	皂化值	碘值
牛油	24～32	14～32	35～48	2～4	190～200	30～48
猪油	28～30	12～18	41～48	3～8	195～208	46～70
花生油	6～9	2～6	50～57	13～26	185～195	83～105
大豆油	6～10	2～4	21～29	50～59	189～194	127～138
棉子油	19～24	1～2	23～32	40～48	191～196	103～115

肥皂的分子一头为亲水的羧酸离子;另一头是憎水的非极性链状烃基,具有乳化作用,是一种表面活性试剂,可降低水的表面张力,并可将衣物上的油污分散成细小的乳浊液使其随水漂洗除去。

2. 加成反应

含有不饱和脂肪酸的三酰甘油,其分子中的碳碳双键可与氢、卤素等进行加成反应。

(1) 加氢。油脂中不饱和脂肪酸的碳碳双键可催化加氢,从而转化成饱和脂肪酸含量较多的油脂。这一过程可使油发生物态的变化,液态的油可变成半固态或固态的脂肪,所以油脂的氢化又称油脂的硬化。油脂的硬化不仅提高了熔点,同时也便于储存和运输。

(2) 加碘。油脂的不饱和程度可用碘值来衡量。100g 油脂所能吸收碘的质量(用 g 表示)数值称为碘值(iodine number)。碘值与油脂不饱和程度成正比,碘值越大,三酰甘油中所含的双键数越多,油脂的不饱和程度也越大。在实际测定中,因为碘与碳碳双键加成的反应速率很慢,所以常用氯化碘或溴化碘的冰醋酸溶液作试剂与油脂反应。

3. 酸败

油脂在空气中放置过久会发生变质,产生难闻的气味,这种现象称为酸败(rancidity)。酸败的原因是,在空气中的氧、水分和微生物的作用下,油脂中不饱和脂肪酸的双键被氧化生成过氧化物,这些过氧化物再经分解等作用生成有臭味的小分子醛、酮和羧酸等化合物。

$$\cdots CH_2CH=CHCH_2\cdots + O_2 \longrightarrow \cdots CH_2\underset{\underset{O\;-\;O}{|\quad\;|}}{CH-CHCH_2}\cdots \longrightarrow$$

$$\cdots CH_2\underset{O}{\overset{H}{\underset{\|}{C}}} + \underset{O}{\overset{H}{\underset{\|}{C}}}CH_2\cdots \xrightarrow{[O]} \cdots CH_2COOH$$

油脂中的饱和脂肪酸在相同条件下,虽不发生类似不饱和脂肪酸的双键氧化断裂反应,但在微生物的作用下,可水解成甘油和高级脂肪酸,高级脂肪酸受酶或微生物的作用发生 β-氧化,生成 β-酮酸,β-酮酸进一步分解成酮和羧酸。高级脂肪酸的 β-氧化包括脱氢、水化、再脱氢和降解等四个连续反应。

脱氢 $\quad RCH_2CH_2\overset{\beta}{C}H_2\overset{\alpha}{C}H_2COOH \xrightarrow{-2H} RCH_2CH_2\overset{\beta}{C}H=\overset{\alpha}{C}HCOOH$

水化 $\quad RCH_2CH_2CH=CHCOOH \xrightarrow{H_2O} RCH_2CH_2\underset{OH}{\overset{\beta}{C}HCH_2COOH}$

再脱氢 $\quad RCH_2CH_2\underset{OH}{\overset{\beta}{C}H}\overset{\alpha}{C}H_2COOH \xrightarrow{-2H} RCH_2CH_2\underset{O}{\overset{\beta}{\underset{\|}{C}}}CH_2COOH$

降解 $\quad RCH_2CH_2\underset{O}{\overset{\beta}{\underset{\|}{C}}}CH_2COOH$
$\xrightarrow{\text{酮式分解}} RCH_2CH_2\underset{O}{\overset{\|}{C}}CH_3 + CO_2$
$\xrightarrow{\text{酸式分解}} RCH_2CH_2COOH + CH_3COOH$

光、热或潮气可加速油脂的酸败过程。酸败的油脂有毒和刺激性,不宜食用。油脂的酸败程度可用酸值来表示。中和 1g 油脂中的游离脂肪酸所需氢氧化钾的质量(用 mg 表示)数值称为油脂的酸值(acid number)。酸值越大,酸败的程度越严重,通常酸值大于 6 的油脂不能食用。药典对药用油脂的皂化值、碘值和酸值都有严格的规定。例如,对花生油碘值要求 84~100,皂化值要求 185~195。

第二节 磷脂和糖脂

一、磷脂

磷脂(phospholipid)是一类含磷的复合脂类化合物,广泛存在于动物的肝、脑、脊髓、神经组织和植物的种子中,是细胞原生质的必要成分。在细胞内磷脂与蛋白质结合形成脂蛋白,构成细胞的各种膜,如细胞膜、核膜、线粒体膜等。磷脂中的不饱和酸有利于生物中物质的流动,饱和脂肪酸和胆固醇则增加了生物膜的韧性,脂的疏水性使生物膜可阻碍水分子的通过,脂的不导电性则使生物膜有较高的电阻性等,可见磷脂的结构和性质与生物膜的功能关系密切。磷脂可分为甘油磷脂和鞘磷脂(又称神经磷脂)两种。由甘油构成的磷脂称为甘油磷脂,由鞘氨醇构成的磷脂称为鞘磷脂。

甘油磷脂(glycerophosphatide)是由高级脂肪酸、甘油、磷酸和醇基四部分组成,也可看作是磷脂酸的衍生物。磷脂酸(phosphatidic acid)的结构式如下:

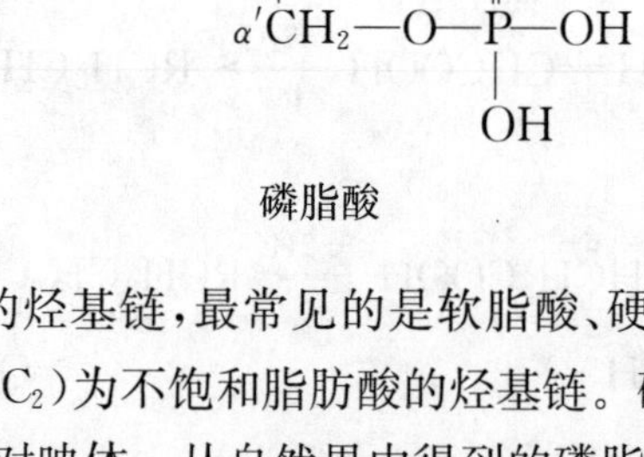

$$\alpha CH_2-O-\overset{\displaystyle O}{\overset{\|}{C}}-R_1$$
$$R_2-\overset{\displaystyle O}{\overset{\|}{C}}-O-CH$$
$$\alpha' CH_2-O-\overset{\displaystyle O}{\overset{\|}{P}}-OH$$
$$OH$$

磷脂酸

R_1 和 R_2 为脂肪酸的烃基链,最常见的是软脂酸、硬脂酸和油酸。通常 α 位(C_1)是饱和脂肪酸,β 位(C_2)为不饱和脂肪酸的烃基链。磷脂酸结构中 C_2 是一个手性碳原子,可形成一对对映体。从自然界中得到的磷脂酸都属于 L 型。

国际纯粹与应用化学联合会(IUPAC)和国际生物化学联合会(IUB)的生物化学命名委员会建议,采用专门的方法给有手性的甘油磷脂进行编号和命名,命名原则如下:

$$\begin{array}{c} CH_2\!-\!OH \\ | \\ HO\!-\!C\!-\!H \\ | \\ CH_2\!-\!OH \end{array} \left.\begin{array}{c} 1 \\ 2 \\ 3 \end{array}\right\} 立体专一编号$$

在甘油的费歇尔投影式中,C_2 上的羟基一定写在碳链的左侧,从上到下碳原子的编号为 1、2 和 3,该编号顺序不能颠倒,这种编号称为立体专一编号,用 Sn(stereospecific numbering)表示,写在化合物名称的前面,例如

$$CH_3(CH_2)_7CH\!=\!CH(CH_2)_7\!-\!\overset{\displaystyle O}{\overset{\|}{C}}\!-\!O\!-\!\overset{*}{C}\!-\!H$$

$$CH_2\!-\!O\!-\!\overset{\displaystyle O}{\overset{\|}{C}}\!-\!(CH_2)_{16}CH_3$$

$$CH_2\!-\!O\!-\!\overset{\displaystyle O}{\overset{\|}{P}}\!-\!OH$$
$$\underset{OH}{}$$

Sn-甘油-1-硬脂酸-2-油酸-3-磷酸酯

如果是外消旋体,则在化合物名称前注上前缀 race-(外消旋),若构型不明或未详细说明者,则在化合物名称前注上前缀 X-。自然界存在的磷脂都属于 Sn 型。

甘油磷脂中常见的醇基有胆碱、胆胺(乙醇胺)和丝氨酸。它们的醇羟基与磷脂酸分子中的磷酸基以磷酸酯键结合构成甘油磷脂,结构通式如下:

$$R_2\!-\!\overset{\displaystyle O}{\overset{\|}{C}}\!-\!O\!-\!\overset{CH_2\!-\!O\!-\!\overset{\displaystyle O}{\overset{\|}{C}}\!-\!R_1}{\underset{CH_2\!-\!O\!-\!\overset{\|}{\underset{OH}{P}}\!-\!O\!-\!G}{C\!-\!H}}$$

上述结构通式中:

$G\!=\!-CH_2CH_2\overset{+}{N}(CH_3)_3OH^-$ α-卵磷脂(磷脂酰胆碱)

$G\!=\!-CH_2CH_2NH_2$ α-脑磷脂(磷脂酰乙醇胺)

$G\!=\!-CH_2\underset{\overset{|}{\underset{+NH_3}{}}}{CH}COO^-$ 磷脂酰丝氨酸

甘油磷脂中磷酸残基上未酯化的羟基还具有酸性,如有碱性的氨基或羟基存

在,则可以形成内盐,所以甘油磷脂通常以偶极离子形式存在。

甘油磷脂中的两个长脂肪碳氢链为疏水的烃基链,其余部分为亲水性的极性部分,所以甘油磷脂具有乳化性质。

最重要的甘油磷脂是卵磷脂和脑磷脂。

1. 卵磷脂

磷脂酰胆碱俗名卵磷脂(lecithin),是由磷脂酸与胆碱的羟基酯化的产物。磷脂酰胆碱的结构式如下:

$$
\begin{array}{c}
\text{CH}_2\text{—O—}\overset{\displaystyle \text{O}}{\overset{\|}{\text{C}}}\text{—R}' \\[2mm]
\text{R}''\text{—}\overset{\displaystyle \text{O}}{\overset{\|}{\text{C}}}\text{—O—CH} \\[2mm]
\text{CH}_2\text{—O—}\overset{\displaystyle \text{O}}{\underset{\text{O}^-}{\overset{\|}{\text{P}}}}\text{—OCH}_2\text{CH}_2\overset{+}{\text{N}}(\text{CH}_3)_3
\end{array}
$$

在卵磷脂中,胆碱磷酸酰基可连在甘油基的 α- 或 β-位上,故有 α 和 β 两种异构体。自然界存在的卵磷脂为 α-卵磷脂(3-Sn-磷脂酰胆碱)。卵磷脂中的饱和脂肪酸通常是硬脂酸和软脂酸,不饱和脂肪酸为油酸、亚油酸、亚麻酸和花生四烯酸等。

卵磷脂存在于脑组织、大豆中,尤其在禽卵卵黄中的含量最为丰富。新鲜的卵磷脂是白色蜡状物质,在空气中易被氧化变成黄色或棕色。不溶于水及丙酮、溶于乙醇、乙醚及氯仿中。

2. 脑磷脂

磷脂酰乙醇胺俗名脑磷脂(cephalin),是由磷脂酸与乙醇胺(或称胆胺)的羟基酯化生成的产物。磷脂酰乙醇胺结构式如下:

$$
\begin{array}{c}
\text{CH}_2\text{—O—}\overset{\displaystyle \text{O}}{\overset{\|}{\text{C}}}\text{—R}' \\[2mm]
\text{R}''\text{—}\overset{\displaystyle \text{O}}{\overset{\|}{\text{C}}}\text{—O—CH} \\[2mm]
\text{CH}_2\text{—O—}\overset{\displaystyle \text{O}}{\underset{\text{O}^-}{\overset{\|}{\text{P}}}}\text{—OCH}_2\text{CH}_2\overset{+}{\text{N}}\text{H}_3
\end{array}
$$

自然界中的脑磷脂为 α-脑磷脂(3-Sn-磷脂酰乙醇胺),它完全水解可得到甘油、脂肪酸、磷酸和乙醇胺。

脑磷脂存在于脑和神经组织、大豆中,通常与卵磷脂共存。脑磷脂与血液的凝固有关,血小板内能促使血液凝固的凝血激活酶就是由脑磷脂与蛋白质所组成的。脑磷脂在空气中也易被氧化成棕黑色。能溶于乙醚,不溶于丙酮,难溶于冷乙醇。故利用这一溶解性质,可将卵磷脂与脑磷脂分离。

3. 神经磷脂(鞘磷脂)

鞘磷脂(sphingomyelin)是由神经酰胺的羟基与磷酸胆碱(或磷酸乙醇胺)酯化而形成的化合物。鞘磷脂的主链为神经酰胺,它是由鞘氨醇的氨基与脂肪酸通过酰胺键结合形成的。鞘氨醇、神经酰胺、鞘磷脂的结构及形成见图 13-2 所示。

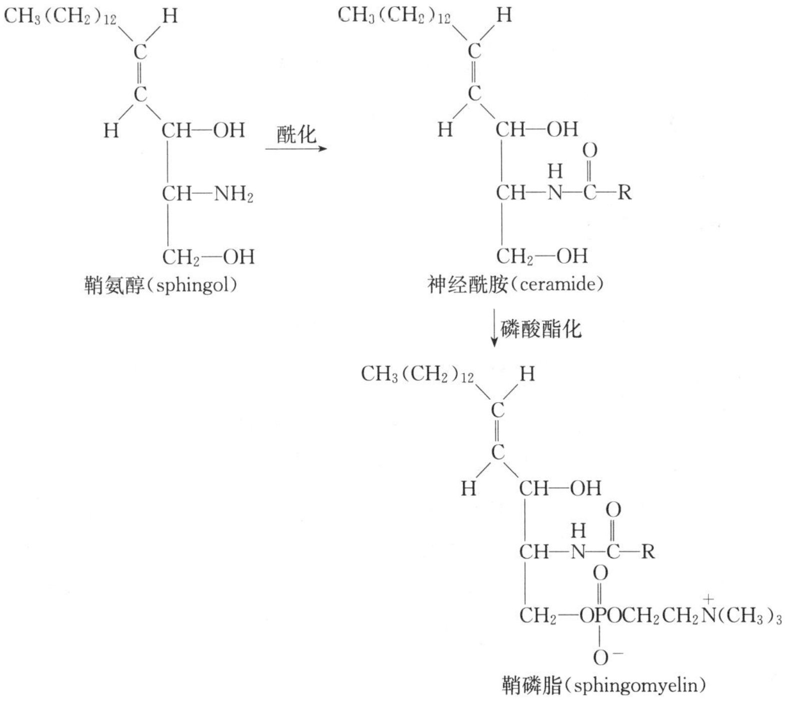

图 13-2 鞘磷脂形成示意图

鞘磷脂是白色晶体,不溶于丙酮、乙醚而溶于热乙醇,其化学性质比卵磷脂和脑磷脂稳定,不易被氧化。天然鞘磷脂分子中鞘氨醇残基中的碳碳双键以反式构型存在。在不同组织器官中存在的鞘磷脂的脂肪酸种类有所不同,神经组织中以硬脂酸、二十四碳酸和15-二十四碳烯酸(神经酸)为主,脾脏和肺组织中则以软脂酸、二十四碳酸为主。鞘磷脂也具有乳化性质,是细胞膜的主要成分。

二、糖脂

糖脂(glycolipide)是含糖的复合脂类,分为糖鞘脂和甘油鞘脂,常与磷脂共存,在脑组织、细胞膜和质网膜中起重要的生理作用。下面介绍一种重要的糖脂——脑苷脂。

脑苷脂(cerebroside)是由一分子神经酰胺与单糖通过糖苷键相连所形成的化合物。若单糖是葡萄糖,则为葡萄糖脑苷脂,其结构如下:

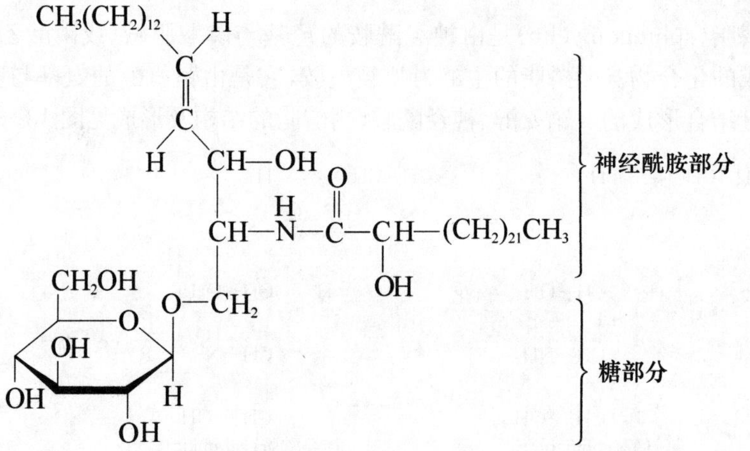

CH₃(CH₂)₁₂ ... 神经酰胺部分 ... 糖部分

葡萄糖脑苷脂(glucocerebroside)

脑苷脂存在于脑组织中,是脑细胞的重要组分。在脑苷脂中,单糖(主要是葡萄糖和半乳糖)的半缩醛羟基与神经酰胺的伯羟基形成 β-糖苷键。将脑苷脂水解可得到含有 22～26 个碳原子的高级脂肪酸,其中常见的有神经酸(15-二十四碳烯酸)、羟神经酸(2-羟基-15-二十四碳烯酸)、脑羟脂酸(2-羟基-二十四碳酸)。分子中亲脂部分是神经酰胺的长碳链和脂肪酸残基的碳氢链;亲水部分为连在神经酰胺上的糖残基,因亲水的极性头不带电荷,故脑苷脂是中性糖鞘脂。重要的脑苷脂有葡萄糖脑苷脂、半乳糖脑苷脂和硫酸脑苷脂(简称脑硫脂,硫酸在半乳糖残基的 C_3 位上酯化)。

三、磷脂与细胞膜

细胞膜又称质膜,是一种将细胞内容物与外界隔开的半透性膜。膜的基本作用是既要隔开和形成界面,又要使细胞与外界环境能不断地进行物质、能量与信息的交流。它的主要功能就是离子转运、能量转换和信息传递,以维持细胞的正常生理功能。

细胞膜的化学组成为脂类、蛋白质和少量糖,脂类与蛋白质通过非共价键结

合,糖则通过共价键与膜上的脂类或
蛋白质结合。对于细胞膜结构的模
型尚无完满的答案,其中广泛支持的
观点认为可流动的脂质双分子层组成
细胞膜的基本构架,其中镶嵌着可以
移动的球形蛋白质。脂质双分子层结
构是由磷脂分子的结构特点决定的。
细胞膜中的甘油磷脂和鞘磷脂都具有
乳化性质,特别是甘油磷脂,分子中

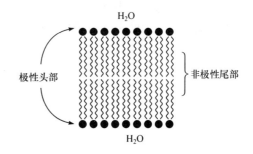

图 13 - 3　脂双分子层结构示意图

一个亲水的头由于静电作用对水中氢产生亲和力而面向水相,两条疏水性的尾
则互相聚集,尽量避免与水接触,以双分子层形式排列,成为热力学上稳定的脂
双分子层(图 13 - 3)。细胞磷脂中的不饱和脂肪链以顺式弯曲形的结构存在,
因排列松散而熔点降低,在生理温度下呈流动的半固体,即在力学性质上像液
体,光学性质上像晶体。细胞膜是液晶态结构,在生理温度下有可流动性,细胞
膜的流动性对维护膜的功能十分重要,这种流动性与人的新陈代谢、衰老过程密
切相关。

第三节　甾族化合物

一、甾族化合物的基本结构和命名

甾族化合物(steroid)是广泛存在于动植物体内的物质。甾族化合物分子中都
含有一个由环戊烷骈多氢菲构成的四环碳骨架,四个环分别用 A、B、C、D 表示,环
上的碳原子有固定的编号顺序。

环戊烷骈多氢菲

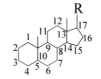

甾族化合物的基本结构

在母核环上,一般在 C_{10} 和 C_{13} 上连有一个甲基,称为角甲基。在 C_{17} 上连有
一个不同碳原子数的碳链。中文"甾"字很形象地表示了甾族化合物基本结构的
特点,甾字中的"田"表示四个环,"〈〈〈"象征地表示两个角甲基和 1 个 C_{17} 位上
的取代基。

在基本结构上连有羟基、羧基、双键等官能团,其数量和位置各异,构成了各种
不同类型的甾族化合物。

甾族化合物的命名,常采用俗名,如胆固醇、黄体酮、睾丸酮等。

　　甾族化合物骨架中环与环之间的稠合方式和十氢化萘相似。十氢化萘是由两个环己烷通过共用两个碳原子稠合而成的桥环化合物。十氢化萘有顺反两种异构体，共用两个碳原子上的氢原子处于环平面同侧的为顺-十氢化萘，处于异侧的为反-十氢化萘。

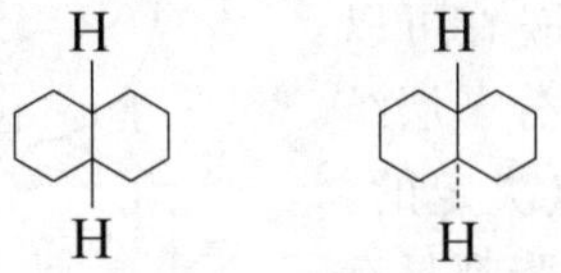

H

H

H

H

顺-十氢化萘　　　　　反-十氢化萘

　　顺-或反-十氢化萘均由二个椅式环己烷稠合而成。若将一个环当作另一个环的两个取代基，则顺-十氢化萘中的两个环以 ae 键稠合，反-十氢化萘中的两个环以 ee 键稠合。从构象的稳定性分析，反-十氢化萘比顺-十氢化萘稳定。

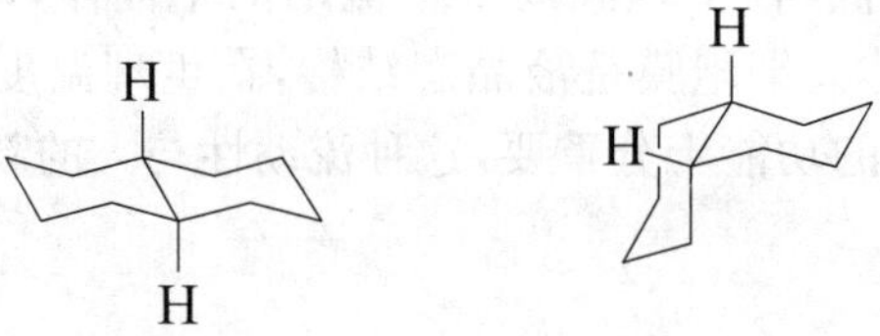

H

H

H

H

反式（ee 稠合）　　　　　　顺式（ae 稠合）

　　甾族化合物分子中的 A、B、C、D 环之间的稠合有顺、反两种方式，其基本骨架中有 7 个手性碳原子（C_5、C_8、C_9、C_{10}、C_{13}、C_{14}、C_{17}），理论上应该有 2^7 个立体异构体，但由于多个环稠合在一起，相互制约，碳架刚性增大，使异构体的数目大大减少。天然甾族化合物中 B 环和 C 环之间总是反式稠合（以 B/C 反表示），相当于反-十氢化萘的构型；C 环和 D 环之间也几乎都是反式稠合（以 C/D 反表示）；只有 A 环和 B 环之间有些是反式稠合，有些是顺式稠合。当 A 环和 B 环之间是顺式稠合，即 C_5 上的 H 和 C_{10} 上的角甲基在环平面同侧的，用实线连接 H，称为 β 型，反之当 A 环和 B 环之间是反式稠合，即 C_5 上的 H 和 C_{10} 上的角甲基在环平面异侧的，用虚线连接 H，称为 α 型。

　　甾环碳架上所连的原子或原子团在空间有不同取向时，其构型规定如下：凡与角甲基在环平面异侧的取代基为 α 型，用虚线表示；反之则为 β 型，用实线表示。若 C_5 处有双键，就不存在 α 型和 β 型之分。

　　根据 C_5—H 构型的不同，甾族化合物可分为 5β 系和 5α 系两大类。C_5—H 与角甲基在环平面同侧称为 5β 系甾族化合物（AB 环顺式稠合），用实线表示。若 C_5—H 与角甲基在环平面异侧，称为 5α 系甾族化合物（AB 环反式稠合），用虚线表示。

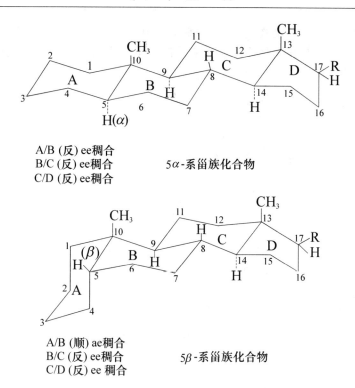

A/B (反) ee稠合
B/C (反) ee稠合　　　　5α-系甾族化合物
C/D (反) ee稠合

A/B (顺) ae稠合
B/C (反) ee稠合　　　　5β-系甾族化合物
C/D (反) ee 稠合

二、甾醇

甾醇(sterol)常以游离状态或以苷的形式广泛存在于动物和植物体内。甾醇可依照来源分为动物甾醇及植物甾醇两大类。天然的甾醇在 C_3 上有一个羟基,并且绝大多数都是 β 型(羟基与角甲基处于同侧)。甾醇又称为固醇。

1. 胆固醇(胆甾醇)

胆固醇(cholesterol)是一种动物甾醇,最初是在胆结石中发现的一种固体醇,所以称为胆固醇。胆固醇分子结构特点是 C_3 上有一个 β 羟基, $C_5 \sim C_6$ 有一个碳碳双键, C_{17} 连有八个碳原子的烷基侧链。胆固醇结构如下:

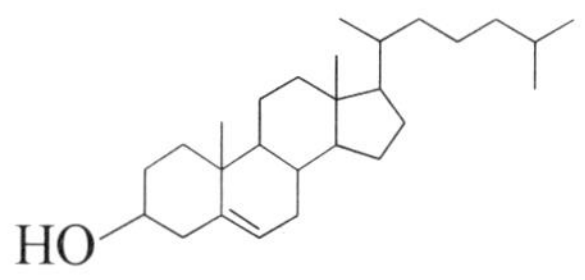

HO

胆固醇

胆固醇为无色或微黄色的结晶,熔点 148℃,难溶于水,易溶于有机溶剂。当用氯仿溶解时,加入乙酐和浓硫酸后,颜色由浅红变为深蓝,最后转为绿色。临床上常用此反应做血清中胆固醇的定量测定。

胆固醇存在于人和动物的血液、脊髓及脑中。正常人血液中含胆固醇 $2.82\sim$ $5.95\mathrm{mmol} \cdot L^{-1}$。如果人体内的胆固醇代谢发生障碍或饮食摄取胆固醇量太多，就会从血液中沉淀析出，引起结石或血管硬化。

2. 7-脱氢胆固醇与麦角甾醇

7-脱氢胆固醇结构与胆固醇所不同的是 $C_7\sim C_8$ 也为双键，它存在于人体皮肤中，经紫外线照射，B 环打开，转变为维生素 D_3。

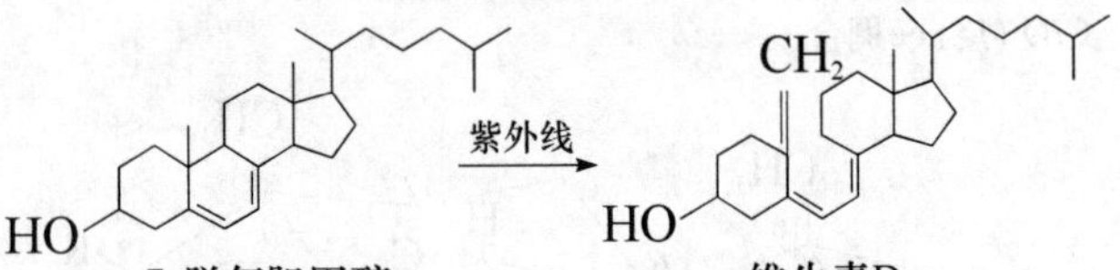

7-脱氢胆固醇　　　紫外线　　　维生素D_3

麦角甾醇是一种植物甾醇，存在于麦角（霉菌）中，酵母中含量较多。其结构与 7-脱氢胆固醇相似，在 C_{17} 所连的烃基上多了一个双键和一个甲基，在紫外线照射下，B 环也能打开，生成维生素 D_2。

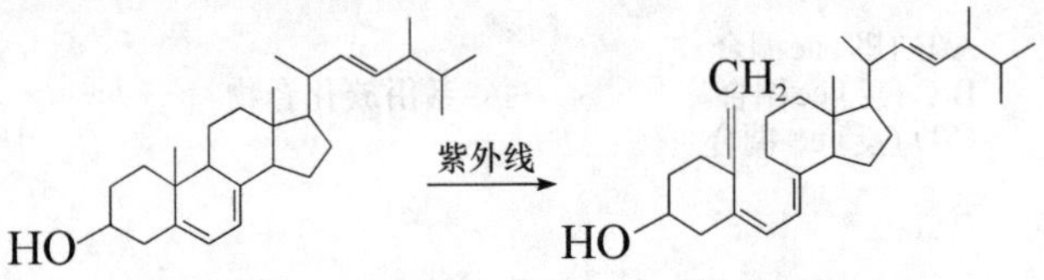

麦角甾醇　　　紫外线　　　维生素D_2

维生素 D_2、D_3 都属于 D 族维生素，是脂溶性维生素，具有抗佝偻病作用。为了预防儿童得佝偻病、软骨病，应经常晒太阳，食用含维生素 D 的食品，如鱼肝油、牛奶及蛋黄等。

三、胆甾酸

胆酸、脱氧胆酸、鹅脱氧胆酸和石胆酸等存在于动物胆汁中，总称为胆甾酸。胆甾酸在人体内可以以胆固醇为原料直接生物合成。至今发现的胆甾酸已有 100 多种，其中人体内重要的是胆酸和脱氧胆酸。

胆酸的结构特点是母核无双键，C_3、C_7、C_{12} 上连有 α-羟基（羟基与角甲基处于异侧），C_{17} 上有五碳原子的羧酸。其结构如下：

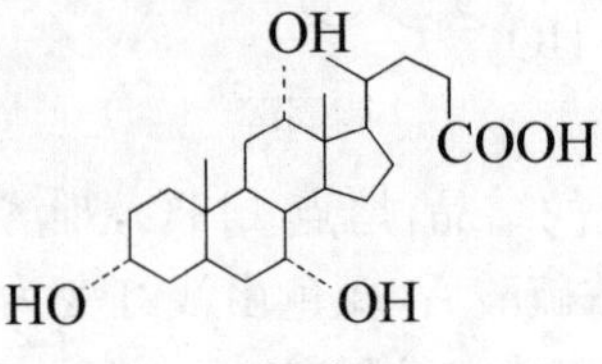

胆酸

胆汁中的胆酸常与甘氨酸（H_2NCH_2COOH）和牛黄酸（$H_2NCH_2CH_2SO_3H$）结合成甘氨胆酸和牛黄胆酸，这种结合胆酸总称胆汁酸（blie acid），其结构式如下：

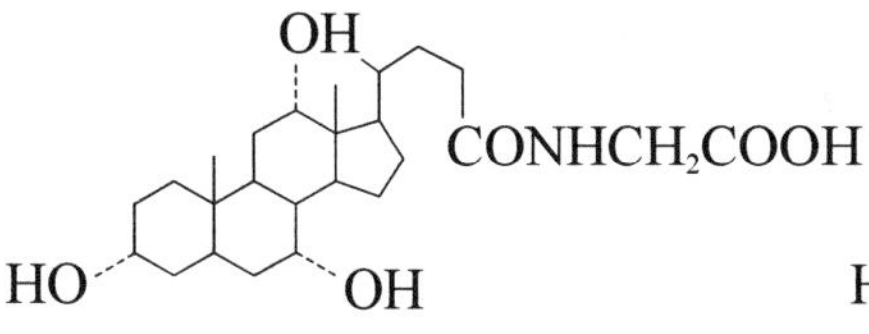

甘氨胆酸 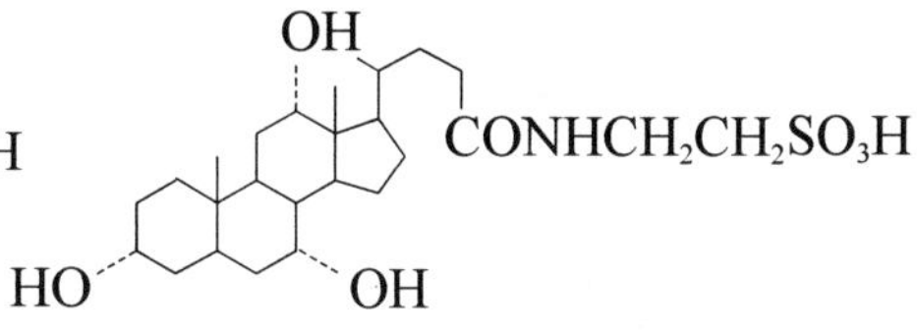　　　　　　　　　　牛黄胆酸

胆汁酸在碱性胆汁中常以钠盐或钾盐的形式存在，称为胆汁酸盐，具有乳化性质。它能使油脂在肠中乳化，易于水解、消化和吸收。

四、甾体激素

激素（hormone）是由内分泌腺及具有内分泌功能的一些组织所产生的，并随血液或淋巴选择性地作用于体内不同组织或器官，影响人体的代谢、生长、发育和生殖等重要生理过程，激素是具有调节各种物质代谢或生理功能的微量化学信息分子。已发现人和动物的激素有几十种，它们按化学结构可分为两大类：一类是含氮激素，包括胺、氨基酸、多肽和蛋白质等；另一类是甾族激素，根据来源又分为肾上腺皮质激素和性激素。

1. 肾上腺皮质激素

肾上腺皮质激素（adrenal cortical hormone）是产生于肾上腺皮质部分的一类激素。现已提取出 70 多种固醇类激素，其中 9 种能分泌入血液，其余为合成肾上腺皮质激素的前体及中间代谢产物，大都有较强的生理活性，对体内水、盐、糖和蛋白质的代谢具有重要作用。肾上腺皮质激素都是含 21 个碳原子的类固醇，结构相似，C_3 上有羰基，C_4 与 C_5 间为双键，C_{17} 上连有 $HOCH_2$—CO—，C_{11} 连有 β-OH 或氧，如皮质酮、醛固酮、可的松和氢化可的松等。常见皮质激素的结构如下：

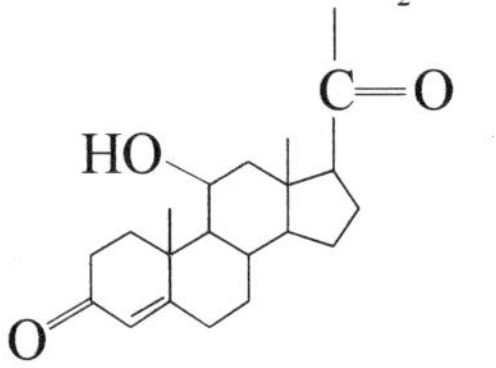

皮质酮 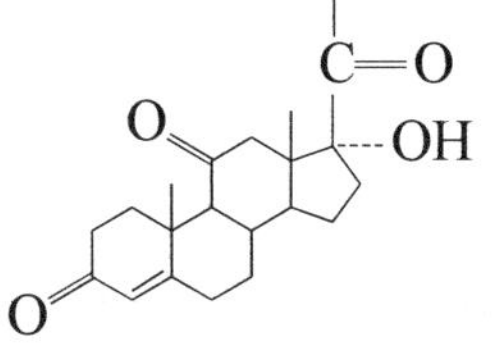　　　　　　　　　可的松

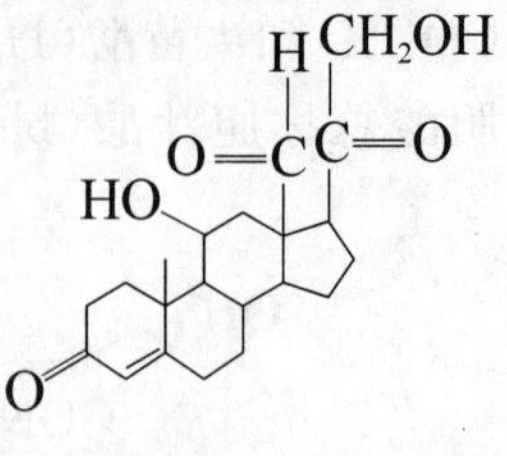

醛固酮 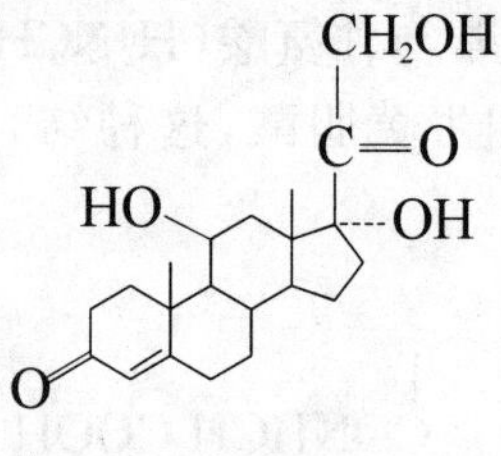　　　　　　　　氢化可的松

肾上腺皮质激素可分为两大类：

(1) 盐代谢皮质激素。能促进体内 Na^+ 的保留和 K^+ 的排出,调节水盐代谢,影响组织中电解质的转运和水的分布。盐代谢皮质激素结构上的特点是 C_{11} 上连有 β-羟基,C_{12} 上连有—CHO,能增强储钠作用,如醛固酮。

(2) 糖代谢皮质激素。能抑制糖的氧化,促使蛋白质转化为糖,调节糖、蛋白质和脂代谢,可升高血糖含量,并有利尿作用。大剂量糖代谢皮质激素还有减轻炎症及抗过敏反应的作用,如皮质酮、皮质醇和可的松等。实验证明当 C_{17} 上连有 α-OH,C_{11} 上连有 β-OH 时,对糖代谢有增强作用。

肾上腺皮质激素对许多疾病,如风湿性关节炎、过敏性疾病和皮肤病等,有较好的疗效,因此科学工作者在天然激素结构的基础上,对其进行结构修饰,合成了抗炎作用更强,对水、钠潴留副作用更小的甾体抗炎新药,如强的松、地塞米松和泼尼松等。

2. 性激素

性激素(sex hormone)是高等动物性腺(睾丸、卵巢和黄体)的分泌物,具有促进动物生长发育、决定和维持性特征等生理功能的甾族激素,分为雄性激素和雌性激素两大类,对生育和第二性征(如声音、体态)的发育起着重要作用。

(1) 雄性激素(male hormone)。含 19 碳类固醇类化合物,C_{17} 上无侧链,有一个 β-羟基或羰基,重要的雄性激素有睾丸酮、雄酮和雄烯二酮。其中,睾丸酮是生物活性最大的雄性激素,其结构特点是 C_3 为一酮基,$C_4 \sim C_5$ 为一双键,C_{17} 上无侧链,有一个 β-羟基,从构效关系分析,C_{17} 上的 β-羟基是生物活性所必需的基团,若该羟基为 α 型时则无生物活性。

(2) 雌性激素(female hormone)。雌性激素主要由卵巢分泌,分为两类:由成熟卵泡产生的称为雌激素,具有维持雌性第二性征和促进雌性生殖器官发育的作用,如 β-雌二醇。另一类是由卵泡排卵后卵组织形成的黄体分泌,称为黄体激素或孕激素,具有抑制排卵,保证受精卵着床,维持妊娠和保胎作用,如黄体酮等。黄体酮的结构特点与睾丸酮相似,不同之处是 C_{17} 上连有 β-乙酰基,所以黄体酮又称孕二酮。

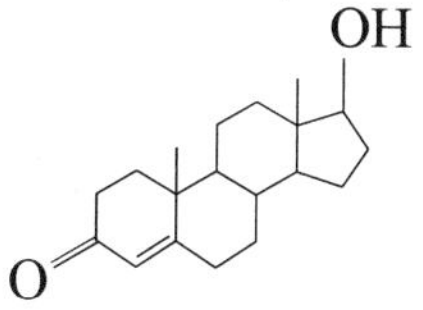

睾丸酮 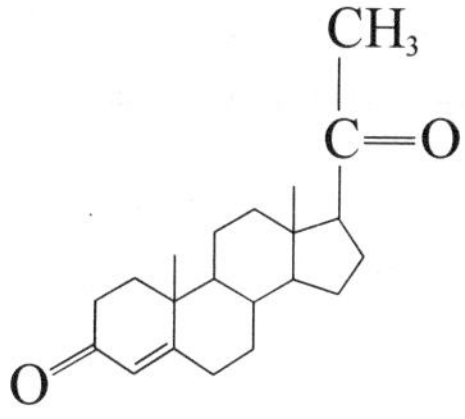　　　　　　黄体酮 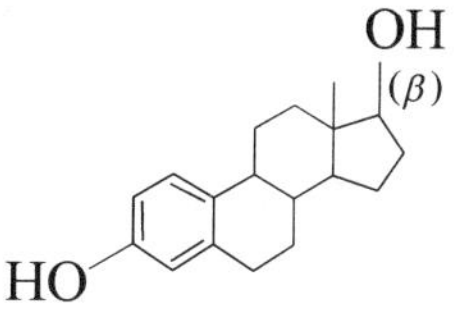　　　　　　β-雌二醇

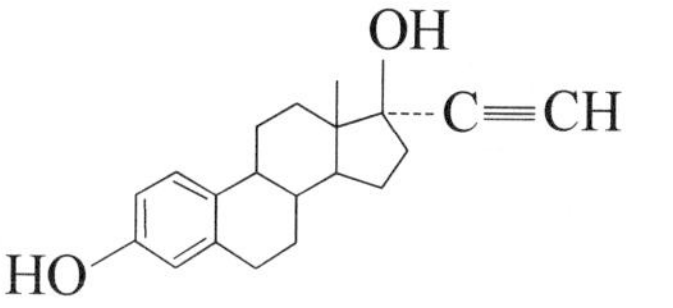

炔雌醇 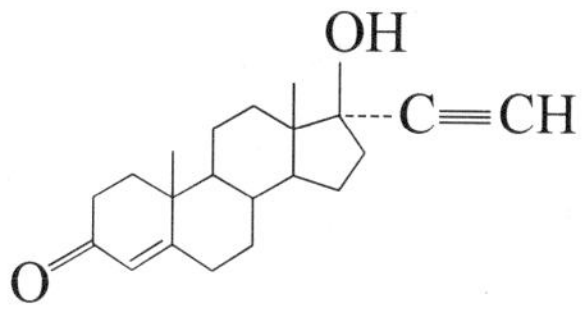　　　　　　　　　炔诺酮

　　β-雌二醇在临床上主要用于治疗绝经症状、骨质疏松和生育控制。人工合成的炔雌醇活性比 β-雌二醇高 7～8 倍,可用作口服避孕药。若在黄体酮分子中 C_6 位引入碳碳双键、甲基或氯原子,可使生物活性增强;在 C_{17} 位引入 α-羟基可使生物活性下降,若 α-羟基形成酯,则活性增强。因此,在制药工业中以黄体酮分子为母体,进行结构修饰,合成了一系列具有孕激素活性的黄体酮衍生物。例如,在黄体酮分子中 17α-位引入羟基和炔烃基,可形成一种性能优良的女用口服避孕药——炔诺酮,能阻止未孕妇女的排卵,在计划生育中有重要作用。

【小资料】

中国甾体激素药物奠基人——黄鸣龙

　　黄鸣龙(1898—1979),有机化学家,毕生致力于有机化学和药物化学的研究,特别是在甾体化合物的合成研究方面,为我国有机化学的发展和甾体激素药物的工业化生产做出了卓越贡献。

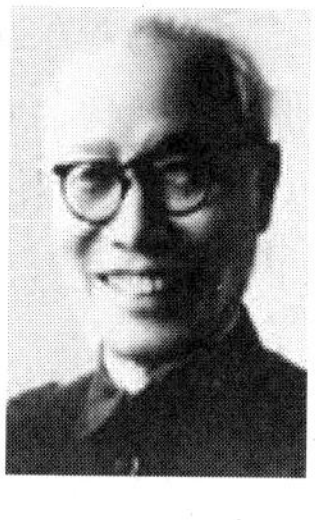

　　1898 年 8 月 6 日,黄鸣龙出生于江苏省扬州市。1920 年,毕业于浙江医药专科学校。1924 年,获德国柏林大学哲学博士学位。

　　黄鸣龙是一位勤奋、正直的爱国的科学家,新中国成立前,曾多次出国学习及从事研究工作,1952 年他毅然放弃在美国优越的生活和工作条件,克服重重阻力,经过许多周折和风险,最终以讲学为名,绕道欧洲回国,参加新中国的经济建设。

　　黄鸣龙回国后主要从事甾体激素药物的工业化生产研究。于 1958 年利用薯蓣皂苷元为原料,创造性的七步合成了肾上腺皮质激素——醋酸可的松。这一成果不仅填补了我国生产甾体激素药物的空白,而且使我国可的松的合成方法,跨入了世界先进行列。使这项国家原本安排在第三个五年计划期间进行的项目提前数年实现了。我国也从甾体激素药物进口国一跃成为出口国。而后不久,黄鸣龙又用新方法成功合成出了地塞米松。

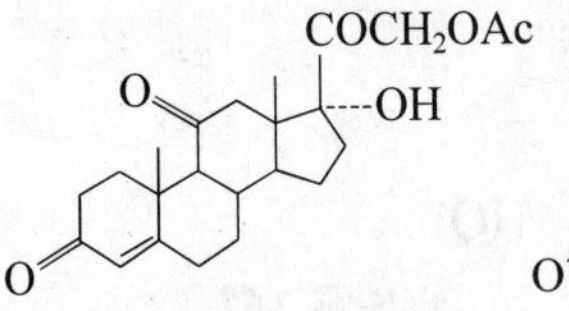

乙酸可的松 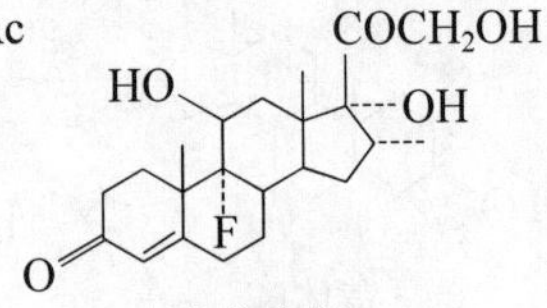　　　　　　　　地塞米松 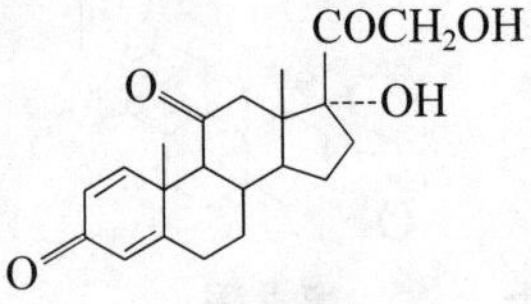　　　　　　　　强的松

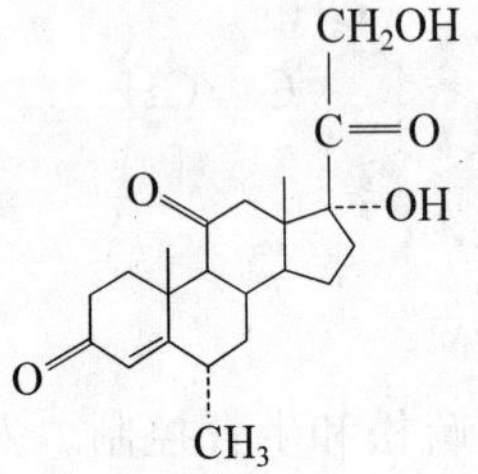

6α-甲基可的松 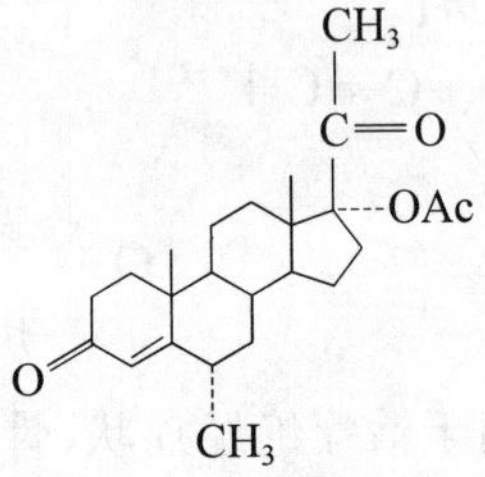　　　6α-甲基-17α-乙酰氧基黄体酮　　　Δ⁶-6-甲基-17α-羟基黄体酮

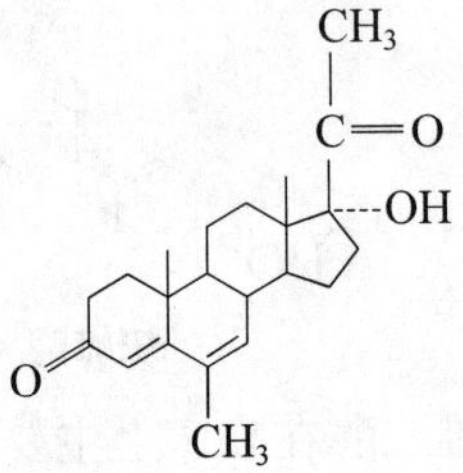

有了合成醋酸可的松和地塞米松的工业基础,许多重要的甾体激素,如黄体酮、睾丸酮、氢化可的松、强的松都在 60 年代初期先后生产出来。不久黄鸣龙又合成了若干种疗效更好的甾体激素,如 6α-甲基可的松、6α-甲基-17α-乙酰氧基黄体酮和 Δ⁶-6-甲基-17α-羟基黄体酮等。

在口服避孕药的研究方面,黄鸣龙总结前人的工作,领导我国科技工作者选择性的合成了炔诺酮、乙酸氯地孕酮以及我国首创的口服避孕药乙酸甲地孕酮,为我国计划生育工作做出了重大贡献。

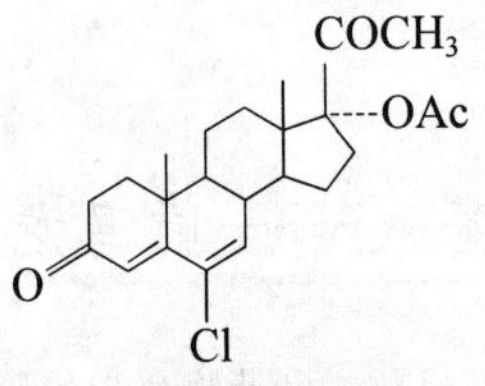

乙酸氯地孕酮 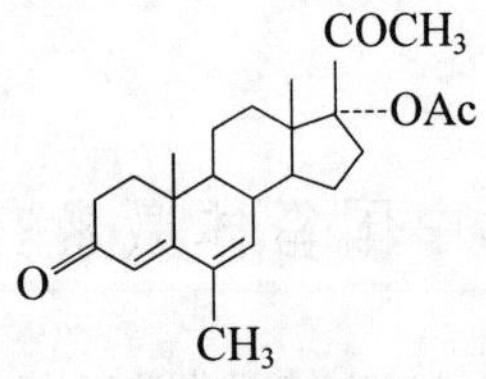　　　　　　　　乙酸甲地孕酮

黄鸣龙在进行甾体合成的研究过程中,极为重视一些基本反应和合成方法的研究。在改造胆甾醇结构合成雌性激素时,同其合作者发现了甾体化合物中"双烯酮酚"的移位反应。在开发 16α-羟基甾体化合物的新方法时,还采用"黄鸣龙改良还原法"成功地把结构中的羰基还原为亚甲基。

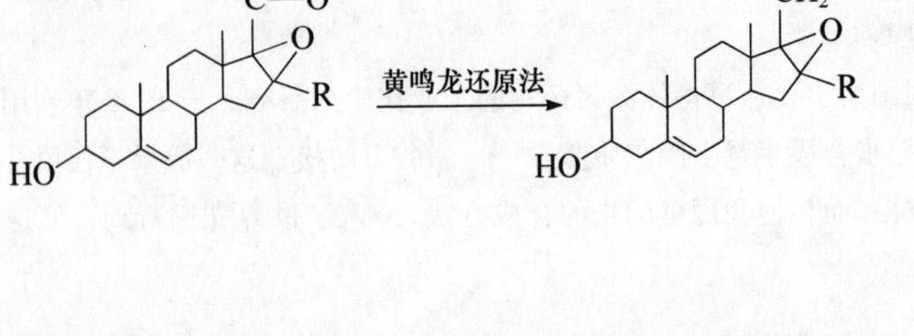

所谓"黄鸣龙改良还原法",是 1945 年黄鸣龙应美国化学家邀请去哈佛大学化学系做研究时发现的。有一次黄鸣龙在利用"沃尔夫-凯惜纳还原法"进行羰基还原反应时,出现了意外情况(漏气),但黄鸣龙没有放弃失败的实验,而是仔细分析其中的原因,又通过一系列实验摸索新的反应条件,把羰基还原为次甲基的"沃尔夫-凯惜纳还原法"进行了创造性的改进,使反应条件大为简化,而收率大大提高,很快便为世界各国化学界广泛采用,被称为"黄鸣龙改良法"或"黄鸣龙还原法",并被写入多国有机化学教科书中,它是以我国科学家的名字命名的重要有机反应的首例。虽然此方法的发现有其偶然性,但与黄鸣龙一贯坚持实事求是、一丝不苟的科学态度是分不开的。

黄鸣龙治学严谨,平易近人,海人不倦,对青年科技人员,既严格要求,又悉心指导,特别重视基本实验技术和外语的训练。他曾在 1956 年以"向科学进军"为题向青年科学工作者讲述自己的科研工作经验。黄鸣龙教授为培养青年科研工作者,多措并举,言传身教,付出了辛勤劳动,花费了大量心血。

黄鸣龙的一生是为科学事业艰苦奋斗的一生,在他身患重病期间,依旧关心我国科学事业的发展,不断鼓励我国科研人员努力攀登科学高峰。1979 年 7 月 1 日,这位为我国有机化学事业奋斗一生的科学家逝世于上海,终年 81 岁。

参 考 文 献

胡亚东等. 2005. 20 世纪中国学术大典/化学. 福建教育出版社. 77~79

http://www.gmw.cn/CONTENT/2005-08/26/content_295409.htm

http://www.sioc.ac.cn/50/celwords/hml.htm

http://www.sioc.ac.cn/50/celwords/cls.htm

习 题

1. 命名下列化合物。

(1)

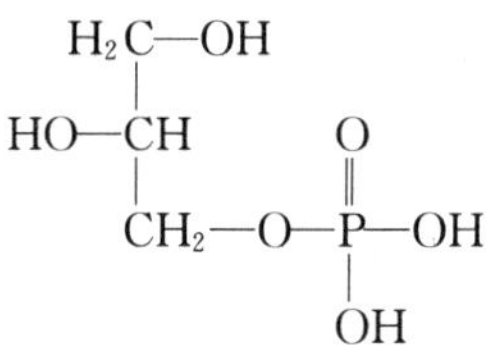

(2)

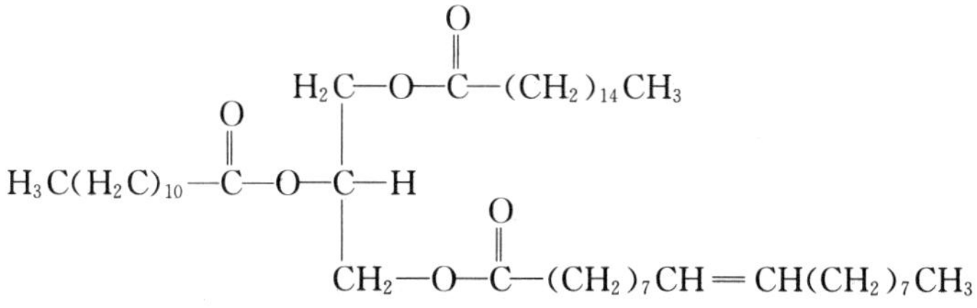

(3)

$$H_3C(H_2C)_4(HC\!\!=\!\!HCH_2C)_2(H_2C)_6\!\!-\!\!\overset{\overset{\displaystyle O}{\parallel}}{C}\!\!-\!\!O\!\!-\!\!\overset{\overset{\displaystyle H_2C\!\!-\!\!O\!\!-\!\!\overset{\overset{\displaystyle O}{\parallel}}{C}\!\!-\!\!(CH_2)_{16}CH_3}{|}}{\underset{\underset{\displaystyle CH_2\!\!-\!\!O\!\!-\!\!\overset{\overset{\displaystyle O}{\parallel}}{C}\!\!-\!\!(CH_2)_7CH\!\!=\!\!CH(CH_2)_7CH_3}{|}}{C}}\!\!H$$

2. 写出下列化合物的结构式。

(1) 胆固醇　　(2) 18:3ω^{3,6,9}　　(3) 24:0　　(4)18:1Δ^9

(5) Sn-甘油-1-硬脂酸-2-亚油酸-3-磷酸酯　　(6)胆酸　　(7)磷脂酰胆碱

3. 为何磷脂酰乙醇胺、磷脂酰胆碱等磷脂具有偶极离子结构？为何有乳化性性质？

4. 什么是皂化值、碘值和酸值？它们能说明油脂的哪些问题？

5. 什么是必需脂肪酸？它包括哪些脂肪酸？

6. 卵磷脂和脑磷脂的水解产物是什么？如何将两者分离？

7. 选择题。

(1) 下列脂肪酸中_____是不饱和脂肪酸。

　　A. 硬脂酸　　　　B. 油酸　　　　C. 软脂酸　　　　D. 亚油酸

(2) 下列脂肪酸中_____是必需脂肪酸。

　　A. 月桂酸　　　　B. 油酸　　　　C. 软脂酸　　　　D. 亚麻酸

(3) 下列脂肪酸的皂化值说明_____的平均相对分子质量最大。

　　A. 189～194　　B. 190～200　　C. 176～187　　D. 195～208

(4) 下列脂肪酸的碘值说明_____的不饱和程度最大。

　　A. 31～47　　　B. 120～136　　C. 193～198　　D. 81～90

(5) 油脂中不饱和脂肪酸含量越高则熔点较低的主要原因是_____。

　　A. 平均相对分子质量较大　　　　B. 分子中双键是顺式结构

　　C. 分子中双键是反式结构　　　　D. 平均相对分子质量较小

(6) 甘油磷脂和鞘磷脂水解时生成的共同产物为_____。

　　A. 甘油　　　　　B. 磷酸　　　　C. 鞘氨醇　　　　D. 脂肪酸

(7) 卵磷脂和脑磷脂水解时生成的共同产物为_____。

　　A. 甘油　　　　　B. 磷酸　　　　C. 胆碱　　　　　D. 乙醇胺

(8) 甘油磷脂和鞘磷脂能在生物细胞膜中起重要作用主要是因为_____。

　　A. 都含有磷酸　　　　　　　　　B. 都含有脂肪酸

　　C. 都具有乳化性质　　　　　　　D. 都不溶于丙酮

(9) 糖脂是不含_____的复合脂类。

　　A. 脂肪酸　　　　B. 鞘氨醇　　　C. 磷酸　　　　　D. 糖

(10) 5α-甾族化合物中四个环的稠合方式正确的是_____。

　　A. B/C aa 稠合　　B. A/B ae 稠合　　C. C/D ea 稠合　　D. A/B ee 稠合

(11) 下列化合物中_____能经紫外线照射形成抗佝偻病的维生素。

　　A. 胆固醇　　　B. 7-脱氢胆固醇　　C. 胆酸　　　　D. 黄体酮

(12) 黄体酮和睾丸酮结构的不同点是_____碳原子所连基团不同。

　　A. C$_3$　　　　　　B. C$_7$　　　　　　C. C$_{11}$　　　　　　D. C$_{17}$

(13) 下列化合物中_____是盐代谢皮质激素。

　　A. 皮质酮　　　B. 睾丸酮　　　C. 醛固酮　　　D. 黄体酮

(14) 下列化合物中_____是雄性激素。

　　A. 可的松　　　B. 睾丸酮　　　C. 黄体酮　　　D. β-雌二醇

(15) 在碱性胆汁中胆汁酸是以_____形式存在。

　　A. 胆酸　　　B. 脱氧胆酸　　　C. 甘氨胆酸　　　D. 牛磺胆酸盐和甘氨胆酸盐

（首都医科大学　张建伟　　潍坊医学院　盛继文）

第十四章　氨基酸、肽和蛋白质

蛋白质存在于一切细胞中,是构成人体组织的基本材料,同时在有机体中发挥重要的生理作用,如血红蛋白输送氧气、酶具有高效专一的催化作用、激素具有调节代谢作用等,因此蛋白质是生命的重要物质基础。

从化学上看,蛋白质是一种高分子化合物,结构复杂、种类繁多、性质各异,但其主要组成元素是碳、氢、氧、氮等。蛋白质水解后的最终产物是多种氨基酸的混合物,所以各种蛋白质都是由不同种类及不同数目的氨基酸通过不同顺序排列组成的。

多肽水解最终产物也是多种氨基酸的混合物,它在生物体内也起着重要作用,有的多肽具有涉及神经、激素和免疫调节、抗血栓、抗高血压等多种功能。

第一节　氨　基　酸

一、氨基酸的结构

分子中既有氨基(—NH_2)又有羧基(—COOH)的化合物称为氨基酸。根据氨基和羧基在分子中的相对位置,可分为 α-、β-、γ-等氨基酸。在自然界中存在的氨基酸有 200 种以上,但组成蛋白质的氨基酸仅有 20 多种(表 14-1),它们绝大部分是 α-氨基酸,即为结构式(Ⅰ)。

$$\begin{array}{cc} \text{R—CH—COOH} & \text{R—CH—COO}^- \\ | & | \\ \text{NH}_2 & \text{NH}_3^+ \\ (Ⅰ) & (Ⅱ) \end{array}$$

在生理条件下,氨基大多数以—NH_3^+ 形式存在,而羧基大多以—COO^- 形式存在,所以氨基酸分子是偶极离子,一般以内盐形式存在,即为结构式(Ⅱ)。

表 14-1　存在于蛋白质中的 20 种常见氨基酸

中文名	英文名	英文缩写	中文缩写	等电点	结构式(偶极离子)
甘氨酸	glycine	Gly	甘	5.97	$\overset{\overset{\text{NH}_3^+}{|}}{\text{H—CH—CO}_2^-}$
丙氨酸	alanine	Ala	丙	6.00	$\overset{\overset{\text{NH}_3^+}{|}}{\text{CH}_3\text{—CH—CO}_2^-}$

续表

中文名	英文名	英文缩写	中文缩写	等电点	结构式(偶极离子)
亮氨酸*	leucine	Leu	亮	6.02	$(CH_3)_2CH-CH_2-\overset{\overset{+}{N}H_3}{CH}-CO_2^-$
异亮氨酸*	isoleucine	Ile	异亮	5.98	$CH_3CH_2-\overset{CH_3}{\underset{}{C}H}-\overset{\overset{+}{N}H_3}{CH}-CO_2^-$
缬氨酸*	valine	Val	缬	5.96	$(CH_3)_2CH-\overset{\overset{+}{N}H_3}{CH}-CO_2^-$
脯氨酸	proline	Pro	脯	6.30	$\begin{array}{c}H_2C-CH_2\\ H_2C\quad CH-CO_2^-\\ \overset{+}{N}\\ H\;\;H\end{array}$
苯丙氨酸*	phenylalanine	Phe	苯	5.48	$C_6H_5-CH_2-\overset{\overset{+}{N}H_3}{CH}-CO_2^-$
甲硫(蛋)氨酸*	methionine	Met	甲硫	5.74	$CH_3-S-CH_2-CH_2-\overset{\overset{+}{N}H_3}{CH}-CO_2^-$
丝氨酸	serine	Ser	丝	5.68	$HO-CH_2-\overset{\overset{+}{N}H_3}{CH}-CO_2^-$
谷氨酰胺	glutamine	Gln	谷酰	—	$H_2N-\overset{O}{\overset{\|}{C}}-CH_2-CH_2-\overset{\overset{+}{N}H_3}{CH}-CO_2^-$
苏氨酸*	threonine	Thr	苏	—	$CH_3-\overset{OH}{\underset{}{C}H}-\overset{\overset{+}{N}H_3}{CH}-CO_2^-$
半胱氨酸	cysteine	Cys	半胱	5.05	$HS-CH_2-\overset{\overset{+}{N}H_3}{CH}-CO_2^-$
天冬酰胺	asparagine	Asn	天酰	—	$H_2N-\overset{O}{\overset{\|}{C}}-CH_2-\overset{\overset{+}{N}H_3}{CH}-CO_2^-$
酪氨酸	tyrosine	Tyr	酪	5.66	$HO-C_6H_4-CH_2-\overset{\overset{+}{N}H_3}{CH}-CO_2^-$
色氨酸*	tryptophan	Trp	色	5.89	$\begin{array}{c}CH_2-CH-CO_2^-\\ \overset{+}{N}H_3\end{array}$ (吲哚环)

续表

中文名	英文名	英文缩写	中文缩写	等电点	结构式(偶极离子)
天冬氨酸	aspartic acid	Asp	天	2.77	$HO-\overset{O}{\overset{\|}{C}}-CH_2-\overset{\overset{+}{N}H_3}{\overset{\|}{C}H}-CO_2^-$
谷氨酸	glutamic acid	Glu	谷	3.22	$HO-\overset{O}{\overset{\|}{C}}-CH_2-CH_2-\overset{\overset{+}{N}H_3}{\overset{\|}{C}H}-CO_2^-$
赖氨酸*	lysine	Lys	赖	9.74	$H_3\overset{+}{N}-CH_2CH_2CH_2CH_2-\overset{NH_2}{\overset{\|}{C}H}-CO_2^-$
精氨酸	arginine	Arg	精	10.98	$H_2N-\overset{\overset{+}{N}H_2}{\overset{\|}{C}}-NHCH_2CH_2CH_2-\overset{NH_2}{\overset{\|}{C}H}-CO_2^-$
组氨酸	histidine	His	组	7.59	$CH_2-\overset{\overset{+}{N}H_3}{\overset{\|}{C}H}-CO_2^-$ 咪唑环

* 为必需氨酸。

二、氨基酸的分类和命名

　　不同教材中氨基酸的分类方法也有所不同,主要有下面两种:①根据所含氨基和羧基的相对数目分为酸性、中性和碱性氨基酸;②根据 R 基的化学结构,可分为脂肪族、芳香族和杂环氨基酸。

　　氨基酸的系统命名法是把氨基作为羧酸的取代基来命名,但是我们通常使用氨基酸的俗命。例如,具有微甜味的氨基乙酸称为甘氨酸;最初从蚕丝中得到的氨基酸称为丝氨酸;最初从名为天门冬的植物的幼苗中发现的称为天门冬氨酸。

三、氨基酸的物理性质

　　由于氨基酸分子中既有氨基又有羧基,因此是两性化合物,在固态时主要以两性离子的形式或以内盐形式存在。α-氨基酸为无色结晶,熔点较高(200～300℃),但在熔化前受热分解,所以我们所记录的为分解温度。各种氨基酸在水中溶解度不大,而易溶于强酸或强碱中。

　　天然氨基酸,除甘氨酸外,α-碳原子都是手性碳原子,具有旋光性,且绝大多数是 L 型。氨基酸的构型是由甘油醛的构型推导出来,如 L-氨基酸和 D-氨基酸的投影式为

$$\begin{array}{c} CHO \\ HO-\!\!\!-\!\!\!-H \\ CH_2OH \end{array} \qquad \begin{array}{c} COO^- \\ {}^+NH_3-\!\!\!-\!\!\!-H \\ R \end{array} \qquad \begin{array}{c} COO^- \\ H-\!\!\!-\!\!\!-NH_3^+ \\ R \end{array}$$

　　　L-甘油醛　　　　　　　　L-氨基酸　　　　　　　　D-氨基酸

氨基酸的构型习惯于用 D、L 标记法，生物体内具旋光活性的氨基酸均为 L 型。若用 R、S 标记法，除半胱氨酸为 R 型外，其余皆为 S 型。

四、氨基酸的化学性质

氨基酸的化学性质主要取决于其官能团氨基、羧基和 R 基团，因此它不仅具有氨基和羧基的性质，而且由于这些官能团的相互影响，还具有一些特殊性质。

1. 两性电离和等电点

由于氨基酸分子中既有氨基又有羧基，因此在溶于水时主要形成两性离子。它不仅能与酸反应，也能与碱反应，反应式如下：

$$
\underset{\substack{(\text{I}) \\ \text{pH}<\text{pI}}}{R-\overset{\overset{\displaystyle NH_3^+}{|}}{\underset{\underset{\displaystyle COOH}{|}}{C}}-H}
\quad \underset{H^+}{\overset{OH^-}{\rightleftharpoons}} \quad
\underset{\substack{(\text{II}) \\ \text{pH}=\text{pI}}}{R-\overset{\overset{\displaystyle NH_3^+}{|}}{\underset{\underset{\displaystyle COO^-}{|}}{C}}-H}
\quad \underset{H^+}{\overset{OH^-}{\rightleftharpoons}} \quad
\underset{\substack{(\text{III}) \\ \text{pH}>\text{pI}}}{R-\overset{\overset{\displaystyle NH_2}{|}}{\underset{\underset{\displaystyle COO^-}{|}}{C}}-H}
$$

上述平衡移动与溶液的 pH 有关，调节溶液的 pH，使氨基所带的正电荷和羧基所带的负电荷相等，此时的 pH 称为该氨基酸的等电点，以 pI 表示。若将该溶液置于直流电场中，该氨基酸不向电极的任何一方移动。

由于各氨基酸的等电点不同，所以可利用这一特点来分离、提纯氨基酸。

2. 与亚硝酸反应

α-氨基酸和一级脂肪胺一样，能与亚硝酸反应，生成 α-羟基酸、氮气和水，反应式如下：

$$
R-\overset{\overset{\displaystyle NH_3^+}{|}}{CH}-COO^- + HNO_2 \longrightarrow R-\overset{\overset{\displaystyle OH}{|}}{CH}-COOH + N_2\uparrow + H_2O
$$

可根据所放出的氮气量来计算 α-氨基酸中氨基的数量。

3. 脱羧反应

一些氨基酸在高沸点溶剂中回流，或在某种细菌的作用下，可脱去二氧化碳而生成相应的胺，反应式如下：

$$
R-\overset{\overset{\displaystyle NH_3^+}{|}}{CH}-COO^- \xrightarrow[\triangle]{OH^-} R-CH_2-NH_2 + CO_2\uparrow
$$

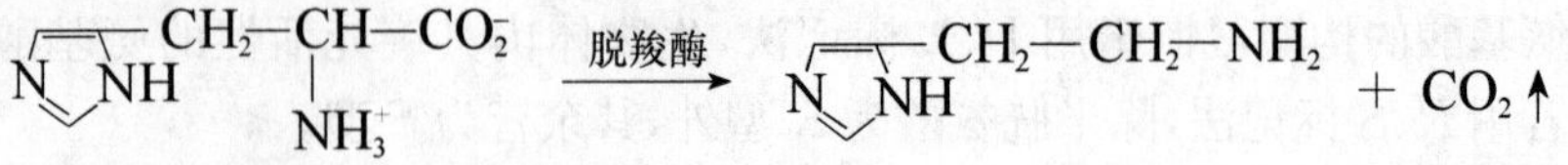

$$\text{组氨酸} \xrightarrow{\text{脱羧酶}} \text{组胺} \quad + \text{CO}_2\uparrow$$

4. 与茚三酮反应

水合茚三酮与氨基酸在溶液中共热,经过一系列反应,最终生成蓝紫色的化合物。

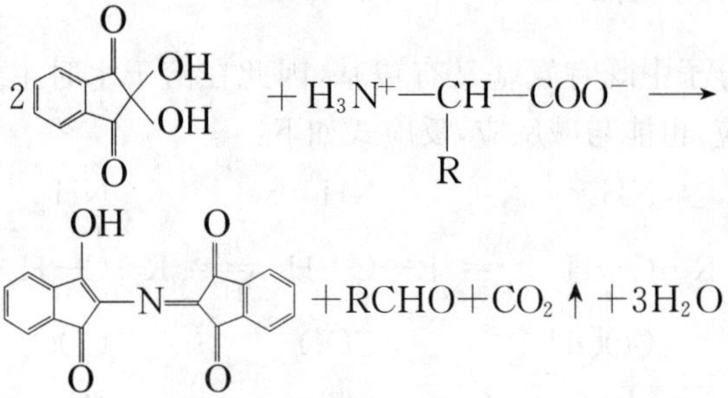

$$2\ \text{(茚三酮)} + \text{H}_3\text{N}^+\text{—CH—COO}^- \longrightarrow$$

$$\text{(蓝紫色化合物)} + \text{RCHO} + \text{CO}_2\uparrow + 3\text{H}_2\text{O}$$

这个显色反应非常灵敏,我们不仅可以利用这个反应来定性或定量测定各种氨基酸,还可以利用该反应来确定在电泳、纸层析和薄板层析中各种氨基酸所处的位置及大概浓度。

5. 脱水成肽

加热时,两分子 α-氨基酸可以脱去一分子水生成二肽(dipeptide)。

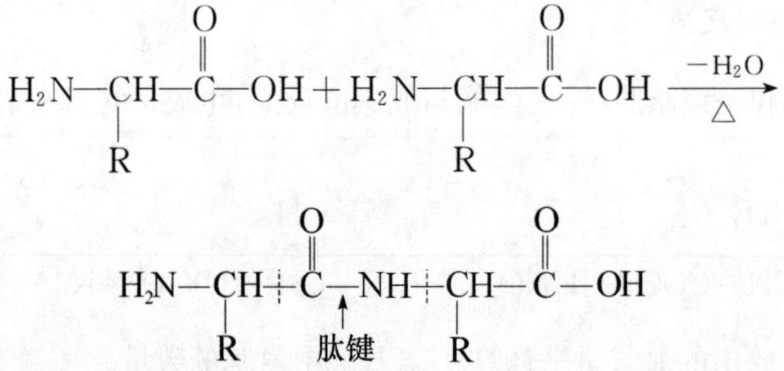

$$\text{H}_2\text{N—CH—C—OH} + \text{H}_2\text{N—CH—C—OH} \xrightarrow[\triangle]{-\text{H}_2\text{O}}$$

$$\text{H}_2\text{N—CH—C—NH—CH—C—OH}$$

因分子中还存在游离的氨基和羧基,所以可以再与另一分子氨基酸脱水形成三肽,同理还可以形成多肽。

第二节　肽

一、肽的结构和命名

多个氨基酸残基之间通过酰胺键相连而形成的化合物称为肽(peptides)。肽

链中氨基酸残基数量不大于十的肽称为寡肽,氨基酸残基数大于十的肽为多肽 (polypeptides)。肽分子中的酰胺键$\left(—\overset{\overset{O}{\|}}{C}—NH—\right)$称为肽键(peptide bond),除了环状的肽外,大多数链状肽都在链的一端含有一个游离的氨基,称为 N-端,另一端含有一个游离的羧基,称为 C-端,习惯上 N-端写在肽链的左端,C-端写在肽链的右端,多肽的通式如下:

$$H_3\overset{+}{N}—CH—\overset{\overset{O}{\|}}{C}\left[—NH—CH—\overset{\overset{O}{\|}}{C}\right]_n—NH—CH—\overset{\overset{O}{\|}}{C}—O^-$$
$$\quad\quad\;\;\; R\quad\quad\quad\quad\quad\;\;\; R\quad\quad\quad\quad\quad\;\; R$$

肽的结构不仅取决于组成肽链的氨基酸种类和数目,而且也与肽链中各氨基酸残基的排列顺序有关。由两种不同的氨基酸(如甘氨酸和丙氨酸)组成二肽时,因连结顺序不同,可形成两种异构体:一种由丙氨酸的$—NH^{3+}$和甘氨酸的$—COO—$脱水缩合而成;另一种由甘氨酸的$—NH^{3+}$和丙氨酸的$—COO—$脱水缩合而成。它们的结构式分别如下:

$$H_3N^+—CH_2—CO—NH—CH—COO^-\quad\quad H_3N^+—CH—CO—NH—CH_2—COO^-$$
$$\quad\quad\quad\quad\quad\quad\quad\quad\quad CH_3\quad\quad\quad\quad\quad\quad\quad CH_3$$

（Ⅰ）　　　　　　　　　　　　　　（Ⅱ）
甘氨酰丙氨酸　　　　　　　　　　丙氨酰甘氨酸

多肽由于其氨基酸排列顺序的不同,可以形成大量的异构体。

多肽的命名是从 N-端开始,从左至右依次将每个氨基酸单位写成"某氨酰",最后一个具有完整羧基(—COOH)的氨基酸,写成"某氨酸",例如

$$H_3N^+—CH—CH_2CH_2—\overset{\overset{O}{\|}}{C}—NH—CH—\overset{\overset{O}{\|}}{C}—NH—CH_2COO^-$$
$$\quad\quad\;\; COOH\quad\quad\quad\quad\quad\quad\quad CH_2SH$$

γ-谷氨酰-半胱氨酰-甘氨酸(γ-谷-半胱-甘)

二、多肽中氨基酸顺序的测定

多肽的生理功能与其结构密切相关,如果能测定出多肽的结构,就能人工合成它,以满足人类的需要,为了达到某一生理功能,也可以去改造它,所以对多肽的结构测定具有重要意义。

测定多肽结构的一般顺序是首先确定出组成多肽的氨基酸种类和数目,然后确定出这些氨基酸在多肽中的排列顺序。

在确定多肽中的氨基酸的种类和数目时,可采用完全水解法,在多肽中加入酸或碱(大多数情况下加入酸,因为加碱可能会引起氨基酸的外消旋化)使其完全水解,水解得到的各种氨基酸可用毛细管电泳、离子交换色谱、氨基酸分析仪来进行分离和测定其含量,而各种氨基酸和多肽的相对分子质量可通过渗透法、凝固点降低法等物理和化学方法测定,然后可计算出各种氨基酸在多肽中的数目。而确定氨基酸在多肽中排列顺序的方法主要有以下几种:

1. N-端分析法

(1) 桑格法。2,4-二硝基氟苯(2,4-dinitrofluorobenzene,DNFB)与肽链 N-端发生反应生成 2,4-二硝基苯基(DNP)-肽衍生物。由于 DNP 基团与 N-端结合较牢固,不易被酸水解,故当用酸将 DNP-肽彻底水解成游离氨基酸时,可得 DNP-N-端氨基酸(黄色)。通过分离鉴定,即可得知 N-端为何种氨基酸。

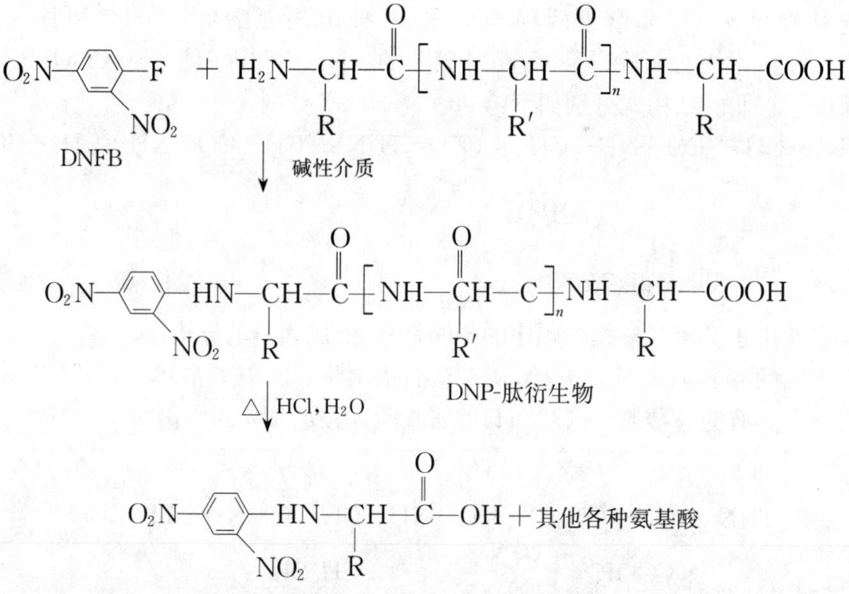

DNP-N-端氨基酸(黄色)

此方法是由英国剑桥大学桑格(Sanger)于 1945 年提出。此法主要缺点是当水解分离 N-(2,4-二硝基苯)端氨基酸的同时,剩下的多肽链也都分解成氨基酸,因此在肽链上只能进行一次 N-端分析。

(2) 爱德曼降解法。异硫氰酸苯酯与多肽 N-端氨基作用,产物在有机溶剂中用无水氯化氢处理,N-端氨基酸从肽链上断裂下来变成烃基取代的乙内酰苯基硫脲,然后用萃取法分离,用气-液分配色谱法,以标准氨基酸衍生物做参照,进行鉴定。

$$C_6H_5N=C=S + H_2\overset{\cdot\cdot}{N}CHC\underset{R}{\overset{O}{\parallel}}NHCHC\underset{R'}{\overset{O}{\parallel}}\sim\sim \longrightarrow C_6H_5NHC\underset{R}{\overset{S}{\parallel}}NHCHC\underset{R'}{\overset{O}{\parallel}}NHCHC\underset{}{\overset{O}{\parallel}}\sim\sim$$

$$\xrightarrow[\text{有机溶剂}]{\text{HCl}} \quad C_6H_5-N\underset{\underset{S}{\overset{\parallel}{C}-NH}}{\overset{O=C-CH-R}{}} \quad + \quad H_2NCHC\underset{R'}{\overset{O}{\parallel}}\sim\sim$$

肽链其余部分

此法是由瑞典大学爱德曼(Edman)于 1950 年提出,此法优点在于除多肽 N-端氨基酸残基外,其余的多肽链都保留下来,经分离后,又可以继续测定剩下的多肽N-端氨基酸,但此法只能用来测定含几十个氨基酸的多肽,测定得太多结果就不太准确。

　　2. C-端分析法

　　(1) 羧肽酶法。在羧肽酶的作用下,羧肽酶只催化水解多肽链中与游离羧基相邻的肽键。

$$\sim\sim C\underset{}{\overset{O}{\parallel}}-NH-CH\underset{R'}{}-C\overset{O}{\overset{\parallel}{}}\vdots NH-CH\underset{R}{}-COOH + H_2O$$

$$\Big\downarrow \text{羧肽酶}$$

$$\sim\sim C\underset{}{\overset{O}{\parallel}}-NH-CH\underset{R'}{}-C\overset{O}{\overset{\parallel}{}}-OH + H_2N-CH\underset{R}{}-COOH$$

余肽　　　　　　　　C-端氨基酸

　　水解所生成的余肽在羧肽酶作用下可继续水解,这样可使 C-端氨基酸依次断裂下来,加以分离鉴定,但此法只能重复几次使用。

　　(2) 部分水解法。不同的蛋白酶能催化肽链中的不同部位水解。例如,胃蛋白酶只能断开苯丙氨酸、酪氨酸和色氨酸羧基生成的肽键;内切酶脯氨酸蛋白酶专切脯氨酸的羧基肽键等。在多肽的结构测定工作中,再结合其他的方法,就可得出整个肽链中的氨基酸的排列顺序。

三、多肽的合成

　　合成多肽的目的是为了制备人体中的某些多肽或与天然产物一样的多肽,

还可对某些多肽进行改性,以满足我们人类的需要。即使所有的氨基酸种类和数目相同,但是由于它们之间的排列顺序不同,也可形成大量的多肽同分异构体。因此,在合成多肽时,我们必须把某些氨基和羧基保护起来,使它们在指定的羧基和氨基之间形成肽键,以合成我们所需的多肽。在选择保护试剂时必须注意两点:①它易于接到被保护的基团上去;②合成完成后,保护基团易于被去除而不影响肽键。

1. 肽的一般合成

常用的氨基保护基有氯甲酸苄酯、叔丁氧羰基叠氮,在合成完成后,一般用 HBr/HAc 水解去除。羧基一般可与醇作用变成酯来保护,酯比酰胺容易水解,保护基团可以通过碱性水解去除,苄酯还可通过氢解去除。在合成多肽时,还需要加入活化试剂,使未保护的氨基和羧基容易反应,一般使用的活化试剂为二环己基碳化二亚胺(简称 DCC)。下面以合成二肽为例,说明合成多肽的一般步骤。

氨基的保护

$$PhCH_2O\overset{O}{\overset{\|}{C}}{-}Cl + H{-}NH\underset{R}{C}HCOOH \xrightarrow{-HCl} PhCH_2O\overset{O}{\overset{\|}{C}}NH\underset{R}{C}HCOOH$$

羧基的保护

$$H_2NC\underset{R'}{H}COOH + PhCH_2OH \xrightarrow{-H_2O} PhCH_2O\overset{O}{\overset{\|}{C}}C\underset{R'}{H}NH_2$$

二肽的合成

$$PhCH_2O\overset{O}{\overset{\|}{C}}NH\underset{R}{C}HCOOH + H_2N\underset{R'}{C}H\overset{O}{\overset{\|}{C}}OCH_2Ph \xrightarrow{DCC}$$

$$PhCH_2O\overset{O}{\overset{\|}{C}}NH\underset{R}{C}H\overset{O}{\overset{\|}{C}}NH\underset{R'}{C}H\overset{O}{\overset{\|}{C}}OCH_2Ph \xrightarrow{HBr/HOAc} NH_2\underset{R}{C}H\overset{O}{\overset{\|}{C}}NH\underset{R'}{C}H\overset{O}{\overset{\|}{C}}OCH_2Ph$$

$$\xrightarrow[\text{或 } H_2/Pd]{\text{碱性水解}} NH_2\underset{R}{C}H\overset{O}{\overset{\|}{C}}NH\underset{R'}{C}H\overset{O}{\overset{\|}{C}}OH$$

2. 多肽的固相合成

此法就是先将保护好—NH_2 的氨基酸与树脂表面的官能团反应生成酯,这样就把氨基酸的 C-端固定在树脂上,然后去掉氨基保护基,再与另一分子氨基酸(氨基已保护,羧基已活化)反应,反应后洗去试剂和副产物。再重复上述步骤,就可以把氨基酸一个接一个地接上去。该法是由美国洛克菲勒大学化学教授麦里费尔德(Merrifield)于 1962 年提出。由于在多肽固相合成上的杰出贡献,他在 1984 年获得了诺贝尔化学奖。

第三节 蛋 白 质

蛋白质(proteins)和多肽一样,是由许多氨基酸残基组成的,因此蛋白质不仅具有多肽和氨基酸的某些性质,还有一些自身的特性。蛋白质与多肽之间并无绝对的界限,只是通常我们把相对分子质量在 10000 以上的肽称为蛋白质,而把相对分子质量在 10000 以下的肽称为多肽。

一、蛋白质的元素组成和分类

蛋白质是一类非常重要的含氮生物高分子化合物,估计在人体内有 100000 种以上的蛋白质,其质量约占人体干重的 45%。从各种生物组织中提取的蛋白质经元素分析,发现含有碳(50%~55%)、氢(6.0%~7.0%)、氧(19%~24%)、氮(15%~17%);大多数蛋白质还含有硫(0%~4%);有些蛋白质含有磷;少数蛋白质还含有微量金属元素如铁、铜、锌、锰等;个别蛋白质含有碘。

蛋白质的种类繁多,结构复杂。由于大多数蛋白质的结构尚未明确,目前还无法找到一种可从结构上分类的方法。在常见的分类法中,是根据蛋白质的化学组成、形状和功能等进行分类。

1. 根据蛋白质的形状分类

(1) 纤维蛋白,它是机体的主要结构成分,如皮肤、头发中的角蛋白,腱中的胶原蛋白等。它们的分子呈细长形,排列成纤维状,一般不溶于水。

(2) 球蛋白,如胰岛素、酪蛋白和酶等。它们分子呈折叠、球形、椭球形等,一般能溶于水。

2. 根据蛋白质的化学组成分类

(1) 单纯蛋白,仅由氨基酸残基组成,如谷蛋白、乳清蛋白、组蛋白等。

(2) 结合蛋白,由单纯蛋白质和非蛋白质两部分结合而成,非蛋白质部分又称为辅基(prosthetic group)，根据辅基的不同又可将结合蛋白质进行分类。例如，脂蛋白是由单纯蛋白质和脂类结合而成；核蛋白是由单纯蛋白质和核酸结合而成；血红蛋白是由单纯蛋白和血红素结合而成；还有一些其他的结合蛋白。

3. 根据蛋白质在机体中的生理功能分类

(1) 酶，在机体内起催化作用；
(2) 抗体，在机体内起免疫作用；
(3) 收缩蛋白，主管机体的运动；
(4) 激素，在机体内起调节作用；
(5) 输送蛋白，在机体内起运输作用。

二、蛋白质的结构

蛋白质在人体内的特殊活性功能，都是由各个蛋白质所特有的结构决定的，因此对蛋白质的结构的了解和研究具有非常重要的意义。蛋白质的结构相当复杂，通常将蛋白质结构分为一级、二级、三级和四级结构。蛋白质的一级结构又称为初级结构或基本结构，二级以上的结构均属于空间结构。四级结构只有由两条以上肽链形成的蛋白质才可能具有。

1. 蛋白质的一级结构

蛋白质分子的一级结构(primary structure)是指多肽链中氨基酸残基的排列顺序，肽键是一级结构中连接氨基酸残基的主要化学键。任何特定的蛋白质都有其特定的氨基酸排列顺序，有些蛋白质分子只由一条多肽链组成，有的蛋白质分子则由两条或多条肽链构成。人胰岛素分子的一级结构如图 14-1 所示。

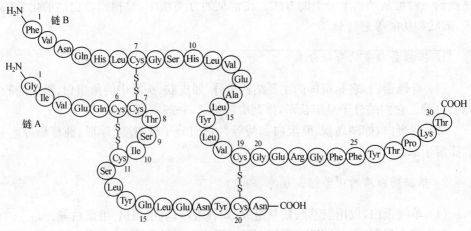

图 14-1　人胰岛素分子的一级结构

2. 蛋白质的二级结构

蛋白质的二级结构(secondary structure)是指长肽链或肽链之间邻近基团的空间关系,并不涉及侧链 R 基团的构象。肽键中的 C＝O 和 NH 易形成氢键,正是由于这种氢键的存在维持了蛋白质的二级结构。在蛋白质分子中,主要有两种类型的二级结构:α-螺旋型和β-折叠型。

$$\underset{\text{氢键}}{\begin{array}{c} H-N \\ C=O\cdots H-N \\ -C \end{array} \quad \begin{array}{c} C- \\ C=O \end{array}}$$

(1) α-螺旋型。毛发中的角蛋白、肌肉中的肌球蛋白、皮肤的表皮蛋白等纤维状蛋白,都呈 α-螺旋结构,且往往数条螺旋拧在一起形成缆索状,从而增强其机械强度并使其具有弹性。天然蛋白质的 α-螺旋绝大多数是右螺旋,每圈中有 3.6 个氨基酸单位,相隔 4 个肽键形成氢键,氢键取向几乎与中心轴平行,如图 14-2 所示。

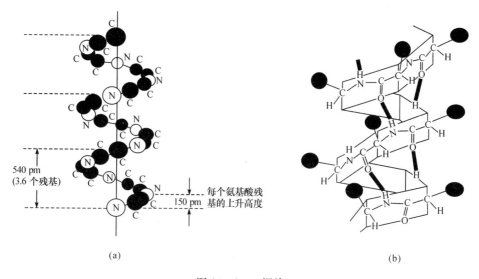

540 pm
(3.6 个残基)

每个氨基酸残
150 pm 基的上升高度

(a)　　　　　　　　　　　　　　(b)

图 14-2　α-螺旋

(2) β-折叠型。β-折叠型是肽链的一种伸展结构,在两条肽链或一条肽链的两段之间形成氢键。两条肽链可以是平行的(N-端到 C-端是同向的),也可以是反平行的。从能量上看,反平行是比较稳定的,如图 14-3 所示。

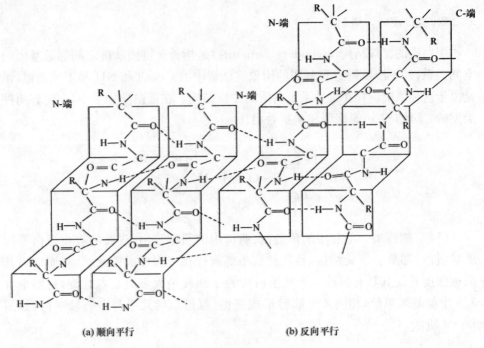

(a) 顺向平行　　　　　　　　　　(b) 反向平行

图 14-3　β-折叠型

3. 蛋白质的三级结构

蛋白质分子在二级结构基础上进一步盘曲折叠形成的三维结构,是多肽链在空间的整体排布。三级结构的形成和稳定主要决定于氨基酸残基侧链 R 基团的相互作用。这些作用力包括二硫键、离子键、疏水基团间的范德华力、氢键等,如图 14-4、图 14-5 所示。

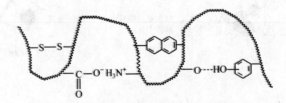

图 14-4　蛋白质三级结构中的相互作用力

4. 蛋白质的四级结构

蛋白质四级结构是由多条肽链(三级结构)靠静电性质的力互相聚合而成的具有

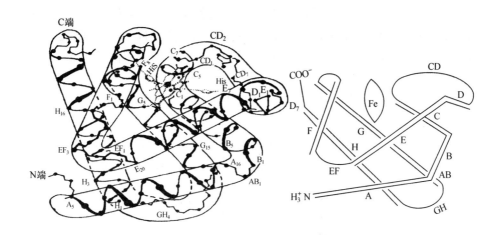

图 14-5　肌红蛋白的三维结构图

特定构象的分子。每一个具有三级结构的多肽链称为亚基(subunit)。在亚基之间聚合时,必须在空间上满足镶嵌互补。血红蛋白(hemoglobin)是由四个亚基组成,其中两条 α-链、两条 β 链,α-链含 141 个氨基酸残基,β-链含 146 个氨基酸残基。每条肽链都卷曲成球状,都有一个空穴容纳一个血红素,四个亚基通过侧链间次级键两两交叉紧密相嵌形成一个具有四级结构的球状血红蛋白分子,如图 14-6 所示。

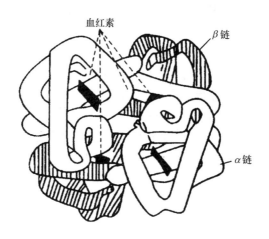

图 14-6　血红蛋白四级结构示意图

三、蛋白质的性质

1. 两性电离和等电点

蛋白质分子不仅末端具有游离的 α-NH_3^+ 和 α-COO^-,而且组成肽链的 α-氨

基酸残基侧链上还含有不同数量可解离的基团:如赖氨酸的 $\varepsilon\text{-}NH^{3+}$、精氨酸的胍基、组氨酸的咪唑基、谷氨酸的 $\gamma\text{-}COO^-$。因此,蛋白质和氨基酸一样,也具有两性解离和等电点的性质,在不同的 pH 时可解离为阳离子或阴离子。蛋白质分子存在下列解离平衡:

$$P\begin{matrix} COOH \\ \\ NH_3^+ \end{matrix} \underset{H^+}{\overset{OH^-}{\rightleftharpoons}} P\begin{matrix} COO^- \\ \\ NH_3^+ \end{matrix} \underset{H^+}{\overset{OH^-}{\rightleftharpoons}} P\begin{matrix} COO^- \\ \\ NH_2 \end{matrix}$$

$$\text{pH}<\text{pI} \qquad\qquad \text{pH}=\text{pI} \qquad\qquad \text{pH}>\text{pI}$$

　　蛋白质在溶液中的带电状态主要取决于溶液的 pH,当蛋白质所带的正、负电荷数相等时,净电荷为零,此时溶液的 pH 为蛋白质的等电点(pI)。不同的蛋白质具有自己特定的等电点。在等电点时,蛋白质的溶解度最小,因此可以通过调节溶液的 pH,使蛋白质从溶液中析出,从而达到分离或提纯的目的。

　　2. 蛋白质的沉淀

　　维持蛋白质溶液稳定的主要因素是蛋白质分子表面的水化膜和所带的电荷。若用物理或化学方法破坏蛋白质分子的这两种因素,则蛋白质分子将凝聚而沉淀。例如,调节蛋白质溶液的 pH 至等电点,使蛋白质呈等电状态,再加入适当的脱水剂除去蛋白质分子表面的水化膜,使蛋白质分子聚集而从溶液中沉淀析出。沉淀蛋白质的方法有以下几种:

　　(1) 盐析。向蛋白质溶液中加入高浓度的中性盐,而使蛋白质发生沉淀的现象称为盐析(salting out)。常用的盐析剂有 $(NH_4)_2SO_4$、Na_2SO_4、NaCl 和 $MgSO_4$ 等。

　　盐析作用的实质是破坏蛋白质分子表面的水化膜与中和其所带的电荷,从而使蛋白质产生沉淀。由于加入的盐类在水溶液中以离子形式存在,这些离子的水化能力比蛋白质强,它们与蛋白质分子争夺水分子,结果破坏了蛋白质分子表面的水化膜;同时加入的无机盐又可减少蛋白质所带电荷。这时蛋白质既失去水化膜,又减少了电荷,稳定因素被破坏,因而容易产生沉淀。

　　各种蛋白质的水化程度和所带电荷不同,因而所需的各种中性盐的浓度各异,利用这种特性可用不同浓度的中性盐溶液使蛋白质分阶段沉淀析出,这种蛋白质的分离方法称为分段盐析(fractional salting out)。

　　用盐析法分离得到的蛋白质仍保持蛋白质的生物活性,只需经过透析法或凝胶层析法除去盐,即可重新得到较纯的且保持原生物活性的蛋白质。

　　(2) 有机溶剂沉淀蛋白质。在蛋白质溶液中加入乙醇、丙酮和甲醇等一些极性较大的有机溶剂时,由于这些有机溶剂与水的亲和力较大,也能破坏蛋白质颗粒的水化膜使蛋白质沉淀。但用有机溶剂沉淀蛋白质时,如不注意其用量,往往使蛋白质的生物活性丧失。一般常用浓度较稀的有机试剂在低温下操作,使蛋白质沉淀析出。产生的沉淀不宜在有机溶剂中放置过久,以防蛋白质变性而失去活性。

（3）重金属盐沉淀蛋白质。当蛋白质溶液的 pH>pI 时,重金属离子如 Ag^+、Hg^{2+}、Cu^{2+}、Pb^{2+} 等（用 M^+ 代表）可与带负电荷的蛋白质颗粒结合,形成不溶性盐而沉淀。

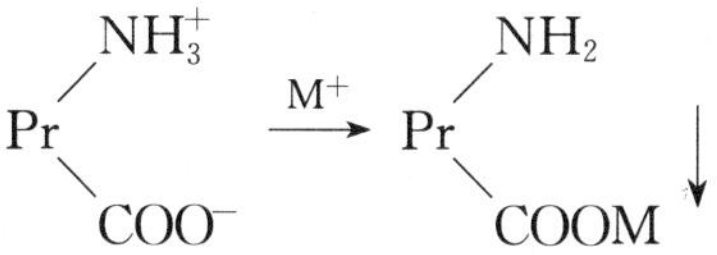

（4）生物碱试剂或某些酸沉淀蛋白质。当蛋白质溶液的 pH<pI 时,某些生物碱试剂如苦味酸、鞣酸、钨酸等,或某些酸如三氯乙酸、磺基水杨酸等（用 X^- 代表）,可与带正电荷的蛋白质颗粒结合,形成不溶性盐而沉淀。用这类试剂往往能引起蛋白质变性,因而不适宜制备具有生物活性的蛋白质。在临床检验和生化实验中,常用这类试剂除去血液中有干扰的蛋白质。

3. 蛋白质的颜色反应

蛋白质分子内含有许多肽键和某些带有特殊基团的氨基酸残基,可以与不同试剂产生各种特有的颜色反应,利用这些反应可鉴别蛋白质。

（1）水合茚三酮反应。蛋白质与稀的水合茚三酮一起加热呈现蓝色。该反应主要用于纸层析。

（2）蛋白黄反应。含有芳香族氨基酸,特别是酪氨酸、色氨酸残基的蛋白质,遇浓硝酸后产生白色沉淀,加热时沉淀变成黄色,所以称为蛋白黄反应。这实际上就是芳香环上的硝化反应,生成了黄色的硝基化合物。皮肤被硝酸粘污后变黄就是这个原理。

（3）缩二脲反应。蛋白质与硫酸铜碱性溶液反应,呈现紫色,称为缩二脲反应。

（4）米隆(Millon)反应。蛋白质遇硝酸汞的硝酸溶液时变为红色,这是由于酪氨酸中的酚基与汞形成有色化合物,利用这个反应可以检验蛋白质中有无酪氨酸存在。

【小资料】

"降血压"肽

近年来,高血压在世界范围内日趋严重,已经成为生命"第一杀手",防治高血压成为全球医务界面临的一项艰巨任务。高血压常伴有心脏、血管、脑和肾等器官器质性病变,是引发心脏、脑、肾和眼等多种并发症和导致中风、冠心病的一个重要危险因子。目前我国临床常用的一线抗高血压药主要包括利尿药、肾上腺素受体阻断药、钙通道阻滞药和血管紧张素转化酶抑制药等。虽然这些药具有很好的降压效果,但都具有一定的副作用或不良反应。而来源于食品的降血压肽(angiotensin-converting enzyme inhibitory peptides,ACEIPs)是一类能够降低人体血压的小分子多肽的总称。由于其降血压效果明显,且具有对正常血压无影响、无副作用等优点,已成为目前研究的热点。

一、降血压肽的作用机理

正常人体的血压受很多因素调节,其中肾素-血管紧张素调节系统(RAS)和激肽释放酶-激肽系统(KKS)是其中重要的调节系统。RAS 是升压调节系统,KKS 是降压调节系统。血管紧张素转化酶(E. C. 3. 4. 15. 1,简称 ACE)是以上两个调节系统中起关键作用的酶。在 RAS 中,ACE 催化血管紧张素 I 脱去 C-末端两个氨基酸残基,形成活性很强的血管紧张素 II,而血管紧张素 II 是肾素血管紧张素调节系统中已知活性最强的血管收缩剂,它能作用于小动脉,使血管平滑肌收缩,迅速引起升压效应,同时还能刺激醛固酮分泌和直接对肠胃作用(减少肾血流量及促进 Na^+、K^+ 的重吸收),引起钠储量和血容量的增加,也能使血压升高。在 KKS 降血压系统中,缓激肽是降血压物质,ACE 也能作用于缓激肽催化从其 C 末端脱去两个氨基酸残基而使其失活。因此,如果抑制了 ACE 的活性,就能有效的防治和治疗高血压的发生。降血压肽能够竞争性的与 ACE 结合,从而抑制其发挥作用。

二、降血压肽结构与活性的关系

ACE 首次由 Skengs(1954)从马血浆中分离得到。它是膜结合二肽羧基肽酶,是人体中 RAS 和 KKS 这一对相互拮抗的血压调节体系的关键酶,其活性与血压升高有非常重要的关系。ACE 以两种形态存在于人体中,一种表达于体细胞,称为 sACE(somatic ACE),另一种表达于生殖细胞,称为 gACE(germinal ACE)。两种形态 ACE 的主要不同点在于,gACE 只含有一个 C-端活性功能区,而 sACE 含有 C-端和 N-端两个活性功能区。因此,两种 ACE 的催化活性不同,在最重要的 RAS 升压调节系统中,sACE 有更加关键的作用。降血压肽是一类可与 ACE 的两个活性功能区竞争性结合,从而抑制其活性的小分子肽。降血压肽的结构与其 ACEI 活性密切相关,高活性的降血压肽都有类似的分子结构与氨基酸组成。

三、氨基酸组成、分子大小与消化吸收性能的关系

降血压肽必须进入血液循环才能发挥降压作用。因此,如果是口服,必须能够不被肠胃蛋白酶降解才能发挥作用。传统的观点认为,蛋白质是被水解成游离的氨基酸之后才被人体吸收的。但最近的研究结果表明,小分子的肽比游离的氨基酸残基更易于直接被人体所吸收,二肽和三肽的吸收转移系统与游离氨基酸的吸收转移系统不一样。最近的研究还表明,小分子的二肽、三肽和大分子的多肽能够直接被人体所吸收而产生生物学效应,而其他相对分子质量范围的多肽有被降解的可能。例如,从 α_{s1}-Casin 中分离出来的一种降血压肽(六肽),在体外实验中具有较高的活性,但在体内实验中,必须使用大量的该种多肽才能达到与体外实验相同的效果。这是因为该六肽在体内被迅速降解的缘故。因此,如果将降血压肽制成药物,必须对给药方式进行研究。

四、常用的降血压肽制备工艺

已经从多个动植物原料及下脚料中分离出了多种具有降血压功能的活性多肽,如蝮蛇蛇毒、乳酪、沙丁鱼、玉米渣、大豆豆粕、发酵豆奶、胶原蛋白等。现在采用的提取工艺主要有三种:酶解法、直接从发酵食品中分离提取法和从自溶产物中提取法。

(1)酶解法。这是目前研究得最多的一种方法。自从发现蛋白质经酶解处理可以释放出具有各种活性多肽以后,酶解法处理蛋白质就引起了人们的广泛关注。植物原料经过酸碱处理,除去纤维素等杂质后,得到含量较高的蛋白质;然后加入蛋白酶水解一定时间,分离得到产物。

(2)直接从发酵食品中提取。奶酪、豆奶等很多发酵食品中都含有降血压肽。阿卡欧•奥卡摩特(Akiko Okamoto)等人综合比较了多种不同发酵食品的降血压活性,发现大豆、奶酪等食品经发酵后含有较高活性的降血压肽,特别是以大豆为原料的发酵食品中含有较强的活性。马苏达(Masuda)等从酸奶中提取出一种具有较高活性的三肽,它能够不被降解,从而可以直接通过口服降低 SHR 的血压,其分子质量在400～500 Da。莫哥扎(Muguerza)等用粪肠球菌发酵牛乳也获得了降血压肽。

(3)自溶法。尼泊亚苏•马特苏莫阿(Nobyyasu Matsumura)等从鲣鱼内脏的自溶产物中分离出了六种具有降血压活性的三肽和四肽,其中四种有很强的降血压活性。他们所采用的工艺流程为鲤鱼内脏→压碎→加水→60℃保温 3h,轻微搅拌→90℃加热,停止反应→超滤。

五、开发应用前景

目前,普遍采用治疗高血压的药物是巯甲丙脯氨酸(captopril),新开发的药物哌哚普(perindopril)、群多普利(trandolapril)等具有较好的疗效,但这些都属于化学合成药物,高血压患者长期服用合成药会产生各种不适的副作用。随着人们对自身健康意识的不断增强,医务人员与患者更青睐于非化学合成药物疗法。来自食物蛋白的降血压肽对高血压患者可起到降压作用,对血压正常者则无降压作用,安全性极高,长期使用无副作用,特别适用于作为口服药剂或功能性食品基料制成各种保健食品。我国对降血压肽的研究刚刚起步,但已经引起人们的重视,"十五"期间生物医药研究的重点方向之一就是多肽药物。相信在未来几年里将会有大量的多肽药物进入临床试验,部分将作为新药获准生产销售。我国有着丰富的蛋白类资源,尤其在农副产品资源方面,每年都产生大量的副产品和废弃物。利用生物技术全价开发、充分利用副产品及废弃物,变废为宝,提高其附加值,开发出安全性高的功能性食品或药物将有着广阔的市场前景。

参 考 文 献

黄震华. 1994. 新型长效血管紧张素转化酶抑制剂群多普利. 中国新药杂志,3(3):19～22

杨保忠. 1994. 血管紧张素转化酶抑制剂哌哚普利的研究进展. 中国新药杂志,3(5):16～19

Akiko Okamoto, Hiroshi Haragata, et al. 1995. Agiotensin Ⅰ converting enzyme inhibitory activities of various fermented foods. Biosci Biotech Biochem, 59(6):1147～1149

Cushman D W, Ondetti M A. 1999. Design of antiotensin converting enzyme inhibitors. Nature Medicine,
　5:1110～1112

Masuda O, et al. 1996. Antihypertensive peptides are present in anta after oral administration of sour milk
　containing these peptides to spontaneously hypertensive rats. J Nutr, 126:3063～3068

Muguerza B, Ramos M. 2006. Antihypertensive activity of milk fermented by Enterococcus faecalis strains
　isolated from raw milk. International Dairy Journal, 16(1):61～69

Seki E, Osajima K. 1996. Quantitative analysis of digestion resistant ACE inhibitory peptides by small intes-
　tinal mucosa. Nipon Skokukin Kogaku Kaishi, (43):967～969

习　　题

1. 写出下列氨基酸的结构式。
   (1) 色氨酸　　　　　　　　　　(2) 半胱氨酸
   (3) 苏氨酸　　　　　　　　　　(4) 苯丙氨酸
   (5) 甲硫氨酸(蛋氨酸)　　　　　(6) 精氨酸

2. 写出蛋氨酸和苏氨酸所有可能的立体异构体,并标明 D、L 构型和 R、S 构型。

3. 完成下列反应式。
   (1) 丙氨酸 + HNO_2 ⟶
   (2) 酪氨酸 + Br_2（水溶液）⟶
   (3) 亮氨酸 $\xrightarrow[\triangle]{茚三酮}$
   (4) 组氨酸 $\xrightarrow{脱羧酶}$

4. 天冬氨酸、甘氨酸和苏氨酸与下列试剂的反应产物是什么?
   (1) NaOH　　　　　(2) HCl　　　　　(3) $NaNO_2$ + HCl　　　　　(4) 乙酐

5. 写出下列肽的名称。
   (1) γ-Glu-Cys-Gly　　　　　　　　(2) Pro-Thr-Trp
   (3) Gly-Met-Glu-Asn　　　　　　　(4) Leu-Ser-Lys-Asp

6. 人脑中发现具有镇痛和麻醉作用的五肽——甲硫氨酸脑啡肽,酪-甘-甘-苯-甲硫,写出该肽的结构式。

7. 当要对蛋白质混合溶液进行分级沉淀且需保持蛋白质的生理活性时,最合适的沉淀方法是什么? 为什么?

8. 某三肽 A($C_{14}H_{19}O_4N_3$)经胃蛋白酶催化水解可得到苯丙氨酸和一种二肽 B。将 B 用酸水解可得 C 和 D。其中 C 无旋光性,D 用亚硝酸处理后得到乳酸。试写出 A 的可能结构式及有关的反应式。

（潍坊医学院　张丽平）

第十五章 核 酸

除前面学习过的糖类和蛋白质之外,核酸(nucleic acid)是对生命现象非常重要的第三种生物大分子,生物体的遗传特征主要由核酸决定。在细胞中,核酸主要是以与蛋白质结合的核蛋白的形式存在,由瑞士科学家米歇尔(Miescher)于1868年首先从脓细胞核中分离出来的具有酸性的物质,因此将其称为核酸。进一步的研究证明,核酸不仅存在于细胞核内,在细胞质中特别是细胞质的粒质中,也含有丰富的核酸。

核酸是蛋白质生物合成不可缺少的物质,又是生物遗传的物质基础。可以说,核酸是支配人体整个生命活动的本源物质,被现代科学称之为"生命之源"、"生命之本"。在生物体的生长、繁殖、遗传、变异和转化等生命现象中,核酸起着决定性作用。核酸研究已成为近年来生物化学、有机化学及医学中研究得最广泛、最活跃的课题之一。至今已有38位科学家因涉及核酸的研究而荣获诺贝尔奖,以核酸、蛋白质等大分子的结构功能研究及基因工程技术为主要内容的分子生物学正在创造着越来越多的社会财富。本章仅从有机化学的角度对核酸的化学组成和分子结构及两类重要的核酸进行简单介绍。

第一节 核酸的分类和化学组成

一、核酸的分类

在分子水平上讨论生物生长和繁殖必须从了解核酸开始。核酸是一类携带遗传信息和指导蛋白质生物合成的大分子物质,一般根据分子中所含戊糖的种类将核酸分为两类,即脱氧核糖核酸(deoxyribonucleic acid,DNA)和核糖核酸(ribonucleic acid,RNA)。DNA主要存在于细胞核和线粒体内,而90%的RNA存在于细胞质中,在细胞核内的含量约10%。大多数生物都含有DNA和RNA,但是某些病毒只含有DNA或RNA。

RNA有多种类型,根据其在蛋白质合成过程中所起的作用不同可分为三类:

(1) 信使RNA(messenger RNA,mRNA)。占细胞总RNA的3%～5%,是蛋白质合成的模板,mRNA的核苷酸序列决定相应蛋白质的氨基酸序列。

(2) 核糖体RNA(ribosomal RNA,rRNA)。由约40%的蛋白质和60%的rRNA组成,rRNA占细胞RNA总量的80%。蛋白质是在核糖体中合成的,参与

蛋白质合成的各种成分必须在核糖体内将氨基酸在 mRNA 的指导下按特定顺序
合成蛋白质。

（3）转运 RNA(transfer RNA，tRNA)。tRNA 约占细胞 RNA 总量的 15%，
由核内形成并迅速加工后进入细胞质，主要作用是将氨基酸转运到核糖体-mRNA
复合物的相应位置用于蛋白质合成。

mRNA、rRNA、tRNA 和其他类型的 RNA 均由 DNA 转录生成。

二、核酸的化学组成

经元素分析得出，核酸分子中除含碳、氢、氧、氮四种元素之外，还含有大量的
磷，个别的还含有硫，其中含氮 15%～16%，含磷 9%～10%。常用含磷量来表示
组织中核酸的含量。

核酸部分水解则产生核苷和核苷酸。完全水解产生嘌呤和嘧啶等碱性物
质、戊糖（核糖或脱氧核糖）及磷酸的混合物。每个核苷分子含一分子碱基和一
分子戊糖，一分子核苷酸部分水解后除产生核苷外，还生成一分子磷酸。核酸的
各种水解产物可用层析或电泳等方法分离鉴定。核酸的逐步水解过程可总结
如下：

$$
核酸 \longrightarrow 核苷酸 \begin{cases} 核苷 \begin{cases} 戊糖（核糖及脱氧核糖） \\ 碱基（嘌呤碱和嘧啶碱） \end{cases} \\ 磷酸 \end{cases}
$$

从上面可以看到核酸是多聚核苷酸，而核苷酸是它的基本结构单位。核酸是
由核苷酸组成，而核苷酸又是由碱基、戊糖及磷酸组成。两类核酸水解所得产物列
于表 15-1。

表 15-1　核酸水解的主要产物

水解产物类别	RNA	DNA
酸	磷酸	磷酸
戊糖	D-核糖	D-2-脱氧核糖
嘌呤碱	腺嘌呤(A)，鸟嘌呤(G)	腺嘌呤(A)，鸟嘌呤(G)
嘧啶碱	胞嘧啶(C)，尿嘧啶(U)	胞嘧啶(C)，胸腺嘧啶(T)

1. 核糖和脱氧核糖

RNA 和 DNA 两类核酸是因所含的戊糖不同而分类的。RNA 含 D-核糖，

DNA 含 D-2-脱氧核糖。某些 RNA 中含有少量的 D-2-O-甲基核糖,即核糖的第二个碳原子上的羟基已甲基化。糖环状结构中的 1 号碳是手性碳原子,有 α-及 β-两种构型,但核酸分子中的戊糖都是 β-D-型。它们的结构和编号如下式所示:

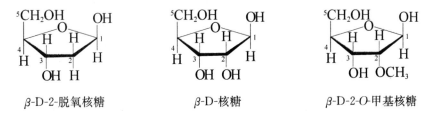

β-D-2-脱氧核糖　　　　　β-D-核糖　　　　　β-D-2-O-甲基核糖

2. 嘌呤碱和嘧啶碱

两类核酸所含的主要碱基都是四种。它们所含的两种嘌呤碱完全相同,即腺嘌呤和鸟嘌呤。DNA 和 RNA 所含的嘧啶碱有所不同。RNA 主要含胞嘧啶和尿嘧啶,大多数 DNA 也含胞嘧啶,但不含尿嘧啶而以胸腺嘧啶代之。在某些类型的 DNA 中,5-甲基胞嘧啶可在一定限度内取代胞嘧啶。5-甲基胞嘧啶是胞嘧啶经过化学修饰的产物,属于修饰胞嘧啶。

在一些核酸中还存在少量其他修饰碱基,由于这些修饰碱基通常含量很少,因此也称为微量碱基或稀有碱基。核酸中的修饰碱基多是四种主要碱基的衍生物,其结构多种多样。tRNA 中的修饰碱基种类较多,如次黄嘌呤、二氢尿嘧啶、5-甲基尿嘧啶(胸腺嘧啶)、4-硫尿嘧啶等。在 tRNA 中的修饰碱基含量不一,某些 tRNA 中的修饰碱基可达碱基总量的 10% 或更多。

两类碱基的结构如下:

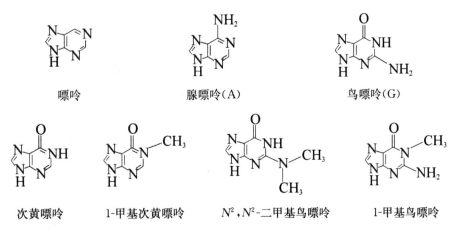

嘌呤　　　　　　　腺嘌呤(A)　　　　　　鸟嘌呤(G)

次黄嘌呤　　　1-甲基次黄嘌呤　　　N^2,N^2-二甲基鸟嘌呤　　　1-甲基鸟嘌呤

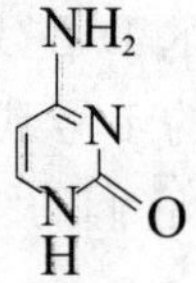

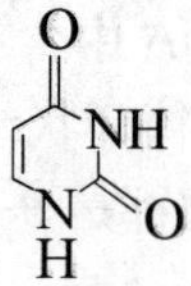

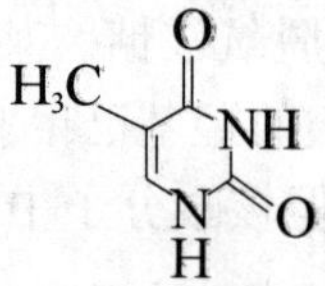

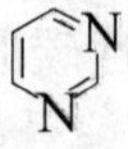

嘧啶　　胞嘧啶(C)　　尿嘧啶(U)　　胸腺嘧啶(T)

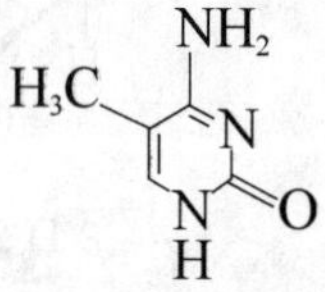

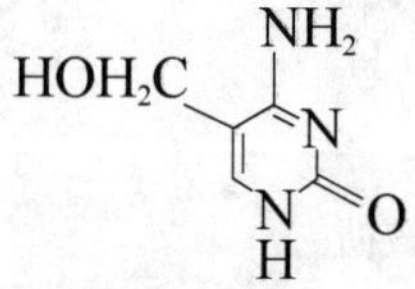

5-甲基胞嘧啶(C)　　　　5-羟甲基胞嘧啶(C)

两类碱基均有烯醇式和酮式两种互变异构体,在生理 pH 条件下主要以酮式存在。体内核酸大分子中的碱基也以酮式存在。互变异构作用如下式所示。

尿嘧啶

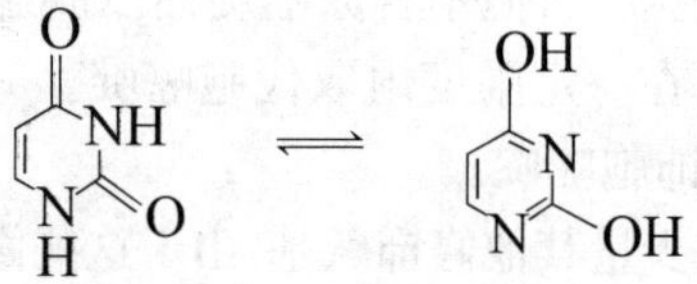

酮式　　　　　　　烯醇式

鸟嘌呤

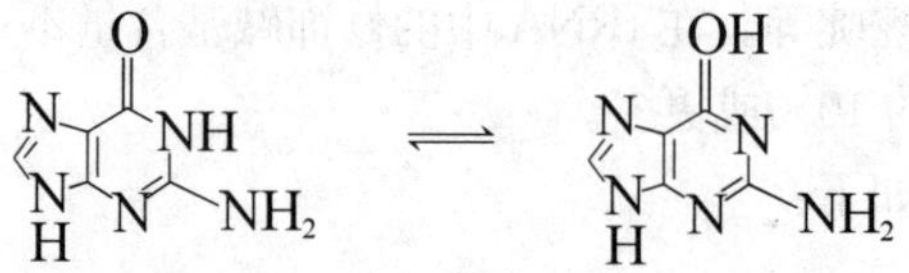

酮式　　　　　　　烯醇式

碱基可用英文名称前三个字母表示,如腺嘌呤(adenine)为 Ade,鸟嘌呤(guanine)为 Gua,胞嘧啶(cytosine)为 Cyt,尿嘧啶(uracil)为 Ura,胸腺嘧啶(thymine)为 Thy,也可用英文名称的第一个字母表示,分别为 A、G、C、U、T,单字符号更常用。

第二节　核酸的结构

一、核苷和核苷酸

1. 核苷

核苷(nucleoside)是由戊糖 C_1 上的 β-半缩醛羟基与嘌呤碱 9-位或嘧啶碱 1-位氮原子上的氢脱水缩合而成的氮苷。用 X 射线衍射法已证明,核苷中的碱基与糖环平面互相垂直。

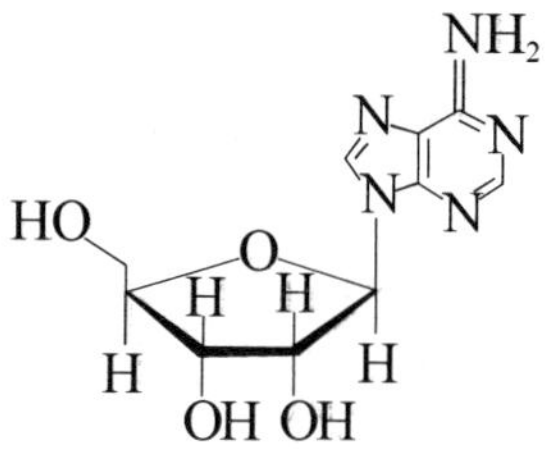

腺苷
(adenosine)

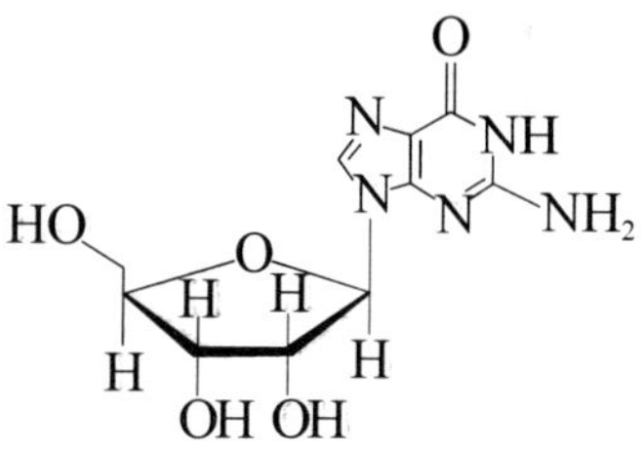

鸟苷
(guanosine)

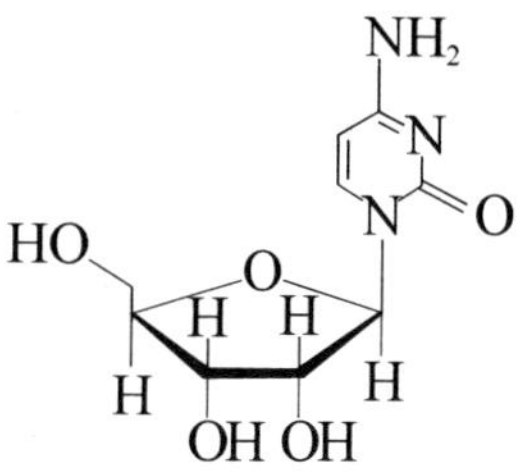

胞苷
(cytidine)

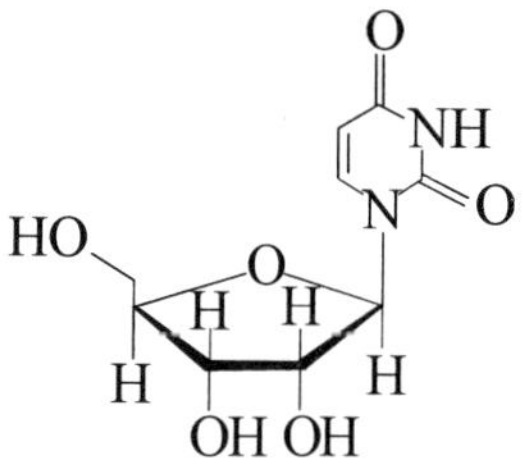

尿苷
(uridine)

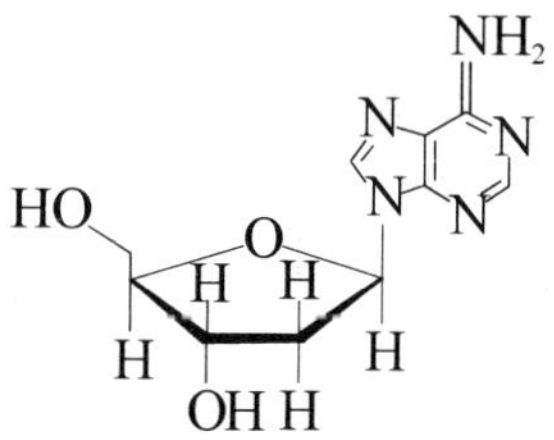

脱氧腺苷
(deoxyadenoside)

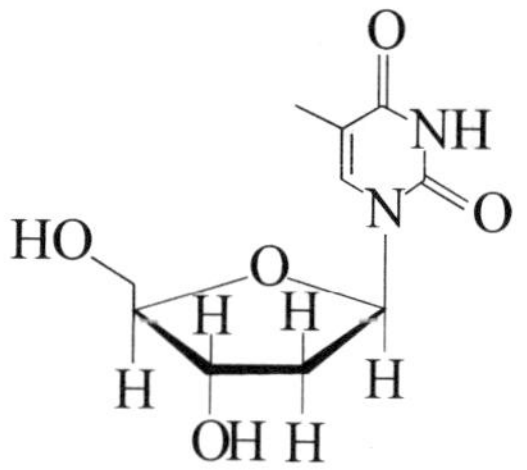

脱氧胸苷
(deoxythymidine)

命名时,糖部分如果是核糖,则碱基名称加词尾"苷"字即可。常见的核糖核苷有腺嘌呤核苷(腺苷)、鸟嘌呤核苷(鸟苷)、胞嘧啶核苷(胞苷)和尿嘧啶核苷(尿苷)。如果糖部分是脱氧核糖,则在核苷前面加上"脱氧"二字,常见的脱氧核糖核苷有腺嘌呤脱氧核苷(脱氧腺苷)、鸟嘌呤脱氧核苷(脱氧鸟苷)、胞嘧啶脱氧核苷(脱氧胞苷)和胸腺嘧啶脱氧核苷(脱氧胸苷)。

氮苷和氧苷一样,在碱性溶液中能稳定存在,但在强酸性溶液中可以水解成相应的碱基和戊糖。

2. 核苷酸

核苷酸(nucleotide)是核酸的基本结构单位,是核苷分子中的核糖或脱氧核糖 $3'$-或 $5'$-位碳上的羟基与磷酸通过磷酸酯键连接而成的酸性磷酸酯。由于核糖核苷的糖环上有三个自由羟基,而脱氧核糖核苷只有两个,因此,它们分别能形成 $2',3'$-及 $5'$-核糖核苷酸与 $3'$-及 $5'$-脱氧核糖核苷酸。在生物体内游离存在的大多是 $5'$-核苷酸。

常见核苷酸有腺苷酸(adenylic acid,AMP)、鸟苷酸(guanylic acid,GMP)、胞苷酸(cytidylic acid,CMP)和尿苷酸 (uridylic acid,UMP)。同样,脱氧核苷酸有脱氧腺苷酸(deoxyadenylic acid,dAMP)、脱氧鸟苷酸(deoxyguanylic acid,dGMP)、脱氧胞苷酸(deoxycytidylic acid,dCMP)和脱氧胸苷酸(deoxythymidylic acid,dTMP)。现以腺苷酸(AMP)和脱氧胞苷酸(dCMP)为例说明它们的结构。

腺苷酸(AMP)　　　　　　　　　　　　脱氧胞苷酸(dCMP)

腺苷酸可进一步磷酸化生成腺苷二磷酸(adenosine diphosphate，ADP)和腺苷三磷酸(adenosine triphosphate，ATP)。同样，脱氧腺苷酸也可进一步磷酸化生成脱氧腺苷二磷酸(dADP)和脱氧腺苷三磷酸(dATP)。与腺苷酸、脱氧腺苷酸情况相似，其他核苷酸和脱氧核苷酸也存在相似的一、二和三磷酸酯的形式，如图 15-1 所示。

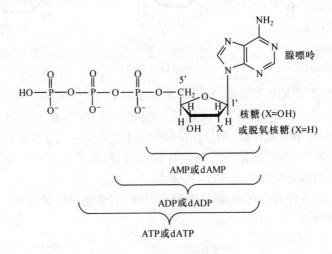

图 15-1　腺苷酸的结构

二、核酸的一级结构

核酸的结构和蛋白质一样，非常复杂，也分为一级结构与空间结构。一级结构指组成核酸的各核苷酸残基之间的排列顺序；空间结构指多核苷酸链内或链与链之间通过氢键折叠卷曲而成的构象。

核苷酸是核酸的单体。核苷酸 $5'$-位的磷酸上还有羟基，可以与另一个核苷酸中戊糖其他位(如 $3'$-位)上的羟基形成磷酸二酯键。两个核苷酸分子就通过磷酸二酯键结合成二核苷酸，二核苷酸还可以再形成三核苷酸、四核苷酸、……、多核苷酸，像氨基酸通过肽键连接成多肽一样。

RNA 和 DNA 的一级结构,就是分别由四种核苷酸和四种脱氧核苷酸以不同比例及不同顺序通过磷酸二酯键连接而成的多核苷酸长链和多脱氧核苷酸长链,如图 15-2 所示。

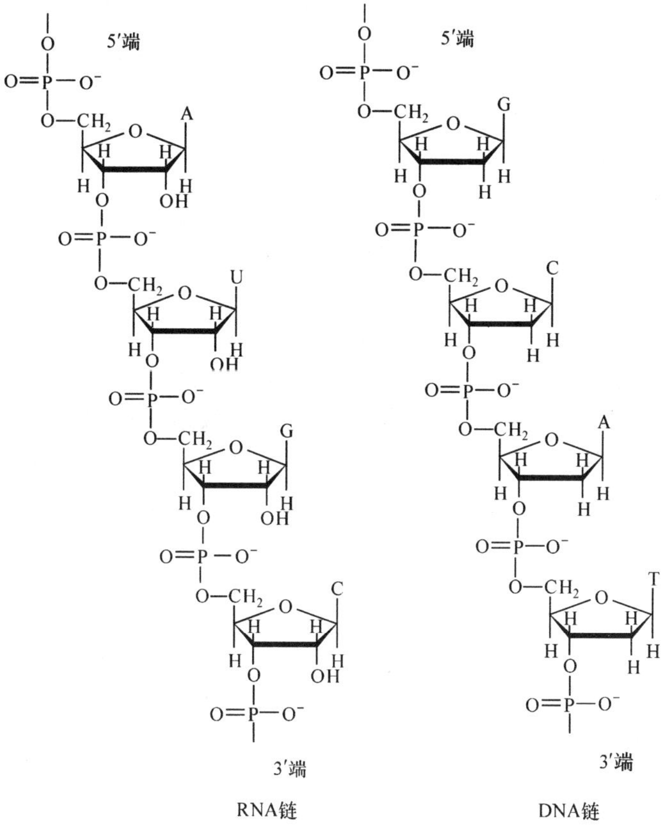

图 15-2　RNA 和 DNA 的一级结构

　　一条多核苷酸长链有两个末端,戊糖 5′-位未与其他核苷酸相连的一端称为 5′端;戊糖 3′-位未与其他核苷酸相连的一端称为 3′端。链的走向一般是从 5′端到 3′端。DNA 链可以有成千上万个脱氧核苷酸单位,RNA 的相对要短一些,但戊糖与磷酸组成的长链上都有碱基侧链,这正如蛋白质多肽长链上有 R 侧基。

　　为了简化繁琐的结构式,常用 P 表示磷酸,用竖线表示戊糖基,表示碱基的相应的英文字母置于竖线之上,用斜线表示磷酸和糖基酯键。上述结构式的简化表示如图 15-3 所示。

　　更简单的表示方法是用字符表示结构。根据核酸的书写规则(习惯上将 5′端置于左边,3′端放在右边),上面的核酸片段可以简单的表示为

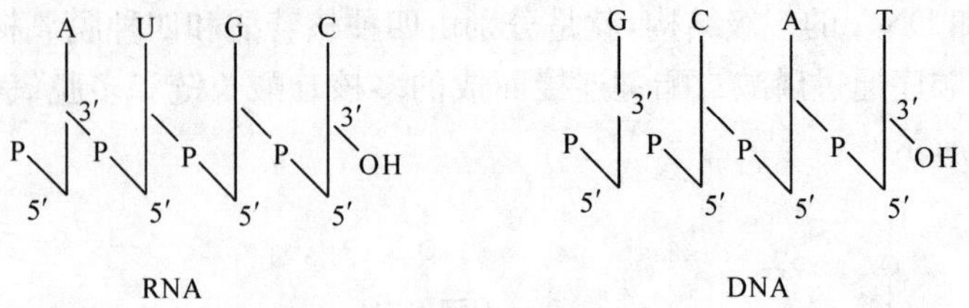

图 15-3　核苷酸链的简化表示

RNA：5′AUGC3′

DNA：5′GCAT3′

实践中常用这种方法表示核酸片段。

三、DNA 的双螺旋结构

对于核酸的二级结构，1953 年美国生物学家沃森（Watson ES）和克里克（Crick FH C）（1962 年同获诺贝尔奖）根据 X 射线数据，提出了 DNA 分子的双螺旋结构模型，即由两条多聚脱氧核糖核苷酸链以氢键相连。这些氢键的形成可保证一条链的所有碱基顺序与另一条完全互补。例如，一条链上的 T 与另一条链上的 A，或一条链上的 C 与另一条链上的 G 之间形成氢键。

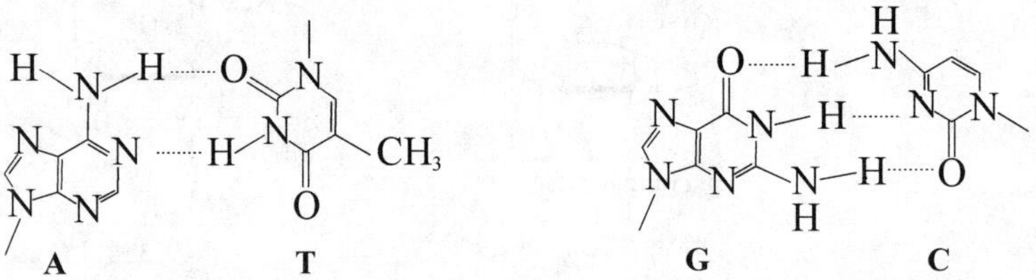

这两条互补的链以相反方向围绕一共同轴心盘绕，形成右旋的双螺旋结构，如图 15-4 所示。

由图 14-5 可见，每十个核苷酸形成螺旋的一圈，每一圈的高度为 3.4nm，一条链的碱基与另一条链的碱基在螺旋内通过氢键结合成对，碱基平面与中心轴垂直。亲水的脱氧核糖基和磷酸基位于双螺旋的外侧，螺旋的平均直径为 2.0nm，顺轴方向每隔 0.34nm 有一个核苷酸单位。DNA 的外面有一个浅沟（minor groove）和一个深沟（major groove），其大小可允许蛋白质分子与碱基相接触，使其能与蛋白质相互识别。而位于双螺旋结构表面的是脱氧核糖和磷酸的重复结构，不可能提供与蛋白质的识别信息。

碱基配对是 DNA 结构的最大特点，由于几何形状的限制，只能由嘌呤和嘧啶配对才能使碱基对合适地安置于双螺旋内。若两个嘌呤碱配对，则体积太大无法容纳，若两个嘧啶碱配对，由于两链之间距离太远而无法形成氢键。因此始终是腺

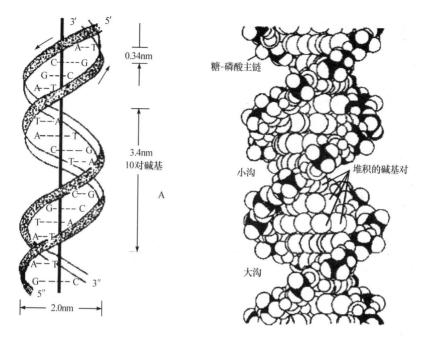

图 15-4　DNA 双螺旋二级结构示意图

嘌呤(A)与胸腺嘧啶(T)配对,通过两个氢键连接而成(A＝T);鸟嘌呤(G)与胞嘧啶(C)配对,通过三个氢键连接而成(G≡C)。这些碱基间互相匹配的规律称为碱基互补规律(base complementry)或碱基配对规律。如果一条链中的碱基顺序是 5′-ACGT-3′,另一条链的碱基顺序必然是 3′-TGCA-5′。两个相互配对的碱基互称为"互补碱基"。每条链的复制决定了合成新的互补链的碱基顺序,从而在分子水平上阐明了遗传的机理。

　　维持 DNA 结构稳定性的因素主要是碱基堆砌(base stacking)力和氢键。在 DNA 双螺旋和 RNA 的螺旋区,相邻碱基平面间的距离使平面上下分布的 π 电子云可以相互作用,同时,环境中的水对疏水的碱基产生的作用力也有助于螺旋内的碱基堆积成有规律的疏水性核心。而亲水性带负电荷的糖-磷酸基团处于外部使双螺旋更加稳定。氢键是另一种稳定双螺旋的力量,虽然这种键的本身对稳定双螺旋所提供的自由能很少,但氢键有高度的方向性,正因为这个关系,为选择正确碱基配对提供了分辨能力,所以对双螺旋的稳定性具有重要作用。

　　环境中的正离子也是促使双螺旋稳定的因素。DNA 双螺旋和 RNA 的螺旋区外侧带负电荷的磷酸基在不与正离子结合的状态下有静电斥力。环境中带正电荷的 Na^+、K^+、Mg^{2+}、Mn^{2+} 等,原核生物细胞内带正电荷的多胺类,真核细胞中带正电荷的组蛋白等,均可与磷酸基团结合,消除静电斥力,对核酸的结构有重要的稳定作用。

四、RNA 的二级结构

　　RNA 的碱基组成不像 DNA 那样有严格的规律。根据 RNA 的某些理化性质和 X 射线衍射分析研究证明,大多数天然 RNA 分子是一条单链,其许多区域自身发生回折,使可以配对的一些碱基相遇,通过氢键把 A 与 U、G 与 C 连接起来(偶尔也存在 G-U、G-ψ 或 A-ψ 的配对形式,只是稳定性较差),构成如 DNA 那样的双螺旋。不能配对的碱基则形成环状突起(loop),这种短的双螺旋区域伴有单链突环的结构称发夹结构(图 15 - 5)。有 40%～70% 的核苷酸参与了螺旋的形成,所以 RNA 分子是含有短的不完全的螺旋区的多核苷酸链。

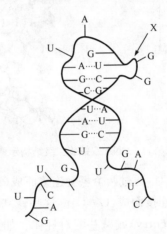

图 15 - 5　RNA 的二级结构 X 处表示螺旋的环状突起(突环)

　　tRNA、mRNA 和 rRNA 的功能不同,它们的二级结构也不相同,其中对 tRNA的研究较多。1965 年 Holley 等测定了酵母丙氨酸 tRNA 的一级结构后,提出了 tRNA 的三叶草二级结构(cloverleaf structure)模型(图 15 - 6)。

　　根据结构或功能对主要的区域给予适当的名称。分子中由 A-U、G-C 碱基对构成的双螺旋区称臂,不能配对的部分称环,tRNA 一般由四环四臂组成。

　　氨基酸接受臂有一个碱基配对区域的干(stem)和终止于 CCA 碱基顺序即游离的 3′ 端。末端的腺嘌呤核苷酸 C2′ 或 C3′ 上的羟基可与特定的氨基酸结合。TψC环单链区域因恒有 5′……TψC……3′碱基顺序而得名。双氢尿嘧啶环(D 环,或 DHU 环)是因为稀有碱基双氢尿嘧啶存在于环中。反密码环的最大特点是由七个碱基组成的环中央部位存在一个三联体反密码子(anticodon)碱基顺序,它可与 mRNA 的相应密码子通过氢键配对互补。此外,还有一个变化较大的额外环。维系 RNA 二级结构的稳定,主要依赖碱基对的堆砌力量。

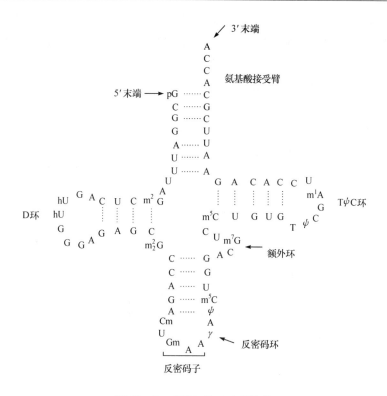

图 15 - 6 tRNA 的三叶草结构

图中稀有核苷是 m_2^2G, N, N-二甲基鸟苷;hU,5,6-二氢尿苷;

m^2G,2-甲基鸟苷;ψ,假尿苷;m^5C,5-甲基胞苷;m^1A,1-甲基腺苷;m^7G,7-甲基鸟苷

第三节 核酸的性质

一、核酸的物理性质

DNA 为白色纤维状固体,RNA 为白色粉末,都微溶于水,易溶于稀碱溶液,其钠盐在水中的溶解度较大。两者都不溶于乙醇、乙醚、氯仿等一般有机溶剂。常用乙醇从溶液中沉淀核酸。

大多数 DNA 为线形分子,分子极不对称,其长度可以达到几个厘米,而分子的直径只有 2nm。因此 DNA 溶液的黏度极高,RNA 溶液的黏度要小得多。

DNA 分子大小相差悬殊,小病毒 DNA 只有几千 bp,细菌染色体 DNA 有 10^6 bp,动物染色体 DNA 可达 10^8 bp 以上。用以描述 DNA 分子大小的方式有多种,即链长(μm)、碱基对(bp)数目和分子质量(Da)。它们的关系如下:

$$1\mu m\ DNA = 3000\ bp = 2\times10^6\,(Da)$$

　　由于 DNA 分子很大,测量蛋白质分子大小的一些经典方法均不适用。已经发展了某些新技术可测定 DNA 分子的大小,包括密度梯度离心法、琼脂糖凝胶电泳法等。但是如果 DNA 相对分子质量大于 10^{10} 时,上述方法的应用均受到限制,此时可用一种专门设计的低切变力黏度计的方法称黏度阻滞法来进行测定。

　　核酸中的嘌呤和嘧啶环的共轭体系强烈吸收 260～290nm 波段紫外光,最高吸收峰接近 260nm。由于蛋白质在这一光区仅有很弱的吸收,因此可以利用核酸的这一光学特性来定位测定它在细胞和组织中的分布。细胞的紫外光照相主要是利用核酸强烈吸收紫外光的作用,也可利用这种性质测定嘌呤和嘧啶衍生物在纯溶液中的含量(每摩尔这种物质在一定 pH 条件下的紫外吸收值为常数),以及它们在色谱和电泳谱上的位置。当暴露在 260～290nm 的紫外光下时,滤纸(或其他载体)发出浅蓝色荧光。由于嘌呤和嘧啶衍生物的存在吸收了入射的紫外光,从而"熄灭"了该处的荧光,所以当把滤纸放在这一波长下观察时所看到的嘌呤和嘧啶衍生物的斑点是一个暗区。

　　RNA 的紫外吸收光谱与 DNA 的吸收光谱差别不大。

　　核酸的光吸收值常比其各核苷酸成分的光吸收值之和少 30%～40%。这是由于在有规律的双螺旋结构中碱基紧密地堆积在一起。

二、核酸的变性与复性

1. 变性作用

　　天然有序的双螺旋 DNA 分子在加热、酸、碱、尿素和甲酰胺等理化因素作用下,碱基对之间的氢键断裂,空间结构破坏,变成任意缠绕的无序状态,称为变性作用。DNA 分子变性时分子内部双螺旋区域也变为无序缠绕。DNA 变性后,一方面生物学功能全部丧失,同时黏度下降,浮力密度升高;另一方面对 260nm 紫外线的吸收增强达 37% 左右,此现象称为增色效应(hyperchromic effect)。这是因为变性 DNA 失去碱基的堆砌作用,暴露了嘌呤、嘧啶的共轭系统。这些性质可用于判断核酸的变性程度。例如,浓度均为 $50\mu g \cdot mL^{-1}$ 的双链 DNA、单链 DNA 和游离核苷酸的吸光度值(A_{260})分别为 1.00、1.37 和 1.60。将 DNA 溶液缓慢加热,同时测定不同温度时的吸光度值,可得到一个特征性曲线称为解链(或熔解)曲线(melting curve)。DNA 解链发生在很狭窄的温度范围内。使 50% DNA 变性的温度称为解链(或熔解)温度或 T_m 值(melting temperature, T_m)(图 15 - 7)。DNA 的 T_m 值一般在 82～95℃。

　　DNA 分子内含 G-C 碱基对越多 T_m 值越大,这是因为 G-C 对之间有三个氢键,所以含 G-C 对多的 DNA 分子更为稳定。因此,测定 T_m 值可以推算出 DNA 的碱基的百分组成,经验公式是 $X_{G+C} = (T_m - 69.3) \times 2.44$。也可以利用此公式

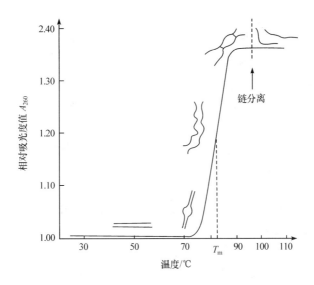

图 15-7 DNA 解链曲线和 T_m 值

从 DNA 的 G+C 含量来计算出 T_m。

RNA 的变性表现出与 DNA 不同的特点。由于 RNA 只有局部的双螺旋区，所以这种由螺旋向线团的转变不如 DNA 那样明显。变性曲线没有 DNA 那么陡，T_m 值较低。tRNA 具有较多的双螺旋区，所以具有较高的 T_m 值，变性曲线也较陡。双链 RNA 的变性几乎与 DNA 的相同。

2. 核酸复性

溶液中变性核酸的互补链在适当条件下重新缔合成双螺旋结构，恢复其天然核酸性质，这一过程称为复性(renaturation)或退火(reannealing)。DNA 复性为分子生物学提供了一个有价值的工具，可用来测定不同机体之间的遗传关系、检测特定种族的 RNA、检测某种机体内 DNA 的某些顺序是否特别多、确定 DNA 分子特定碱基顺序等。

复性反应的进行与许多因素有关。复性时要求环境有足够高的盐浓度(0.15～0.50mol·L^{-1} NaCl 溶液)和适当高的温度，一般比 T_m 值低 20～25℃，即 60℃左右进行。复性作用是一个缓慢的过程，因为互补链之间的确切碰撞以正确位置形成碱基对是一种随机运动的结果，是与浓度有关的过程。变性 DNA 的复性与变性 DNA 最初浓度和时间有关。

如果将热变性的 DNA 快速冷却至低温，则变性的 DNA 分子很难复性，这一性质可用来保持 DNA 的变性状态。

3. 核酸的杂交

将不同来源的 DNA 变性后混合在一起,在复性条件下让其复性,若这些异源 DNA 之间在某些区域有相同的序列,则会形成杂化双链(heteroduplex),这个过程称为杂交(hybridization)。不同来源的 DNA 可以杂交,DNA 与 RNA 之间、RNA 与 RNA 之间也可以杂交。核酸杂交技术在分子生物学和分子遗传学的研究中应用极广,许多重大的遗传学问题都是用分子杂交来解决的。

三、核酸的电泳

核酸和核苷酸既有磷酸基,又有碱性基团,都是两性电解质,因磷酸的酸性强,通常表现为酸性。核酸在不同的 pH 溶液中带有不同的电荷,因此,带有电荷的核酸大分子在电场中可以发生迁移(电泳)。泳动的方向和快慢主要与其净电荷多少及分子大小和形态等因素有关。常用方法有琼脂糖凝胶电泳和聚丙烯酰胺凝胶电泳等,广泛用于核酸一级结构分析和基因结构的研究。

四、核酸的水解

大分子 DNA 或 RNA 可用酸、碱(用于 RNA)或酶(核酸外切酶和核酸内切酶)水解其磷酸酯键或 N-糖苷键,水解成各种组分。糖苷键比磷酸酯键更易被酸水解,嘌呤碱的糖苷键比嘧啶碱的糖苷键对酸更不稳定。根据实验目的或要求选择适合方法,通过控制实验条件,能获得不同程度的水解产物,用层析、电泳等方法分离。RNA 能在室温条件下被稀碱水解成核苷酸,而 DNA 对碱较稳定,常利用此性质测定 RNA 的碱基组成或除去溶液中的 RNA 杂质。

【小资料】

生命科学的里程碑——DNA 双螺旋结构的确定

1953 年 4 月 25 日,英国科学杂志《自然》发表了两位年轻科学家——沃森和克里克写的一篇论文,文章宣布发现了 DNA 双螺旋结构。对遗传机理感兴趣的多数生物学家很快就认识到,从携带遗传信息的生物大分子角度研究遗传学的时代到来了。后来的实践证明,核酸的发现以及核酸结构的确定对现代生物学的发展具有重大意义,并由此推动了遗传学、分子生物学、药学等相关学科的快速发展,取得了令人瞩目的重大科研成果,对人类生活已经产生并将继续产生重大影响。

核酸研究最早可以追溯到 19 世纪 60 年代,而叩响核酸奥秘大门之人则是一位年轻的瑞士科学家弗雷德里希·米歇尔(Friedrich Miescher,1844—1895)。米歇尔出身于医学世家,受其叔父的影响,投身于细胞的组织化学研究。在对脓细胞进行一系列化学处理后,他得到了一个不溶于稀酸、但可溶于稀碱的含磷量较高(2.5%)的物质。这一结果引起了米歇尔的重视,因为在当时从动物组织中得到的含磷化合物只有卵磷脂一种。米歇尔把他新发现的化合物命名为"核素"(nuclein)。纯核素是一种酸性物质,它与含氮碱以盐的形式结合而存在,米歇尔将这种氮碱进行结晶并命名为"原胺"(protoamine)。实际上,米歇尔得到的核酸是核蛋白。在 1889 年理查德·阿尔特曼(Richard Altmann)得到了第一个不含蛋白质的核素,并命名为核酸(nucleic acid)。

　　虽然细菌病毒只有一半质量是 DNA(另一半是蛋白质),但艾弗里(Oswald Avery)的实验结果说明 DNA 似乎是基本的遗传物质。因此,明确 DNA 的化学结构可能是了解基因如何增殖的重要一步。然而与蛋白质相比,人们对 DNA 的化学知识知之甚少,那时仅有少数几个化学家在做这方面的工作。除了知道核酸是由较小的构件——核苷酸——组成的大分子以外,遗传学家对它的化学知识掌握得很少。而且,从事 DNA 研究的化学家几乎都是有机化学家,他们对遗传学没有兴趣。

　　关于蛋白质和核酸的三维结构的许多说法最初都是夸夸之谈。这方面的工作虽然已经进行了 15 年之久,但是大部分论据仍然苍白无力。直到 1945 年,几乎还没有发表过任何文章论述核酸分子有三维构型的可能性,化学家们对核酸也讲不透彻,也没有引起沃森(James Watson)从化学方面对核酸进行钻研的兴趣。

　　沃森也曾被化学家鲍林(Linus Pauling)部分地解决了蛋白质结构问题这样一个激动人心的传闻所鼓舞。在一次报告会上,鲍林的戏剧式的讲演和他的模式图深深吸引了参会所有人员。鲍林目光炯炯地解释起他那无与伦比的模型——蛋白质 α 螺旋的各种特征。但在当时,并没有其他的化学家能够加以证实,也遭到了一些人的非议,认为对生物学的研究不会产生有意义的影响。但许多在结构化学方面训练有素的年轻朋友们却认为 α 螺旋看来还是很不错的。因此,鲍林的这些朋友都认为他是对的。对于生物学上极为重要的大分子结构,他是提出完全正确见解的一位先驱,或许他拥有某种也适用于核酸的新颖手段。

　　通过鲍林的 α 螺旋 X 射线衍射图,沃森认识到了 X 射线衍射对研究遗传学的重要性,因此,他费尽周折申请到英国剑桥的佩鲁兹实验室学习如何从事 X 射线晶体学方面的研究。在此之前,威尔金斯(Maurice Wilkins)在一次生物大分子学术会议上,曾经展示过结晶 DNA 的 X 光照片。但遗憾的是很多包括卡尔喀(Herman Kalckar)在内的生物化学家还不能理解 X 射线工作者的观点。

　　沃森和同在一个实验室的克里克(Francis Crick)决定模仿鲍林,并且以其之矛攻其之盾。鲍林在多肽方面的成就自然而然提醒克里克用同样的方法也可以解决 DNA 的结构问题。他们很快就认识到,解决 DNA 结构比解决蛋白质的 α 螺旋更复杂些。在 α 螺旋中,单一的多肽链(许多氨基酸的集合)通过自身的基团之间的氢键折叠成螺旋型。但是威尔金斯曾对克里克说过,DNA 分子的直径比单独一条多核苷链(许多核苷酸的集合)的直径要大些。因此,他认为 DNA 是一个复杂的螺旋,其中包括几条彼此绕在一起的多核苷酸链。如果真是如此,在开始认真建造模型以前,必须明确多核苷酸链之间究竟是通过氢键,还是通过与负电性磷酸有关的盐键维系在一起。由于 DNA 含有四种不同的核苷酸,使问题更加复杂化了。在这个意义上,DNA 并非是一种有规律的分子,而是一种高度无规律的分子。但是,四种核苷酸并不是完全不同的。每种核苷酸都含有相同的糖和磷酸,独特之处在于它们含氮碱基。

1949年,克里克来到剑桥大学的卡文迪什实验室同佩鲁兹和肯德鲁一起工作,并被凯厄斯学院录取为博士研究生,导师是佩鲁兹(Max Periitg)。虽然鲍林成功解决了蛋白质α螺旋,但那时还没有一个普遍适用的理论去验证这些模型的α螺旋细节的正确性。克里克经过多次验算推导出了解释α螺旋的公式,与同实验室的考基兰(Bill Cochran)用不同的方法验算后,得到了相同的结果。当用佩鲁兹的X光衍射图来核对α螺旋时,得到了非常好的一致性,必须承认鲍林的模型和他们自己的理论都是对的。

沃森和克里克在经历了以糖和磷酸为中心搭建DNA三维螺旋模型失败后,一度想放弃对DNA结构的研究。在短暂的彷徨之后又回到了研究主题,他们仔细研究了奥地利出生的生物化学家查戈夫(Erwinchargaff)在哥伦比亚大学首次发现DNA的那些奇妙的化学特征。第二次世界大战以来,查戈夫和他的学生们一直致力于分析各种DNA样品,研究其嘌呤和嘧啶碱基的相对比例。在他们测定的所有DNA样品中,腺嘌呤(A)分子的数目和胸腺嘧啶(T)分子的数目非常相似,而鸟嘌呤(G)分子数和胞嘧啶(C)分子数又极其接近。并且,腺嘌呤与胸腺嘧啶的比例又因不同的生物来源而有所不同。某些生物体的DNA具有较多的(A—T),而另一些则具有较多的(G—C)。查戈夫认为这引人注目的现象具有重大意义,这就是著名的查戈夫规律,但当时他并没有做出合理的解释。

时隔不久,沃森在和一位年轻理论化学家格里菲思(John Griffith)交谈几次以后,觉得这种规律可能具有重要的意义。经过格里菲思的巧妙计算,证实腺嘌呤和胸腺嘧啶的平面是粘在一起的。同样,也可以解释鸟嘌呤与胞嘧啶之间的引力。这就粗略解释了查戈夫以前提出的等量碱基配对规律。

罗莎琳德·富兰克林(Rosalind Franklin)借助自己拍出的DNA的X射线照片,提出了DNA中糖和磷酸的骨架是在分子的外部,但是需要更多的证据证明这一点。后来的试验证明,她的这一观点完全正确,也非常有意义。

正当沃森和克里克的研究工作停止不前的时候,远在大洋彼岸的鲍林却率先提出了DNA的三维螺旋结构模型:以糖和磷酸骨架为中心的三条链的模型。沃森很快就觉察到他的模型有点不对头,可又指不出错在哪里。在对示意图仔细研究一番后,才恍然大悟。原来鲍林的模型里的磷酸基团没有离子化,而每一个羟基都含有一个相连的氢原子,因此就没有净电荷。从某种意义上来说,鲍林的核酸根本就不是一种酸。而且,不带电荷的磷酸也不是无足轻重的偶然现象。模型中三条相互盘绕的多核苷酸链是由氢键相连的,而氢则是氢键的组成部分。如果没有氢原子,多核苷酸链就会立刻松散开来,结构也就不复存在了。

当时,对DNA是一种中等强度的酸的说法,没有人表示过疑问。因此,在生理条件下,总有些钠和镁之类正电离子中和它们附近带负电的磷酸基团。要是氢原子同磷酸紧密相连的话,那么,我们关于由二价离子把多核苷酸链连在一起的推测就失去了意义。但鲍林——这位世界上公认的最敏锐的化学家却意外的得出了相反的结论,这也使他失去了再次获得诺贝尔化学奖的机会。

在认识到鲍林模型的错误后,沃森和克里克想赶在鲍林意识到自己的错误之前找出正确的答案,并加快了DNA结构的研究。这年的仲夏,富兰克林新拍的一张照片就已证实DNA具有一个新三维构型,在DNA分子被大量水包围时就会出现这种构型。当沃森在威尔金斯的办公室看到这张照片时不禁目瞪口呆,只要稍稍看一下这张"B型"的X射线照片,就能得到不少有价值的螺旋参数。可以想像,只要简单计算一下,就能确定分子内多核苷酸链的数目了。回宿舍后沃森凭记忆画出了"B 型"的 X 射线照片的简略草图,说明 DNA 是一种螺旋,这种螺旋每 3.4Å 沿螺旋轴重复一次。在得到布拉格(W. L. Bragg)的支持后,沃森立刻着手制作 DNA 的螺旋模型。

沃森坚持认为子午线上 3.4Å 的反射比其他反射都强,这一点是特别重要的。这一现象只能意味着厚度为 3.4Å 的嘌呤和嘧啶碱基是堆积在一起的,并且与螺旋轴成垂直方向的。另外,电子显微镜和 X 射线照片所得到的证明,使我们可以断定螺旋的直径大约为 20Å。沃森认为在生物界频繁出现的配对现象预示着应该制作双链模型。可是,克里克却怎么也不愿接受沃森的这个观点,但沃森还是坚持自己研究双链模型。

怎样才能用碱基之间的氢键把交织的多核苷酸链连接在一起,也是一个令人头痛的问题。一年多以来,克里克和沃森否定了碱基可能构成规则的氢键。可是现在问题很清楚,他们完全错了。碱基上的一个或几个氢原子可以从某个位置移到另一个位置。最初他们认为这种现象(互变异构)表明,一个碱基所有可能的互变异构体的频率是均等的。后来,沃森又阅读了戈兰德(J. M. Gulland)和乔丹(D. O. Jordan)关于 DNA 酸碱滴定的义章,使他非常信服他们那有力的结论:即如果不是全部,至少大部分碱基能够形成与其他碱基相连的氢键。更重要的是,在很低浓度的 DNA 中,这些氢键依然存在。这充分说明,就是这些氢键把同一个分子中的碱基连接在一起。此外,X 射线的实验结果也指出,至今研究过的碱基都能构成在立体化学范围内尽可能多的不规则氢键。这样,问题的关键显然就在于支配碱基之间氢键的规律上了。

在一次画腺嘌呤的结构式时沃森茅塞顿开,得到了一个颇为重要的启示。他忽然想到在 DNA 结构中,腺嘌呤残基之间形成的氢键和在纯腺嘌呤结晶中的氢键是相似的。这可能具有深远的意义,如果 DNA 确是这样的话,一个腺嘌呤残基和与它成 180°旋转的有关腺嘌呤残基之间可以形成两个氢键。而且,同样两个对称氢键也可以把一对鸟嘌呤,一对胞嘧啶或一对胸腺嘧啶连接起来。于是,沃森开始想,每个 DNA 分子是否都是由相同碱基顺序的双链构成的,而这两条链又是通过相同碱基对之间的氢键连在一起的。麻烦的是,这样的结构不可能有一个规则的骨架,因为嘌呤(腺嘌呤和鸟嘌呤)和嘧啶(胸腺嘧啶和胞嘧啶)形状不同,这个结构的骨架会由于这些嘌呤对或嘧啶对在中心交替出现,而显示凸出或凹进的形状。想到这里,沃森兴奋起来,尽管还有骨架不规则的问题没有解决,但是好像一个伟大的发现就要诞生了。不幸的是,他的这种设想很快被美国的晶体学者多纳休(Jerry Donohue)所否定,因为从现行教科书中引用的烯醇式异构体是不正确的。但同时多纳休告诉沃森碱基的酮式结构更有可能。一大早,沃森来到实验室进行用氢键维系的碱基配对试验。开始,他仍抱着"同类配对"的偏见不放,可是,这种看法是不会有任何结果的。他继续摆弄着碱基模型,把碱基移来移去寻找各种配对的可能性。突然之间,他发现一个由两个氢键维系的腺嘌呤——一胸腺嘧啶对竟然和一个至少由两个氢键维系的鸟嘌呤——一胞嘧啶对有着相同的形状。看来,所有的氢键都是自然形成的,两类碱基对呈相同形状,并不需要人为的加工。

如果一个嘌呤总是通过氢键同一个嘧啶相连,那么,两条不规则的碱基顺序就可能被规则地安置在螺旋的中心。而且,要形成氢键,这就意味着腺嘌呤总是和胸腺嘧啶配对,而鸟嘌呤只能和胞嘧啶配对。这样一来,查戈夫规律也就一下子成了 DNA 双螺旋结构的必然结果。更令人兴奋的是,这种双螺旋结构还提出了一种 DNA 复制机制。它比沃森曾一度设想过的同类配对机制更加令人满意。腺嘌呤总是与胸腺嘧啶配对,鸟嘌呤总是与胞嘧啶配对。这说明两条相互缠绕的链上碱基顺序是彼此互补的。只要确定其中一条链的碱基顺序,另一条链的碱基顺序也就自然确定了。因此,一条链怎样作为模板合成另一条具有互补碱基顺序的链,也就不难设想了。有了这样的令人兴奋的想法后,沃森和克里克马上投入了制作模型的工作中。在立体化学、原子结构以及 X 射线衍射数据指导下,经过几度修改、校正,他们终于得到了一个令人满意的 DNA 双螺旋三维模型。而这个具有重大意义的模型也得到了威尔金斯、罗西和布拉格、鲍林等专家的承认,很快就发表在 1953 年的《自然》杂志。由于发现 DNA 结构及其对信息传递的重要性,沃森和克里克及威尔金斯共同获得 1962 年度诺贝尔医学和生理学奖金。同年,佩鲁兹和肯德鲁获得诺贝尔化学奖金。

参 考 文 献

王镜岩,朱圣庚,徐长法. 2002. 生物化学. 第三版. 北京:高等教育出版社

J. D. 沃森. 1984. 双螺旋——发现 DNA 结构的故事. 刘望夷等译. 北京:科学出版社

习　　题

1. 选择题(A 型题)。

   (1) RNA 和 DNA 彻底水解后的产物是_____。

   　　A. 核糖相同,部分碱基不同　　B. 碱基相同,核糖不同　　C. 碱基不同,核糖相同

   　　D. 碱基不同,核糖不同　　　　E. 以上都不是

   (2) 下列哪种碱基只存在于 mRNA 而不存在于 DNA 中_____。

   　　A. 腺嘌呤　　　　　　　　　　B. 胞嘧啶　　　　　　　　C. 尿嘧啶

   　　D. 鸟嘌呤　　　　　　　　　　E. 胸腺嘧啶

   (3) 核酸中核苷酸之间的连接方式是_____。

   　　A. $3',5'$-磷酸二酯键　　　　B. 糖苷键　　　　　　　　C. $2',3'$-磷酸二酯键

   　　D. 肽键　　　　　　　　　　　E. $2',5'$-磷酸二酯键

   (4) 核酸对紫外线的最大吸收在_____波长附近。

   　　A. 320nm　　　　　　　　　　B. 260nm　　　　　　　　C. 280nm

   　　D. 190nm　　　　　　　　　　E. 220nm

   (5) 核酸对紫外线的吸收是由_____结构所产生的。

   　　A. 磷酸二酯键　　　　　　　　B. 糖苷键　　　　　　　　C. 核糖成环

   　　D. 嘌呤、嘧啶环上的共轭双键　E. 磷酸上的磷氧双键

   (6) DNA 变性的原因是_____。

   　　A. 磷酸二酯键断裂　　　　　　B. 互补碱基之间的氢键断裂

   　　C. 温度升高是唯一的原因　　　D. 碱基的甲基化修饰　　　E. 单核苷酸链解聚

   (7) DNA 双螺旋每旋转一周,沿轴上升高度是_____。

   　　A. 5.4nm　　　　　　　　　　B. 3.4nm　　　　　　　　C. 6.8nm

　　　D. 0.34nm　　　　　　　　　　　　E. 0.75nm

2. 简述维系核酸结构的稳定因素。

3. 核酸的基本组成成分、基本单位、基本结构各是什么?

4. 写出 DNA 和 RNA 水解最终产物的结构式及名称。

5. 一段 DNA 分子中核苷酸的碱基序列为 TTAGGCA,与这段 DNA 链互补的碱基顺序如何
   排列?

6. 试述 DNA 双螺旋结构的特点。

7. 名词解释。

　　(1) 核苷　　　(2) 核酸　　　(3) 磷酸二酯键　　　(4) 碱基互补规律

　　　　　　　　　　　　　　　　　　　　　　　　　(潍坊医学院　王学东)

习题参考答案

第一章

1. 有机化合物是含碳的化合物,或有机化合物是碳氢化合物及其衍生物。

   有机化合物分子中,原子之间一般以共价键结合,分子中碳原子均为四价,碳原子之间有强的结合能力,碳原子之间可以单键、双键或叁键结合,一般有机化合物分子中都有碳原子相互结合形成的碳骨架,有机化合物普遍存在同分异构现象。

2. 共价键的极性是由两个成键原子的电负性大小决定的,是一个定值;共价键的极化性是指成键价电子的活动性大小,受外界电场影响而发生变化。

3. 因为键的极性大小是由两个成键原子的电负性大小决定的,两个成键原子的电负性相差越大,键的极性越大。X的电负性大小次序为 $F>Cl>Br>I$,所以 $C—X$ 键的极性大小次序是 $C—F>C—Cl>C—Br>C—I$。键的极化性反映的是成键价电子的活动性大小,与成键原子对价电子的约束能力有关。原子半径越大,对电子的约束力越小,极化性就越大。因为碘的原子半径最大,氟的原子半径最小,所以 $C—X$ 键的极化性大小次序是 $C—I>C—Br>C—Cl>C—F$。

4. $C—F>C—O>C—N>C—Br>C—I$。

5. (1) $\overset{sp^3}{CH_3}—\overset{sp^3}{CH_2}—O—\overset{sp^3}{CH_3}$　　　(2) $\overset{sp^3}{CH_3}—\overset{sp^2}{CH}=\overset{sp^2}{CH_2}$

　　(3) $\overset{sp^3}{CH_3}—\overset{sp}{C}\equiv\overset{sp}{CH}$　　　　　(4) $\overset{sp^3}{CH_3}—\overset{sp^3}{CH_2}—\overset{sp^2}{CH_2^+}$

6. 共价键的断裂方式有两种:均裂和异裂。

   根据共价键的断裂方式不同,有机反应可分成两大类,由共价键均裂产生的自由基为中间体的反应为自由基型反应;由共价键异裂产生离子为中间体的反应为离子型反应。

7. (1) $CH_3\overset{O}{\overset{\|}{C}}—OH$　　$CH_3O\overset{O}{\overset{\|}{C}}—H$　($—\overset{O}{\overset{\|}{C}}—OH$　$—O—\overset{O}{\overset{\|}{C}}—$)

　　(2) $CH_3CH_2NH_2$　　CH_3NHCH_3　　($—NH_2$　$—\overset{H}{\underset{}{N}}—$)

　　(3) $CH_3\overset{O}{\overset{\|}{C}}—H$　$CH_2{=}CH—OH$　$\overset{O}{\overset{/\backslash}{CH_2—CH_2}}$　($—\overset{O}{\overset{\|}{C}}—H$　$—C{=}C—OH$　$—\overset{O}{\overset{/\backslash}{C—C}}—$)

　　(4) $CH_3CH_2CH_2CH_2Cl$　　　　$CH_3CH_2\underset{Cl}{\overset{}{C}HCH_3}$

　　　　$CH_3\underset{CH_3}{\overset{}{C}H}—CH_2—Cl$　　　$CH_3—\underset{CH_3}{\overset{CH_3}{C}}—Cl$　　(—Cl)

第二章

1. (1) 3,3-二乙基戊烷　　　　　　　(2) 2,6,6-三甲基-5-丙基辛烷

　　(3) 2-甲基-5-环丁基己烷　　　　　(4) 反-1,3-二乙基环丁烷

　　(5) 1-甲基-3-乙基环戊烷　　　　　(6) 环丙基环戊烷

　　(7) 2,6-二甲基二环[2.2.2]辛烷　　(8) 1,6-二甲基螺[3.4]辛烷

2. (2)＞(6)＞(3)＞(5)＞(4)＞(1)

3. (1)
$$\begin{array}{c} \overset{1°}{CH_3} \\ | \\ \overset{1°}{CH_3}-\overset{4°}{C}-\overset{1°}{CH_3} \\ | \\ \underset{1°}{CH_3} \end{array}$$
　　(2)
$$\overset{1°}{CH_3}-\overset{3°}{\underset{\underset{1°}{CH_3}}{CH}}-\overset{3°}{\underset{\underset{1°}{CH_3}}{CH}}-\overset{2°}{CH_2}-\overset{1°}{CH_3}$$

　　(3)
$$\underset{1°}{CH_3}-\overset{\overset{1°}{CH_3}}{\underset{\underset{1°}{CH_3}}{\overset{|}{\underset{|}{C}}}}\overset{4°}{}-\overset{2°}{CH_2}-\overset{3°}{\underset{\underset{1°}{CH_3}}{CH}}-\overset{2°}{CH_2}\overset{1°}{CH_3}$$

4. (3)＞(2)＞(1)＞(4)

5. B

6. (1) $CH_2BrCH_2CH_2CH_3$　　　　　　(2) $CH_3CHBrCH_2CH_3$

　　(3) $CH_2BrCHCH_3$　　　　　　　　(4) CH_3CBrCH_3
$$\qquad\quad \underset{}{|} \qquad\qquad\qquad\qquad\qquad \underset{}{|}$$
$$\qquad\quad CH_3 \qquad\qquad\qquad\qquad\qquad CH_3$$

7.

8. B

9. (1)
　　(2)

10. (1) 链引发:

　　　　$Cl:Cl \xrightarrow{\text{热或光}} Cl\cdot + Cl\cdot$

　　(2) 链增长:

　　　　$CH_3CH_3 + Cl\cdot \longrightarrow CH_3CH_2\cdot + HCl$　　　$\Delta_r H_m^\ominus = -21kJ\cdot mol^{-1}$

　　　　$CH_3CH_2\cdot + Cl_2 \longrightarrow CH_3CH_2Cl + Cl\cdot$　　　$\Delta_r H_m^\ominus = -96kJ\cdot mol^{-1}$

　　(3) 链终止:

　　　　$CH_3CH_2\cdot + CH_3CH_2\cdot \longrightarrow CH_3CH_2CH_2CH_3$

　　　　$Cl\cdot + Cl\cdot \longrightarrow Cl_2$

$$CH_3CH_2 \cdot + Cl \cdot \longrightarrow CH_3CH_2Cl$$

11. C_6H_{12} 所代表的脂环烃的各构造异构体(包括六元环,五元环,四元环)的构造式如下所示：

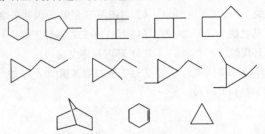

第三章

1. (1) 5-甲基-2-己烯　　　　　　　(2) 4-乙基-1-己烯-5-炔
　 (3) 3-丙基-1,5-辛二炔　　　　　(4) 7-甲基-6-乙基-1,4-辛二烯
　 (5) Z-3-氯-2-戊烯

2. (1) $\underset{\underset{CH_3CH_2CH_3}{|}}{CH_3C}=CHCH_2CH_3$

(2) $\underset{Br}{\overset{H_3C}{\diagup}}C=\underset{H}{\overset{CH_3}{\diagdown}}$

(3) $\underset{ClCH_2}{\overset{HC\equiv CH_2CH_2}{\diagdown}}C=\underset{H}{\overset{CH_3}{\diagup}}$

(4) $\underset{\underset{CH_2CH_3}{|}}{H_2C}=CCH_2CH=CH_2$

(5) $H_3C-C\equiv \underset{\underset{CH_3}{|}}{C}CHCH_2CH_3$

3. (1) $\underset{\underset{CH_3}{|}}{CH_3CH_2}\overset{\overset{Cl}{|}}{C}CH_2CH_3$

(2) $\underset{\underset{CH_3}{|}}{CH_3CH}CH_2Br$

(3) $\underset{H_3C}{\overset{O}{\underset{\diagdown}{\parallel}}}\underset{CH_3}{\overset{C}{\diagup}} +HOOCCH_2COOH+CO_2+H_2O$

(4) $CH_3\underset{\underset{CH_3}{|}}{C}=CHCH_2C\equiv CAg\downarrow$ 白　　(5) $Br-CH_2\underset{\underset{Br}{|}}{CH}CH_2C\equiv CH$

4. (1)
乙烷 　无反应现象
乙烯 ┤溴的四氯化碳溶液├→ 棕红色消失 ┤硝酸银的氨溶液├→ 无反应现象
乙炔 　棕红色消失 　生成白色沉淀

(2)
1-丁炔 ┤硝酸银的氨溶液├→ 生成白色沉淀
2-丁炔 　无反应现象

5. 这两种化合物的结构式分别是

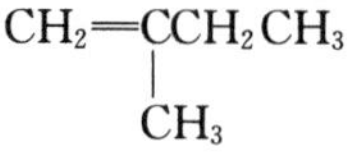

$$CH_2=CCH_2CH_3 \quad 和 \quad CH_3C=CHCH_3$$
$$\qquad\quad CH_3 \qquad\qquad\qquad CH_3$$

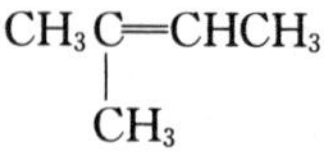

6. 烯烃 A 的结构式： 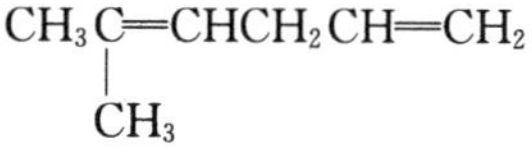   烯烃 B 的结构式：

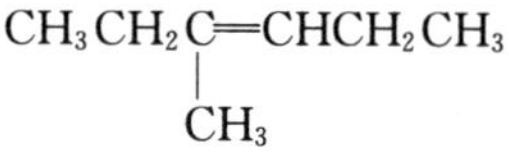

$$CH_3C=CHCH_2CH=CH_2 \quad CH_3CH_2C=CHCH_2CH_3$$
$$\quad CH_3 \qquad\qquad\qquad\qquad CH_3$$

7. (1) D (2) D (3) B (4) C

8. 共轭效应的特点：共轭体系内电子云密度分布平均化(键长平均化)，因此内能低，体系得到一定程度的稳定；在外电场影响下(也可以是因为共轭体系自身结构的原因)，共轭体系可产生交替极化现象；共轭效应在共轭体系内可以从一端传递到另一端，共轭效应的作用强度不会因传递距离的远近而改变。

诱导效应的特点：诱导效应有加和性，键的极性可沿分子链传递，但随着传递距离的增加会迅速减弱，一般情况下，这种作用经三个共价键的传递后，其影响已经很小，可忽略不计。

第四章

1. (1) 有

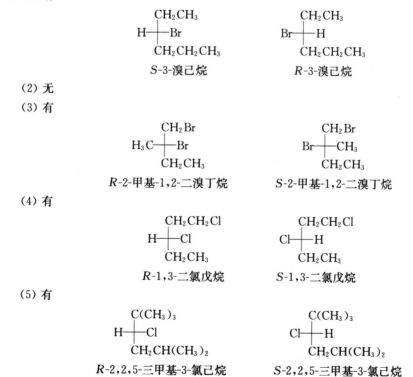

(2) 无

(3) 有

(4) 有

(5) 有

2. $[\alpha]_D^{25}=+172.8°(乙醇)$

3. (1) 3个 (2) 2个 (3) 2个

4. (1)和(2)、(3)和(4)是相同的构型。

5. (1) 对映体　　(2) 相同化合物　　(3) 非对映体

6. D. $CH_3CHCH_2CH_3$　　　E. $CH_3CH=CHCH_3$　　　F. $CH_3CHCH_2CH_3$
　　　　　|　　　　　　　　　　　　　　　　　　　　　　　　　　　　　|
　　　　Br　　　　　　　　　　　　　　　　　　　　　　　　　OH

7. A.
$$
\begin{array}{c}
CH_2Cl \\
| \\
H_3C-\!\!\!-H \\
| \\
CH_2CH_2Cl
\end{array}
$$
　　　B. 外消旋体
$$
\begin{array}{c}
CH_2Cl \\
| \\
Cl-\!\!\!-H \\
| \\
CH_2CH_3
\end{array}
\qquad
\begin{array}{c}
CH_2Cl \\
| \\
H-\!\!\!-Cl \\
| \\
CH_2CH_3
\end{array}
$$

8. A. $CH_3CH_2\overset{\overset{\textstyle CH_3}{|}}{C}HC\equiv CH$　　B. $CH_3CH_2\overset{\overset{\textstyle CH_3}{|}}{C}HC\equiv CAg$　　C. $CH_3CH_2\overset{\overset{\textstyle CH_3}{|}}{C}HCH_2CH_3$

$$CH_3CH_2\overset{\overset{\textstyle CH_3}{|}}{C}HC\equiv CH \xrightarrow[\text{NH}_3]{\text{AgNO}_3} CH_3CH_2\overset{\overset{\textstyle CH_3}{|}}{C}HC\equiv CAg$$

$$CH_3CH_2\overset{\overset{\textstyle CH_3}{|}}{C}HC\equiv CH + H_2 \xrightarrow{\text{Pd}} CH_3CH_2\overset{\overset{\textstyle CH_3}{|}}{C}HCH_2CH_3$$

9. (1) C　　(2) A　　(3) A　　(4) D

第五章

1. (1) B　(2) C　(3) D　(4) C　(5) A　(6) D

2. (1) 4-异丙基乙苯　(2) 3-甲基苯乙烯　(3) α-甲基萘　(4) 3-硝基-2-溴噻吩(β-硝基-α-溴噻吩)

　　(5) 3-吡啶甲酸(β-吡啶甲酸)　(6) 5-羟基嘧啶　(7) 6-氨基嘌呤　(8) β-吲哚甲酸

3. (1) 　(2) 　(3)

(4) 　(5)

4. (1) 　(2) 　(3) 　(4) $CH_3O-\!\!\!\bigcirc\!\!\!-CO-\!\bigcirc$

(5) 　(6) 　(7) 　(8)

(9) 　(10)

5. (1) 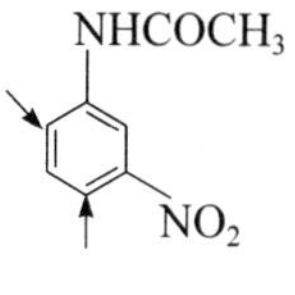 (2) 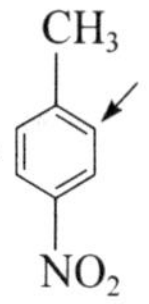 (3) 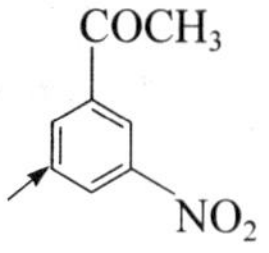 (4)

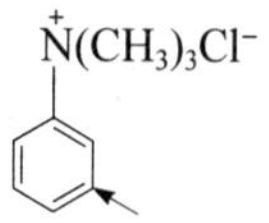

(5) 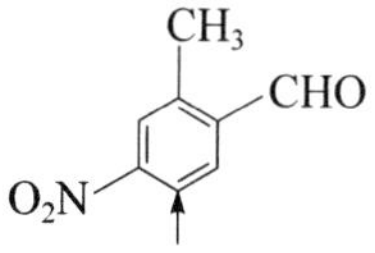 (6) 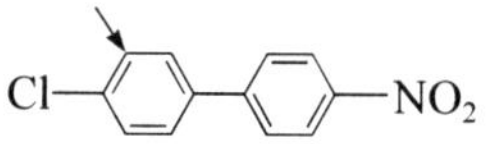 (7)

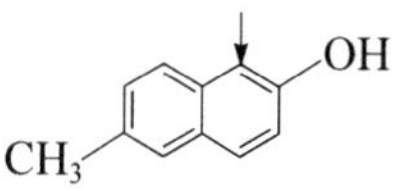

6. (1) 无 (2) 有 (3) 有 (4) 有 (5) 无 (6) 有 (7) 有 (8) 无

7.

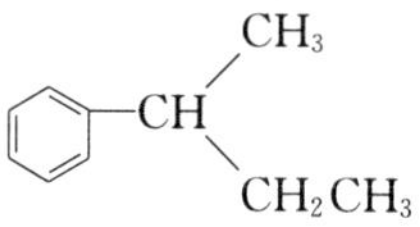

8. 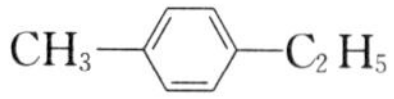 $CH_3--C_2H_5$

反应式:

$$CH_3-\langle\ \rangle-C_2H_5 + HNO_3 \xrightarrow{H_2SO_4} CH_3-\langle\ \rangle-C_2H_5 + CH_3-\langle\ \rangle-C_2H_5$$

(分别带 O_2N 邻/间位取代)

$$CH_3-\langle\ \rangle-C_2H_5 + KMnO_4 \xrightarrow{H_2SO_4} HOOC-\langle\ \rangle-COOH$$

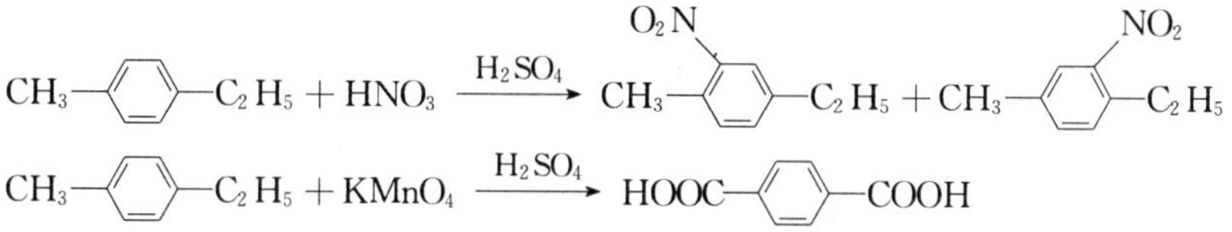

第六章

1. (1) 2,2-二甲基-1-溴丙烷 (2) 2-二甲基-1-氯丙烷 (3) 1,1-二氟-2-氯-3-溴庚烷

(4) 2,2-二氯戊烷 (5) 3-溴环己烯

2. (1) $C_6H_5CH_2Cl \xrightarrow{Mg} C_6H_5CH_2MgCl \xrightarrow{CO_2} C_6H_5CH_2COOMgCl \xrightarrow[H^+]{H_2O} C_6H_5CH_2COOH$

(2) $CH_2=CHCH_2Br + NaOC_2H_5 \longrightarrow CH_2=CHCH_2OC_2H_5$

(3)

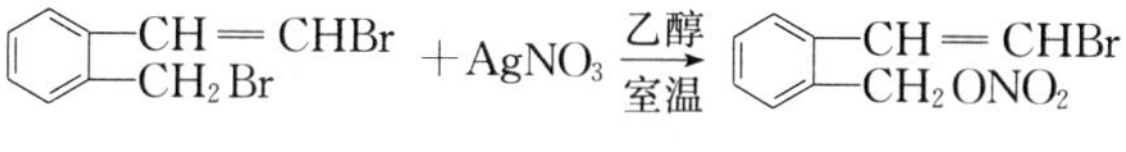

(4) $CH_2=CHCH_3 \xrightarrow{HBr} H_3C-\underset{\underset{Br}{|}}{CH}-CH_3 \xrightarrow{NaCN} H_3C-\underset{\underset{CN}{|}}{CH}-CH_3 \xrightarrow[H^+]{H_2O} H_3C-\underset{\underset{COOH}{|}}{CH}-CH_3$

(5)

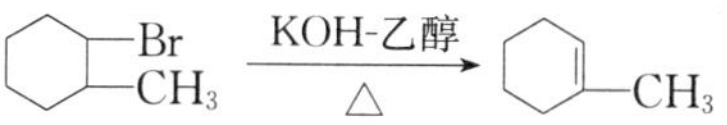

(6) $(CH_3)_2CHCHClCH_3 \xrightarrow[\triangle]{KOH-乙醇} (CH_3)_2C=CHCH_3(主)$

3. (1)

(2)
正氯丁烷 ┐ 不变色 ┐
正碘丁烷 ├ $\xrightarrow[\text{CCl}_4]{\text{Br}_2}$ 不变色 ├ $\xrightarrow[\text{乙醇} \triangle]{\text{AgNO}_3}$ ↓白色 / ↓黄色 / ×
己烷　 ┤ 不变色 ┤
环己烯 ┘ 褪色　 ┘

4. (1) B＞C＞A　　(2) C＞B＞A

5. (1) A＞C＞B　　(2) B＞C＞A

6. (1) B　(2) C　(3) B　(4) A　(5) B

7. (1) $H_3C-\overset{\overset{\displaystyle CH_3}{|}}{CH}-CH_2Br \xrightarrow[\text{乙醇}]{\text{KOH}} H_3C-\overset{\overset{\displaystyle CH_3}{|}}{C}=CH_2 \xrightarrow{\text{HBr}} H_3C-\overset{\overset{\displaystyle CH_3}{|}}{\underset{\underset{\displaystyle Br}{|}}{C}}-CH_3$

$\xrightarrow{\text{氢氧化钠溶液}} H_3C-\overset{\overset{\displaystyle CH_3}{|}}{\underset{\underset{\displaystyle OH}{|}}{C}}-CH_3$

(2) $H_3C-\overset{\overset{\displaystyle CH_3}{|}}{CH}-CH_2Br \xrightarrow[\text{乙醇}]{\text{KOH}} H_3C-\overset{\overset{\displaystyle CH_3}{|}}{C}=CH_2 \xrightarrow{\text{Br}_2} H_3C-\overset{\overset{\displaystyle CH_3}{|}}{\underset{\underset{\displaystyle Br}{|}}{C}}-\underset{\underset{\displaystyle Br}{|}}{CH_2}$

8. A. $CH_3CH_2CH_2Br$　　C. $CH_3CHBrCH_3$

$H_3C-CH_2-CH_2Br \xrightarrow[\text{乙醇}]{\text{KOH}} H_3C-CH=CH_2 \xrightarrow{\text{HBr}} H_3C-\underset{\underset{\displaystyle Br}{|}}{CH}-CH_3$

9. A. ⬠　B. ⬠—Br　C. (环戊烯)

反应式为 ⬠ $\xrightarrow[\text{Br}_2]{\text{紫外光}}$ ⬠—Br $\xrightarrow[\text{醚}]{\text{KOH}}$ (环戊烯)

$\xrightarrow[\text{H}^+]{\text{KMnO}_4} HOOC-CH_2-CH_2-CH_2-COOH$

第七章

1. (1) 3,3-二甲基-1-戊醇　　　　(2) E-5-氯-3-己烯-2-醇
　(3) 3-甲氧基己烷　　　　　　(4) 乙基叔丁基醚
　(5) 二烯丙基醚　　　　　　　(6) 异丙硫醇
　(7) 5-甲基-3-环己烯醇　　　　(8) 苯乙醚
　(9) 1,4-苯二酚　　　　　　　(10) 4-叔丁基苯酚

2. (1) $\underset{\displaystyle H}{\overset{\displaystyle H_3C}{}}C=C\underset{\displaystyle H}{\overset{\displaystyle CH_2CH_2OH}{}}$　　　(2) (环戊烷 OH OH H H)

　(3) $HSCH_2CH_2OH$　　　　　　(4) $CH_3CH_2OCH_2CH(CH_3)_2$

(5) 结构式(苦味酸): 苯环，O_2N、OH、NO_2 在顶部，NO_2 在底部

(6) 邻苯二酚: 苯环带两个相邻 OH

(7) $H_3C{-}\overset{\displaystyle O}{\underset{\displaystyle\|}{S}}{-}CH_3$

(8) 环氧化物 ${-}CH_2CH_3$

3. (1) $\xrightarrow{170℃} H_2C{=}CHCH_3$

(2) $CH_3\overset{\displaystyle O}{\overset{\displaystyle\|}{C}}CH_3 + HCHO$

$\xrightarrow{130\sim140℃} CH_3CH_2CH_2OCH_2CH_2CH_3$

(3) 环己酮 $\bigcirc{=}O$

(4) $CH_3COOH + HOOCCH_2COOH$

(5) 苯环${-}CH{=}CHCH_2CH_3$

(6) $HO{-}\bigcirc{-}CH_2Br$

(7) $(CH_3CH_2)_2CHOH + CH_3I$

(8) $CH_2CHCH_2SO_3Na$ 与 $S\;S$ 和 Hg 相连

(9) $O{=}\bigcirc{=}O$

(10) $HO{-}\bigcirc{-}CH_3 + CH_3I$

4. (1) C>B>A (2) A>C>B (3) A>B>C

5. C>D>B>A

6. D>B>A>C>E>F

7. (1)
间苯二酚、己烷、乙醚、苄醇 $\xrightarrow{FeCl_3}$ 显色 (一)(一)(一)(一) $\xrightarrow{Na}$ (一)(一) $H_2\uparrow$ $\xrightarrow{冷浓\ H_2SO_4}$ 分层 / 不分层

(2)
苯酚、2-甲基-3-丁醇、1,2-丙二醇 $\xrightarrow{FeCl_3}$ 显色 (一)(一) $\xrightarrow{Cu(OH)_2}$ (一) / 蓝色溶液

8. A. $CH_3\underset{\displaystyle OH}{CH}CHCH_3$ 或 $CH_3\underset{\displaystyle OH}{\overset{\displaystyle CH_3}{C}}CH_2CH_3$

B. $CH_3\overset{\displaystyle CH_3}{C}{=}CHCH_3$

C. $CH_3\overset{\displaystyle CH_3}{C}{-}CHCH_3$ 带 $OHOH$

9. (1) D (2) B (3) C (4) A (5) A (6) C

第八章

1. (1) 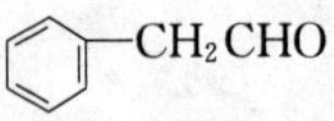 ⟨苯环⟩—CH₂CHO

(2) 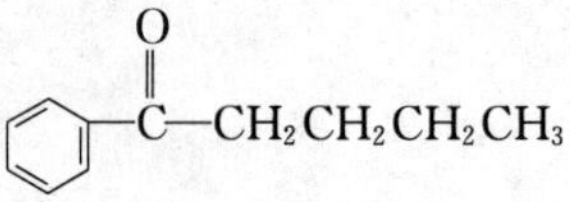 ⟨苯环⟩—C(=O)—CH₂CH₂CH₂CH₃

(3) 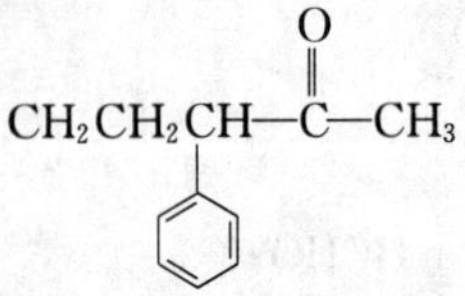 CH₂CH₂CH—C(=O)—CH₃ (含苯基)

(4) 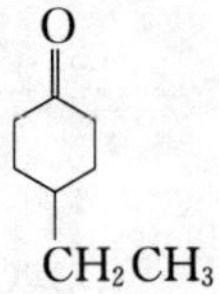 ⟨环己酮, 4位连 CH₂CH₃⟩

(5) 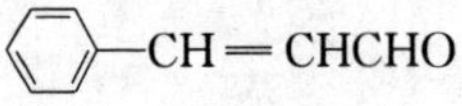 ⟨苯环⟩—CH=CHCHO

(6) 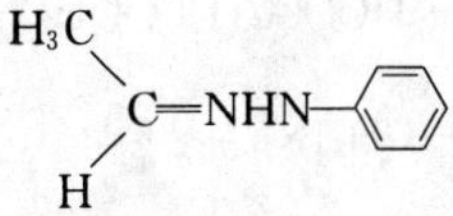 H₃C—C(—H)=N—NH—⟨苯环⟩

(7) 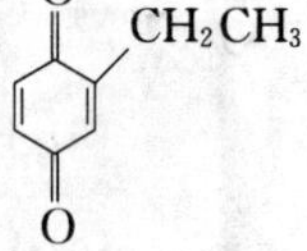 ⟨对苯醌, 2位连 CH₂CH₃⟩

2. (1)
甲醛 ⎫
乙醛 ⎬ 土伦试剂 → 银镜 / 银镜 ⎱ I₂+NaOH → 黄色沉淀 / 无
丁酮 ⎭   无

(2)
2-戊酮 ⎫
环己酮 ⎬ 饱和亚硫酸氢钠 → 白↓ / 白↓ ⎱ I₂,NaOH → 黄↓ / 无
3-戊酮 ⎭   无

(3)
苯甲醛 ⎫   银镜
苯乙酮 ⎬ 土伦试剂 → 无 ⎱ 饱和亚硫酸氢钠 → 无 / 无
1-苯基-2-丙酮 ⎭   无   白↓

3. (2)和(4)可进行羟醛缩合反应;(1)和(3)能进行康尼扎罗反应。

4. (1) 3-苯基-2-丁酮　　(2) 3-甲基己二醛　　(3) 2,3-二甲基环戊酮

(4) 3-羟基-2-戊酮　　(5) 2-甲基-1,4-苯醌　　(6) 1,3-二苯基丙酮

5. (1) CH₃CHO+[Ag(NH₃)₂]⁺ $\xrightarrow{\triangle}$ CH₃COO⁻+Ag↓+2NH₃+H₂O

(2) CH₃CH₂—CH=CHCHO+NaBH₄ ⟶ CH₃CH₂—CH=CHCH₂OH

(3) 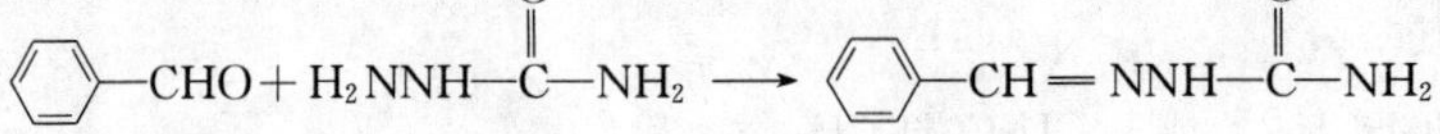 ⟨苯环⟩—CHO + H₂NNH—C(=O)—NH₂ ⟶ ⟨苯环⟩—CH=NNH—C(=O)—NH₂

(4) CH₃CH₂—C(=O)—CH₃ + NaOI ⟶ CH₃CH₂—C(=O)—ONa + CHI₃↓

(5) CH₃—⟨环己酮⟩=O + HCN ⟶ CH₃—⟨环己烷, 连 OH 和 CN⟩

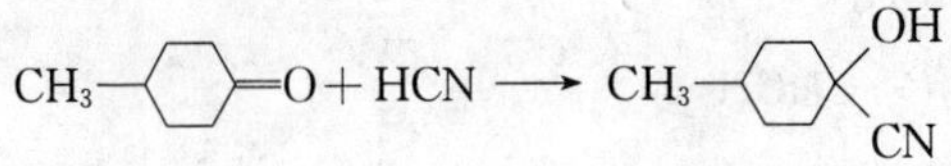

(6) CH₃CH₂—MgBr+HCHO $\xrightarrow[\text{② H₂O,H⁺}]{\text{① 乙醚}}$ CH₃CH₂CH₂OH

(7) $2C_2H_5OH +$ 环戊酮$=O$ $\xrightarrow{\text{干燥 HCl}}$ 环戊烷$\begin{smallmatrix}OC_2H_5\\OC_2H_5\end{smallmatrix}$

(8) CH_3CHCHO（带CH_3） $\xrightarrow{\text{稀 NaOH}}$ $CH_3CH\!-\!\underset{OH}{\overset{CH_3}{|}}\!C\!-\!\underset{CH_3}{\overset{H}{|}}C\!-\!CHO$

(9) $H_3C\!-\!\overset{O}{\underset{||}{C}}\!-\!CH_2CH_2CH_3 + NaHSO_4\text{(饱和水溶液)} \longrightarrow H_3C\!-\!\underset{SO_3Na}{\overset{OH}{|}}\!C\!-\!CH_2CH_2CH_3\downarrow$

(10) $\overset{H_3C}{\underset{H}{>}}C\!=\!O + H_2NHN\!-\!\text{苯环}\!-\!NO_2\ (O_2N) \longrightarrow H_3CHC\!=\!NHN\!-\!\text{苯环}\!-\!NO_2\ (O_2N)$

6. A. CH_3CHCHO（CH_3） B. $CH_3CH_2\!-\!\underset{OH}{\overset{H}{|}}C\!-\!\underset{H}{\overset{CH_3}{|}}C\!-\!CH_3$ C. $CH_3CH_2\!-\!\underset{}{\overset{H}{|}}C\!=\!\underset{H}{\overset{CH_3}{|}}C\!-\!CH_3$

7. A. $H_3C\!-\!\underset{}{\overset{OH}{|}}CH\!-\!\underset{H}{\overset{CH_3}{|}}C\!-\!CH_3$ B. $H_3C\!-\!\overset{O}{\underset{||}{C}}\!-\!\underset{H}{\overset{CH_3}{|}}C\!-\!CH_3$ C. $H_3C\!-\!\underset{H}{\overset{CH_3}{|}}C\!=\!C\!-\!CH_3$

8. A. $H_3C\!-\!\underset{CH_3}{\overset{H}{|}}C\!-\!\overset{O}{\underset{||}{C}}\!-\!CH_2CH_3$ B. $H_3C\!-\!\underset{CH_3}{\overset{H}{|}}C\!-\!\underset{H}{\overset{OH}{|}}C\!-\!CH_2CH_3$ C. $H_3C\!-\!\underset{CH_3}{\overset{}{|}}C\!=\!\underset{H}{\overset{}{|}}C\!-\!CH_2CH_3$

D. $H_3C\!-\!\overset{O}{\underset{||}{C}}\!-\!CH_3$ E. CH_3CH_2CHO

第九章

1. (1) 2-甲基-3-溴丁酸 (2) 2,4-己二烯 (3) E-2-乙基-3-氯-3-溴丙烯酸
   (4) α-萘乙酰氯 (5) 丁二酸甲乙酯 (6) 丁二酸酐
   (7) 反-1,2-环丙二甲酸 (8) 2-乙酰氧基苯甲酸 (9) 甲酸苄酯
   (10) 3-甲基-4-己基丁酸 (11) N-甲基-3-甲基戊内酰胺 (12) N-甲基氨基甲酸苯酯

2. (1) $CH_3\!-\!CH_2\!-\!\underset{CH_3}{\overset{|}{CH}}\!-\!\underset{CH_3}{\overset{|}{CH}}\!-\!COOH$ (2) 苯环带$COOH$（间位两个 COOH）

   (3) 环己基$\!-\!\underset{CH_3}{\overset{CH_3}{|}}C\!-\!COOH$ (4) $Br\!-\!\underset{CH_3}{\overset{COOH}{|}}H$

(5) 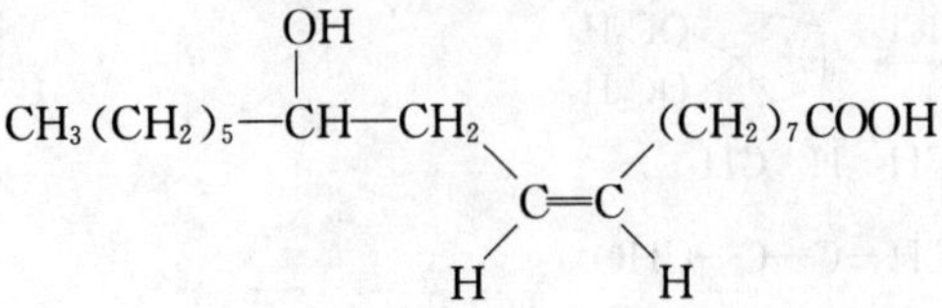 $CH_3(CH_2)_5$－$\underset{\underset{OH}{|}}{CH}$－$CH_2$　　$\underset{\underset{H}{|}}{C}$＝$\underset{\underset{H}{|}}{C}$　$(CH_2)_7COOH$　　(6) 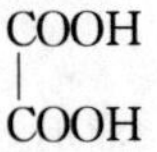 $\underset{COOH}{\overset{COOH}{|}}$

(7) 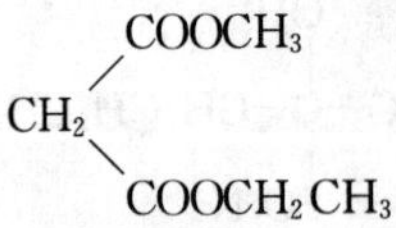 $CH_2\underset{COOCH_2CH_3}{\overset{COOCH_3}{\diagup\diagdown}}$　　　　　(8) 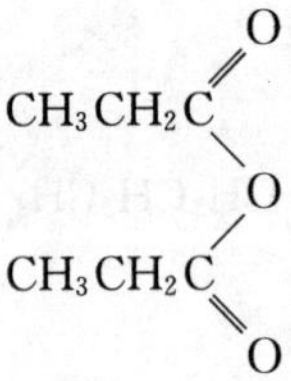 $\underset{CH_3CH_2\overset{O}{\overset{\|}{C}}}{\overset{CH_3CH_2\overset{O}{\overset{\|}{C}}}{}}$O

(9) 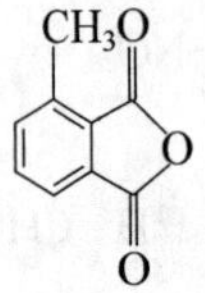 　　　　　　(10) $ClCH_2COCl$

3. (1) 三氯乙酸＞甲酸＞苯甲酸＞乙酸

(2) α-氟代丙酸＞α-氯代丙酸＞α-溴代丙酸＞α-碘代丙酸

(3) 乙二酸＞α-羟基丁酸＞β-羟基丁酸＞γ-羟基丁酸

(4) 乙二酸＞丙二酸＞甲酸＞丁二酸

4. (1) A　(2) D　(3) A　(4) D　(5) D　(6) D

5. (1) 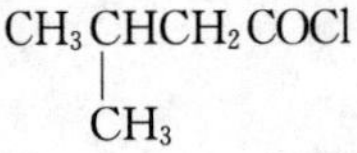 $CH_3\underset{\underset{CH_3}{|}}{CH}CH_2COCl$　　(2)

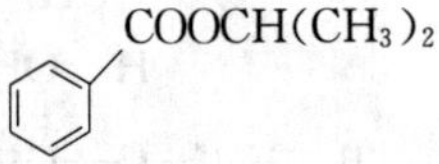

(3) 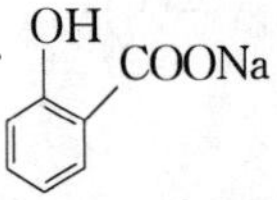 　　(4)

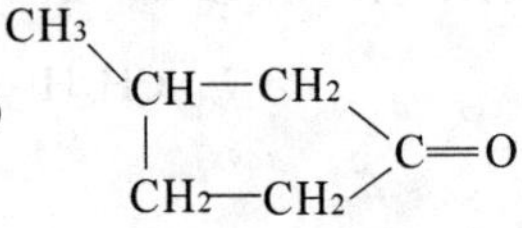

(5) $(CH_3)_2C\!=\!CHCH_2OH$　　(6)

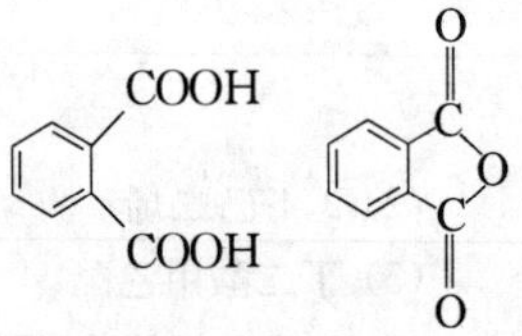

(7) 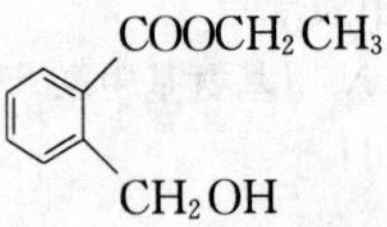 　　(8) $CH_3CH_2CONH_2$

(9) 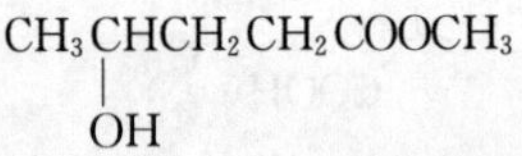 $CH_3\underset{\underset{OH}{|}}{CH}CH_2CH_2COOCH_3$　　(10)

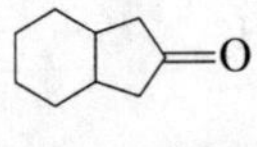

6.

7. (1) 甲酸
乙酸 } $\xrightarrow{\triangle}$ { (—)
(—)
CO$_2$↑ } $\xrightarrow{\text{土伦试剂}}$ Ag↓
乙二酸

(2) 乙二酸
丙二酸
丁二酸 } $\xrightarrow{\text{KMnO}_4\text{ 溶液}}$ 褪色 } { (—)
(—) } $\xrightarrow{\triangle}$ CO$_2$↑
(—)

(3) 苄醇
水杨酸
苯甲酸 } $\xrightarrow{\text{NaHCO}_3}$ { (—)
CO$_2$↑
CO$_2$↑ } $\xrightarrow{\text{FeCl}_3}$ 显色
(—)

8. (1) CH$_3$—CH$_2$—$\overset{\displaystyle CH_3}{\underset{\displaystyle COOH}{C}}$—COOH　　　(2) CH$_3$—CH$_2$—$\overset{\displaystyle }{\underset{\displaystyle CH_2-COOH}{CH}}$—COOH

(3) CH$_3$—$\overset{\displaystyle }{\underset{\displaystyle CH_3-CH-COOH}{CH}}$—COOH

9. (1) CH$_3$CH$_2$CH$_2$OH $\xrightarrow{[O]}$ CH$_3$CH$_2$COOH $\xrightarrow{\text{Br}_2/\text{P}}$ CH$_3\underset{\displaystyle Br}{CH}$COOH $\xrightarrow{\text{OH}^-/\text{H}_2\text{O}}$ CH$_3\underset{\displaystyle OH}{CH}$COOH

(2) CH$_3$CH$_2$CH$_2$OH $\xrightarrow{\text{H}_2\text{SO}_4/\triangle}$ CH$_3$CH=CH$_2$ $\xrightarrow{\text{HI}}$ CH$_3\underset{\displaystyle I}{CH}CH_3$ $\xrightarrow{\text{NaCN}/\text{C}_2\text{H}_5\text{OH}}$ CH$_3\underset{\displaystyle CN}{CH}CH_3$
$\xrightarrow{\text{H}^+}$ CH$_3$—$\overset{\displaystyle CH_3}{CH}$—COOH

(3) CH$_3$CH$_2$COOH $\xrightarrow{[\text{H}]}$ CH$_3$CH$_2$CH$_2$OH $\xrightarrow{\text{HBr}}$ CH$_3$CH$_2$CH$_2$Br $\xrightarrow{\text{NaCN}/\text{NaOH}}$ CH$_3$CH$_2$CH$_2$CN
$\xrightarrow{\text{H}^+}$ CH$_3$CH$_2$CH$_2$COOH
或
CH$_3$CH$_2$COOH $\xrightarrow{[\text{H}]}$ CH$_3$CH$_2$CH$_2$OH $\xrightarrow{\text{HBr}}$ CH$_3$CH$_2$CH$_2$Br $\xrightarrow{\text{Mg/无水乙醚}}$ CH$_3$CH$_2$CH$_2$MgBr
$\xrightarrow{(1)\ \text{CO}_2 \ (2)\ \text{H}^+/\text{H}_2\text{O}}$ CH$_3$CH$_2$CH$_2$COOH

10. HO—$\overset{\displaystyle O}{\overset{\|}{C}}$—$\overset{\displaystyle CH_3}{CH}$—$\overset{\displaystyle O}{\overset{\|}{C}}$—OCH$_3$

11. A. $\overset{\displaystyle CH_2-COOH}{\underset{\displaystyle CH_2-COOH}{}}$　　B. $\overset{\displaystyle CH_2-CH-COOH}{\underset{\displaystyle COOH}{}}$　　C. CH$_3$O—$\overset{O}{\overset{\|}{C}}$—$\overset{O}{\overset{\|}{C}}$—OCH$_3$

第十章

1. (1) 3-羟基戊酸(β-羟基戊酸)　(2) 3-甲基-4-羟基丁酸　(3) 4-氧代戊酸

(4) α-甲基乙酰乙酸　　　　(5) 3-氧代戊二酸　　　(6) β-甲基-γ-丁内酯

2. (1) CH_3COCH_2COOH　　(2) $HOOCCOCHCH_2COOH$　(3) $HOOCCH_2\overset{\overset{\displaystyle OH}{|}}{C}CH_2COOH$
   　　　　　　　　　　　　　　　　　$\overset{\displaystyle |}{COOH}$　　　　　　　　$\overset{\displaystyle |}{COOH}$

(4) $CH_3\overset{\overset{\displaystyle O}{||}}{C}CH_2CO_2C_2H_5$　(5) $\begin{array}{c}COOH\\H-\!\!-OH\\HO-\!\!-H\\COOH\end{array}$　　(6) $HOOC\overset{}{C}HCH_2COOH$
　　　　　　　　　　　　　　　　　　　　　　　　　　　　　　　$\overset{\displaystyle |}{OH}$

(7) $H_2N-\!\!\!-\!\!\!\bigcirc\!\!\!-\!\!\!COOH$　(8) $CH_3COCOOH$
　　　　　　　　$\overset{\displaystyle |}{OH}$

3. (1) A>B>D>C　　(2) D>A>B>E>C

4. (1) CH_3CHCH_2COBr　(2) $C_6H_5COCH_3$ 和 CO_2，C_6H_5COONa 和 CH_3COONa
　　　$\overset{\displaystyle |}{Br}$

(3) 环己基-C(=O)-COOH　　　环己基-CH(=O)　　　环己基取代的1,4-二氧六环二酮

(4) $CH_3COCOOH$ 和 CO_2　(5) $\left[\ CH_3-\overset{\overset{\displaystyle NH}{||}}{C}-COOH\ \right]$　　$CH_3-\overset{\overset{\displaystyle NH_3^+}{|}}{C}H-COO^-$

(6) 苯环-OCOCH$_3$/-COOH

5. (1) C　(2) A　(3) B　(4) D　(5) B

6. (2)和(3)能形成稳定的烯醇型。

(2) $C_6H_5COCH(CH_3)_2 \rightleftharpoons C_6H_5\overset{\overset{\displaystyle OH}{|}}{C}=C(CH_3)_2$

(3) $HOOCCOCH_2COOH \rightleftharpoons HOOC\overset{\overset{\displaystyle OH}{|}}{C}=CHCOOH$

7. (1)
$$\left.\begin{array}{l}\text{乙酰水杨酸}\\\text{水杨酸}\\\text{水杨酸甲酯}\\\text{乙酰乙酸乙酯}\end{array}\right\}\xrightarrow{NaHCO_3}\begin{array}{l}CO_2\uparrow\\CO_2\uparrow\\(-)\\(-)\end{array}\left.\begin{array}{l}\\\end{array}\right\}$$
　　　　　　　　　　　　　FeCl$_3$ → (一) / 显色
　　　　　　　　　　　　　I$_2$/NaOH → (一) / 黄色结晶

(2)
$$\left.\begin{array}{l}\text{丙酮酸}\\\text{草酰乙酸甲酯}\\\text{2,4-戊二酮}\\\text{丙酮}\end{array}\right\}\xrightarrow{NaHCO_3}\begin{array}{l}CO_2\uparrow\\CO_2\uparrow\\(-)\\(-)\end{array}$$
　　　　　　　　　　　　FeCl$_3$ → (一) / 显色
　　　　　　　　　　　　FeCl$_3$ → 显色 / (一)

(3)

邻羟基苯甲酸（水杨酸，苯环带 —COOH 和 —OH）
环戊酮带 —COOH（=O，—COOH）
环戊烷带 —OH，—COOH
环戊烷带 —COOH，—OH

$\xrightarrow{\text{FeCl}_3}$

显色 ⎤
显色 ⎦ $\xrightarrow{\text{2,4-二硝基苯肼}}$ （一） → 黄色结晶

（一）⎤
（一）⎦ $\xrightarrow[\text{②溴水}]{\text{①}\triangle}$ 溴水褪色 / 溴水不褪色

8. (1) $CH_3COCH_2CHO \rightleftharpoons CH_3\overset{OH}{C}{=}CHCHO \rightleftharpoons CH_3COCH{=}\overset{OH}{CH}$

(2) $CH_3CH_2COCH(CO_2CH_3)_2 \rightleftharpoons CH_3CH_2\overset{OH}{C}{=}C(CO_2CH_3)_2$

(3) $CH_3CH_2\overset{}{C}{=}CHCOOCH_3 \rightleftharpoons CH_3CH_2COCH_2COOCH_3$
$\quad\quad\quad\;\overset{OH}{}$

(4) $CH_3CO\underset{CH_3}{\overset{}{C}}HCOCH_3 \rightleftharpoons CH_3\overset{OH}{C}{=}\underset{CH_3}{C}COCH_3 \rightleftharpoons CH_3CO\overset{OH}{C}{=}\underset{CH_3}{C}CH_3$

9. $CH_3CH_3 \xrightarrow[\text{光}]{\text{Cl}_2} CH_3CH_2Cl \xrightarrow{\text{NaOH/H}_2\text{O}} CH_3CH_2OH \xrightarrow{\text{KMnO}_4} CH_3COOH \xrightarrow[\text{H}_2\text{SO}_4]{\text{CH}_3\text{CH}_2\text{OH}}$

$CH_3COOCH_2CH_3$

10. $HO\text{—}\langle\text{苯环}\rangle\text{—COOH}$

$HO\text{—}\langle\text{苯环}\rangle\text{—COOH} \xrightarrow{\text{NaOH}} NaO\text{—}\langle\text{苯环}\rangle\text{—COONa}$

$HO\text{—}\langle\text{苯环}\rangle\text{—COOH} \xrightarrow{\text{NaHCO}_3} HO\text{—}\langle\text{苯环}\rangle\text{—COONa}$

$HO\text{—}\langle\text{苯环}\rangle\text{—COOH} \xrightarrow{\text{(CH}_3\text{CO)}_2\text{O}} H_3CCOO\text{—}\langle\text{苯环}\rangle\text{—COOH}$

$HO\text{—}\langle\text{苯环}\rangle\text{—COOH} \xrightarrow[\text{H}_2\text{SO}_4]{\text{CH}_3\text{OH}} HO\text{—}\langle\text{苯环}\rangle\text{—COOCH}_3$

11. $CH_3CH_2\underset{OH}{\overset{CH_3}{C}}COOCH(CH_3)_2$

第十一章

1. (1) 甲异丙胺   (2) N,N-二丙基苯胺   (3) 氯化重氮苯

(4) 2-甲基-3-乙基-3-氨基戊烷   (5) 4-甲乙氨基偶氮苯   (6) 对甲基苯甲胺

(7) 溴化二甲基二乙基铵   (8) N-苯基苯甲酰胺

2. (1) $CH_3CHCH_2CH_2CHCH_3$
　　　　　$\underset{CH_3}{|}$　　　$\underset{N(CH_3)_2}{|}$

(2) 环己烷 $\overset{NH_2}{\underset{H}{}}$, $\overset{H}{\underset{NH_2}{}}$

(3) $C_6H_5-CH_2-\overset{O}{\overset{\|}{C}}-NH-CH_2CH_2CH_3$

(4) $\overset{+}{N}H_3Cl^-$ ... NO_2

(5) $[(CH_3)_4N]^+OH^-$

(6) $N(CH_3)_2$, CH_2CH_3, CH_2CH_3

3. (1) $CH_3CH_2NH_2 + HNO_2 \xrightarrow{H^+} CH_3CH_2OH + N_2 \uparrow$

(2) $CH_3(CH_2)_3NH_2 + CH_3\overset{O}{\overset{\|}{C}}Cl \longrightarrow CH_3(CH_2)_3NH\overset{O}{\overset{\|}{C}}-CH_3$

(3) $C_6H_5-NHCH_3 + HNO_2 \longrightarrow C_6H_5-N\overset{NO}{\underset{CH_3}{}}$

(4) $C_6H_5-\overset{+}{N_2}Cl^- + H_3C-C_6H_4-OH \xrightarrow[0℃]{NaOH} C_6H_5-N=N-$ OH, CH_3

(5) $C_6H_5-\overset{+}{N_2}Cl^- \xrightarrow[\triangle]{H_2O} C_6H_5-OH + N_2 \uparrow$

(6) $CH_3(CH_2)_4NH_2 + C_6H_5SO_2Cl \longrightarrow CH_3(CH_2)_4NH-SO_2-C_6H_5$

(7) $CH_3CH_2CONH_2 + H_2O \xrightarrow{H^+} CH_3CH_2COOH$

(8) $CH_3\underset{CH_3}{\overset{|}{CH}}CH_2CONH_2 \xrightarrow{NaOCl} CH_3\underset{CH_3}{\overset{|}{CH}}CHCH_2NH_2$

4. (1) $CH_3CH_2NH_2$　$\xrightarrow{红色石蕊试纸}$　{ 变蓝
　　CH_3CONH_2　　　　　　　　　{ ×

(2) $C_6H_{11}-NH_2$ 环己基胺, 哌啶-NH　$\xrightarrow{HNO_2}$　{ 气体↑ ... 黄色油状物

(3) $C_6H_5-\overset{+}{N}H_2CH_3Cl^-$, $Cl-C_6H_4-NH_2$　$\xrightarrow{HNO_2}$　{ 黄色↓ ... 气体↑

(4) $\overset{NH_2}{\underset{CH_3}{}}$, $C_6H_5-NHCH_3$, $C_6H_5-N(CH_3)_2$　$\xrightarrow{C_6H_5SO_2Cl}$　{ 沉淀析出 ... 沉淀析出 ... × }　$\xrightarrow{NaOH}$　{ 沉淀溶解 ... × }

(5) $CH_2 =CHCH_2NH_2$ 溴水 → 褪色

    $CH_3CH_2CH_2NH_2$ → ×

5. (1) 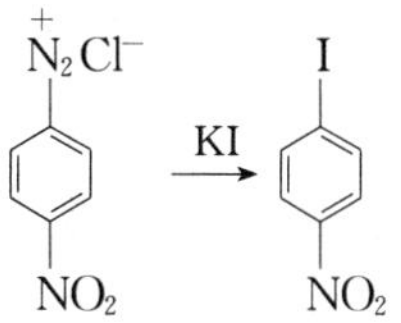 对硝基苯重氮氯 $\xrightarrow{KI}$ 对硝基碘苯 (N_2Cl^- / NO_2 → I / NO_2)

(2) N_2Cl^- (对硝基) $\xrightarrow{H_3PO_2}$ 硝基苯 (NO_2)

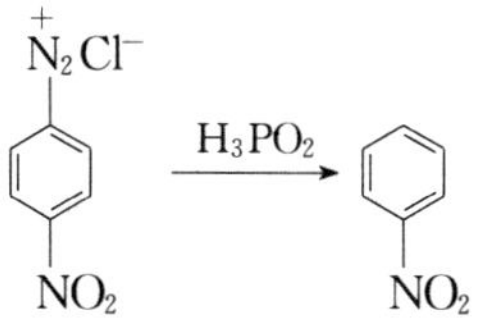

(3) 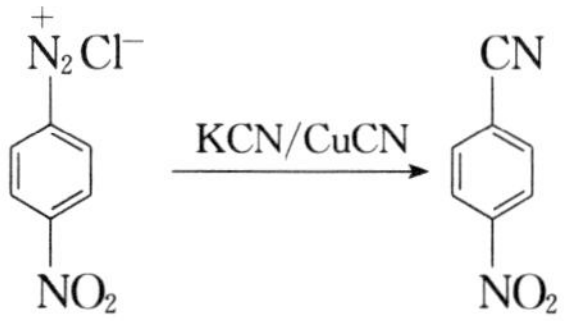 N_2Cl^- (对硝基) $\xrightarrow{KCN/CuCN}$ 对硝基苯甲腈 (CN / NO_2)

(4) 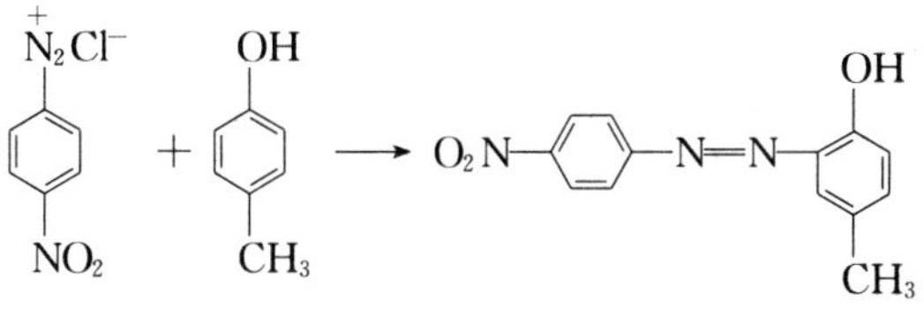 N_2Cl^- (对硝基) + 对甲苯酚 (OH, CH_3) → O_2N—⟨ ⟩—N=N—⟨OH, CH_3⟩

(5) 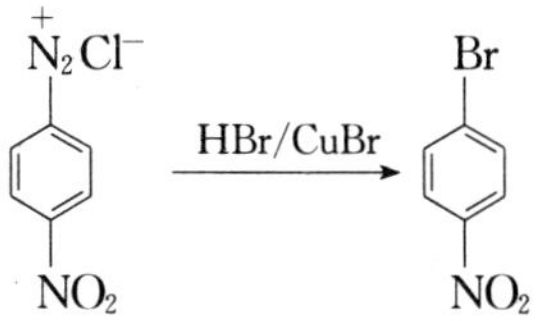 N_2Cl^- (对硝基) $\xrightarrow{HBr/CuBr}$ 对硝基溴苯 (Br / NO_2)

6. (1) 二乙胺＞乙胺＞苯胺＞二苯胺

(2) 丙胺＞苯胺＞乙酰胺＞邻-苯二甲酰亚胺

(3) 氢氧化四甲铵＞苯甲胺＞对-甲基苯胺＞对硝基苯胺

7. 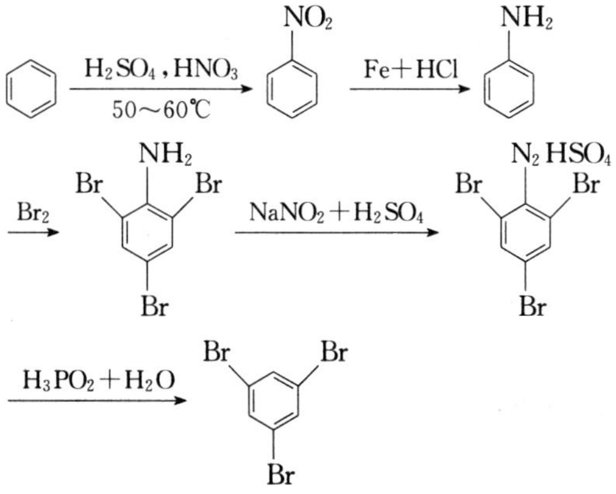 苯 $\xrightarrow[50\sim60℃]{H_2SO_4, HNO_3}$ 硝基苯 (NO_2) $\xrightarrow{Fe+HCl}$ 苯胺 (NH_2)

$\xrightarrow{Br_2}$ 2,4,6-三溴苯胺 (NH_2, Br, Br, Br) $\xrightarrow{NaNO_2+H_2SO_4}$ 重氮盐 (N_2HSO_4, Br, Br, Br)

$\xrightarrow{H_3PO_2+H_2O}$ 1,3,5-三溴苯 (Br, Br, Br)

8. A.

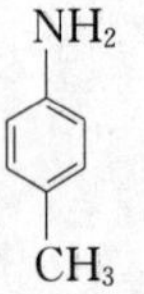

B.

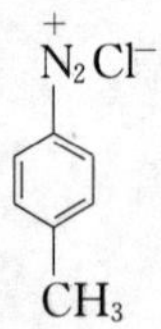

C. 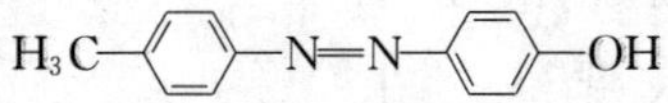 H_3C—

9. (1) 胺盐的稳定性和水溶性都比胺大,医药上常将难溶于水的胺类制成盐,以增加药物的稳定性和水溶性。

(2) 由于重氮正离子是较弱的亲电试剂,只能与活性较强的芳环发生亲电取代反应,而对-硝基苯胺由于硝基的强致钝作用,使芳环活性降低,故不易发生偶联反应。

10. (1) D　(2) B　(3) B

第十二章

1. (1) 含多个手性碳原子的旋光异构体,若只有一个手性碳原子构型不同,其他构型均相同,这样的旋光异构体被称为差向异构体。

(2) 比旋光度自行转变为定值的现象称为变旋光现象。

(3) 糖苷基和苷元之间结合的键称为苷键。

(4) 凡能被土伦试剂、费林试剂和贝内迪克特试剂氧化的糖称为还原糖。

(5) 多糖是由许多单糖或单糖衍生物分子的苷羟基和醇羟基组成的脱水缩合物。

(6) 蔗糖水解后生成的 D-葡萄糖和 D-果糖的混合物称为转化糖。

2.

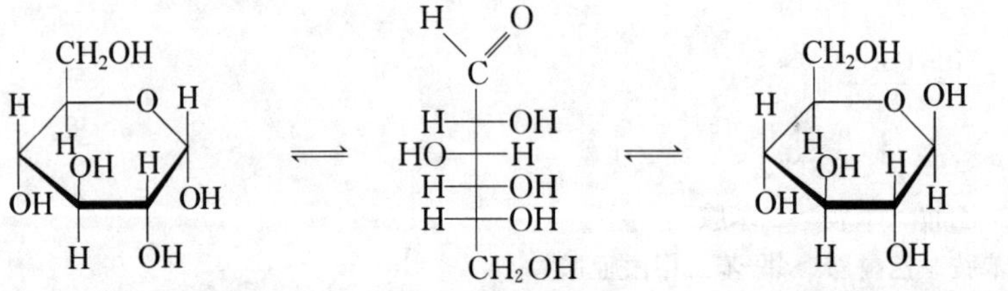

α-D-(＋)-吡喃葡萄糖　　　　D-(＋)-葡萄糖　　　　β-D-(＋)-吡喃葡萄糖

D,L 表示糖分子中编号最大的手性碳原子的构型,如在葡萄糖费歇尔投影式中 C_5 上的羟基在右边为 D 型;(＋)、(－)表示糖的旋光性,D-(＋)-葡萄糖为右旋;α、β 表示糖分子中半缩醛羟基的构型,D 型糖,在哈沃斯式中半缩醛羟基在下边者称为 α 型,半缩醛羟基在上边者称为 β 型。

3. (1) A. D-葡萄糖　　　B. D-脱氧核糖　　　C. D-甘露糖　　　D. D-果糖

(2) A.

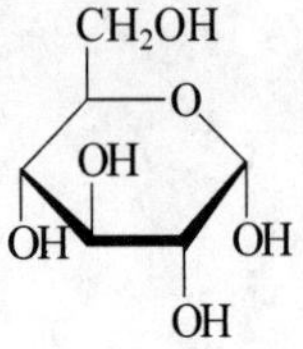

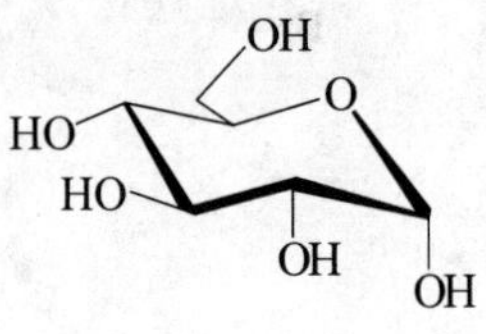

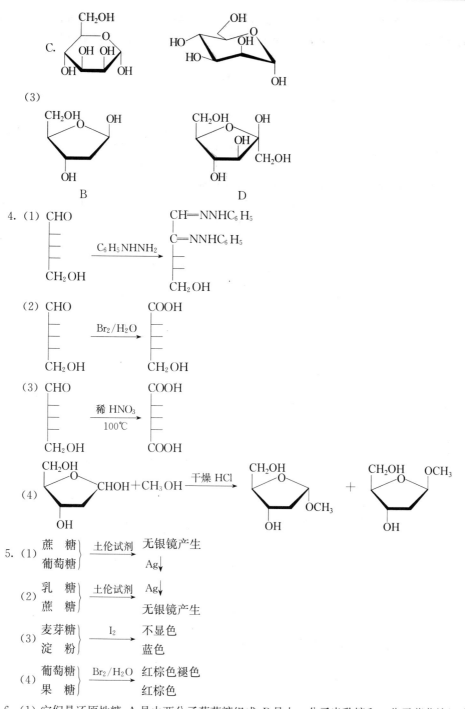

C.

(3)

B   D

4.(1)
$$CH \!=\! NNHC_6H_5$$
经 $C_6H_5NHNH_2$ 得 $C \!=\! NNHC_6H_5$

(2) 经 Br_2/H_2O

(3) 经 稀 HNO_3 100℃

(4) 经 干燥 HCl

5.(1) 蔗 糖 }经 土伦试剂→ 无银镜产生
     葡萄糖 $Ag\downarrow$

(2) 乳 糖 }经 土伦试剂→ $Ag\downarrow$
     蔗 糖   无银镜产生

(3) 麦芽糖 }经 I_2→ 不显色
     淀 粉   蓝色

(4) 葡萄糖 }经 Br_2/H_2O→ 红棕色褪色
     果 糖   红棕色

6.(1) 它们是还原性糖;A 是由两分子葡萄糖组成,B 是由一分子半乳糖和一分子葡萄糖组成。

(2) A 含有 α-1,6-苷键;β-1,4-苷键。

（3）A 酸性水解产物为两分子葡萄糖；B 酸性水解产物为一分子半乳糖和一分子葡萄糖。

7. 直链淀粉分子结构中主要存在 α-1,4-苷键；支链淀粉分子结构中存在 α-1,4-苷键和 α-1,6-苷
键；糖原分子结构中存在 α-1,4-苷键和 α-1,6-苷键；纤维素分子结构中主要存在 β-1,4-苷键。

8.

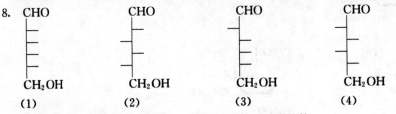

（2）和（4）互为对映体，（1）和（3），（3）和（4）互为差向异构体。

9. （1）C　（2）A　（3）B　（4）C　（5）C　（6）D　（7）B　（8）D　（9）A　（10）B 和 C

10.

（图：A、B、C、D 四个费歇尔投影式，A 顶端 CHO 底端 CH₂OH，B 顶端 CHO 底端 CH₂OH，C 顶端 COOH 底端 COOH，D 顶端 COOH 底端 COOH）

11.

（图：A、B、C 三个结构式，A 和 B 为吡喃糖环结构，A 末端 OCH(CH₃)₂，B 末端 OH，C 为 CH₃CHCH₃ 带 OH）

12. 还原性双糖在结构上含有苷羟基，具有还原性，有变旋光现象，可成脎，可成苷和水解。非
还原性双糖在结构上无苷羟基，无还原性，无变旋光现象，不能成脎，不能成苷，但可水解。

（图：两个椅式构象糖结构式）

13. 从它们的构象式中可看出，在 β-D-葡萄糖比 α-D-葡萄糖更稳定。

第十三章

1. （1）磷酸甘油酯
　　（2）α-软脂酰-β-月桂酰-α'-油酰甘油（甘油-α-软脂酸-β-月桂酸-α'-油酸酯）
　　（3）α-硬脂酰-β-亚油酰-α'-油酰甘油（甘油-α-软脂酸-β-亚油酸-α'-油酸酯）

2. （1）

（图：胆固醇甾体结构式，左下标注 HO）

(2) $CH_3CH_2(CH\!=\!CHCH_2)_3(CH_2)_6COOH$

(3) $CH_3(CH_2)_{22}COOH$

(4) $CH_3(CH_2)_7CH\!=\!CH(CH_2)_7COOH$

(5)

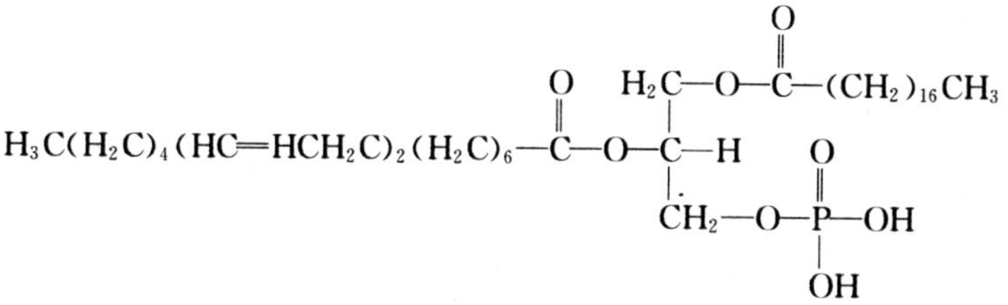

(6)

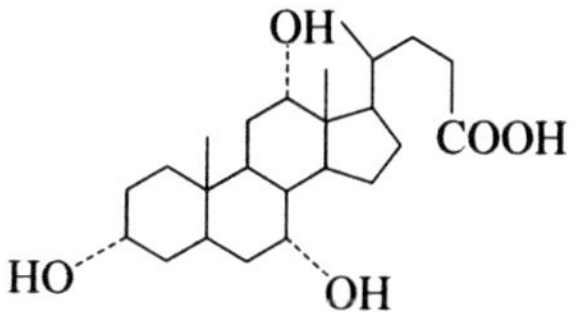

(7)

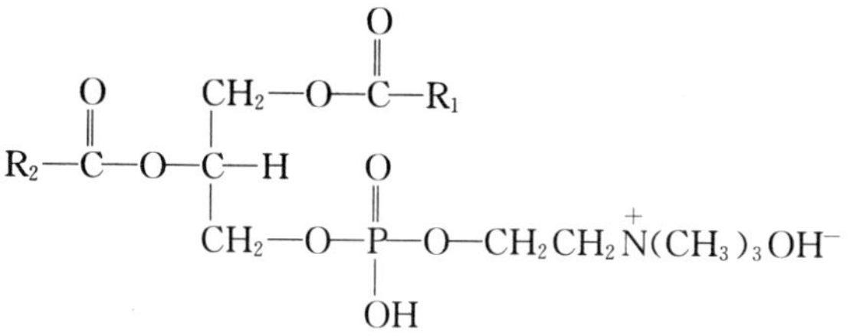

3. 在磷脂酰乙醇胺中,磷酸二酯部分尚有强酸性,电离后产生的负离子的碱性弱于乙醇胺中的 $1°NH_2$,故 H^+ 可与 $1°NH_2$ 成盐,生成偶极离子;在磷脂酰胆碱中,H^+ 可与胆碱中的 OH^- 作用生成偶极离子和水。由于分子中偶极离子部分是亲水的,两个长链的酰基部分是亲脂的,故有乳化性质。

4. 1g 油脂完全皂化时所需氢氧化钾的质量(用 mg 表示)数值称为皂化值。根据皂化值的大小,可以判断油脂中三酰甘油的平均相对分子质量。皂化值越大,油脂中三酰甘油的平均相对分子质量越小。

100g 油脂所能吸收碘的质量(用 g 表示)数值称为碘值。碘值与油脂不饱和程度成正比,碘值越大,三酰甘油中所含的双键数越多,油脂的不饱和程度也越大。

中和 1g 油脂中的游离脂肪酸所需氢氧化钾的质量(用 mg 表示)数值称为油脂的酸值。酸值越大,油脂酸败的程度越严重。

5. 人体内不能自身合成,只能通过食物来提供的不饱和脂肪酸称为必需脂肪酸。必需脂肪酸包括:亚油酸,α-亚麻酸和花生四烯酸。

6. 卵磷脂和脑磷脂水解时生成的共同产物是甘油、磷酸、高级脂肪酸,卵磷脂水解时会生成胆碱,脑磷脂水解时会生成乙醇胺。用冷乙醇可将卵磷脂和脑磷脂分离,脑磷脂难溶于冷乙醇,而卵磷脂溶于冷乙醇。

7. (1) B,D　(2) D　(3) C　(4) C　(5) B　(6) B　(7) A,B　(8) C　(9)C　(10) D　(11) B　(12) D　(13) C　(14) B　(15) D

第十四章

1. (1)

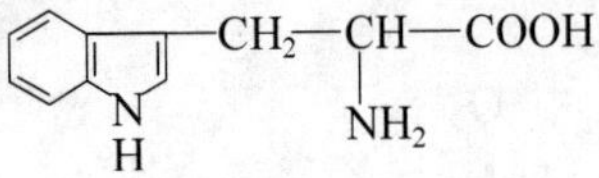

(2) 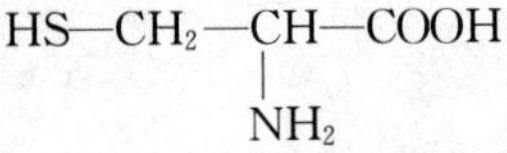 $HS-CH_2-\underset{\underset{NH_2}{|}}{CH}-COOH$

(3) 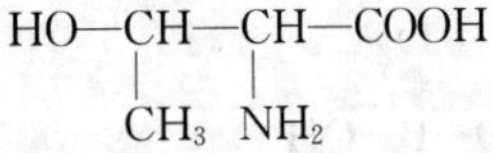 $HO-\underset{\underset{CH_3}{|}}{CH}-\underset{\underset{NH_2}{|}}{CH}-COOH$

(4)

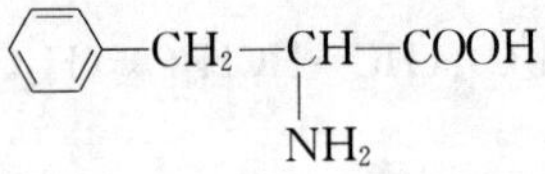

(5) 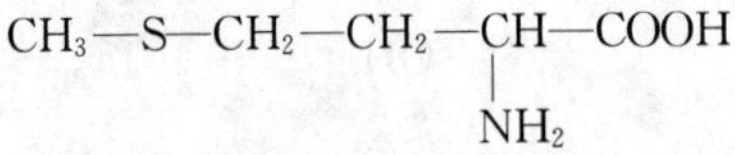 $CH_3-S-CH_2-CH_2-\underset{\underset{NH_2}{|}}{CH}-COOH$

(6) 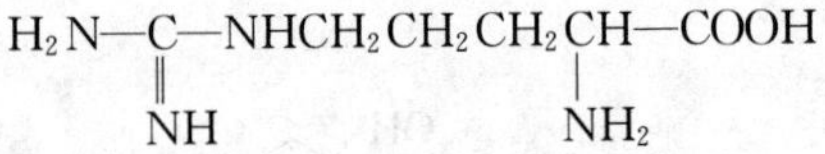 $H_2N-\underset{\underset{NH}{||}}{C}-NHCH_2CH_2-\underset{\underset{NH_2}{|}}{CH_2CH}-COOH$

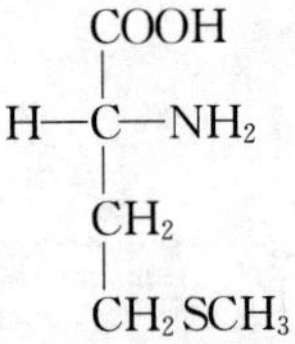

2. 蛋氨酸的立体异构体：

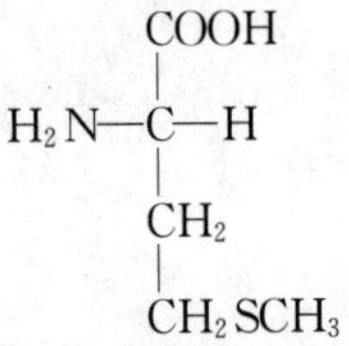

L-蛋氨酸　　　　　D-蛋氨酸
S-蛋氨酸　　　　　R-蛋氨酸

苏氨酸的立体异构体：

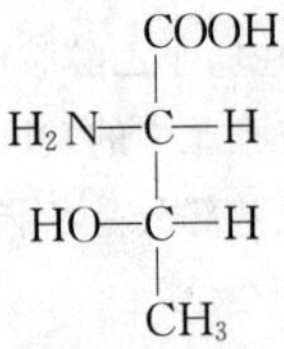

L-苏氨酸　　　L-苏氨酸　　　D-苏氨酸　　　D-苏氨酸
2S,3S-苏氨酸　　2S,3R-苏氨酸　　2R,3S-苏氨酸　　2R,3R-苏氨酸

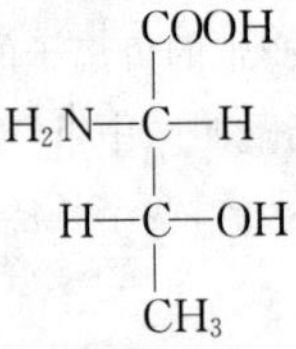

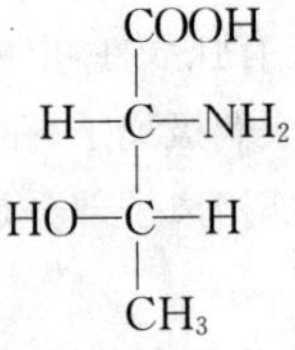

3. (1) 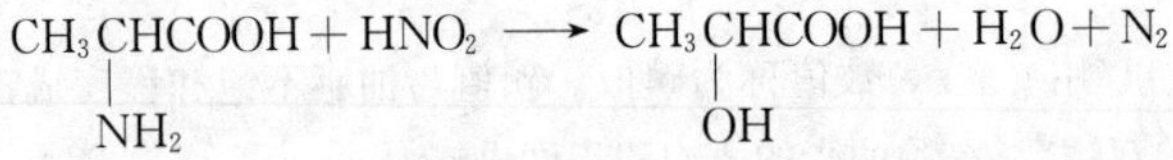 $CH_3\underset{\underset{NH_2}{|}}{CH}COOH + HNO_2 \longrightarrow CH_3\underset{\underset{OH}{|}}{CH}COOH + H_2O + N_2$

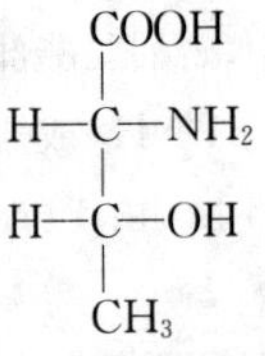

(2)

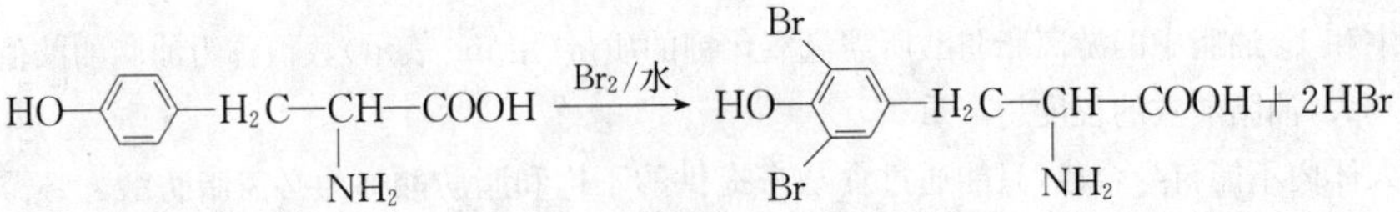

(3)

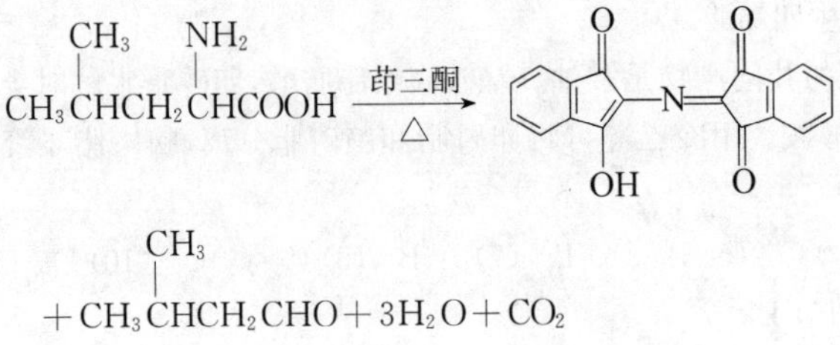

(4)

$$\text{咪唑-CH}_2\text{-CH(NH}_2)\text{-COOH} \xrightarrow{\text{脱羧酶}} \text{咪唑-CH}_2\text{-CH}_2\text{-NH}_2 + CO_2$$

4.（1）与 NaOH 的反应

$$\text{HOOC-CH}_2\text{CH(NH}_2)\text{COOH} \xrightarrow{\text{NaOH}} {}^-\text{OOC-CH}_2\text{CH(NH}_2)\text{COO}^-$$

$$\text{NH}_2\text{-CH}_2\text{COOH} \xrightarrow{\text{NaOH}} \text{NH}_2\text{-CH}_2\text{COO}^-$$

$$\text{H}_3\text{C-CH(OH)-CH(NH}_2)\text{COOH} \xrightarrow{\text{NaOH}} \text{H}_3\text{C-CH(OH)-CH(NH}_2)\text{COO}^-$$

（2）与 HCl 的反应

$$\text{HOOC-CH}_2\text{CH(NH}_2)\text{COOH} \xrightarrow{\text{HCl}} \text{HOOC-CH}_2\text{CH(}^+\text{NH}_3)\text{COOH}$$

$$\text{NH}_2\text{-CH}_2\text{COOH} \xrightarrow{\text{HCl}} {}^+\text{NH}_3\text{-CH}_2\text{COOH}$$

$$\text{H}_3\text{C-CH(OH)-CH(NH}_2)\text{COOH} \xrightarrow{\text{HCl}} \text{H}_3\text{C-CH(OH)-CH(}^+\text{NH}_3)\text{COOH}$$

（3）与 NaNO₂＋HCl 的反应

$$\text{HOOC-CH}_2\text{CH(NH}_2)\text{COOH} \xrightarrow[\text{HCl}]{\text{HNO}_2} \text{HOOC-CH}_2\text{CH(OH)COOH}$$

$$\text{NH}_2\text{-CH}_2\text{COOH} \xrightarrow[\text{HCl}]{\text{HNO}_2} \text{HO-CH}_2\text{COOH}$$

$$\text{H}_3\text{C-CH(OH)-CH(NH}_2)\text{COOH} \xrightarrow[\text{HCl}]{\text{HNO}_2} \text{H}_3\text{C-CH(OH)-CH(OH)COOH}$$

（4）与乙酐的反应

$$\text{HOOC-CH}_2\text{CH(NH}_2)\text{COOH} \xrightarrow{\text{乙酐}} \text{HOOC-CH}_2\text{CH(NH-CO-CH}_3)\text{COOH}$$

$$\text{NH}_2\text{-CH}_2\text{COOH} \xrightarrow{\text{乙酐}} \text{HN(CO-CH}_3)\text{-CH}_2\text{COOH}$$

$$\text{H}_3\text{C-CH(OH)-CH(NH}_2)\text{COOH} \xrightarrow{\text{乙酐}} \text{H}_3\text{C-CH(OH)-CH(NH-CO-CH}_3)\text{COOH}$$

5.（1）γ-谷氨酰半胱氨酰甘氨酸　　　　（2）脯氨酰苏氨酰色氨酸

（3）甘氨酰蛋氨酰谷氨酰天冬酰胺　　　　（4）亮氨酰丝氨酰赖氨酰天冬氨酸

6.

$$HO-\underset{}{\bigcirc}-CH_2\underset{\underset{NH_2}{|}}{CHC}\overset{\overset{O}{\|}}{}-NH-CH_2\overset{\overset{O}{\|}}{C}-NH-CH_2\overset{\overset{O}{\|}}{C}-NH-\underset{\underset{\underset{\bigcirc}{|}}{CH_2}}{CHC}\overset{\overset{O}{\|}}{}-NH-\underset{\underset{CH_2CH_2SCH_3}{|}}{CHCOOH}$$

7. 蛋白质的分级沉淀且保持其生物活性的最好方法是盐析。原因如下：第一，不同的蛋白质在盐析时发生沉淀所需要的盐浓度是不同的，因而可以调整蛋白质混合溶液中的盐浓度，用不同的盐浓度使不同的蛋白质分批沉淀下来。第二，蛋白质在盐析时发生沉淀，其生物活性不受影响。只要分离得到沉淀下来的蛋白质，继而采用透析的方法，除去其中的盐成分，就可使蛋白质重新溶解，得到保持其生物活性的纯净的蛋白质成分。若采用其他的沉淀方法则都有可能使蛋白质失去其生物活性。

8. 已知三肽 A 经胃蛋白酶水解可得到苯丙氨酸和二肽 B，由于胃蛋白酶只能水解芳香族氨基酸羧基生成的肽键，因而可以知道苯丙氨酸是处于三肽 A 的 N-端。二肽 B 用酸水解，得到 C 与 D，C 无旋光性，是甘氨酸；D 与亚硝酸作用生成乳酸，说明 D 为丙氨酸。由于在 B 中，C 与 D 的连接次序无法确定，因此 A 的可能结构式为苯丙氨酰甘氨酰丙氨酸或苯丙氨酰丙氨酰甘氨酸。

A.

$$\underset{}{\bigcirc}-CH_2\underset{\underset{NH_2}{|}}{CHC}\overset{\overset{O}{\|}}{}-NH-CH_2\overset{\overset{O}{\|}}{C}-NH-\underset{\underset{CH_3}{|}}{CH}_2COOH$$

苯丙氨酰甘氨酰丙氨酸

或

$$\underset{}{\bigcirc}-CH_2\underset{\underset{NH_2}{|}}{CHC}\overset{\overset{O}{\|}}{}-NH-\underset{\underset{CH_3}{|}}{CHC}\overset{\overset{O}{\|}}{}-NH-CH_2\overset{\overset{O}{\|}}{C}-OH$$

苯丙氨酰丙氨酰甘氨酸

有关的反应式：

$$A \xrightarrow[\text{水解}]{\text{胃蛋白酶}} \bigcirc-CH_2\underset{\underset{NH_2}{|}}{CHCOOH}\overset{\overset{O}{\|}}{} + B$$

$$B\begin{cases} NH_2-CH_2\overset{\overset{O}{\|}}{C}-NH-\underset{\underset{CH_3}{|}}{CH}COOH \\[2em] NH_2-\underset{\underset{CH_3}{|}}{CHC}\overset{\overset{O}{\|}}{}-NH-CH_2\overset{\overset{O}{\|}}{C}-OH \end{cases} \xrightarrow{\text{酸水解}} \underset{C}{NH_2-CH_2\overset{\overset{O}{\|}}{C}-OH} + \underset{D}{NH_2-\underset{\underset{CH_3}{|}}{CH}_2COOH}$$

D. $NH_2\!\!-\!\!CHCOOH \xrightarrow{\ HNO_2\ } OH\!\!-\!\!CHCOOH$ 乳酸
　　　　|　　　　　　　　　　　|
　　　 CH_3　　　　　　　　　 CH_3

第十五章

1. (1) D　(2) C　(3) A　(4) B　(5) D　(6) B　(7) B

2. 维持 DNA 双螺旋横向稳定性的作用力主要是氢键,纵向稳定性的作用力主要是碱基堆砌力。

3. 基本成分是碱基、戊糖和磷酸。基本单位是单核苷酸。基本结构是多核苷酸链。

4. DNA 和 RNA 水解后的共同产物是磷酸、腺嘌呤、鸟嘌呤、胞嘧啶。不同产物:DNA 产生 D-2-脱氧核糖、胸腺嘧啶;RNA 产生 D-核糖、尿嘧啶。

5. 互补序列是 AATCCGT。

6. (1) DNA 分子由两条以脱氧核糖-磷酸为骨架的多核苷酸链围绕同一公共轴呈右手螺旋,两股单链走向相反。

   (2) 螺旋是以磷酸和戊糖组成骨架位于外侧,碱基在内侧,按碱基互补形成 A＝T、G≡C 碱基对,A—T 之间两个氢键,G—C 之间三个氢键。

   (3) 双螺旋的直径为 2nm,每十个核苷酸盘绕一圈,螺距为 3.4nm,碱基平面与螺旋轴垂直。

   (4) 维持双螺旋横向稳定的力主要是氢键,纵向稳定的力主要是碱基堆砌力。

7. (1) 各种碱基与戊糖通过糖苷键相连而成的化合物称为核苷。

   (2) 许多单核苷酸通过磷酸二酯键连接而成的化合物称为核酸,包括 DNA 和 RNA 两种。

   (3) 核酸分子中,单核苷酸之间的磷酸因与相邻的两个戊糖形成酯键,故称为磷酸二酯键。

   (4) 在核酸分子中,腺嘌呤与胸腺嘧啶(尿嘧啶)、鸟嘌呤与胞嘧啶总是通过氢键相连成为碱基对的规律,称为碱基互补规律。

主题词汉英对照

A

阿托品	atropine
胺	amine

B

半胱氨酸	cysteine
饱和烃	saturated hydrocarbon
胞苷酸	cytidylic acid
胞嘧啶	cytosine
苯丙氨酸	phenylalanine
苯磺酰氯	benzene sulfonyl chloride
苯甲酸	benzoic acid
苯型芳香烃	benzenoid aromatic hydrocarbon
吡啶	pyridine
吡咯	pyrrole
吡嗪	pyrazine
吡唑	pyrazole
必需脂肪酸	essential fatty acid
丙氨酸	alanine
丙烷	propane
丙酸	propanoic acid
伯胺	primary amine

C

雌性激素	female hormone
差向异构化	epimerism
重氮化合物	diazo compound
重氮化反应	diazotization
醇	alcohol

D

哒嗪	pyridazine

单糖	monosaccharide
蛋白质	protein
丁烷	butane
丁酸	butyric acid
电子效应	electronic effect
碘苯	iodobenzene
碘甲烷	iodomethane
碘值	iodine number
淀粉	starch
蝶啶	pteridine
对称面	symmetric plane
对称中心	symmetric center
对称轴	symmetric axis
对甲苯磺酰氯	tosyl chloride
对映异构体	enantiomer
多糖	polysaccharide
多肽	polypeptide

E

蒽	anthracene
二噁英	dioxin
二级结构	secondary structure
二级碳原子	secondary carbon
二肽	dipeptide

F

反-丁烯二酸	fumaric acid
反密码子	anticodon
反应底物	substrate
反应机理	reaction mechanism
范德华引力	van der Waals attractions
芳香胺	aromatic amine
芳香性	aromaticity
芳香烃	aromatic hydrocarbon
芳香杂环化合物	aromatic heterocyclic compound
非苯型芳香烃	nonbenzenoid aromatic hydrocarbon
非还原性糖	nonreducing sugar
菲	phenanthrene

酚	phenol
分段盐析	fractional salting out
脯氨酸	proline
辅基	prosthetic group
呋喃	furan
复性	renaturation

G

肝素	heparin
甘氨酸	glycine
甘油磷脂	glycerophosphatide
隔离二烯烃	isolated diene
共价键	covalent bond
共轭效应	conjugative effect
共轭二烯烃	conjugated diene
构造异构	constitution isomerism
构型异构	configuration isomerism
构象	conformation
构象异构	conformation isomerism
构象异构体	conformational isomer
谷氨酸	glutamic acid
寡糖	oligosaccharides
官能团	functional group

H

核苷	nucleoside
核苷酸	nucleotide
核酸	nucleic acid
核糖核酸	ribonucleic acid
核糖体 RNA	ribosomal RNA
还原	reduction
还原性糖	reducing sugar
磺胺	sulfanilamide
磺胺甲基异噁唑	sulfamethoxazole
磺化	sulfonation

J

激素	hormone

季铵碱	quaternary ammonium base
季铵盐	quaternary ammonium salt
甲烷	methane
甲基	methyl
甲酸	formic acid
甲硫(蛋)氨酸	methionine
结构异构	structure isomerism
碱基堆砌	base stacking
键长	bond length
键角	bond angle
键能	bond energy
极化性	polarizability
精氨酸	arginine
解链曲线	melting curve
聚合物	polymer
聚合反应	polymerization
聚集二烯烃	cumulative diene
均裂	homolysis

K

可待因	codeine
醌	quinone
喹啉	quinoline

L

赖氨酸	lysine
酪氨酸	tyrosine
离去基团	leaving group
立体异构	stereo isomerism
亮氨酸	leucine
磷脂	phospholipid
磷脂酸	phosphatidic acid
硫醇	thiol 或 mercaptan
卤代	halogenation
氯甲烷	chloromethane
螺环化合物	spirocyclic compound

M

麻黄碱	ephedrine

吗啡	morphine
麦芽糖	maltose
嘧啶	pyrimidine
咪唑	imidazole

N

萘	naphthalene
脑苷脂	cerebroside
脑磷脂	cephalin
鸟苷酸	guanylic acid
鸟嘌呤	guanine
尿苷酸	uridylic acid
尿嘧啶	uracil
黏多糖	mucopolysaccharide

O

偶氮化合物	azo compound

P

偏振光	polarized light
嘌呤	purine
平面偏振光	plane-polarized light
普通命名法	common nomenclature
葡萄糖	glucose

Q

浅沟	minor groove
桥环化合物	bridged ring compound
鞘磷脂	sphingomyelin
亲电加成	electrophilic addition
亲电取代	electrophilic substitution
亲核取代	nucleophilic substitution
取代反应	substitution reaction
醛	aldehyde
醛糖	aldose
炔烃	alkyne

R

乳糖	lactose

卵磷脂	lecithin

S

噻吩	thiophene
噻唑	thiazole
三级碳原子	tertiary carbon
三氯甲烷	chloroform
色氨酸	tryptophan
四氯化碳	tetrachloromethane
丝氨酸	serine
深沟	major groove
肾上腺皮质激素	adrenal cortical hormone
叔胺	tertiary amine
叔丁基	tert-butyl
手性	chirality
手性分子	chiral molecule
手性中心	chiral center
手性碳原子	chiral carbon
手性轴	chiral axis
顺-丁烯二酸	maleic acid
酸败	rancidity
酸值	acid number
羧酸	carboxylic acid
生物碱	alkaloid
双糖	disaccharide
苏氨酸	threonine

T

肽	peptides
肽键	peptide bond
碳正离子	carbonium ion
碳负离子	carbanion
碳链异构	carbon chain isomer
碳水化合物	carbohydrate
糖苷	glycoside
糖类	saccharide
糖脎	osazone
糖原	glycogen

糖脂	glycolipide
透明质酸	hyaluronic acid
同分异构	isomerism
同分异构体	isomer
同系列	homologous series
同系物	homologs
酮	ketone
酮糖	ketose
烃	hydrocarbon
天冬氨酸	aspartic acid
脱氧胞苷酸	deoxycytidylic acid
脱氧核糖核酸	deoxyribonucleic acid
脱氧鸟苷酸	deoxyguanylic acid
脱氧腺苷酸	deoxyadenylic acid
脱氧胸苷酸	deoxythymidylic acid
退火	reannealing

W

外消旋体	racemil
烷基化	alkylation
烷烃	alkane

X

系统命名法	systematic nomenclature
烯烃	alkene
信使 RNA	messenger RNA
酰胺	amide
酰基化	acylation
纤维二糖	cellobiose
纤维素	cellulose
腺苷酸	adenylic acid
腺苷二磷酸	adenosine diphosphate
腺苷三磷酸	adenosine triphosphate
腺嘌呤	adenine
消除反应	elimination reaction
硝化	nitration
缬氨酸	valine
性激素	sex hormone

胸腺嘧啶	thymine
雄性激素	male hormone
溴苯	bromobenzene
溴甲烷	broromethane
旋光性	optical activity
血红蛋白	hemoglobin

Y

鸦片	opium
亚基	subunit
亚硝基胺	nitrosoamines
烟碱	nicotine
盐析	salting out
氧化	oxidation
乙烷	ethane
乙基	ethyl
乙炔	ethyne
乙酸	acetic acid
乙二酸	oxalic acid
一级结构	primary structure
一级碳原子	primary carbon
异丙基	isopropyl
异丁烷	isobutane
异丁基	isobutyl
异亮氨酸	isoleucine
异喹啉	isoquinoline
吲哚	indole
罂粟碱	papaverine
油脂	oil and fat
有机化合物	organic compound
有机化学	organic chemistry
诱导效应	inductive effect

Z

杂化轨道理论	hybrid orbital theory
杂交	hybridization
杂环化合物	heterocyclic compound
增色效应	hyperchromic effect

甾醇	sterol
甾族化合物	steroid
皂化	saponification
皂化值	saponification number
自由基	free radical
自由基链反应	free radical chain reaction
转化糖	invert sugar
蔗糖	sucrose
脂肪胺	aliphatic amine
脂肪酸	fatty acid
脂类	lipid
直链淀粉	amylose
支链淀粉	amylopectin
正丙基	*n*-propyl
正丁基	*n*-butyl
仲丁基	*sec*-butyl
仲胺	secondary amine
脂环烃	alicyclic hydrocarbon
组氨酸	histidine
转运 RNA	transfer RNA

（潍坊医学院　盛继文）